W0254755

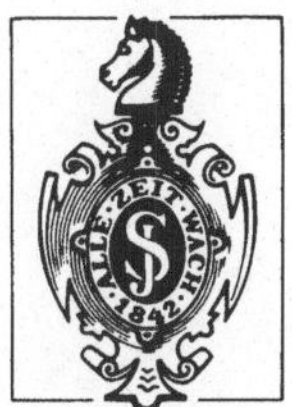
ALLE ZEIT WACH
1842

Operationstechnik und technische Hilfsmittel in der Chirurgie

Vorträge der 146. Tagung der Vereinigung Niederrheinisch-Westfälischer Chirurgen, 27. bis 29.9.1979, Münster/Westfalen

Herausgegeben von
H. Bünte und R.-D. Keferstein

Mit 183 Abbildungen und 85 Tabellen

Springer-Verlag
Berlin Heidelberg New York 1981

Prof. Dr. med. Hermann Bünte, Chirurgische Universitätsklinik, Jungeblodtplatz 1, 4400 Münster
Dr. med. Rolf-Dieter Keferstein, Chirurgische Universitätsklinik, Jungeblodtplatz 1, 4400 Münster

CIP-Kurztitelaufnahme der Deutschen Bibliothek
Operationstechnik und technische Hilfsmittel in der Chirurgie: Vorträge der 146. Tagung der Vereinigung Niederrheinisch-Westfälischer Chirurgen, 27. bis 29.9.1979, Münster/Westfalen / hrsg. von H. Bünte u. R.-D. Keferstein. – Berlin; Heidelberg; New York : Springer, 1981.

ISBN-13: 978-3-540-10450-6 e-ISBN-13: 978-3-642-67886-8
DOI: 10.1007/978-3-642-67886-8

NE: Bünte, Hermann [Hrsg.]; Vereinigung Niederrheinisch-Westfälischer Chirurgen

2124/3321-543210

Inhaltsverzeichnis

C. Gallenchirurgie

D. Kolorektale Chirurgie

E. Gefäßchirurgie

F. Schädel-Hirn-Trauma

G. Intensivbehandlung

H. Operative Knochenbruchbehandlung

J. Knocheninfektionen

K. Hand- und Mikrochirurgie

Verzeichnis der Mitarbeiter

Albrecht, F., Dr. med., Chirurgische Universitätsklinik, Jungeblodtplatz 1, 4400 Münster

Altenburg, H., Dr. med., Chirurgische Klinik, Neurochirurgische Abteilung, Jungeblodtplatz 1, 4400 Münster

Arndt, M., Dr. med., Chirurgische Universitätsklinik, Jungeblodtplatz 1, 4400 Münster

Baumeister, R.G.H., Dr. med., Chirurgische Klinik der Universität München, Klinikum Großhadern, 8000 München 70

Beersiek, F., Priv.-Doz. Dr. med., Chirurgische Universitätsklinik der Gesamthochschule Essen, Hufelandstraße 55, 4300 Essen 1

Bittscheidt, H., Priv.-Doz. Dr. med., Knappschaftskrankenhaus Chirurgische Klinik, In der Schornau 23/25, 4630 Bochum-Langendreer

Bötel, U., Dr. med., BG-Krankenanstalten „Bergmannsheil Bochum", 4630 Bochum 1

Bohnsack, R., Dr. med., Knappschaftskrankenhaus Chirurgische Klinik, In der Schornau 23/25, 4630 Bochum-Langendreer

Brandt, M., Priv.-Doz. Dr. med., Chirurgische Klinik, Neurochirurgische Abteilung, Jungeblodtplatz 1, 4400 Münster

Brüser, P., Dr. med., Chirurgische Klinik, Krankenhaus Merheim, Ostmerheimer Straße 200, 5000 Köln 91

Brug, E., Prof. Dr. med., Chirurgische Universitätsklinik, Jungeblodtplatz 1, 4400 Münster

Bünte, H., Prof. Dr. med., Chirurgische Universitätsklinik, Jungeblodtplatz 1, 4400 Münster

Clemens, M., Priv.-Doz. Dr. med., Chirurgische Universitätsklinik, Jungeblodtplatz 1, 4400 Münster

Decker, S., Priv.-Doz. Dr. med., BG Krankenanstalten „Bergmannsheil Bochum", 4630 Bochum 1

Dostal, G., Priv.-Doz. Dr. med., Chirurgische Universitätsklinik der Gesamthochschule Essen, Hufelandstraße 55, 4300 Essen 1

Effenhauser, P., Dr. med., Chirurgische Klinik, Bethesda Krankenhaus, Hainstraße 35, 5600 Wuppertal 1

Eigler, F.W., Prof. Dr. med., Chirurgische Universitätsklinik der Gesamthochschule Essen, Hufelandstraße 55, 4300 Essen 1

Feustel, H., Dr. med., Zentrum für Chirurgie, Justus-Liebig-Universität, Klinikstraße 29, 6300 Gießen

Filler, D., Priv.-Doz., Zentrum für Chirurgie, Justus-Liebig-Universität, Klinikstraße 29, 6300 Gießen

Fogdestam, I., Dr. med., Plastisch-Chirurgische Universitätsklinik Sahlgrenska, Sjukhuset, Göteborg, Schweden

Franke, F., Dr. med., Chirurgische Universitätsklinik, Maximiliansplatz, 8520 Erlangen

Franzen, U., Dr. med. Chirurgische Universitätsklinik, Josef-Stelzmannstraße 9, 5000 Köln 41

Gall, F.P., Prof. Dr. med., Chirurgische Universitätsklinik, Maximiliansplatz, 8520 Erlangen

Gebhardt, Ch., Priv.-Doz. Dr. med., Chirurgische Universitätsklinik, Maximiliansplatz, 8520 Erlangen

Geldmacher, J., Prof. Dr. med., Abteilung für Hand- und Plastische Chirurgie, Chirurgische Universitätsklinik, Krankenhausstraße 12, 8520 Erlangen

Gerlach, F., Dr. med., Knappschaftskrankenhaus, Radiologische Klinik, In der Schornau 23/25, 4630 Bochum-Langendreer

Ghussen, F., Dr. med., Chirurgische Universitätsklinik I, Josef-Stelzmann-Straße 9, 5000 Köln 41

Götz, E., Prof. Dr. med., Klinik für Anaesthesiologie und operative Intensivmedizin der Westfälischen Wilhelms-Universität, Jungeblodtplatz 1, 4400 Münster

Groitl, H., Dr. med., Chirurgische Universitätsklinik, Maximiliansplatz 1, 8520 Erlangen

Gross, E., Dr. med., Chirurgische Universitätsklinik der Gesamthochschule Essen, Hufelandstraße 55, 4300 Essen 1

Grundmann, R., Priv.-Doz. Dr. med., Chirurgische Universitätsklinik I, Josef-Stelzmann-Straße 9, 5000 Köln 41

Hager, Th., Priv.-Doz. Dr. med., Chirurgische Universitätsklinik, Maximiliansplatz, 8520 Erlangen

Hanssler, L., Dr. med., Kinderklinik der Gesamthochschule Essen, Hufelandstraße 55, 4300 Essen 1

Hartenauer, U., Dr. med., Klinik für Anaesthesiologie und operative Intensivmedizin der Westfälischen Wilhelms-Universität, Jungeblodtplatz 1, 4400 Münster

Hasert, H., Dr. med., BG-Krankenanstalten „Bergmannsheil Bochum", 4630 Bochum 1

Heisler, H., Dr. med., Chirurgische Klinik, Ev.-Krankenhaus, Virchowstraße 20, 4200 Oberhausen

Heydenreich, W., Dr. med., BG-Krankenanstalten „Bergmannsheil Bochum", 4630 Bochum 1

Horeyseck, G., Dr. med., Chirurgische Universitätsklinik, 3550 Marburg

Husfeldt, K.J., Dr. med., Chirurgische Universitätsklinik, Maximiliansplatz, 8520 Erlangen

Jakubowski, H.D., Dr. med., Chirurgische Universitätsklinik der Gesamthochschule Essen, Hufelandstraße 55, 4300 Essen 1

Jost, J.O., Dr. med., Chirurgische Universitätsklinik, Jungeblodtplatz 1, 4400 Münster

Jünemann, A., Prof. Dr. med., Chirurgische Klinik der Universität, Moorenstraße 5, 4000 Düsseldorf 1

Karimi, A., Prof. Dr. med., Neurochirurgische Klinik, 5000 Köln 41

Katthagen, B.D., Dr. med., BG-Krankenanstalten „Bergmannsheil Bochum", 4630 Bochum 1

Kautz, G., Dr. med., Chirurgische Universitätsklinik, Jungeblodtplatz 1, 4400 Münster

Keferstein, R.-D., Dr. med., Chirurgische Universitätsklinik, Jungeblodtplatz 1, 4400 Münster

Kessler, B., Dr. med., Chirurgische Universitätsklinik, Jungeblodtplatz 1, 4400 Münster

Kindhäuser, V., Dr. med., Chirurgische Universitätsklinik der Gesamthochschule Essen, Hufelandstraße 55, 4300 Essen

Kirndörfer, D., Dr. med., Zentrum für Chirurgie, Justus-Liebig-Universität, Klinikstraße 29, 6300 Gießen

Knüppel, E., Dr. med., Chirurgische Klinik, Ev.-Krankenhaus, Virchowstraße 20, 4200 Oberhausen

Kottmann, F., Dr. med., Chirurgische Universitätsklinik der Gesamthochschule Essen, Hufelandstraße 55, 4300 Essen 1

Kozuscheck, W., Prof. Dr. med., Knappschaftskrankenhaus, Chirurgische Klinik, In der Schornau 23/25, 4630 Bochum-Langendreer

Krähling, K.H., Dr. med., Chirurgische Klinik, Neurochirurgische Abteilung, Jungeblodtplatz 1, 4400 Münster

Kremer, K., Prof. Dr. med., Chirurgische Klinik der Universität, Moorenstraße 5, 4000 Düsseldorf 1

Krips, F.J., Dr. med., Chirurgische Klinik, Kreiskrankenanstalten, 4048 Grevenbroich 1

Kunath, U., Priv.-Doz. Dr. med., Chirurgische Universitätsklinik Venusberg, 5300 Bonn 1

Labitzke, R., Dr. med., Abteilung für Unfallchirurgie, Universitätsklinikum Essen, Hufelandstraße 55, 4300 Essen 1

Langhans, P., Priv.-Doz. Dr. med., Chirurgische Universitätsklinik, Jungeblodtplatz 1, 4400 Münster

Lawin, P., Prof. Dr. med., Klinik für Anaesthesiologie und operative Intensivmedizin der Westfälischen Wilhelms-Universität, Jungeblodtplatz 1, 4400 Münster

Lennert, K., Prof. Dr. med., Chirurgische Klinik, Ev.-Krankenhaus, Virchowstraße 20, 4200 Oberhausen

Lies, A., Dr. med., BG-Krankenanstalten „Bergmannsheil Bochum", 4630 Bochum 1

Littmann, K., Dr. med., Chirurgische Universitätsklinik der Gesamthochschule Essen, Hufelandstraße 55, 4300 Essen 1

Ludolph, E., Dr. med., BG-Unfallklinik Duisburg-Buchholz, Großenbaumer Allee 250, 4100 Duisburg 28

Marqua, G., Dr. med., Chirurgische Universitätsklinik I, Josef-Stelzmann-Straße 9, 5000 Köln

May, E., Prof. Dr. med., Krankenhaus Detmold, Chirurgische Abteilung II Unfallchirurgie, Röntgenstraße 18, 4930 Detmold

Meister, R., Dr. med., Chirurgische Klinik der Universität, Maximiliansplatz, 8520 Erlangen

Montag, H., Dr. med., Chirurgische Universitätsklinik der Gesamthochschule Essen, Hufelandstraße 55, 4300 Essen

Mühe, E., Priv.-Doz. Dr. med., Chirurgische Klinik der Universität, Maximiliansplatz, 8520 Erlangen

Müller, K.H., Dr. med., BG-Krankenanstalten „Bergmannsheil Bochum", 4630 Bochum 1

Müller-Färber, J., Dr. med., BG-Krankenanstalten „Bergmannsheil Bochum", 4630 Bochum 1

Muhrer, K.H., Dr. med., Zentrum für Chirurgie, Justus-Liebig-Universität, Klinikumstraße 29, 6300 Gießen

Niebel, W., Dr. med., Chirurgische Universitätsklinik der Gesamthochschule Essen, Hufelandstraße 55, 4300 Essen 1

Niemierski, U., Dr. med., Chirurgische Klinik, Neurochirurgische Abteilung, Jungeblodtplatz 1, 4400 Münster

Pallesen, J., Dr. med., BG-Krankenanstalten „Bergmannsheil Bochum", 4630 Bochum 1

Pichlmaier, H., Prof. Dr. med., Dr. med. dent., Chirurgische Universitätsklinik I, Josef-Stelzmann-Straße 9, 5000 Köln 41

Pircher, W., Priv.-Doz., Dr. med., Chirurgische Universitätsklinik, Jungeblodtplatz 1, 4400 Münster

Pistor, K., Dr. med. Universitätskliniken der Gesamthochschule Essen, Abteilung für pädiatrische Nephrologie, Hufelandstraße 55, 4300 Essen 1

Port, J., Dr. med., Chirurgische Klinik Bethesda-Krankenhaus, Hainstraße 35, 5600 Wuppertal 1

Rahmel R., Dr. med., Städtisches Krankenhaus, Unfallchirurgische Abteilung Dhünnberg 60, 5090 Leverkusen

Raithel, D., Priv.-Doz. Dr. med., Chirurgische Klinik der Universität, Maximiliansplatz, 8520 Erlangen

Rehn, J., Prof. Dr. med., BG-Krankenanstalten „Bergmannsheil Bochum", 4630 Bochum 1

Röher, H.D., Prof. Dr. med., Chirurgische Universitätsklinik, 3550 Marburg

Rühland, D., Priv.-Doz. Dr. med., Chirurgische Klinik der Universität, Jungeblodtplatz 1, 4400 Münster

Sailer R., Dr. med., Chirurgische Klinik der Universität, Moorenstr. 5, 4000 Düsseldorf 1

Sanatger, R., Priv.-Doz. Dr. med., Marienhospital, Chirurgische Abteilung, 4407 Emsdetten

Schaller, E., Dr. med., Universitätsklinikum der Gesamthochschule Essen, Abteilung für pädiatrische Nephrologie, Hufelandstraße 55, 4300 Essen 1

Scheuer, I., Dr. med., BG-Krankenanstalten „Bergmannsheil Bochum", 4630 Bochum 1

Schink, W., Prof. Dr. med., II. Chirurgischer Lehrstuhl der Universität Köln, Krankenhaus Merheim, Ostmerheimer Str. 200, 5000 Köln 91

Schmit-Neuerburg, K.P., Prof. Dr. med., Abteilung Unfallchirurgie, Universitätsklinikum Essen, Hufelandstraße 55, 4300 Essen 1

Schönleben, K., Prof. Dr. med., Chirurgische Universitätsklinik, Jungeblodtplatz 1, 4400 Münster

Skuginna, A., Dr. med., BG-Unfallklinik Duisburg-Buchholz, Großenbaumer Allee 250, 4100 Duisburg 28

Stedtfeld, H.W., Dr. med., Chirurgische Universitätsklinik, Jungeblodtplatz 1, 4400 Münster

Steidle, O., Dr. med., Chirurgische Klinik der Universität, Moorenstraße 5, 4000 Düsseldorf 1

Stelzner, F., Prof. Dr. med., Chirurgische Universitätsklinik, Venusberg, 5300 Bonn 1

Strunk, E., Priv.-Doz. Dr. med., Chirurgische Universitätsklinik, Jungeblodtplatz 1, 4400 Münster

Thaiß, St., Dr. med., Kreiskrankenhaus Detmold, Unfallchirurgische Abteilung, Röntgenstraße 18, 4930 Detmold

Timm, D., Dr. med., Chirurgische Universitätsklinik I, Josef-Stelzmann-Straße 9, 5000 Köln

Uekermann, U., Dr. med., Chirurgische Universitätsklinik I, Josef-Stelzmann-Straße 9, 5000 Köln

Walter, W., Prof. Dr. med., Chirurgische Klinik, Lehrstuhl für Neurochirurgie, Jungeblodtplatz 1, 4400 Münster

Wendt, M., Dr. med., Klinik für Anaesthesiologie und operative Intensivmedizin der Westfälischen Wilhelms-Universität, Jungeblodtplatz 1, 4400 Münster

Wilhelm, K., Priv.-Doz. Dr. med., Chirurgische Klinik der Universität München, Klinikum Großhadern, 8000 München 70

Willmen, H.R., Priv.-Doz. Dr. med., Chirurgische Klinik, Kreiskrankenanstalten, 4048 Grevenbroich 1

Wittrin, G., Prof. Dr. med., Chirurgische Universitätsklinik, Jungeblodtplatz 1, 4400 Münster

Wissing, H.J., Dr. med. Abteilung Unfallchirurgie, Universitätsklinikum Essen, Hufelandstraße 55, 4300 Essen 1

Vorwort

Das Schicksal des Patienten bei chirurgischen Erkrankungen hängt heute wie in den Anfangszeiten unserer Wissenschaft überwiegend von der Persönlichkeit des Arztes, seinem Wissen, der unermüdlichen Einsatzbereitschaft, der Geschicklichkeit seiner Hände und der Verwendung seiner Sinnesorgane bei der Beurteilung der ihm anvertrauten Menschen ab. Unabhängig davon haben neue Entwicklungen in der Medizintechnik zu Veränderungen in der Diagnostik und operativen Therapie geführt, die es uns erlauben, die Indikation weiter zu stellen und mit geringeren Komplikationsraten und immer weiter abnehmender Letalität zu operieren.

Technisierung der Medizin kostet Geld. Deshalb stehen technische Einrichtungen in den einzelnen Krankenhäusern in unterschiedlichem Umfang zur Verfügung. Die Operationstechnik hat sich demgegenüber im Prinzip gegenüber früheren Zeiten nicht geändert. Heute wie früher aber haben Chirurgen in bestimmten Zentren auf Grund großer Erfahrungen durch die Konzentration bestimmter Krankheitsbilder die Operationstechnik verfeinert und verbessert.

Ziel unserer Jahrestagung war es nun, einen Ausgleich des Wissensstandes im Hinblick auf die Anwendung technischer Hilfsmittel und der individuellen Operationstechnik herbeizuführen. Im ersten Teil unserer Tagung hatten die Referenten den Auftrag, Entwicklungen zu demonstrieren, die heute noch im Stadium des Experimentes, morgen vielleicht unsere tägliche Arbeit beeinflussen werden. In den klinischen Vorträgen sollte von erfahrenen Chirurgen deren individuelles praktisches Vorgehen bei typischen Operationen dargestellt werden.

Die Vorträge wurden schließlich durch eine Plakatausstellung zum gleichen Thema ergänzt. Jetzt, da die Tagung vorüber ist, kann festgestellt werden, daß die Herren Referenten ihren Auftrag mit Bravour erfüllt haben. Hierfür möchte ich mich im Namen des Vorstandes und der Zuhörer an dieser Stelle herzlich bedanken.

Den Tagungsteilnehmern, immerhin über 700, möchte ich für ihr großes Interesse, die angeregten Diskussionen und die vielen Zuschriften vielmals danken.

Ein herzliches Vergelt's Gott auch den Mitarbeitern der Industrie, die unsere Tagung durch Ausstellungen und finanzielle Hilfen unterstützt haben. Dank gebührt schließlich den Mitarbeitern des Springer-Verlages, die sich engagiert für die Publikation eingesetzt haben.

Ich wünsche den Lesern dieses Buches reichen Gewinn für ihren klinischen Alltag zum Nutzen ihrer Patienten.

Münster, im Januar 1981 — Prof. Dr. Hermann Bünte

A. Bauch- und Thoraxtrauma

Die Letalitätsrate nach stumpfem Bauchtrauma

F. Ghussen und D. Timm

Durch die zunehmende Technisierung und vor allem die sprunghaft steigende Motorisierung werden immer häufiger stumpfe Abdominalverletzungen beobachtet. Dabei ist das Hauptproblem deren Kombination mit anderweitigen Verletzungen. Besonders gilt dies, wenn ein Schädel-Hirn-Trauma mit Bewußtlosigkeit besteht.

Ziel der vorliegenden Arbeit ist es, das eigene Krankengut hinsichtlich der Verletzungsart und Todesursache sowie die Letalitätsrate in Abhängigkeit von Begleitverletzungen zu analysieren.

In den Jahren von 1963 bis 1978 wurden an der Chirurgischen Universitätsklinik Köln 196 Patienten an den Folgen eines stumpfen Bauchtraumas behandelt.

298 intraabdominelle Organverletzungen wurden nachgewiesen (Tabelle 1). Die Milz war mit 34,6 % das am häufigsten betroffene Organ, gefolgt von Leber 18,2 %, Niere 10,4 %, Zwerchfell 6,7 %, Pankreas 6,4 %, Dickdarm 6,0 %, Dünndarm und Mesenterium mit je 5,0 %. Selten, je 1 %, waren der Magen und das Duodenum verletzt. Beim Vergleich der Häufigkeit der Verletzungen in unserem Krankengut mit der Literatur ergibt sich außer bei den Pankreas- und Zwerchfellverletzungen, die mit 1–3 % angegeben werden, eine Übereinstimmung.

Tabelle 1. Verteilung von 298 Organverletzungen bei 196 Patienten mit stumpfem Bauchtrauma

Organ	Zahl	%
Milz	103	34,6
Leber und Galle	54	18,2
Niere	31	10,4
Zwerchfell	20	6,7
Pankreas	19	6,4
Dickdarm	18	6,0
Dünndarm	16	5,4
Mesenterium	15	5,0
Harnblase	15	5,0
Magen	4	1,3
Duodenum	3	1,0
Gesamt	298	100

Tabelle 2. Begleitverletzungen von 154 Patienten mit stumpfen Bauchtraumen

Art der Begleitverletzungen	Zahl
Schädel-Hirn-Verletzung	97
Thoraxkontusion	89
Frakturen der oberen Extremitäten	25
Frakturen der unteren Extremitäten	51
Beckenfrakturen	42

Bei 42 Patienten lag ein isoliertes Bauchtrauma vor. 154 Patienten hatten gleichzeitig extraabdominelle Begleitverletzungen (Tabelle 2). Am häufigsten waren die Schädel-Hirn-Verletzungen (97 Patienten); davon waren 58 Patienten bei der Einlieferung nicht ansprechbar. An zweiter Stelle waren die Thoraxkontusionen (89 Patienten), davon hatten 51 Patienten Rippenfrakturen und fast die Hälfte ein- oder beidseitige Rippenserienfrakturen. Bei 25 Patienten waren Frakturen an den oberen, und 51 Frakturen an den unteren Extremitäten festgestellt worden. 42 Patienten hatten Beckenfrakturen. 85 Patienten starben an den Folgen ihrer Verletzungen. Die Letalität und Todesursachen sind in Abb. 1 dargestellt. Von 42 Patienten mit isoliertem Bauchtrauma, d. h. ohne extraabdominelle Begleitverletzungen, verloren wir 2 Patienten (4,76 %). Die Todesursache war bei beiden eine Peritonitis nach Pankreas- bzw. Duodenumverletzung.

Von 154 Patienten mit extraabdominellen Verletzungen verloren wir 83 Patienten (53,8 %). 16 Patienten starben an den Folgen der intraabdominellen Verletzungen: 7 schwere Leberblutungen, bei weiteren 7 Patienten unstillbare Blutungen aus Mesenterialgefäßen und retroperitonealen Gefäßen. Bei 2 Patienten war die Todesursache eine Peritonitis nach Kolon- bzw. Pankreasverletzungen. 25 Patienten starben allein an den Folgen

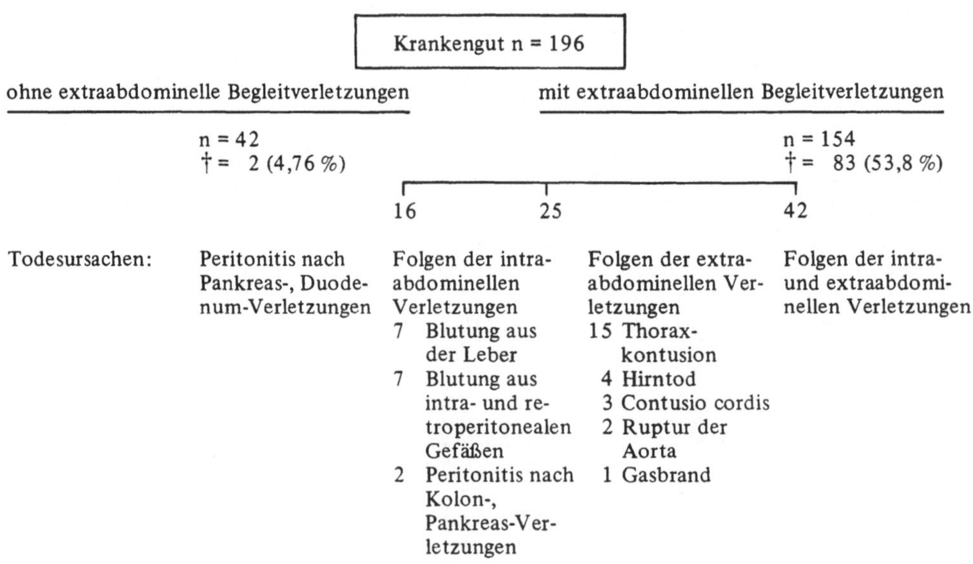

Abb. 1. Letalität und Todesursache bei 196 Patienten mit stumpfem Bauchtrauma

der extraabdominellen Verletzungen: 15 Patienten an den schweren Thoraxkontusionen, die schon bei der Aufnahme respiratorisch insuffizient waren; 4 an Hirntod, 3 an Contusio cordis, 2 an Ruptur der thorakalen Aorta und 1 an Gasbrand.

Die restlichen 42 Patienten starben an den Folgen intra- und extraabdomineller Verletzungen.

Zusammenfassend kann festgestellt werden, daß die Letalität des isolierten stumpfen Bauchtraumas mit 4,7 % niedrig ist. Überlebenschancen des Kombinationsverletzten sind dagegen durch die Schwere des Unfalls und das Ausmaß der Begleitverletzungen terminiert. Hier steigt die Letalität auf über 50 % an.

Intra- und retroperitoneale Verletzungen

R. Bohnsack, H. Bittscheidt und W. Kozuschek

Die intraabdominalen wie retroperitonealen Verletzungen sind wohl mit die folgenschwersten im Rahmen eines Polytraumas. So können zunächst schwer diagnostizierbare subkapsuläre Rupturen der Leber und der Milz einen Schockzustand oder eine Verbrauchskoagulopathie unterhalten oder die plötzliche Ruptur der Kapsel führt zur bedrohlichen Blutung mit Todesfolge. Ebenso können übersehene Blasenverletzungen durch eine retroperitoneale Infektion zum Tod führen. Hingewiesen sei auch auf die lebensbedrohlichen Blutungen nach Beckenfrakturen.

Nach gestellter Indikation zur Laparotomie gehen wir folgendermaßen vor: Medianschnitt, der je nach Befund erweitert werden kann. Kann die Blutungsquelle nicht sofort gefunden werden oder liegt eine katastrophale Blutung vor, komprimieren wir die Aorta unterhalb des Diaphragmas. Es erfolgt dann eine genaue Exploration der Bauchhöhle.

Liegt eine rupturierte Milz als Ursache der Blutung vor, wird sie sofort exstirpiert.

Die Leber wird durch ein in die Zwerchfellkuppe plaziertes Bauchtuch hervorluxiert. Leberrisse, die stark bluten, lassen sich häufig leichter versorgen, wenn man das Lig. hepatoduodenale abklemmt. Gequetschtes devitales Gewebe wird entfernt. Die Unterscheidung von gesundem Gewebe kann schwierig sein, wenn sich der Patient im Schock befindet. Eröffnete Gallengänge und Gefäße werden umstochen, anschließend wird unter Vermeidung von Hohlräumen die Naht gelegt. Sollte diese nicht möglich sein und sollten die Parenchymflächen nicht mehr wesentlich bluten, wird ausgiebig subhepatisch und subphrenisch drainiert. So wird am besten das Entstehen von Abszessen, Zysten, Arrosionsblutungen und der selteneren Hämobilie vermieden. Bestehen ausgedehntere Quetschungen, entschließen wir uns zu einer atypischen Segmentresektion, bei ausgedehnten Zerreißungen des linken oder rechten Leberlappens führen wir die Hemihepatektomie durch.

Grundsätzlich werden beide Zwerchfellkuppen abgetastet, besonders wenn ein Thoraxtrauma zusätzlich vorliegt, um Einrisse des Zwerchfells nicht zu übersehen.

Bei ausgedehnten retroperitonealen Hämatomen im Oberbauch eröffnen wir zur besseren Beurteilung des Pankreas immer die Bursa omentalis und präparieren auch den retropankreatischen Raum, um hier Verletzungen der Bauchspeicheldrüse zu erkennen. Ebenso wird das Duodenum nach Kocher nach medial mobilisiert wegen möglicher retroduodenaler Verletzungen, besonders wenn zusätzliche Hämatome im Bereich des Omentum minus und des Lig. duodenocolicum mit galliger Imbibierung vorliegen.

Quetschungen oder kleinere Einrisse des Pankreas werden drainiert. Ist der Ductus pancreaticus eröffnet, steppen wir eine nach Roux ausgeschaltete Jejunumschlinge auf; bei kompletter Durchtrennung resezieren wir von links bis zur Rupturstelle mit Blindverschluß des Pankreasstumpfes nach Umstechung des Gangs.

Bei Verletzungen des Dünn- und Dickdarms werden die Wundränder sparsam ausgeschnitten und quer zum Lumen zweischichtig versenkt. Sind die Dickdarmverletzungen ausgedehnter, führen wir eine Kolostomie oder einen doppelläufigen Anus praeter naturalis durch, weit proximal der Nahtstellen, oder die verletzten Darmanteile werden vorgelagert.

Sollte während der Laparotomie ein retroperitoneales Hämatom nicht an Größe zunehmen, lassen wir es unberührt. Anders verhalten wir uns beim wachsenden und pulsierenden Hämatom, da sich dahinter größere Verletzungen der Niere sowie Läsionen der retroperitonealen Gefäße verbergen können.

Während wir zunächst bei Nierenkontusionen mit kleineren Parenchymeinrissen oder subkapsulären Blutungen konservativ vorgehen, versuchen wir bei ausgedehnteren Nierenrupturen oder Abrissen von Polgefäßen immer, besonders bei jungen Menschen, möglichst viel Nierengewebe zu erhalten, entweder durch einfache Parenchymnaht oder jeweils durch Resektion der Pole quer zur Achse. Das eröffnete Kelchsystem wird von uns mit 3 x 0 Dexon verschlossen, die Parenchymnaht erfolgt durchgreifend, anschließend retroperitoneale Drainage nach außen.

Im schweren hämorrhagischen Schock wird aus vitaler Indikation bei tastbarer zweiter Niere die Exstirpation durchgeführt.

Ist die Ursache des retroperitonealen Hämatoms eine Blasenruptur, wird diese zweischichtig mit 2 x 0 Dexon versorgt, eine suprapubische ausgiebige Drainage durchgeführt sowie ein Blasenkatheter eingelegt. Verletzungen größerer retroperitonealer Gefäße werden durch Naht oder Patch verschlossen wie durch Interposition von Dracon-Velour oder Goretex-Prothesen behoben.

Von Mai 1975 bis August 1979 wurden auf der chirurgischen Intensivstation des Knappschaftskrankenhauses Bochum-Langendreer 581 polytraumatisierte Patienten 2. und 3. Grades behandelt. Von diesen boten u. a. 50 Patienten eine intraabdominale, 65 eine retroperitoneale Verletzung; 21 Patienten zeigten sowohl intraabdominale wie retroperitoneale Verletzungen.

Die Gesamtletalität betrug 37,4 %.

Schußwaffenverletzungen

U. Uekermann und U. Franzen

Die Form und Größe einer Schußwunde sowie das Ausmaß der umgebenden Gewebszerstörung hängen von folgenden Faktoren ab:
1. Größe, Form und Konstruktionsmerkmale des Geschosses,
2. ballistische Eigenschaften (kinetische Energie und Stabilität des Geschosses in der Geschoßbahn),
3. Dichte und Elastizität des getroffenen Gewebes.

Die Energieabsorption durch das getroffene Gewebe, d. h. dessen Traumatisierung, ist proportional der Gewebsdichte (Typen: Lungenschuß-Leberschuß). Der zeitliche Ablauf einer Schußwundenbildung erfolgt innerhalb von 5–10 ms in 3 Phasen:
1. Beim Durchtritt des Geschosses bildet sich ein primärer Schußkanal.
2. Dessen Wände werden durch nachfolgende Druck- und Sogwellen explosionsartig in Schwingungen versetzt und bilden die temporäre Wundhöhle.
3. Wenn alle Bewegungen zum Stillstand gekommen sind, bleibt der endgültige Schußkanal zurück, in dessen unmittelbarer Nachbarschaft das Gewebe unterschiedlich stark geschädigt sein kann.

Bei der Behandlung von Schußverletzungen müssen diese Gegebenheiten berücksichtigt werden.

Von 1963 bis 1978 wurden in der Chirurgischen Universitätsklinik Köln 114 Schußverletzte stationär behandelt (Tabelle 1). In 54 Fällen handelte es sich um aufgesetzte und nahe Schüsse aus weniger als 0,5 m Entfernung. Die größte Entfernung wurde auf 40 m geschätzt. Es handelte sich um 72 Kurzwaffen (57 Pistolen und Revolver, 8 Bolzenschußapparate, 7 selbstgebaute Schußapparate) und 23 Langwaffen (14 Kleinkalibergewehre, 5 Gewehre, 2 Schrotflinten, 2 Luftgewehre); 19mal blieben die Tatwaffen unklar. Die Diagnostik der Schußverletzungen sollte in Operationsbereitschaft durchgeführt werden (Tabelle 2).

Die Häufigkeiten der Körperhöhlen- und Organverletzungen waren folgendermaßen verteilt: 7 Kopfschüsse (davon 2 intrazerebral), 2 Halsmarkschüsse, 48 Thoraxschüsse (35 links und 13 rechts), wobei außer der Lunge 6 mal das Herz, 17 mal das Zwerchfell, 1 mal der Ösophagus und 3 mal Trachea und große Bronchien betroffen waren.

Tabelle 1. Schußverletzungen (1963–1978) (Chir. Universitätsklinik Köln)

	Männer	Frauen	
Fremdtötung	41	11	52
Selbstmord	22	3	25
Unfall	32	1	33
Polizeiaktion	4		4
	99	15	114

Tabelle 2. Diagnostik bei Schußverletzungen – in Operationsbereitschaft

1. Bedrohung vitaler Funktionen?
2. Klinische Untersuchung:
   Bewußtseinslage, Atmung, Kreislauf
   Hämoptoe, Atemgeräusch, Thoraxperkussion
   Herztöne
   Arterienpalpation
   Palpation des Abdomens
   Urinfarbe (evtl. Dauerkatheter)
   Periphere neurologische Ausfälle
3. Genaue Inspektion der gesamten Körperoberfläche
4. Lokalisation und Bestimmung von Ein- und Ausschußöffnungen (Protokoll); Schußkanalrekonstruktion (Geschoßablenkung durch Knochen ?); Steckschuß?
5. Röntgen-Übersichtsbilder von
   Hals – Thorax und
   Abdomen mit Becken und proximalen Oberschenkeln
   EKG
   Laboruntersuchungen
6. Zusatzuntersuchungen:
   i. v. Urogramm
   Kontrastdarstellung der Speiseröhre mit wasserlöslichem Kontrastmittel

Thorax:	Verletzung des Lungenparenchyms?
	Verletzung der Mediastinalorgane?
Abdomen:	Verletzung von parenchymatösen Organen, Hohlorganen, Blutung?
Zwei-Höhlen-Schuß:	Zwerchfellverletzung?

Bei 49 Bauchschüssen waren die Leber 12 mal, Magen 10 mal, Milz 3 mal, Pankreas 6 mal, Dünndarm 16 mal, Dickdarm 18 mal, Mastdarm 2 mal, Niere 4 mal, Blase 1 mal und größere retroperitoneale Gefäße 14 mal verletzt. Zwei-Höhlen-Schüsse wurden 19 mal beobachtet.

Behandlung

Ein- und Ausschußöffnungen werden exzidiert und das Gewebe möglichst an ein Gerichtsmedizinisches Institut zur Untersuchung eingesandt. Wunddebridement und offene Wundbehandlung soll großzügig gehandhabt werden, um Infektionen vorzubeugen. Tetanusprophylaxe.

Thoraxschüsse

Bei gering bis mäßig ausgebildeten Hämato- und/oder Pneumothorax genügt die einfache Drainage. Bei den Thoraxschüssen mit 36 Lungenbeteiligungen konnte die Verletzung in 25 Fällen (70 %) durch Bülau-Drainage beherrscht werden. Elfmal mußte thorakotomiert werden (2 Lobektomien wegen hilusnaher Verletzung, neunmal Umstechung stärker blutender Thoraxwandgefäße). Sechsmal erfolgte Kardiotomie wegen Herzschußverletzung (Tabelle 3).

Tabelle 3. Chirurgische Behandlung der Thorax-Schußverletzungen

Lungenparenchym	Drainage (25), 1 Frühdekortikation
Lungenhilus	Lappenresektion (2)
Arterienverletzung der Brustwand	Thorakotomie, Umstechung (9)
Perforierende Herzverletzung	Herznaht (4)
Tangentiale Myokardverletzung	Perikardiotomie, Herznaht (2)
Mediastinalgefäße	Naht (1)
Ösophagus	Übernähung (1)

Bauchschüsse

Dickdarmschußwunden müssen immer als temporärer Anus praeternaturalis vorverlagert werden, da sonst eine Peritonitis droht. Dünndarmstreifschüsse können übernäht werden, bei Durchschüssen empfiehlt sich die Segmentresektion und End-zu-End-Anastomosierung. Leberschüsse werden übernäht und drainiert, Pankreasverletzungen nur drainiert. Zur Unterbrechung des Infektionsweges zwischen den beiden großen Körperhöhlen müssen Zwerchfelldurchschüsse durch Naht verschlossen werden (Tabelle 4).

Letalität

Von 6 Herzschußverletzten überlebten nur zwei, deren Myokard nur tangential getroffen worden war. Unter den 36 Lungenschüssen trat kein Todesfall auf. Die Letalität bei den Bauchschußverletzten betrug 8 %. Die höchste Letalität mit 32 % wurde bei den Zwei-Höhlen-Schußverletzungen beobachtet. Todesursachen waren Peritonitis, Sepsis und respiratorische Insuffizienz.

Bei 21 erfolglosen Selbstmordversuchen konnte in 12 Fällen mit beabsichtigtem Herzschuß eine typische Trias von Verletzungen der linken Lunge – Zwerchfellkuppe – linkes Subphrenicum (Kolonflexur, Magen, Milz und Pankreasschwanz) beobachtet werden. Die Kenntnis dieser Verletzungskombination ist wichtig, da die Thoraxverletzung überwiegend durch alleinige Drainage beherrscht werden kann, die Bauchverletzung jedoch dringend der Sanierung durch Laparatomie bedarf.

Tabelle 4. Chirurgische Behandlung der Bauchschußverletzungen

Milz	Splenektomie (4)
Magen	Übernähung (10)
Leber	Übernähung (12); Cholezystektomie, T-Drain (1)
Pankreas	Drainage (6)
Dünndarm	Übernähung und Resektion (16)
Dickdarm, Mastdarm	Vorverlagerung der Schußöffnung als Anus praeter naturalis Übernähung (3), Resektion (1)
Niere	Nephrektomie (2)
Blase	Übernähung
Zwerchfell	Naht (Unterbrechung des Infektionsweges zwischen den beiden großen Körperhöhlen)

Exzision der Schußöffnungen, Debridement, Drainage

Technisches Vorgehen bei der Bilhämie

G. Wittrin, M. Clemens und R.-D. Keferstein

Die Bilhämie als Komplikation nach Leberverletzungen ist bis in die jüngste Zeit weitgehend unbekannt geblieben. Als Folge des Lebertraumas kommt es zu einer Zerreißung intrahepatischer Gallengänge und Blutgefäße mit Ausbildung einer Nekrosehöhle. Im Gegensatz zur Hämobilie besteht jedoch keine arterielle, sondern eine portovenöse Blutung in die Zerfallshöhle.

Charakteristisch ist die Kommunikation einer großen Lebervene mit einem intrahepatischen Gallengang. Der pathophysiologische Mechanismus ist durch die Druckgradienten im Hohlvenen- und Gallengangsystem gekennzeichnet. In der Vena cava inferior besteht diastolisch ein Druck von –3 bis –5 cm H_2O, während durch Sphinkterkontraktionen im Gallenwegsystem Drucksteigerungen von +15 bis +20 cm H_2O auftreten. Dieser Mechanismus – negativer Druck mit Ansaugwirkung im Hohlvenensystem sowie intermittierende Drucksteigerung im Choledochus – führt zu einer Umkehr des Galleflusses, der jetzt von der Leber direkt in die V. cava inferior und in den großen Kreislauf gelangt, und erklärt das Krankheitsbild der Bilhämie.

Klinik

Während bei der Hämobilie die Hämatemesis und Melaena ganz im Vordergrund stehen, ist das charakteristische Symptom der Bilhämie der exzessive Ikterus, der frühzeitig nach dem Trauma auftritt, progredient ist und mit Bilirubinwerten zwischen 40 und 50 mg % einhergeht. Mit der endoskopischen retrograden Cholangiographie läßt sich die Zerfallshöhle lokalisieren und ein direkter Übertritt des Kontrastmittels in die Lebervene und die V. cava inferior nachweisen.

Kasuistik

Wir konnten bei einem 24jährigen Patienten nach stumpfem Bauchtrauma eine Bilhämie beobachten. Eine Leberruptur wurde zunächst außerhalb durch Übernähung und T-Drainage des Choledochus versorgt. Da postoperativ die Bilirubinwerte bis auf 28 mg % anstiegen, erfolgte unter der Verdachtsdiagnose „Leberabszeß" eine Relaparotomie. Intraoperativ ließ sich hierfür jedoch kein Anhalt finden. Wegen Verschlechterung des Allgemeinzustandes bei weiterhin steigenden Bilirubinwerten trotz liegender T-Drainage wurde der Patient dann in unsere Klinik verlegt. Bei der Aufnahme betrug das Gesamtbilirubin 43 mg %, es bestanden septische Temperaturen. Eine sofort durchgeführte röntgenologische Darstellung der Gallenwege über die T-Drainage zeigte eine Zerfallshöhle im linken Leberlappen (Abb. 1). Von hier floß das Kontrastmittel sofort in die Vena cava inferior ab. Es wurde die Diagnose einer großen biliovenösen Fistel gestellt und eine Resektion des linken Leberlappens vorgenommen. Dabei fand sich eine hühnereigroße

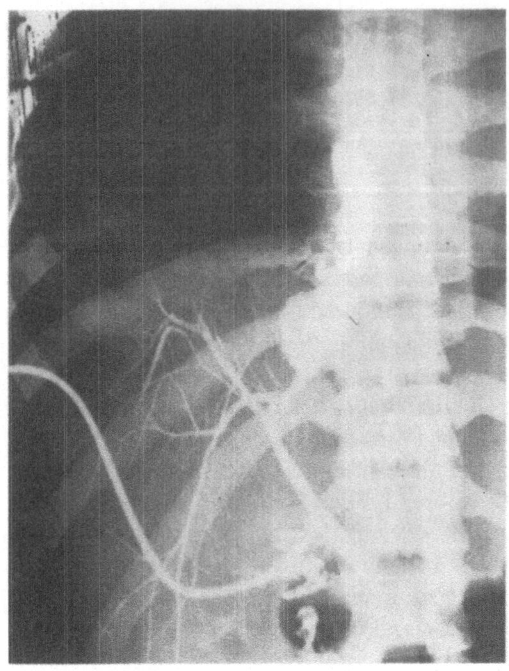

Abb. 1. Darstellung der Gallenwege über die liegende T-Drainage. Zerfallshöhle im Bereich des linken Leberlappens mit Kontrastmittelübertritt in die Vena cava inferior

Zerfallshöhle im Bereich des linken Leberlappens mit Kommunikation zwischen dem Ductus hepaticus sinistra und der oberen Lebervene. Der Choledochus wurde erneut mit einer T-Drainage versorgt. Postoperativ kam es zu einer raschen Normalisierung der Bilirubinwerte. Das bereits bestehende septische Krankheitsbild ließ sich jedoch nur vorübergehend beherrschen. 2 1/2 Monate später verstarb der Patient an einer therapeutisch nicht zu beeinflussenden karnifizierenden Bronchopneumonie bei intaktem operativen Situs.

Die Prognose schwerer Leberverletzungen ist auch heute noch ernst. Der sachgerechten Erstversorgung kommt dabei eine große Bedeutung zu. Über das Vorgehen sind die Ansichten geteilt. So soll eine umfassende Übernähung der Ruptur nach Umstechung der blutenden Gefäße Komplikationen verhindern, während andere Autoren der Ansicht sind, daß diese erst häufig durch die Naht der Leberwunde hervorgerufen werden. Dies trifft sicher zu, wenn größere Gallengänge offen bleiben und die Blutstillung ungenügend ist. Auch tiefe Rupturen, die nur oberflächlich übernäht werden, sind komplikationsträchtig, da hier ein Hohlraum verbleibt, in dem sich Blut und Galle ansammeln können. Deshalb wird heute vielfach auf eine primäre Naht der Leberwunde verzichtet. Unerläßlich ist aber eine exakte Blutstillung und ein Verschluß größerer zerrissener Gallengänge.

Das Krankheitsbild der Bilhämie wurde unseres Wissens bisher nur einmal definitiv in dem von Ennecker u. Berens (1978) beschriebenen Fall überlebt. Nach diesen Erfahrungen, aber auch aufgrund der pathophysiologischen Verhältnisse bei der Bilhämie, empfiehlt es sich, als erste und kleinste Maßnahme eine T-Drainage mit einem Dauersog von 15–20 cm Wassersäule in den Choledochus zu legen, da der pathologisch veränderte Gallefluß so korrigiert werden kann und ein Verschluß der biliovenösen Fistel möglich ist. Erst wenn diese Maßnahme nicht zum Erfolg führt, halten wir die Leberlappenresektion bei streng seitenlokalisierten biliovenösen Fisteln für indiziert. Grundsätzlich sollte an das Krankheitsbild der Bilhämie bei allen stumpfen Lebertraumen, die postoperativ mit steigenden Bilirubinwerten einhergehen, gedacht werden. Die Diagnose kann relativ leicht durch die retrograde röntgenologische Darstellung der Gallenwege objektiviert werden.

Die Ligatur der A. hepatica bei Lebertrauma

R. Grundmann, G. Marqua und H. Pichlmaier

In den letzten 12 Jahren wurden an der Chirurgischen Universitätsklinik Köln-Lindenthal 63 Patienten mit Lebertrauma behandelt. 52 stumpfen Verletzungen standen 11 penetrierende gegenüber. Die Prognose der Leberverletzungen war entscheidend davon abhängig, welche Verletzungsart vorlag. Während sämtliche penetrierenden Verletzungen überlebt wurden, lag die Letalität der stumpfen Verletzungen bei 63 % (Tabelle 1). Die penetrierende Leberverletzung wirft nur selten diagnostische und therapeutische Probleme auf; dementsprechend soll im folgenden ausschließlich die schwere Leberlappenzerreißung besprochen werden.

Die Diagnostik der schweren Leberlappenzerreißung wird wesentlich erleichtert, wenn selbst bei geringstem Verdacht auf eine intraabdominelle Blutung die Peritoneallavage durchgeführt wird. Das weitere Vorgehen richtet sich dann nach der Art der Verletzung, wobei zunächst Maßnahmen zur raschen Blutstillung im Vordergrund stehen.

Verschiedene Techniken bieten sich an: Bei unübersichtlichem Operationsfeld, zumal wenn zusätzliche intraabdominelle Verletzungen vorliegen, hat sich nach Heaney et al. (1966) das Abklemmen der Aorta unmittelbar unterhalb des Zwerchfells bewährt, um so eine schnelle Blutstillung zu erreichen. Damit wird allerdings auch die Blutzufuhr zu den Nieren unterbrochen, und so sollte bei allen Blutungen, die eindeutig die Leber betreffen, das Abklemmen des Leberhilus, das sog. Pringle-Manöver (Pringle 1908), bevorzugt vorgenommen werden. Die Ischämietoleranz der menschlichen Leber ist ausgezeichnet; man hat sicher 30 min Zeit, bei abgeklemmtem Leberhilus die Versorgung der Verletzung vorzunehmen. Nach Huguet et al. (1978) sind sogar Abklemmzeiten von 60 min möglich. Wir selbst verabreichen den Patienten vor Abklemmen des Leberhilus 1 g Methylprednisolon i.v., da sich so im Experiment die Leberischämietoleranz verbessern ließ (Abb. 1).

Die endgültige Versorgung der schweren Leberlappenzerreißung hat sich nach dem Ausmaß der Verletzung zu richten. Zwar wird man sich bemühen, ein möglichst konservatives Vorgehen zu wählen und mit der Lebernaht (evtl. kombiniert mit der Tamponade durch einen Netzzipfel) und dem Debridement des zerquetschten Gewebes auszukom-

Tabelle 1. Verletzungsart

	Penetrierende Verletzungen Anzahl (letal) n	Stumpfe Verletzungen Anzahl (letal) n	
Oberflächlicher Riß	8	13	(3)
Tiefe Ruptur	3	24	(16)
Lappenzerreißung		15	(13)
	11	52	(32)

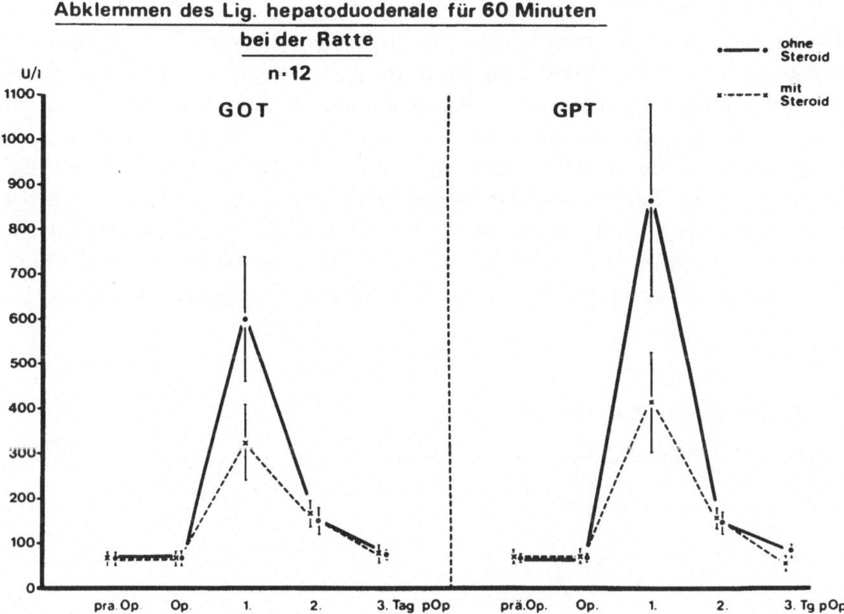

Abb. 1. Die Enzymausschüttung nach Leberischämie wird durch präoperative Steroidgabe signifikant gesenkt

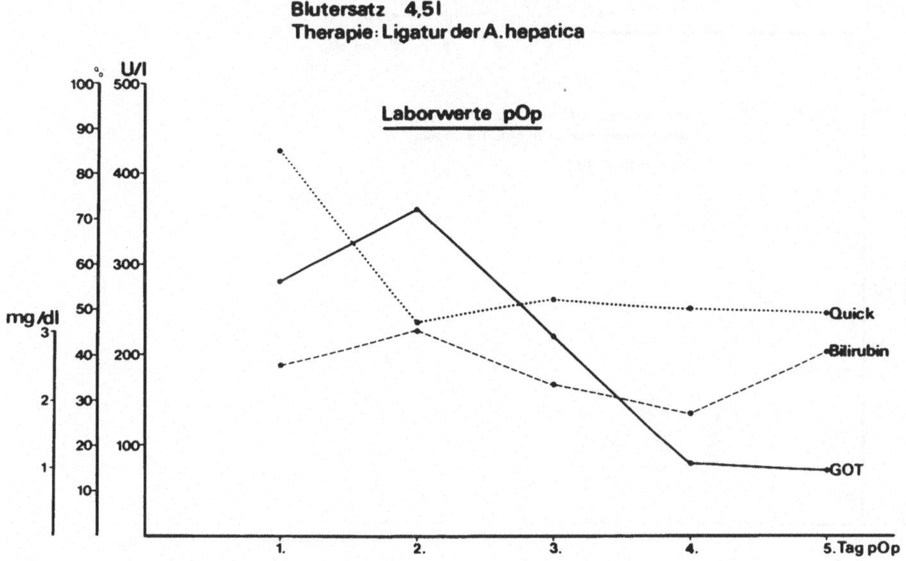

Abb. 2. Quick-Wert, Bilirubin und GOT im Serum nach Ligatur der A. hepatica

men. Steht mit diesen Maßnahmen die Blutung jedoch nicht, so müssen die A. hepatica propria (bei beidseitiger Lappenruptur) bzw. – bei einseitiger Ruptur – der betreffende Arterienast abgeklemmt werden. Sistiert nun die Blutung, so sollten die Arterie oder der betreffende Arterienast ligiert werden. Die Ligatur der A. hepatica zur Blutstillung bei schwerer Leberlappenzerreißung war nach Aaron et al. (1975) und Flint et al. (1977) dann noch möglich, wenn alle anderen Maßnahmen zur Versorgung einer schweren Leberlappenzerreißung versagt hatten. Die Gefahr des Leberkomas nach Arterienligatur ist beim Menschen relativ gering, nach Arterienligatur nimmt die Sauerstoffausschöpfung aus dem portalen Blut zu. Auch im eigenen Krankengut ließ sich zweimal mit dieser Methode eine rasche und sichere Blutstillung erreichen. Ein Beispiel des eigenen Krankengutes

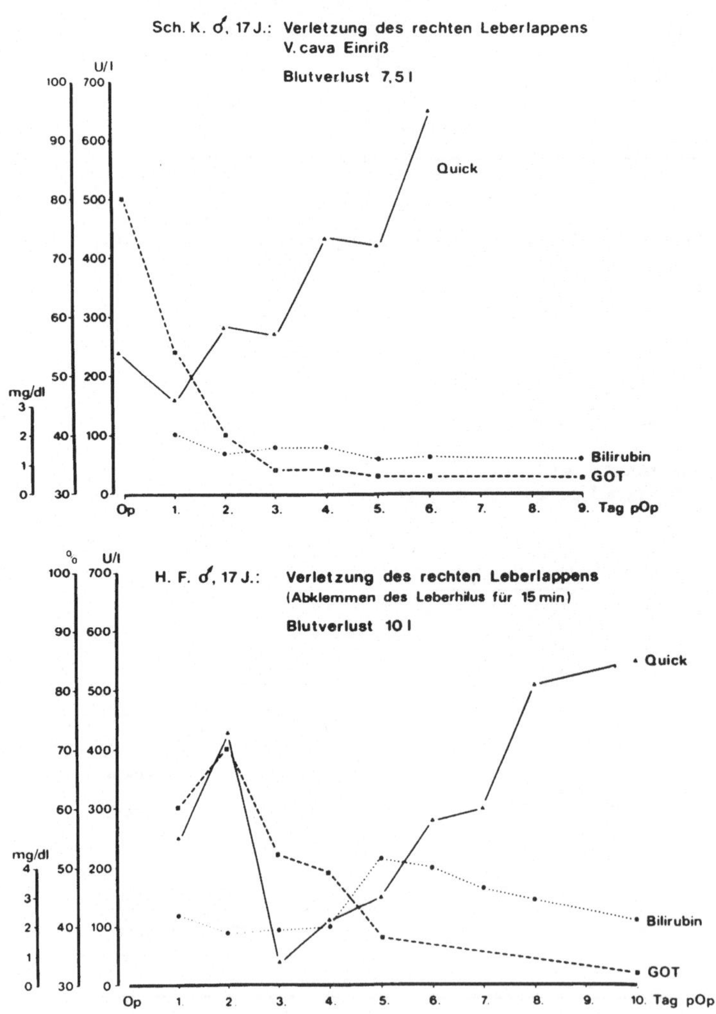

Abb. 3. Quick-Wert, Bilirubin und GOT im Serum nach Leberresektion

soll zeigen, daß es nach Arterienligatur nur kurzfristig zu einem Anstieg der Transaminasen als Hinweis auf eine Leberzellenschädigung kommt (Abb. 2). Erst wenn auch mit der Arterienligatur keine ausreichende Blutstillung gelingt, bietet sich die Leberresektion zur Versorgung einer schweren Leberlappenzerreißung an. Die Resektion kann bei ausgedehnten Lappenzerreißungen, vor allem bei Verletzungen der Lebervenen und der retrohepatischen Vena cava, entscheidende Hilfe bringen. Den Blutverlust während der Parenchymdurchtrennung und der Versorgung der Wundfläche kann man wesentlich einschränken, wenn diese Maßnahmen bei abgeklemmtem Leberhilus erfolgen. Den postoperativen Verlauf der Laborwerte von zwei Patienten, bei denen erfolgreich eine erweiterte rechtsseitige Lappenresektion wegen ausgedehnter Verletzung vorgenommen wurde, gibt Abb. 3 wieder. Ein rascher Abfall der Transaminasen und eine rasche Normalisierung des Quick-Wertes – als Maß für die Regenerationsfähigkeit der Leber – sind zu beobachten.

Zusammenfassend läßt sich folgern: Die endgültige Versorgung einer Leberwunde hat sich nach dem Ausmaß der Verletzung zu richten. Wenn immer möglich, wird man ein konservatives Vorgehen bevorzugen. Kommt man hiermit nicht zum Ziel, so sollte zunächst probatorisch die A. hepatica abgeklemmt und bei Sistieren der Blutung ligiert werden. Erst wenn auch diese Maßnahme versagt, sollte bei ausgedehnter Leberlappenzerreißung die Resektion vorgenommen werden.

Das operationstaktische Vorgehen bei Pankreasverletzungen

M. Arndt, M. Clemens, J. O. Jost und G. Wittrin

Aufgrund der im Straßenverkehr häufig auftretenden Dezelerationstraumen mit breitflächigen Gewalteinwirkungen findet sich in den Unfallstatistiken häufig eine Verletzung der großen soliden intraperitonealen Bauchorgane. Retroperitoneale Organe wie das Pankreas liegen geschützter, und hier führen in der Regel nur punktuell einwirkende Gewalten zu einer klinisch relevanten Traumatisierung. Bei 135 in der Chirurgischen Universitätsklinik Münster im Zeitraum von 4 Jahren beobachteten stumpfen Bauchtraumen war 8 mal das Pankreas beteiligt. 3 Patienten hatten eine Lenkerverletzung erlitten, 1 Patient war auf einen spitzen Gegenstand gefallen, ein weiterer erlitt das Trauma im Rahmen einer Schlägerei durch Fußtritt in das Abdomen. Je nach Ausmaß der einwirkenden Gewalt können am Pankreas verschiedene Verletzungsfolgen beobachtet werden. Die schwerste Form ist die Rupturierung des Pankreas mit Durchtrennung des Peritoneums und Ruptur des Ductus pancreaticus (Wirsungianus). Gewalteinwirkungen geringerer Intensität führen gelegentlich zur Zerreißung des Peritoneums und des Pankreasparenchyms unter Erhaltung der Kontinuität des Pankreasgangs. Beide Verletzungsarten imponieren klinisch in der Regel durch das Bild des akuten Abdomens, verursacht durch peritoneale Reizung durch ausgelaufenes Pankreassekret. Laborchemische Methoden lassen keine Aussage über ein frisches Pankreastrauma zu. Der Nachweis von Pankreassekret im Rahmen einer Peritoneallavage ist erst nach massiver Traumatisierung des Pankreas inkl. seines Gangsystems möglich. Auch Röntgenuntersuchungen ergeben keinen Hinweis auf Beteiligung des Pankreas. Allein die Klinik und die Anamnese, z. B. der Hinweis auf eine punktuelle Gewalt, lassen Rückschlüsse auf eine Verletzung des Pankreas zu. Bei entsprechendem Verdacht sollte in jedem Fall eine Laparotomie durch Mittelbauchschnitt erfolgen. Findet sich hierbei eine Durchtrennung des Ductus pancreaticus (Wirsungianus), sollte der traumatisierte Anteil reseziert und der verbliebene Pankreasrest ggf. durch eine Jejunalschlinge in Form einer Roux-Y-Anastomose retrograd drainiert werden. Im Falle einer gleichzeitigen massiven Duodenalverletzung stellt die Duodenohemipankreatektomie nach Whipple die Methode der Wahl dar. Bei reiner Parenchymverletzung ohne Beteiligung des Gangsystems reicht in der Regel die Pankreaskapselnaht bei gleichzeitiger Drainage via Bursa omentalis.

Die dritte Verletzungsart ist die Traumatisierung des Pankreas ohne gleichzeitige Zerreißung des Peritoneums. Hierbei kommt es durch Sekretion der Zellen in der Nachbarschaft sowie durch mögliches Austreten von Pankreassekret aus dem Gangsystem zur Ausbildung einer stetig wachsenden Zyste, die mit Pankreassekret, Serum und nekrotischem Material angefüllt ist. Nach einem klinisch zunächst stummen Intervall von Wochen bis Monaten kommt es hier zur Ausbildung eines Tumors, der in manchen Fällen, ohne Schmerzen zu verursachen, durch die Bauchdecken hindurch tastbar wird. In manchen Fällen imponiert eine solche Zyste auch durch die Folgen der Verdrängungserscheinungen anderer Bauchorgane. Zu den heute üblichen und bewährten diagnostischen Hilfsmitteln gehören neben der genauen Anamneseerhebung die Magen-Darm-Passage, die endoskopisch retrograde Pankreatographie, die Ultraschalluntersuchung und nicht zuletzt die in letzter Zeit zunehmend an Bedeutung gewinnende Computertomographie. Operationstaktisch empfiehlt sich bei Vorliegen einer solchen Pankreas-Pseudozyste die Resektion der Zyste, einschließlich des entzündlich oder traumatisch veränderten Pankreasgewebes, oder ggf. die retrograde Drainage des Pankreasrestes durch eine in Form einer Roux-Y-Anastomose ausgeschalteten Jejunalschlinge, wenn die Zyste nicht ohne Gefährdung der sie umgebenden Organe isoliert werden kann.

Ein Fortschritt in der Therapie des Pneumothorax – die Fibrinklebeversiegelung

D. Kirndörfer, D. Filler und K. H. Muhrer

Die Fibrinklebung ermöglicht eine flächenhafte, atraumatische Gewebevereinigung und Abdichtung. Lokale Unverträglichkeitsreaktionen sind beim Fibrinkleber, einem körpereigenem Material, nicht zu erwarten.

Das im Handel befindliche Präparat besteht aus zwei Komponenten:

1. tiefgefrorenes, humanes Fibrinogen,
2. eine Mischung aus Kalziumchlorid – Aprotinin und lyophilisiertem Thrombin, die in fertigen Applikationssets geliefert werden.

Seit 1 Jahr benutzen wir die Fibrinklebung als wirkungsvolle Zusatzmethode bei der Therapie des Pneumothorax. Standardbehandlung des spontanen, iatrogenen und traumatischen Pneumothorax ist der interkostale Dauersog. Wiederholte Punktionen oder abwartendes Verhalten sind nur in Ausnahmefällen sinnvoll. Probleme ergeben sich beim Rezidiv, bei der Persistenz und bei Parenchymfisteln nach Thoraxoperationen. Aber auch bei erstmalig aufgetretenem Pneumothorax empfiehlt sich der Versuch einer Pleurodese mit Fibrinkleber.

Insgesamt haben wir bis jetzt 15 Patienten durch Fibrinklebung behandelt.

Es gelang bei 9 Kranken mit rezidivierendem oder persistierendem Pneumothorax, das Leck dauerhaft zu versiegeln. Die Ursache war in 2 Fällen traumatisch, einmal iatrogen bedingt, die übrigen litten an einem Spontanpneumothorax. Bei 2 dieser Patienten schlug der erste Versuch einer Pleurodese fehl, nach Wiederholung blieb die Lunge jedoch voll ausgedehnt. Beim unkomplizierten Pneumothorax gelang es in 3 Fällen, das Leck durch Fibrinklebung zu verschließen. Rezidive sahen wir dabei nicht. Der Klinikaufenthalt verkürzte sich somit erheblich.

Eine hartnäckige Parenchymfistel nach Keilexzision und Lobektomie konnte in beiden Fällen durch Klebung behoben werden. Lediglich bei einem Kranken war diese Behandlung erfolglos. Wir haben thorakotomiert und eine kindskopfgroße, perforierte Zyste entfernt. Histologisch konnte ein Fibrindepot im Bereich der Lungenspitze nachgewiesen werden, was jedoch zu keiner Abdichtung des Lecks führte.

Folgende Methode hat sich bei uns bewährt: Voraussetzung ist die sicher intrathorakale Lage bei einer dicklumigen Drainage. Der auf 37°C erwärmte Fibrinkleber bleibt für etwa 4 Stunden gebrauchsfertig. Die zweite Komponente mit niedriger Thrombinkonzentration läßt sich nach Gebrauchsanweisung des Applikationssets herstellen. Nach Lungenkollaps wird ein dünner Plastikkatheter in die Pleurakuppel vorgeschoben und durch Sog an der Drainage die Lunge entfaltet. Jetzt werden jeweils 10 cm^3 beider Klebekomponenten gemischt und in Kopftieflagerung über den Katheter rasch in den Pleuraspalt eingebracht, denn bereits nach 1 bis 2 Minuten entsteht ein gallertartiges Fibrinpolymer, das sich rasch verfestigt. Der Katheter kann entfernt werden. Bleibt die Lunge auch nach Abklemmung thoraxwandständig, entfernen wir nach 24 Stunden die Drainage.

Die Fibrinklebepleurodese hat sich bei uns als wirksame Zusatzmaßnahme in der Pneumothoraxbehandlung erwiesen, besonders bei Patienten in hohem Lebensalter oder bei schlechtem Allgemeinzustand.

Literatur zum Abschnitt A

Aaron S, Fulton R L, Mays E T (1975) Selective ligation of the hepatic artery for trauma of the liver. Surg Gynecol Obstet 141:187

Allgöwer U (1977) Das Bauchtrauma: Verletzungen an Verdauungstrakt und retroperitonealen Organen. Helv Chir Acta 44:63

Anane-Sefah I, Norton LW, Elsemann B (1975) Operative choice and technique following pancreatic injury. Arch Surg 110:161

Cass HG (1975) Renal trauma in the multiple injured patient. J Urol 114:495

Denk H, Ender G, Jonas K (1975) Gefäßverletzungen bei Beckenbrüchen und ihre Behandlung. Hefte Unfallheilkd 124:170

Depinto OJ, Mucha SJ, Powers PC (1976) Major hepatic vein ligation necessitated by blunt abdominal trauma. Ann Surg 183:243

Engel W, Klaue P (1979) Der Wert der diagnostischen Peritonealspülung beim Polytraumatisierten. Aktuel Traumatol 9:1

Enneker C, Berens JP (1978) Schwerste Leberruptur mit Lebervenenabriß und massiver Bilhämie. Chirurg 49:311

Fischer H (1979) Stumpfe Herzverletzungen. Literaturübersicht. Aktuel Traumatol 9:43

Flint LM, Mays ET, Aaron WS, Fulton RL (1977) Selectivity in the management of hepatic trauma. Ann Surg 185:613

Heaney JP, Stanton WK, Halbert DS, Seidel J, Vice T (1966) An improved technic for vascular isolation of the liver: Experimental study and case reports. Ann Surg 163:237

Huguet C, Nordlinger B, Bloch P, Conrad J (1978) Tolerance of the human liver to prolonged normothermic ischemia. Arch Surg 113:1448

Lucas CE, Walt HS (1970) Critical decisions in liver trauma. Arch Surg 101:277

Müller-Färber F, Decker S (1979) Das stumpfe Bauchtrauma als Komplikation der Beckenfrakturen. Unfallheilkunde 82:89

Peiper HJ, Peitsch W (1976) Das stumpfe Oberbauchtrauma. Unfallheilkunde 79:341

Pringle JH (1908) Notes on the arrest of hepatic hemorrhage due to trauma. Ann Surg 48:541

Scheele J, Mühe E, Wopfner F (1978) Fibrinklebung. Chirurg 49:236

Shires GT (1977) Management of pancreatic injuries. in: Najarian JS, Delaney JP (eds) Critical surgical care. Thieme, Stuttgart, p 109

Trede M, Kersting KH (1978) Abdominalverletzungen beim Polytraumatisierten. Chirurg 49:672

Wassner UJ, Zastrow F, Hampel P (1978) Thoraxverletzungen beim Polytraumatisierten. Chirurg 49:668

Zierott G, Schröder L (1979) Zur Klinik des Lungentraumas. Aktuel Traumatol 9:23

B. Magenchirurgie

Das operative Vorgehen und die Nachsorge bei Eingriffen am Magen und an der Speiseröhre

F. Stelzner

Das gestellte Leitthema „Operationstechnik und technische Hilfsmittel" muß sich auf meine Erfahrung und mein Vorgehen beschränken. Sicher führen viele Wege zum gleichen Ziel. Ich war immer bestrebt, den einfachsten Weg zu finden. Waren Patient und Operateur zufrieden und hielten die Dauerresultate Schritt mit denen anderer Chirurgen, so bin ich meiner Methode treu geblieben. Zweifellos sind Chirurgen jenseits der Lebenshälfte weniger beweglich, aber sie sind auch duldsamer. Natürlich ist es auch ihnen nicht erlaubt, unter Berufung auf ihre autoritative Erfahrung auf die auch für sie niemals endende wissenschaftliche Wertung zu verzichten. Auch ein noch so sicheres Gefühl für die Wahrheit, in schillernde Worte gekleidet, wird durch die Mathematik ausgelöscht.

Fast alle größeren Oberbaucheingriffe werden in Bonn in kontrollierter Blutdrucksenkung durchgeführt. Havers (1979, persönliche Mitteilung) verfügt über eine Erfahrung bei 1190 Fällen. Seit 1977 wurde bei 230 Operierten so vorgegangen. Unter einer Periduralanästhesie mit einer Intubationsnarkose fällt der Blutdruck zwischen 60 und 80 systolisch. Gegenindikation Ileus und Herzdekompensation. Der Vorteil ist die starke Verminderung des Blutverlustes. Wir haben keine Parenchymschäden, keine Nachblutungen und keine spezifischen postoperativen Störungen gesehen. Ich kann als Operateur diese von Herrn Havers vorgebrachten Vorteile uneingeschränkt bestätigen.

In den letzten Jahren haben wir gründlich über die Operationstechnik bei der refluxgeneigten Hiatushernie gesprochen. Ich habe mich nach meinen Untersuchungen über den Abschluß der terminalen Speiseröhre von der Fundoplikation abgewandt. Sie strebt in ihrer ursprünglichen Form eine Einbahnstraße an – und die ist im Bereich der Speiseröhre unphysiologisch. Die terminale Speiseröhre hat keinen dichtschließenden Sphinkter, sondern einen regulierenden Dehnverschluß. Heute wissen wir, daß ein gewisser Reflux physiologisch ist, und Erbrechen kann lebensrettend sein. Die Arbeiten von Witte (1978) haben erwiesen, wie schwer es ist, einen pathologischen Reflux nachzuweisen. Die pH-Messung z. B. täuscht in 25 % der Untersuchten einen krankhaften Reflux vor. Manchmal bemerken wir die Folgen dieses physiologischen Refluxes erst, wenn, wie beim Ulcus duodeni dauernd aggressiver Magensaft abgesondert wird. Wie Siewert et al. (1979) nachgewiesen hat, verschwindet diese so entstandene Refluxösophagitis beim Ulcus duodeni nach einer selektiven proximalen Vagotomie. Inzwischen sind genügend sehr gute Dauerresultate nach der Gastropexie bekannt. Ich nenne die Resultate von Kümmerle u. Grönninger (1978), die Ergebnisse von Eckesparre (1978), von Mahmud et al. (1979) mit der Teresplastik, von Holle et al. (1976), die mit der Gastropexie eine selektive proximale Vagotomie verbinden, von Schumann u. Wehling (1973) aus Frankfurt. Ich kann deshalb nicht nur aus eigener Erfahrung diese nachspannenden Verfahren empfehlen, die den natürlichen Abschluß des Dehnverschlusses wieder einrichten.

Die früher so häufige Magenresektion ist vor allem beim Ulcus duodeni von der selektiven proximalen Vagotomie mit Pylorusplastik abgelöst worden. Die Arbeiten von Holle et al. (1976) und seine Resultate (1,5 % Ulkusrezidive) sind heute die Grundlage auch meiner Technik. Zur chirurgischen Anatomie des Vagus für den Operateur sind wichtig:

- Zwei Nerven zum Antrum ventral.
- Ein Nerv an der Kardia.
- Der proximale untere Grenzast hat eine sekretorische Komponente und kann durchschnitten werden bei starker Säurebildung. Der distale Grenzast stellt eine motorisch-endokrine Ader dar und er wird geschont.
- Dorsal gibt es nur einen Antrumnerv, er wird ebenfalls geschont.

Diese Hollesche selektiv proximale Vagotomie

- erhält das Magenreservoir,
- schaltet die direkt vagale Säure aus,
- erhält die Antrummotorik,
- gestattet die Bildung hormonal gastrinbedingter Säure bei der Verdauung,
- verbessert die Passage durch eine submuköse Teilresektion des Pylorus.

Also:

- interdigestiv – keine Säure
- digestiv – noch Säure
- und die Pyloroplastik.

Diesen Eingriff kann man exakt nur mit einer Lupenbrille ausführen. Ich verwende ein 3,5fach vergrößerndes Modell mit einem großen Gesichtsfeld.

Beim Magenulkus des über 55jährigen bin ich der Resektion treu geblieben.

Das Ulcus pepticum ist die Folge einer Sekretions- und Motilitätsstörung. Lange Zeit hat diese Störung nur durch eine weitgehende, durch eine 2/3-Resektion des Magens beseitigt werden können. Jede Magenresektion beraubt aber diese große Drüse ihrer Funktion unwiederbringlich. Die jahrzehntelange Erfahrung, daß die durch eine Magenresektion gewonnene Ulkusfreiheit nur mit einer chronischen Gastritis im Magenstumpf erkauft werden kann, verpflichtet heute zu der Frage:

Ist diese Stumpfgastritis gefährlich? Die Antwort lautet: Ja. Ihr jahrzentelanger Bestand provoziert die Karzinogenese.

Die weitere Frage ist: Kann die operative Technik die Stumpfgastritisquote vermindern? Das muß ebenfalls bejaht werden.

Mein Mitarbeiter Kliems hat in mühevollen endoskopischen Untersuchungen 3 verschiedene Typen einer Magenresektion untersucht. Allen 3 Typen ist der Verlust des Pylorus gemeinsam.

1. 83 Billroth-I-Resezierte hatten bei einem Durchschnittslebensalter von 50,9 Jahren, 6,6 Jahre nach dem Pylorusverlust in 21,8 % eine chronisch atrophische Gastritis. Der duodenogastrische Reflux betrug 18,4 % nach 1 Stunde und 27,8 % in der 2. Stunde.
2. 43 Billroth-II-Resezierte mit einer ableitenden Enteroanastomose wiesen 9,2 Jahre postoperativ bei einem Durchschnittslebensalter von 51,4 Jahren in nur 10 % eine chronisch atrophische Gastritis auf.

3. 73 Billroth-II-Resezierte ohne Enteroanastomose hatten in 10,9 Jahren nach dem Eingriff in 30,3 % eine chronisch atrophische Gastritis. In 41,8 % wurde in der 1. Stunde und in 58,9 % in der 2. Stunde Galle regurgitiert.
4. Der duodenogastrische Reflux magengesunder Kontrollpersonen mit einem Pylorus betrug in der 1. Stunde 0,05 % und in der 2. Stunde 1,01 %.

Damit ist die regulierende Funktion des Pylorus erwiesen. Der Pylorus kann keinen totalen Abschluß bewirken.

Die Architektur des Pylorus ähnelt dem im Bereich der terminalen Speiseröhre nachgewiesenen Dehnverschluß. Deshalb ist er auch nach einer Vagotomie und einer Magenlähmung verschlossen und nicht wie ein Ringsphinkter offen.

Der uns physiologisch erscheinende Billroth I ist demnach einem Billroth II mit Enteroanastomose signifikant unterlegen. Wenn wir schon den Pylorus durch eine form- und funktionsgerechte Ulkusoperation z. B. nach Holle nicht erhalten können, dann ziehen wir heute eine Gastrojejunostomia oralis totalis antecolica mit Enteroanastomose allen anderen Eingriffen in der Regel vor. Da die Flexura duodenojejunalis immer links, bei Adipösen oft sogar weit links von der Wirbelsäule liegt, lege ich die oberste Jejunumschlinge isoperistaltisch an den Magen. Demnach kommt die zuführende Schlinge an die große, und die abführende Schlinge an die kleine Kurvatur. Beide Schlingen werden kurzgeschlossen und so der schädliche Gallereflux nach Wegfall des Pylorus besser vermieden. Ohne Schlingenverdrehung entleert sich hier der Magen in ein sehr hoch liegendes Jejunalsegment und das ist hier erwünscht. Mit dieser isoperistaltischen Anastomose kann man auch den schwierigsten Duodenalstumpf sicher verschließen. Die abführende Schlinge wird auf einen geschlossenen Stumpf zur Sicherung breit aufgenäht oder bei unverschließbarem Stumpf offen verbunden. Bei mir hat sich diese Methode auch beim blutenden Riesenulkus, das ins Pankreas penetriert ist, bewährt. Es gibt nichts Besseres als diese lebende Tamponade nach Umstechung einer eröffneten Arterie im Ulkusgrund.

Alle Eingeweide eröffne oder reseziere ich mit dem Diathermiemesser. Ich möchte den Vorteil absoluter Blutstillung nicht missen. Sie ist übrigens die Voraussetzung für die schnelle einreihige Naht. Enteroanastomosen, z. B. nach einer Magenresektion im Dünndarmbereich, lege ich immer einreihig an. Am Magen umsteche ich die Mukosa grundsätzlich. Ich traue der fortlaufenden Innennaht nicht.

Die häufigste Indikation zu einer totalen Gastrektomie wird beim Magenkrebs gestellt. Die schlechten Dauerresultate und die hohe postoperative Sterblichkeit sind allgemein bekannt. Deshalb habe ich mich seit Jahren mit der einfachsten Ösophagojejunostomie beholfen.

Die Speiseröhre steht unter einer permanenten Längsspannung, der wir bei einer Anastomose Rechnung tragen müssen. Ich versuche deshalb nach einer Gastrektomie niemals den Ösophagus im Hiatus zu mobilisieren, um ihn herunterzuziehen. Ich versuche, wenn möglich, die ösophagodiaphragmalen Haltemembranen zu erhalten. Können wir das mit unseren Radikalitätsvorstellungen in Einklang bringen, so lege ich die rutschfeste Klemme nach Senning-Stille an und kann nun oberhalb und unterhalb der Klemme Nähte legen, ohne die Durchblutung zu stören. Eine Anastomosennaht an der Speiseröhre wird am Lumen durch alle Wandschichten gestochen. Ist doch die innerste Schicht mit dem Plattenepithel auf der Muscularis mucosae die einzig derbe, den Faden haltende Membran.

In jedem Fall anastomosiere ich Seit-zu-End mit einem alle Wandschichten durchgreifenden Faden an der Speiseröhre. Die zuführende Schlinge wird breit auf die Anastomose geklappt – auch als Refluxschutz. Diese Technik hat Graham (1940) angegeben. Damit habe ich seit Jahren keine Nahtinsuffizienz mehr gesehen.

Gebietet es die Radikalität, so entferne ich selbstverständlich die Pars abdominalis der Speiseröhre zusammen mit dem Magen und lege eine Y-förmige Dünndarmanastomose an. Auch in diesem Fall anastomosiere ich Seit-zu-End. Ich habe den Eindruck, daß die Sicherheit dieser Verbindung Hand in Hand mit technischer Einfachheit geht, denn die Dünndarmschlinge ist durch ihre Arkaden sowieso immer etwas gekrümmt gehalten.

Intrathorakale Anastomosen werden in diesen Fällen durch eine gesonderte Eröffnung der linken Brusthöhle ohne Durchtrennung des Rippenbogens und ohne Spaltung des Zwerchfells durchgeführt. Provisorische Verschlüsse von Darmenden, des Magens oder der Speiseröhre mache ich mit einer starken Klemme, über die ein Schutzschild gesteckt wird. Muß ich eine solche Klemme durch den Hiatus führen oder durch eine Bauchwand, dann nehme ich beide Griffe ab.

Kardiakarzinome operiere ich, wenn irgend möglich, nur von links, transthorakal ohne Bauchschnitt.

Alle Eingriffe an der Speiseröhre, die eine weite Resektion zum Ziel haben, sind ungleich komplizierter.

Zwei unveränderliche Tatsachen sind für eine Ösophaguskontinuitätsresektion bedeutungsvoll:

1. Die Speiseröhre ist kein Segment des Magendarmkanals. Sie ist ein überlang gezogener Pharynx; ein Schlund, zu dessen Lebenselement die permanente Längsspaltung gehört. Darin liegt ihre Fähigkeit, sich distal abzuschließen – durch den Dehnverschluß.
2. Der Ösophagus hat keine segmentäre Blutversorgung, sondern eine kraniokaudale. Sie ist im unteren Drittel besonders schütter – vor allem, wenn wir den Magen abgeschnitten haben –, denn ein Teil der Blutgefäße für den Ösophagus kommt von der Arteria gastrica sinistra her. Und gerade im unteren Drittel anastomosieren wir bevorzugt.

Der Magen ist das für die Überbrückung am nächsten liegende Organ. Sein Fundus ist in situ schlechter durchblutet als Antrum und Korpus. Nach seiner Mobilisation ist der Fundus nur noch von rechts her durchblutet. Unter diesen Umständen nimmt seine Blutversorgung gefährlich ab.

Kunath u. Uckmann (1979) haben das mit intravitalen Sauerstoffdruckmessungen sehr überzeugend nachgewiesen. Je mehr Fundus und distaler Ösophagus zur Anastomose verwendet wird, desto öfter kommt es zu der hier fast immer tödlichen Nahtinsuffizienz (Abb. 1). Meine Nahtaufbrüche traten zudem immer an der kleinen Kurvatur auf. Die kleine Kurvatur sperrt sich bei der Verlagerung. An der kleinen Kurvatur sitzen die Lymphknotenmetastasen der Speiseröhrenkrebse. Nicht zu vergessen, daß sich ein transthorakal verlagerter Magen, weil total vagotomiert, sehr störend aufblähen kann.

Daraus habe ich die Schlußfolgerung gezogen, in jedem Fall einer Ösophagogastrotomie die kleine Kurvatur mit dem Fundus großzügig wegzuschneiden.

So wird der Restschlauch sehr mobil, er wird kaum atonisch, die Lymphknoten fallen weg, die Durchblutung bleibt ungestört, die Resektionsgrenze kann immer über die Vena azygos hoch in den Thorax hinauf verlagert werden.

Bei einem Ösophaguskarzinom versuche ich den Magen von rechts her durch den unversehrten Hiatus zu mobilisieren. Das gelingt zu 2/3 sehr leicht. Dann drehe ich bei offenem Thorax den Patienten, mache einen kleinen Bauchschnitt und vollende die Mobilisation. Pylorotomie und Resektion der kleinen Kurve und des Fundus folgen. Dann einrei-

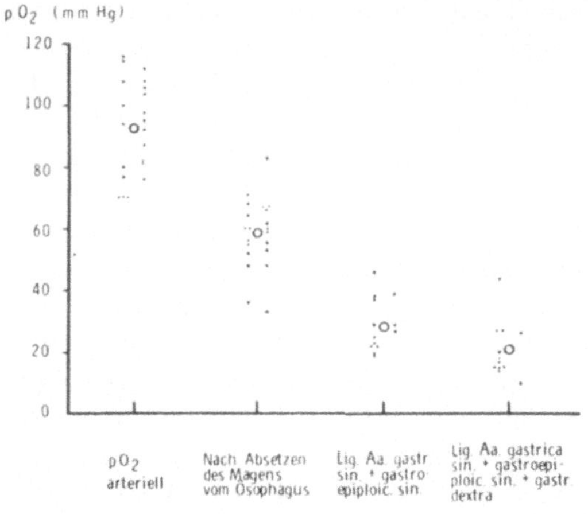

Abb. 1. Graphische Darstellung des pO_2-Abfalls in der Submukosa des Magenfundus nach Ligatur der jeweiligen Magenarterien (= statistischer Mittelwert)

hige Ösophagogastrostomie hoch im Thorax. Sehr gute Erfahrungen habe ich auch mit dem umgekehrten Weg. Der Magenschlauch wird zum Fundus hin gestielt, die Milz am Parenchym entfernt und der Pankreasschwanz mobilisiert. So gelingt es leicht, den Magen retrosternal bis zum Hals zu ziehen und dort zu verbinden (Abb. 2).

Auch Umgehungen inoperabler Ösophaguskarzinome mache ich nur noch mit einem aus der großen Kurvatur gebildeten Magenschlauch. Ich habe früher eine Anzahl Coloninterpositionen nach Speiseröhrenresektion gemacht. Aber 3 Anastomosen sind ein Nachteil; sie kosten Zeit.

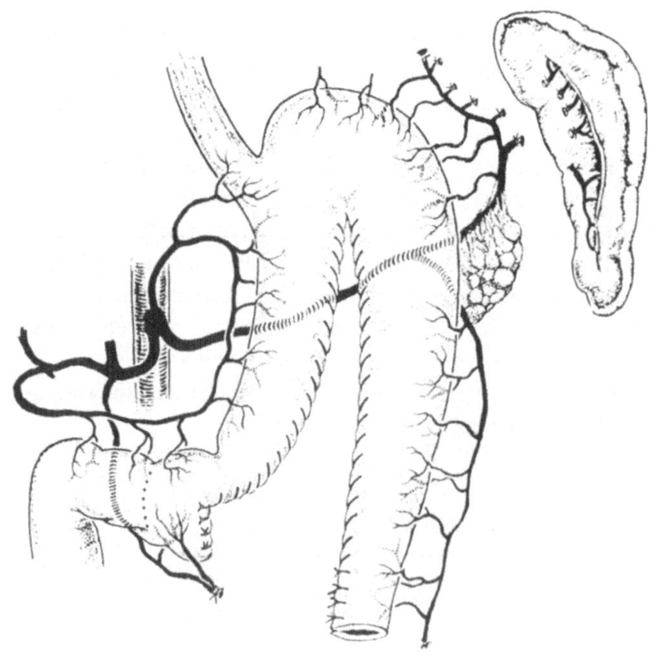

Abb. 2. Zum Fundus hin gestielter Magenschlauch zur hohen Ösophagogastrostomie

Tabelle 1. Orale Zufuhr nach Speiseröhren- und Magenoperationen. Bei Auftreten von Komplikationen wird die Zufuhr per os sofort unterbrochen und der Arzt unterrichtet

1. Tag p. o.	keine
2. Tag p. o.	3 stündlich 1 Eßlöffel Wasser oder Tee
3. Tag p. o.	1 stündlich 1 Eßlöffel Wasser oder Tee
4. Tag p. o.	6 Eßlöffel pro Stunde Tee, Kaffee, Milch, Saft
5. Tag p. o.	trinken nach Bedarf, 3x2 Tassen Haferschleim
6. Tag p. o.	Haferschleim und Suppen
7. und 8. Tag p. o.	Breikost, Weißbrot ohne Rinde oder Belag
9. Tag p. o.	Magenschonkost

Ein Wort ist noch der Nachsorge zu widmen.

Nach der Eröffnung einer Körperhöhle erholt sich der resezierte Magendarmkanal ganz gesetzmäßig. So gewinnt der Magen nach einem Tag seinen Tonus und seine Peristaltik wieder, der Dünndarm nach einigen Stunden, das rechte Colon nach 2 Tagen und das linke nach 3 Tagen. Durch das längere Liegenlassen einer Sonde nach Entlastung der ersten Atonie verändert sich nichts zum Vorteil des Operierten. Bei der demonstrierten Längsresektion des Magens folgte keine störende Atonie. Die Kranken mit einer resezierten Speiseröhre dürfen schon am 2. Tag trinken (Tabelle 1); sie sind dafür sehr dankbar, und Nähte sind dadurch nicht aufgegangen. Auch durch die Astronautenkost habe ich noch keine Fistel heilen sehen, die nicht sowieso geheilt wäre.

Wir Chirurgen unterliegen leicht der Modifikationssucht. Wir sollten unsere Methoden ändern, wenn die Ergebnisse uns nicht befriedigen. Nicht selten wird aber erst die nächste Generation unsere Resultate als Dauerergebnisse richtig würdigen können. Einer bestimmten Schule anzugehören, ist keine alleinige Begründung für ein bestimmtes Vorgehen. Auch Schulen müssen den erwiesenen Fortschritt im Auge haben. Sie dürfen nicht zum Selbstlos gegründete Gilden sein, die das Gold des Meisters als Kleingeld vertreiben.

Die Magenresektion mit Roux-Y-Anastomose

U. Kunath

Vor der Y-Anastomose nach Magenresektion warnte Finsterer (1924) ausdrücklich. Das Rezidiv des Ulcus duodeni sei unabwendbar und ließe sich allenfalls durch eine sehr ausgedehnte, kardianahe Magenresektion vermeiden. Noch 1940 sprach sich Finsterer bei der „Resektion zur Ausschaltung" für die Erhaltung des Pylorus aus. Die Bedeutung des Magenantrums für die Ulkuschirurgie wurde erst durch die Arbeiten von Enderlein (1931), Zukschwerdt (1931) und Dragstedt (1956) unterstrichen.

Die Y-Anastomose erscheint uns vorteilhaft

1. bei der Nachresektion wegen eines peptischen Anastomosenulkus,
2. bei subtotaler Magenresektion und kurzem Mesenterium, und
3. bei der peptischen Ösophagusstriktur.

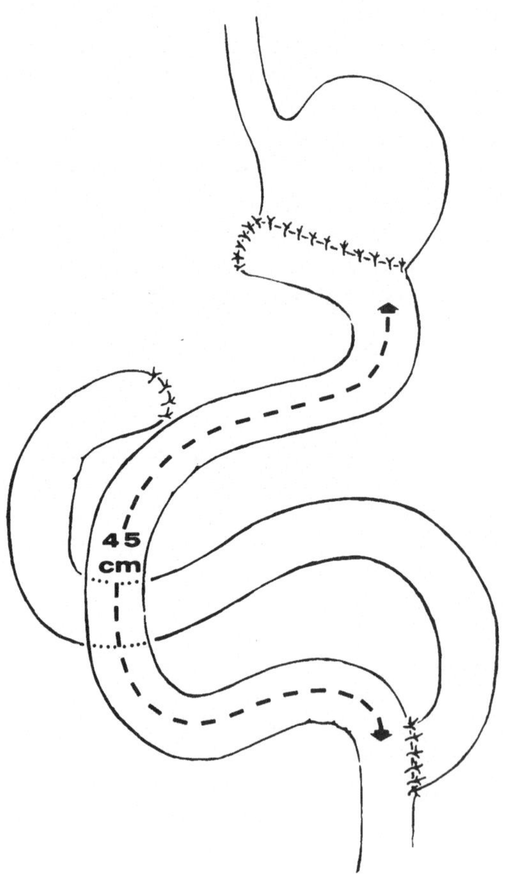

Abb. 1. Schematische Darstellung der von uns angewandten Y-Anastomosierung

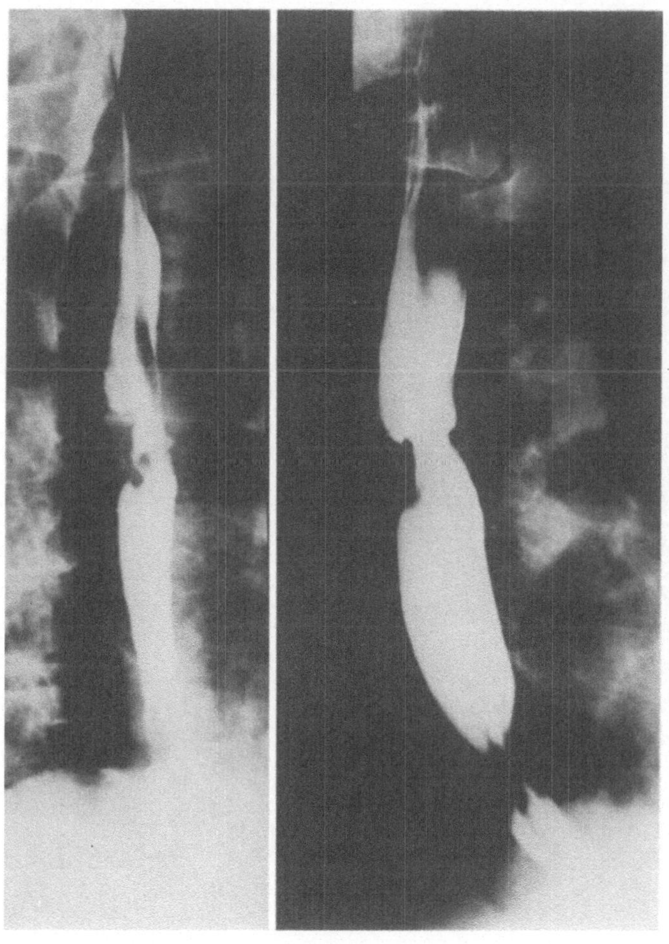

a

Abb. 2a und b. Patient mit ulzerierender stenosierender Ösophagitis. a präoperativ, b postoperativ

Die Gründe für diese Indikation sehen wir in folgendem: Neuere Untersuchungen zur Ulkusgenese und Karzinomentstehung in Resektionsmägen stellen die große Bedeutung des duodenogastralen Gallerefluxes heraus. Gallensäuren, Lysolezithin und bakterielle Besiedlung schädigen die Magenschleimhaut nachweislich. Die Bildung von Kanzerogenen aus der Nahrung, z. B. Nitrosaminen, wird unter diesen Faktoren begünstigt.

Regelmäßig erfolgt der Übertritt von Duodenalsaft in den Magen nach Billroth-II-Resektion ohne Braun-Anastomose. Atrophische Veränderungen der Magenschleimhaut und Neigung zum Anastomosengeschwür werden in solchen Fällen gehäuft angetroffen. Bei Resektionsverfahren nach Billroth II mit Braun-Anastomose entscheidet ihr Abstand von der Gastrojejunostomie über das Ausmaß des Gallerefluxes. Dieser Abstand kann oftmals nicht weit genug gehalten werden, wenn das Mesenterium kurz und fettreich ist.

Die Y-Anastomose dagegen erlaubt eine tiefe Ableitung der Galle und verhindert den duodenogastralen Reflux, wenn die ausgeschaltete Dünndarmschlinge nur lang genug ge-

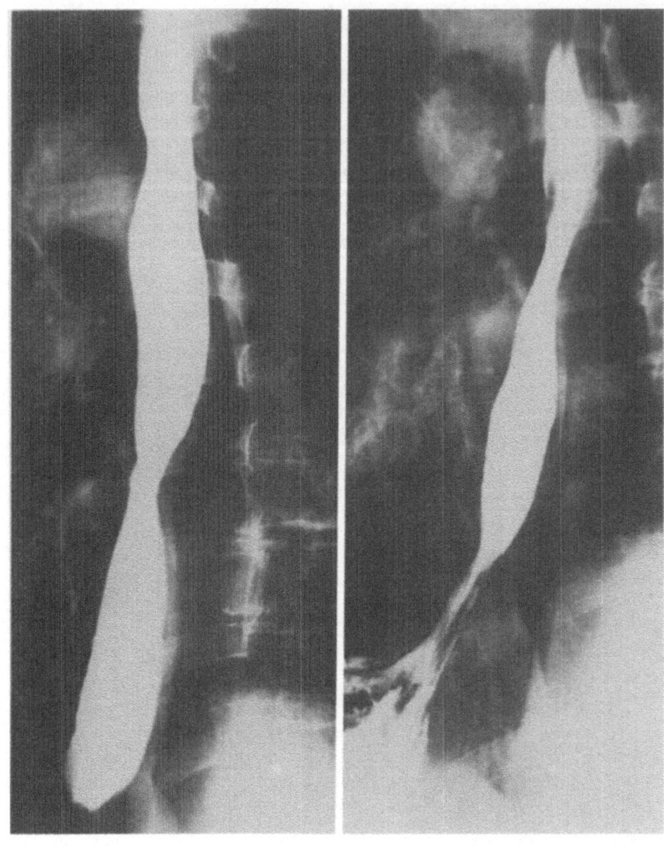

Abb. 2b

wählt wird. Sie bietet darüber hinaus den Vorteil, einen schwierigen Duodenalverschluß noch zusätzlich mit der Darmserosa zu decken.

Bei der technischen Ausführung wird eine Verengung der Anastomose am Magen dadurch vermieden, daß nicht zuviel Gewebe einstülpend gefaßt wird. Die End-zu-Seit-Jejunostomie legen wir einreihig mit seromuskulären Einzelnähten an.

Eine weitere Anwendungsmöglichkeit der Y-Anastomose sehen wir bei der Behandlung der peptischen Ösophagusstriktur. Sie stellt ein therapeutisches Problem dar: Nur in leichten Fällen erzielt eine Bougierungsbehandlung den bleibenden Erfolg. Die Dauerbehandlung ist ein lästiges und nicht ungefährliches Verfahren. Die Resektion der peptischen Striktur ist von einer hohen Komplikationsrate (ca. 50 %) gefolgt und wird daher allgemein nicht mehr angewendet. Refluxverhütende Maßnahmen, wie z. B. die Gastropexieverfahren, sind bei fixierten Narbenstenosen wirkungslos. Die Muskelarchitektur und damit der Öffnungs-Verschluß-Mechanismus der unteren Speiseröhre sind durch den Narbenprozeß irreparabel zerstört. Die Fundoplikation, die gleichfalls einen Streckungseffekt auf die Speiseröhre ausübt, lehnen wir wegen ihrer Folgekrankheiten ab.

Um die Ursache der Ösophagusstriktur, nämlich den peptischen Einfluß von Säure oder Galle auf die Speiseröhre zu beseitigen, haben wir in der letzten Zeit ein Verfahren aufgegriffen, das Wangensteen bereits 1949 ausgeübt und Royston et al. (1975) wiederentdeckt haben. Nach Antrumresektion wird der Magenrest mit einer ausgeschalteten, ca. 45 cm langen Jejunumschlinge anastomosiert. Intraoperativ wird die Striktur bougiert (Abb. 1).

Da es jetzt weder zu Säure- noch Gallereflux in die Speiseröhre kommt, kann die Entzündung ausheilen. Die Narbenbildung schreitet nicht voran. Selbst sehr hochsitzende Strikturen bildeten sich nach dieser Behandlung zurück. Die Ergebnisse der von uns operierten und bislang kontrollierten Patienten veranlassen uns, dieses Verfahren bei hartnäckigen Ösophagusstrikturen zu empfehlen (Abb. 2).

Die Routineanwendung der Roux-Y-Anastomose bei Magenresektionen

P. Langhans

Blicken wir auf die mehr als 100jährige Geschichte der chirurgischen Behandlung des Gastroduodenalulkus zurück, so können wir feststellen, daß sich bis heute eine Vielzahl technischer Varianten resezierender und nicht-resezierender Verfahren entwickelt und gegenseitig abgelöst hat.

Verfahren

Wir Chirurgen sind uns über den Stellenwert der chirurgischen Therapie des Geschwürleidens einig. Uneinigkeit besteht allenfalls darüber, welches der chirurgischen Verfahren wann Anwendung finden soll.

Vagotomie – Resektion

Eine optimale konservative oder operative Therapie der Ulkuskrankheit kann bis heute als nicht erwiesen gelten, zumal auch die Ätiopathogenese des Gastroduodenalulkus noch nicht ausreichend geklärt ist.

Augenblicklich versuchen die Verfechter der Vagotomie immer wieder, durch Ergebnisvergleiche retrospektiver, prospektiver und prospektiv-randomisierter Studien die Überlegenheit der Vagotomie gegenüber den klassischen Resektionsverfahren zu dokumentieren und üben damit einen gewissen Propagandaeffekt aus.

Während sich die Vagotomie immer noch in einem Stadium wandelnder Indikationen, Techniken und noch nicht ausreichend gesicherter Erfolge befindet, haben die resezierenden Verfahren einen Stand erreicht, der einen zuverlässigen Weg zur Heilung der Geschwürkrankheit in einem hohen Prozentsatz verbürgt, und es kann als gesichert angesehen werden, daß niemand, der heute noch routinemäßig Magenresektionen durchführt, etwas Falsches tut.

Resezierende Verfahren – duodenogastrischer Reflux

Stellen wir an der Chirurgischen Universitätsklinik Münster die Indikation zur Resektion, so wird der Forderung, refluxverhütend zu operieren, in hohem Maße Rechnung getragen (Abb. 1).

Bei aller gebotenen Vorsicht der Übertragbarkeit tierexperimenteller Ergebnisse auf den Menschen muß heute auf Grund eigener Untersuchungen die Bedeutung des duodenogastrischen Refluxes für die Entstehung von Karzinomen am operierten Magen als bewiesen gelten.

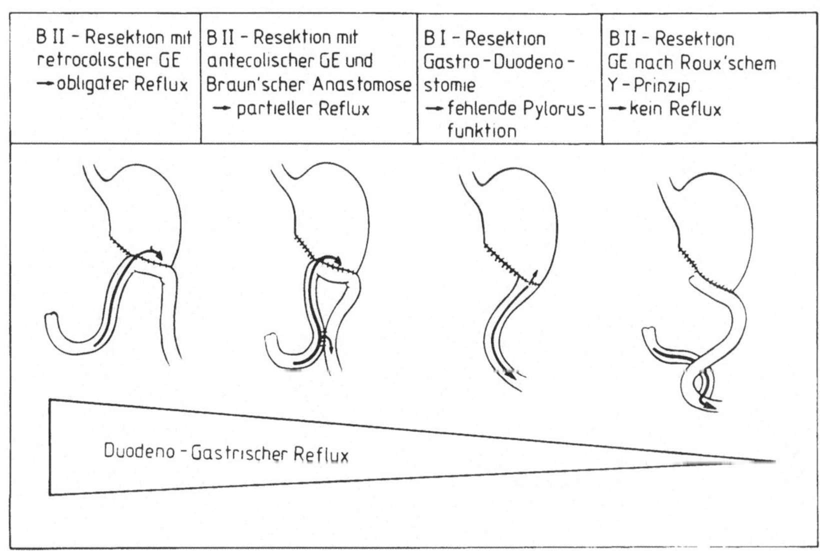

Abb. 1. Intensität des duodenogastrischen Refluxes in Abhängigkeit vom jeweiligen Operationsverfahren

Während im Experiment je nach Intensität des duodenogastrischen Refluxes eine Häufung von Karzinomen bis zu 70 % beobachtet wurde, entwickelten Tiere mit einer Magenresektion und Gastroenterostomie nach dem Roux-Y-Prinzip unter gleichen Versuchsbedingen kein Karzinom (Langhans 1979).

Magenresektion mit Roux-Y-Anastomose

Die Anwendung der Roux-Schlinge ist heute als technisches Verfahren bei den mannigfaltigen Indikationen in der Abdominalchirurgie (Tabelle 1) nicht mehr wegzudenken (Röding et al. 1977; Schwemmle 1973). Die Magenresektion mit Gastroenterostomie nach dem Roux-Y-Prinzip gehört jedoch noch nicht zu den Standardverfahren in der Chirurgie des Gastroduodenalulkus einer jeden Klinik.

An der Chirurgischen Universitätsklinik Münster wird seit 1974 diese Methode in einer von Bünte modifizierten Form bei allen Magenresektionen und Nachresektionen wegen Ulkus und Karzinom routinemäßig mit zunehmender Frequenz durchgeführt.

Nach der stufenförmigen Resektion des Magens wird die ausgeschaltete Dünndarmschlinge retrokolisch hochgezogen und nach Einengung des Magenlumens mit dem Magenstumpf terminolateral anastomosiert. Dabei soll die abführende Jejunalschlinge bis zur End-zu-Seit Jejunojejunostomie mindestens 35 cm betragen (Abb. 2).

Tabelle 1. Anwendungsbereiche der „Roux-Schlinge“

Anastomosen im Gastrointestinaltrakt
Sekretableitung aus parenchymatösen Organen
Drainage pathologisch entstandener Hohlräume

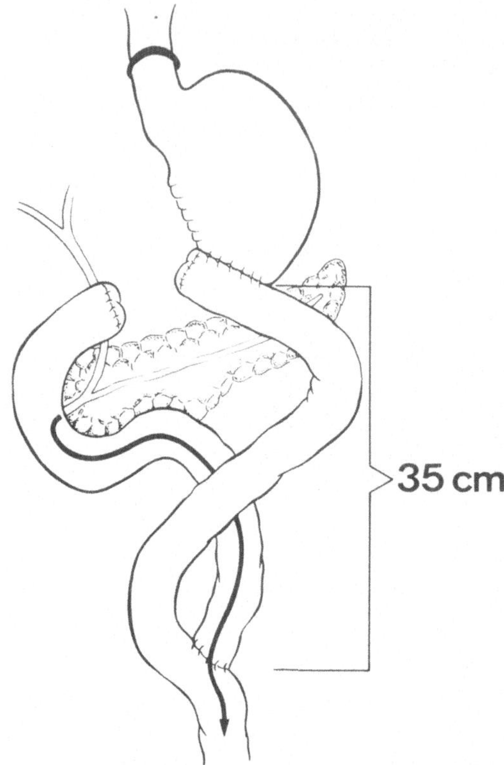

Abb. 2. Billroth-II-Resektion mit Gastroenterostomie nach dem Roux-Y-Prinzip

Die Vorteile dieser Methode liegen nun darin, daß selbst nach einer hohen Magenresektion, Nachresektion oder subtotalen Resektion in der Karzinomchirurgie eine spannungsfreie Magen-Darm-Anastomose angelegt werden kann.

Für die Ulkuschirurgie bedeutet das eine sichere Entfernung der gastrinproduzierenden Magenanteile und damit Reduktion der säurebildenden Belegzellmasse.

Gleichzeitig wird der für das Operationsfolgekarzinom verantwortliche duodenogastrische Reflux ausgeschaltet. Als geeignete Refluxkontrolle hat sich dabei die endoskopische Untersuchung bewährt (Tabelle 2). Während bei allen anderen Resektionsverfahren durch den reflektorischen Würgereiz bei der Endoskopie galliger Dünndarminhalt in den Magen zurückfließt, konnte das bei dem von uns routinemäßig praktizierten Verfahren nicht beobachtet werden (Schönleben et al. 1979).

Tabelle 2. Vorteile der Roux-Y-Anastomose bei der Magenresektion

Hohe Resektion möglich
Sichere Entfernung der G-Zellmasse
Reduktion der Belegzellmasse
Spannungsfreie Anastomosen
Kein duodenogastrischer Reflux

Indikation und Wahl des Operationsverfahrens

Aus dem Abwägen von Indikationen und Kontraindikationen heraus beantwortet sich die Frage nach der Wahl des richtigen Operationsverfahrens „Vagotomie oder Resektion?“ von selbst (Tabelle 3).

Magenulzera vom Typ „Atrophieulkus“ werden wegen der pathophysiologischen Ursachen aus funktionellen und morphologischen Gesichtspunkten nach wie vor mit geringer Letalität und zuverlässigem Dauererfolg unter Mitnahme der Ulkusregion nach Billroth I oder Billroth II mit Gastroenterostomie nach dem Roux-Y-Prinzip reseziert. Damit kann sowohl das gegenwärtige als auch das zukünftige Krebsrisiko weitgehend ausgeschlossen werden.

Gastroduodenalulzera vom „Säuretyp“ können durch Vagotomie nahezu ebenso sicher behandelt werden.

An der Chirurgischen Universitätsklinik Münster wird die selektiv proximale Vagotomie mit und ohne Pyloroplastik bei entsprechender Indikation vorwiegend bei jungen Patienten durchgeführt, um ihnen möglicherweise damit die Resektion zu ersparen, wenn es ihnen gelingt, aus ihrer Streßsituation heraus in ein ruhigeres Fahrwasser des Lebens zu gelangen. Jedenfalls kann man bei ihnen den Zeitpunkt der Resektion gefahrloser hinausschieben als bei älteren Patienten, bei denen eine Rezidivoperation gegenüber der primären Resektion die größere Gefahr darstellt.

So hat die selektiv proximale Vagotomie ohne und mit Pyloroplastik ihren festen Standort in der Ulkuschirurgie. Durch sie können die resezierenden Verfahren ergänzt, aber nicht ersetzt werden.

Krankengut der Chirurgischen Universitätsklinik Münster von 1973 bis 1978

Zur Veranschaulichung unserer derzeitigen operativen Verfahrensweise seien die Operationszahlen der Jahre 1973 bis 1978 tabellarisch dargestellt (Abb. 3). Allein in der Ulkuschirurgie haben wir mehr als 200 Resektionen mit Gastroenterostomie nach dem Roux-Y-Prinzip mit bestem funktionellem Ergebnis operiert.

Tabelle 3. Indikationen zur Resektion beim Gastroduodenalulkus

Kompliziertes Ulkus	Atypische Lokalisation
Kallöses Ulkus	Ulkus im operierten Magen
Riesen-Ulkus	Ulkusblutung aus extragastralen Arterien
Mehrfach-Ulzera	Extragastrale gesteigerte Säurewecker
Ektasie des Magens mit muskulärer Dekompensation bei Pylorusstenose	PAO $>$ 30–35 mval HCl/h
	Operationstechnische Gründe
Hochsitzendes Ulkus an der kleinen Kurvatur	Maligne Degeneration?
Ulkus an der großen Kurvatur	

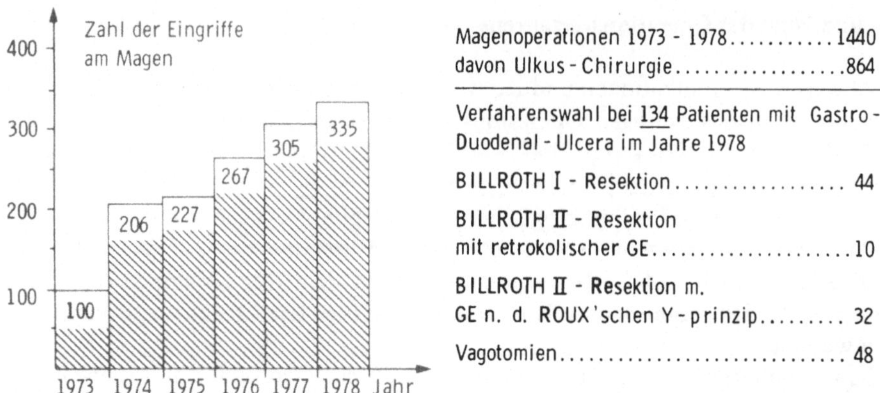

Abb. 3. Operationsverfahrenswahl im Krankengut der Chirurgischen Universitätsklinik Münster von 1973 bis 1978

Inwieweit dieses Resektionsverfahren in der Klinik präventiv für das Operationsfolgekarzinom des Magens wirken kann, werden unsere Spätergebnisse in 20 bis 30 Jahren zeigen. Wir hoffen jedoch, daß diese sehr gefürchtete Spätkomplikation der Ulkuschirurgie durch Anwendung refluxverhütender Operationen bis dahin Geschichte geworden ist.

Prä- und intraoperative Diagnostik beim Anastomosenulkus

K. Schönleben, R. Sanatger und W. Pircher

„Ohne Säure kein Ulcus" (Schwarz 1910) – diese lapidare Feststellung ist alt, aber wahr. Sie gilt auch für das Anastomosenulkus, das sich nur entwickelt, wenn im Magenstumpf noch relativ zu viel Säure gebildet wird. Es sind häufig diagnostische Fehlleistungen vor, oder operationstechnische Mängel bei der Primäroperation, die das Auftreten von Anastomosenulzera begünstigen.

Eine gezielte Diagnostik kann die Ursache für das Geschwür aufdecken und eine folgerichtige, gezielte chirurgische Therapie anschließen lassen.

Folgende mögliche Ursachen sind diagnostisch einzukreisen:

1. Zu viel Säureproduktion durch
   a) inadäquate Reduktion der Belegzellmassen (zu großer Magenrest)
   b) zurückgelassene Antrumschleimhaut, vor allem im blind verschlossenen Duodenum (die Stimulation des Antrumrestes durch den alkalischen Duodenalinhalt bewirkt eine hohe Gastrinausschüttung)
   c) das Zollinger-Ellison-Syndrom (Tumoren, die autonom Gastrin oder gastrinähnliche Substanzen bilden und sezernieren)
   d) die kalziumbedingte Gastrinerhöhung (z. B. beim Hyperparathyreoidismus, wobei die pathophysiologischen Zusammenhänge zwischen Hyperkalziämie und Hypergastrinämie letztlich nicht geklärt sind)
2. fehlerhafte Anastomosentechnik
   a) zu lange zuführende Schlinge
   b) Anastomosenstenosen (Nahrungs- und Sekretstase im Magenstumpf)
   c) Gastroenterostomie ohne Resektion
3. Insuffizienz der protektiven Faktoren der Magenschleimhaut durch
   a) duodenogastrischen Reflux
   b) Alkohol- oder Medikamentenabusus (Salizylate, Phenylbutazon, Kortikosteroide)
   c) fortgeschrittene Leberzirrhose

Am Anfang der *präoperativen Diagnostik* steht die Registrierung der allgemeinen Symptome: Oberbauchschmerzen, Übelkeit und Erbrechen, sekundäre Anämie infolge manifester oder okkulter Blutung. Starker Gewichtsverlust, fäkulenter Fötor und Diarrhöen unverdauter Nahrung weisen auf gastrokolische Fisteln hin.

Es hat sich bewährt, die *gezielte Diagnostik* in zwei Schritten vorzunehmen (Abb. 1).

Der erste Schritt beinhaltet Röntgenuntersuchung und Endoskopie. Die röntgenologische Kontrastmittelpassage dokumentiert neben der Ulkusverifizierung und Lokalisation die anatomische und funktionelle Situation im oberen Gastrointestinaltrakt. Die Art der Voroperation (häufig unbekannt), aber auch operationstechnische Mängel (großer Magenrest, irreguläre Anastomosenverhältnisse) oder enterale Fistelbildungen werden erkennbar (Abb. 2).

Röntgenuntersuchung und Endoskopie konkurrieren nicht miteinander, sondern ergänzen sich sinnvoll. Die endoskopisch entnommene, gezielte Probebiopsie aus dem Duodenalstumpf und dem Magenrest dient dem Nachweis zurückgelassener Antrumschleimhaut, gibt aber auch Aufschluß über die Dignität des Prozesses. Wir gehen bei der

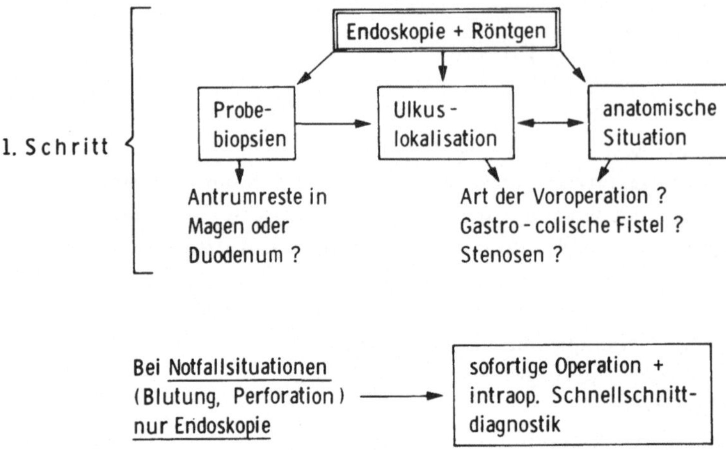

Abb. 1. Erster Schritt der präoperativen Diagnostik und dessen Aussagemöglichkeiten

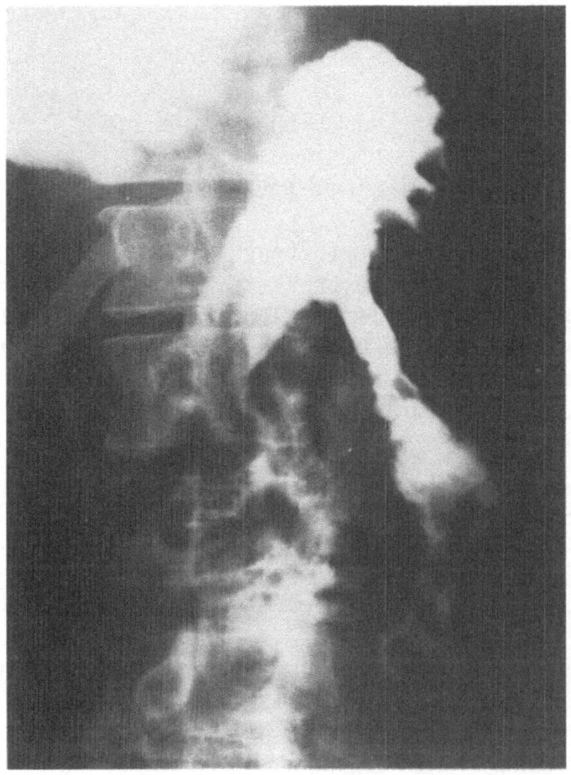

Abb. 2. Röntgenologische Darstellung einer gastrokolischen Fistel bei Anastomosenulkus nach B II-Resektion

endoskopischen Untersuchung nach B II-reseziertem Magen immer nach einem bestimmten Schema vor, wobei wir im Duodenalstumpf beginnend aus 12 verschiedenen Stellen Probebiopsien entnehmen (Abb. 3). Dies dient neben der gezielten Suche nach Antrumschleimhaut gleichzeitig als Vorsorgeuntersuchung für ein Magenstumpfkarzinom.

Bei Notfallsituationen, wie Blutung oder Perforation, wird nur endoskopiert; alle weitere Diagnostik wird, falls das notwendig erscheint, intraoperativ durch Schnellschnittuntersuchung durchgeführt.

Der zweite Schritt der präoperativen Diagnostik beinhaltet die Laboruntersuchungen, also *Magensekretionsanalyse* und *Serumgastrinbestimmung.*

Die Verwertbarkeit der Sekretionsanalyse verlangt eine akkurate technische Durchführung. Die Sonde ist unter Röntgenkontrolle zu plazieren. Der Patient muß flach und streng auf der linken Seite liegen, um ein Abfließen des Magensaftes aus dem seiner Reservoirfunktion beraubten Magen zu vermeiden. Liegt die Basalsekretion über 5 mval HCl/h und beträgt das Verhältnis von BAO:MAO mehr als 0,6, besteht der Verdacht auf zurückgelassene Antrumschleimhaut oder auf ein Zollinger-Ellison-Syndrom.

Auch bei sorgfältiger Durchführung kann, da die Pylorusfunktion im resezierten Magen fehlt, ein duodenogastrischer Reflux eine verwertbare Aussage unmöglich machen. Wir halten deshalb eine gleichzeitige Bestimmung der basalen Serumgastrinspiegel immer für indiziert. Die Blutproben zu dieser Untersuchung sollten an 3 aufeinanderfolgenden Tagen vom nüchternen Patienten abgenommen werden. Die Normalwerte sind in Abhängigkeit von der Bestimmungsmethode unterschiedlich.

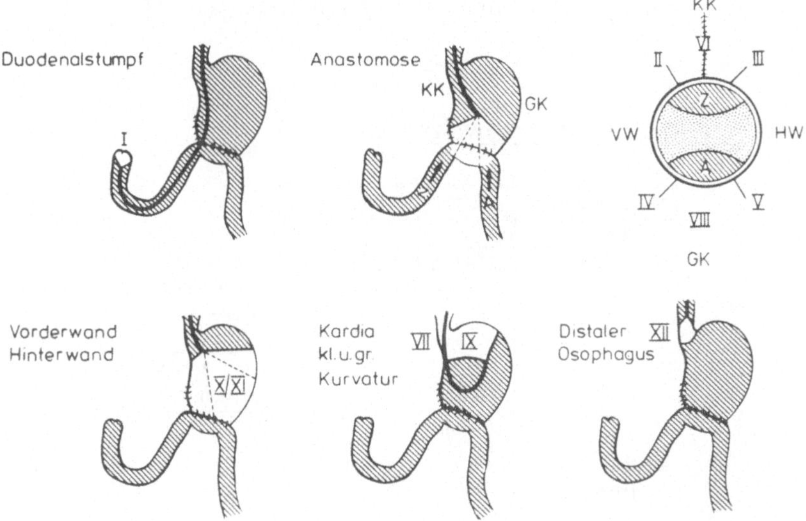

Abb. 3. Schematische Darstellung des endoskopischen Untersuchungsablaufes. *I* Duodenalstumpf; *II* Anastomose – kleine Kurvatur *(KK)* – Vorderwand *(VW)*; *III* Anastomose – kleine Kurvatur – Hinterwand *(HW)*; *IV* Anastomose – große Kurvatur *(GK)* – Vorderwand; *V* Anastomose – große Kurvatur – Hinterwand; *VI* kleine Kurvatur – nahe Anastomose; *VII* kleine Kurvatur – nahe Kardia; *VIII* große Kurvatur – nahe Anastomose; *IX* große Kurvatur – nahe Kardia; *X* Vorderwand – Mitte; *XI* Hinterwand – Mitte; *XII* distaler Ösophagus

Die Ergebnisse von Magensaftanalyse und Serumgastrinbestimmung können das weitere diagnostische und therapeutische Prozedere wesentlich beeinflussen (Abb. 4):

Zeigen beide Untersuchungen niedrige Werte, ist die anatomische und funktionelle Situation unauffällig, konnte kein Antrumrest bei den Probebiopsien gefunden werden und handelt es sich um ein erstmaliges Auftreten des Anastomosenulkus, dann darf unseres Erachtens ein konservativer Behandlungsversuch durchgeführt werden. Die Operation wird erst notwendig, wenn dieser erfolglos bleibt.

Sind aber auch bei niedrigen Werten die Probebiopsien zur Suche nach Antrumresten positiv gewesen, muß adäquat operiert werden.

Weiterhin ist die Indikation zur Operation gegeben, wenn eine der beiden Untersuchungen erhöhte Werte ergeben hat, ungeachtet des Ergebnisses der histologischen Untersuchung.

Zeigen beide Untersuchungen erhöhte Werte, liegt also die Trias Hyperazidität mit Hypersekretion, Hypergastrinämie und Anastomosenulkus vor, so gilt es zu differenzieren, ob ein duodenaler Antrumschleimhautrest dafür verantwortlich zu machen ist oder ob ein gastrinproduzierender Tumor vorhanden ist, denn beide können diese Trias verursachen. Als fortführende Untersuchung ist dann der Sekretintest oder der Kalziuminfusionstest durchzuführen:

Erhöhen sich die Serumgastrinspiegel nach diesen Provokationstests um mehr als 200 % vom Ausgangswert, so liegt ein Verdacht auf Zollinger-Ellison-Syndrom vor, und die Operation ist entsprechend zu planen. Bleiben die gleichen oder höchstens bis zu 100 % erhöhte Serumgastrinspiegel erhalten, sind wahrscheinlich nur duodenale Antrumreste als ursächlich anzusehen, die den üblichen Eingriff erforderlich machen.

Als *intraoperative diagnostische Methoden* kommen die Schnellschnittuntersuchung, der Farbtest mit Kongorot und der Elektrostimulationstest in Frage (Abb. 5).

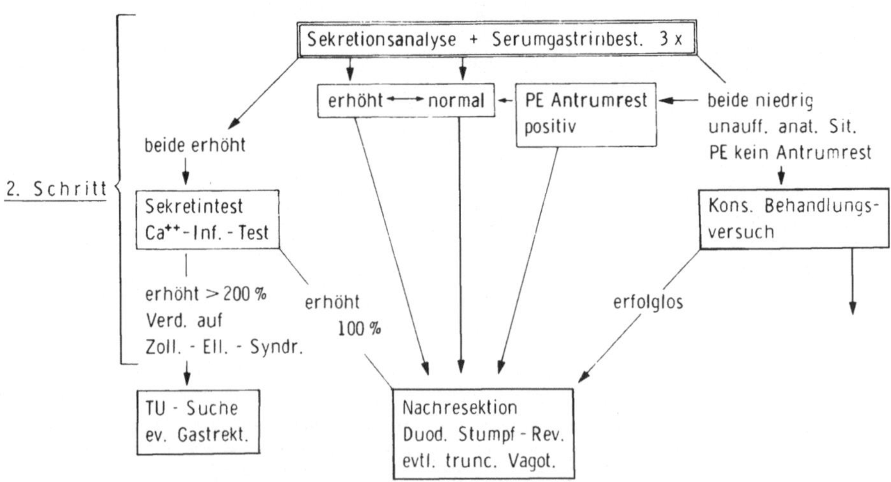

Abb. 4. Zweiter Schritt der präoperativen Diagnostik. Konsequenzen für das weitere diagnostische und therapeutische Vorgehen

INTRAOPERATIVE DIAGNOSTIK BEIM ANASTOMOSENULKUS

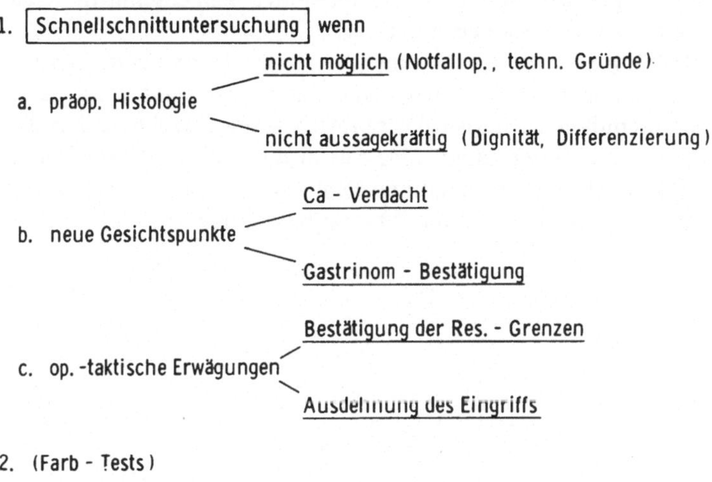

Abb. 5. Intraoperativ mögliche diagnostische Methoden

Dem Elektrostimulationstest zur Überprüfung der Vagusfunktion ist bei der Anastomosenulkusoperation wenig Bedeutung zuzumessen, da die selektive Vagotomie ohne Resektion nur in seltenen Fällen zur Anwendung kommt. Die Magenchromographie mit Kongorot, von Bengström und Brooms (1964) angegeben, dient dem Nachweis von vorhandener Antrumschleimhaut im Magenrest. Das Prinzip beruht darauf, daß die säureproduzierende Magenschleimhaut durch den Farbumschlag des Indikators identifiziert wird und so von der Antrumschleimhaut abgegrenzt werden kann. Dazu muß vor der Untersuchung mit Pentagastrin stimuliert werden.

Die intraoperative Schnellschnittuntersuchung wird nötig, wenn es aus technischen Gründen oder wegen einer Notfallsituation nicht möglich war, präoperativ Probebiopsien zu entnehmen, oder wenn das Ergebnis der präoperativen histologischen Untersuchung nicht befriedigend war.

Weiterhin, wenn sich intraoperativ neue Gesichtspunkte ergeben, also z. B. ein Karzinomverdacht, oder wenn ein gastrinom-verdächtiger Tumor einer histologischen Bestätigung bedarf.

Auch das operationstaktische Vorgehen kann vom Ergebnis der intraoperativen Schnellschnittuntersuchung abhängig gemacht werden.

Beispiel:

Der Duodenalstumpf muß weiter nachreseziert werden,

– da sich noch Antrumschleimhaut im Abtragungsrand findet.

Weder im Magenrest noch im Duodenalstumpf finden sich Reste

– von Antrumschleimhaut, eine zusätzliche Vagotomie ist also angezeigt.

Beim alten Menschen oder beim Patienten in sehr schlechtem Allgemeinzustand mit unkompliziertem Anastomosenulkus kann

– ausnahmsweise die Magennachresektion unterbleiben und die Revision des Duodenalstumpfes als kurative Therapie genügen, wenn die intraoperative Schnellschnittuntersuchung die totale Entfernung der Antrumreste bestätigt hat.

Trotz zunehmender Perfektionierung der instrumentellen und laborchemischen Untersuchungstechniken gelingt es nur in ca. 50 % der Fälle, eine befriedigende Ursache für die Entstehung des Anastomosenulkus zu finden. Diese relativ geringe Ausbeute darf den Diagnostiker nicht entmutigen. Sie deutet darauf hin, daß in Analogie zum Primärulkus wahrscheinlich eine multifaktorielle Genese zugrunde liegt, die zur Suche nach neuen diagnostischen Wegen (Analysen intestinaler Hormone) veranlassen muß.

Taktisches Vorgehen beim Rezidivulkus nach Magenresektion

F. Franke, E. Mühe und F. P. Gall

Die Ursache jedes Anastomosengeschwürs ist eine weiterbestehende, starke Säuresekretion (Tabelle 1). Meist handelt es sich um

1. Antrumschleimhaut im Magenrest bzw. im Duodenalstumpf,
2. einen zu groß belassenen Restmagen,
3. einen weiterbestehenden, verstärkten Vagotonus,
4. ein Zollinger-Ellison-Syndrom oder einen Hyperparathyreoidismus sowie
5. Fehler in der Operationstechnik.

Die Methodenwahl in der chirurgischen Behandlung des unkomplizierten Anastomosenulkus kann nicht schematisiert sein, sondern muß der zugrundeliegenden Pathophysiologie entsprechen (Tabelle 2).

1. Die Magensekretionsanalyse hat nur mehr orientierende Bedeutung. Wegen der Alkalibeimischung nach Magenresektion sind geringe oder normale Säuremengen ohne Beweiskraft. Das Verhältnis der BAO zur PAO ist wichtig im Hinblick auf exkludierte Antrumschleimhaut und ein Zollinger-Ellison-Syndrom. In beiden Fällen ist die basale Säuresekretion bereits stark erhöht (Tabelle 3).

   Mit dem Insulintest nach Hollander kann die Vollständigkeit einer vorausgegangenen Vagotomie abgeklärt werden. Die durch Insulin induzierte Hypoglykämie führt zur ausschließlich vagusstimulierten Magensäuresekretion.

Tabelle 1. Ursachen des Anastomosenulkus

1.	Fortbestehen der Säurestimulation Antrumschleimhaut im Magenrest Antrumschleimhaut im Duodenalstumpf
2.	Überschießende Endokrine Dysregulation Große Belegzellmasse im Restmagen Verstärkter Vagotonus Zollinger-Ellison-Syndrom Hyperparathyreoidismus
3.	Fehler in der Operationstechnik Gastroenterostomie ohne Magenresektion (Vagotomie) Gastroenterostomie mit tiefer Schlinge Anastomosenstenose

Tabelle 2. Diagnostik beim Anastomosenulkus

1.	Magensekretionsanalyse
2.	Nüchterngastrin, 3 mal
3.	Kalzium- und Phosphat-Bestimmung
4.	Endoskopie mit Biopsie

Tabelle 3. Magensekretionsanalyse bei Anastomosenulkus

Ursache des Anastomosenulkus	Säuresekretion (mval HCL/h) BAO	PAO	BAO/PAO (%)
Großer Magenrest	2,7	17,4	15,2
Verstärkter Vagotonus	2,2	15,7	14,0
Antrumschleimhaut im Duodenum	15,6	21,8	71,6
Zollinger-Ellison-Syndrom	20,5	39,1	52,4

2. Hohe Nüchterngastrinwerte zwischen 300 und 600 pg/ml Serum sprechen ebenfalls für exkludierte Antrumschleimhaut oder ein Zollinger-Ellison-Syndrom. Die weitere Abgrenzung erfolgt mit dem Sekretin- bzw. Glukagontest i.v.:
   Beim Zollinger-Ellison-Syndrom ist die Gastrinausschüttung nicht mehr der physiologischen Steuerung unterworfen (Abb. 1). Vergessene Antrumschleimhaut im Duodenalstumpf wird hingegen in der ungezügelten Gastrinausschüttung gehemmt.
3. Eine Kalzium- und Phosphatbestimmung im Serum sollte routinemäßig zur Abklärung eines Hyperparathyreoidismus vorgenommen werden. Die Pathogenese Ulkus-Hyperparathyreoidismus ist eine durch Hyperkalzämie induzierte Hypergastrinämie.
4. Grundsätzlich ist beim Rezidivulkus eine endoskopisch-bioptische Untersuchung zum Ausschluß eines Magenkarzinoms durchzuführen, da der Resektionsmagen zum Stumpfkarzinom neigt. Zu fordern sind dabei 8 bis 12 Biopsien aus dem Ulkusbereich.

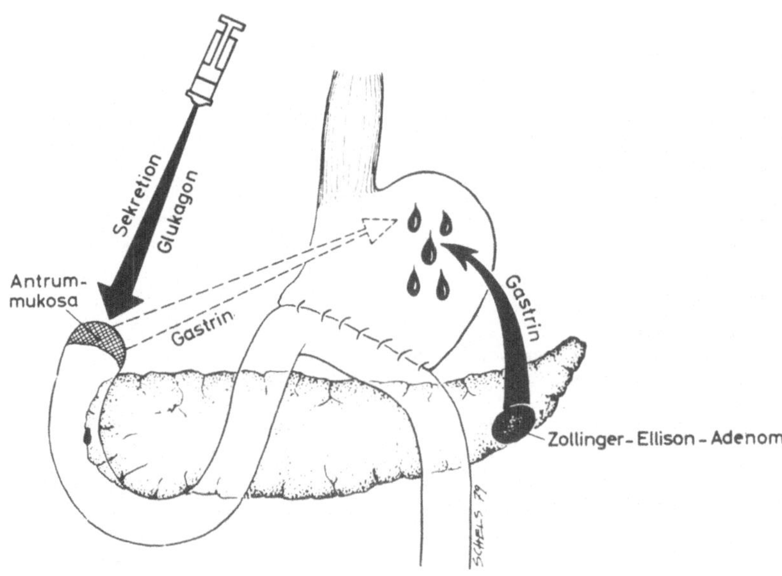

Abb. 1. Differenzierung einer Hypergastrinämie. Zollinger-Ellison-Syndrom bzw. exkludierte Antrumschleimhaut

Eine glanduläre Hyperplasie der Korpusschleimhaut von mehr als 1 mm Dicke ist typisch für ein fortgeschrittenes Zollinger-Ellison-Syndrom. Weiterhin können Biopsien kleinkurvaturseitig und aus dem Duodenalstumpf ggf. Antrummukosa aufzeigen.

Die Therapie des Anastomosenulkus nach vorheriger differential-diagnostischer Klärung der individuellen Ursache ist in der überwiegenden Mehrzahl die alleinige Vagotomie (Tabelle 4). Eine Magennachresektion ggf. mit Umwandlung B II in B I ist nur noch bei Anastomosenstenose, Fistelbildung und vorbestehender, fehlerhafter Operationstechnik wegen der hohen Komplikationsrate indiziert. Bei exkludierter Antrumschleimhaut fordern wir die Nachresektion, beim Zollinger-Ellison-Syndrom Tumorresektion mit Restgastrektomie.

Dieses Konzept vertreten wir seit 4 Jahren konsequent: Die geringere Komplikationsrate und stärkere Säurereduktion sprechen für die Vagotomie als Methode der Wahl in der Behandlung des unkomplizierten Anastomosengeschwürs (Tabellen 5 und 6).

Tabelle 4. Chirurgische Therapie bei Anastomosenulkus

Indikation	OP-Technik
Zollinger-Ellison-Syndrom	Gastrektomie
Exkludierte Antrumschleimhaut	Nachresektion
Großer Magenrest (auch Antrumschleimhaut)	Vagotomie
Verstärkter Vagotonus	Vagotomie

Tabelle 5. Komplikationen beim Rezidiveingriff wegen Anastomosenulkus

	Nachresektion	Vagotomie
Letalität	5,2 % (7) (n = 134)	keine (n = 30)
Rezidiv	3,2 % (3) (n = 94)	4,2 % (1) (n = 24)

Tabelle 6. Säurereduktion nach Reintervention bei Rezidivulkus

	Nachresektion (n = 17)	Vagotomie (n = 22)
BAO	61 %	96 %
PAO	56 %	88 %

Nachuntersuchung 1–3 Jahre postoperativ

Die terminolaterale Gastroduodenostomie – eine sichere Methode zur Dekkung des Duodenalstumpfes beim nicht-resezierbaren Ulcus duodeni

K. A. Lennert und E. Knüppel

Die Versorgung des Duodenalstumpfes beim nicht-resezierbaren oder inoperablen Ulcus duodeni kann zu dem schwierigsten Problem der Magenchirurgie werden. Dies trifft dann zu, wenn es sich um ein großes, in die Umgebung penetrierendes Ulkus, um eine Magenausgangstenose oder um einen narbig deformierten Bulbus duodeni handelt. Die Quote der Stumpfinsuffizienz liegt hierbei zwischen 1,5 und 3 %.

In der Literatur werden zur Sicherung des schwierigen Duodenalstumpfes verschiedene Möglichkeiten angegeben. Am gebräuchlichsten ist die Versorgung des Stumpfes nach Bsteh und Nissen. Dabei wird gesunde, gut durchblutete Duodenalvorderwand in das Ulkus eingerollt und mit der Pankreaskapsel vernäht. Eine andere Maßnahme stellt die Deckung des Stumpfes mit der abführenden Jejunalschlinge dar, die offen End-zu-Seit oder geschlossen mit dem Duodenum vernäht wird. Weniger gebräuchlich ist die Methode nach Geisendörfer, bei der die Gallenblase aus dem Leberbett gelöst und auf den Stumpf gesteppt wird. Ist ein Verschluß des Duodenalstumpfes nicht möglich, so kann der Duodenalsaft über ein eingenähtes Drain unter Bildung einer Netzmanschette nach außen abgeleitet werden.

In allen diesen Fällen wird die Magenresektion nach Billroth II durchgeführt. Nach Nissen verbietet sich die Magenresektion nach Billroth I, weil dadurch die Resektion des Magens nicht ausreichend, eine zuverlässige Nahttechnik bei der Diskrepanz der durchtrennten Partien bzw. bei einer Hypertrophie der Magenmuskulatur nicht möglich sei.

In früheren Jahren sicherten wir den schwierigen Duodenalstumpf dadurch, daß wir die abführende Jejunalschlinge nach Billroth-II-Resektion auf den Duodenalstumpf steppten. Da länger dauernde Entleerungsstörungen des Magens postoperativ auftreten können, ist meist eine Nasensonde für 8–10 Tage erforderlich.

Seit Januar 1977 verwenden wir beim inoperablen Duodenalulkus fast ausschließlich die terminolaterale Gastroduodenostomie nach Billroth-I-Resektion des Magens. Dabei wird der Magen zunächst in üblicher Weise skelettiert und unterhalb des Pylorus abgesetzt. Der Duodenalstumpf wird mit 4–5 atraumatischen 3x0 Vicrylfäden einreihig verschlossen, ohne daß das Ulkus aus der Umgebung herauspräpariert oder exzidiert wird. Anschließend wird der Magen mit dem Petz-Apparat am Übergang vom oberen zum mittleren Drittel durchtrennt und 3/4 des Magenquerschnitts mit Einzel-3x0-Vicrylfäden übernäht. Die großkurvaturwärtige Seite wird mit einer Senningklemme gefaßt und nach Kocher-Mobilisation des Duodenums eine zweireihige terminolaterale Anastomose unterhalb des verschlossenen Duodenalstumpfes hergestellt. Die Anastomose liegt dabei gegenüber oder unterhalb der Papilla Vateri (Abb. 1–3).

Die Indikation bei 36 operierten Patienten ergab sich wie folgt: 13 mal lag ein großes penetriertes Ulcus duodeni vor, 13 mal bestand ein ausgeprägter Narbenbulbus, 9 mal eine benigne Magenausgangsstenose und 1 mal eine biliodigestive Fistel mit Verschluß des Duodenums durch einen Gallenstein.

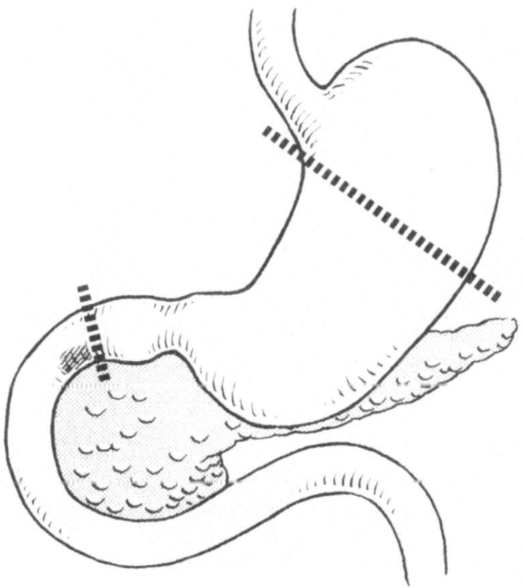

Abb. 1. Resektionslinien am Magen und Duodenum bei inoperablem Ulcus duodeni

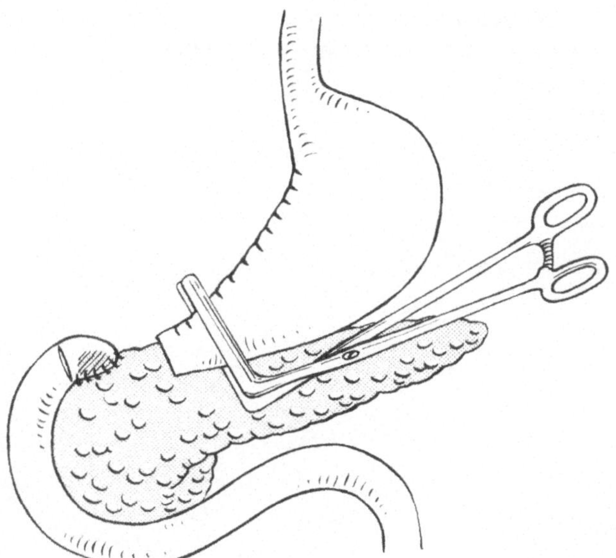

Abb. 2. Einreihig verschlossener Duodenalstumpf mit belassenem Ulcus. Magen zur Anastomose vorbereitet

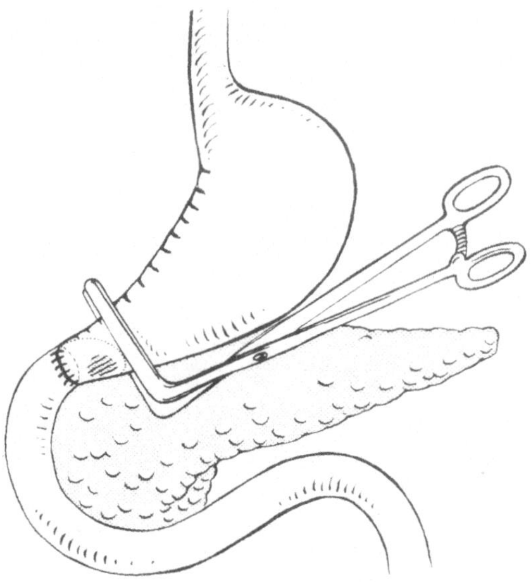

Abb. 3. Termino-laterale Gastroduodenostomie. Der Duodenalstumpf ist von der Magenhinterwand gedeckt

Postoperative Störungen wurden bei 6 Patienten beobachtet. Dabei handelt es sich 4 mal um eine verzögerte Entleerung des Magens, die sich spontan zurückbildete; 1 mal trat eine vorübergehende Duodenalfistel auf. In 1 Fall kam es postoperativ zu einer akuten Pankreatitis, die zu einem irreversiblen Schock mit letalem Ausgang führte.

Die Vorteile der terminolateralen Gastroduodenostomie beim inoperablen Ulcus duodeni lassen sich folgendermaßen zusammenfassen:

1. Sichere Stumpfdeckung mit gut durchblutetem Gewebe
2. Weitgehende Vermeidung von Verletzungen des Choledochus und Pankreas
3. Herabsetzung des Druckes im Duodenalstumpf
4. Verminderung des duodenogastralen Refluxes.

Zum Problem der abdominellen Kardiaresektion beim alten Risikopatienten

G. Horeyseck und H. D. Röher

Die absoluten Leistungsziffern in der Chirurgie des Magenkrebses haben sich seit 30 Jahren nahezu verdoppelt. Dies ist, zumindest in Deutschland, nicht so sehr auf eine verbesserte Diagnostik bzw. Frühdiagnostik, sondern auf eine systematische Ausdehnung der Resektion zurückzuführen. So ist beim Kardiakarzinom mit Übergang auf den terminalen Ösophagus, das in diesem Referat ausschließlich angesprochen werden soll, ein kombiniert abdominothorakales bzw. transthorakal-diaphragmales Vorgehen erforderlich, um in Kenntnis des Befalls der regionären Lymphknotenstationen eine ausreichende Sicherheitszone einzuhalten. Die Operationsletalität ist allerdings hoch und liegt seit 15 Jahren nahezu konstant bei etwa 30 % (Taubert 1965; Schreiber et al. 1972; Schwemmle 1975; Bittner et al. 1978). Differenziert man nach dem Lebensalter, so versterben bei Taubert (1965) 62 % der über 65jährigen. Daher werden von Schwemmle (1975) Altersgrenzen gezogen: Bei 70 Jahren für die operative Therapie des Karzinoms der oberen Magenanteile, und bei 75 Jahren im unteren Magenabschnitt. Dabei ist allerdings nicht so sehr das numerische wie das biologische Alter entscheidend.

So sind folgende Kriterien zur Beurteilung der allgemeinen Operabilität und damit Einschätzung des Operationsrisikos von Bedeutung: Neben klinischen kardialen Insuffizienzzeichen erhöhen insbesondere ein durchgemachter Herzinfarkt sowie Rhythmusstörungen, Verminderung des Atemgrenzwertes unter 60 % und ein erhöhter präoperativer Kreatininwert über 1,5 mg % das Operationsrisiko. Weiterhin sind ein insulinpflichtiger Diabetes mellitus und Störung des Eiweißstoffwechsels anzuführen. Zweifellos kommt der Einschätzung der Vita activa des Patienten und damit der psychischen Belastbarkeit und Adaptationskapazität eine besondere Rolle zu.

So verbleiben in der Zusammenschau für den alten Risikopatienten mit einem Karzinom der Kardia, das zu einer erheblichen Einschränkung der Nahrungspassage geführt hat, folgende Möglichkeiten einer palliativen Behandlung:

1. Resektion des tumortragenden Anteils durch einen abdominellen Zugang, falls technisch durchführbar,
2. Implantation eines Tubus und
3. Anlage einer Ernährungsfistel.

Wir wollen uns ausschließlich auf die Resektionsbehandlung des Kardiakarzinoms beschränken und die 1938 von Adams angegebene Reparation mittels Ösophagoantrostomie als technisch einfachen und wenig zeitaufwendigen Eingriff in Erinnerung rufen.

Zum operationstechnischen Vorgehen (Abb. 1): Nach Feststellung der lokalen Operabilität Skelettierung des Magenfundus und der Kardiaregion. Nach Anzügeln des distalen Ösophagus Durchtrennen beider Vagi, um eine bessere Mobilisierbarkeit zu erreichen. Weiterhin Vergrößerung des Hiatus oesophagei durch Einkerben der Hiatuspfeiler und Auslösen des distalen Ösophagus durch stumpfes Abschieben, was in der Regel ohne Ligatur gelingt. Sodann ist von wesentlicher Bedeutung die Mobilisierung des Duodenums durch ein ausreichendes „Kocher-Manöver", um eine völlige Spannungsfreiheit der Anastomose zu erzielen. Absetzen des oberen Magenanteils durch eine Petz-Naht mit zusätz-

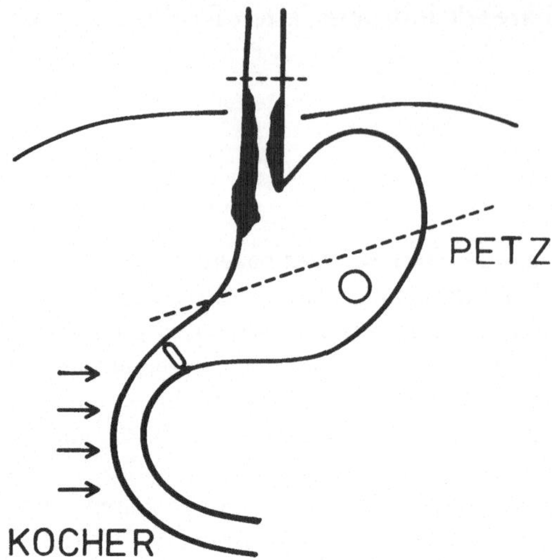

Abb. 1. Operationsskizze der „Ösophagoantrostomie". – – – Resektionslinien; ○ Anastomose (terminolateral); aborales Absetzen mit Petz Nähapparat

lichen einstülpenden seromuskulären Einzelnähten Vicryl Stärke 3x0. Anlegen einer Satinskyklemme und 2 zusätzliche Haltenähte am distalen Ösophagus, um ein Zurückgleiten zu verhindern und proximales Absetzen des oberen Magenanteils. Terminolaterale Anastomose an der Vorderwand (die Lokalisation ist durch einen Kreis in der Abb. 1 gekennzeichnet). Hierdurch Bildung einer hinteren Magenmanschette zur Sicherung der Anastomose. 5 Hinterwandnähte, 4 Vorderwandnähte, einreihig allschichtig mit Vicryl Stärke 3x0. Lösen der Satinskyklemme nach Bewerkstelligen der Hinterwandnaht. Zusätzliche Fixierung des Magens lateral an der mediastinalen Pleura sowie im Hiatus zur Zugentlastung der Anastomose.

Exemplarisch wird die Kasuistik einer 70jährigen Patientin dargestellt, bei der ein Adenokarzinom der Kardia mit Übergang auf den distalen Ösophagus, Stadium T_3, N_1, M_0, zu einer Aufhebung der Schluckpassage für feste Speisen geführt hat (Abb. 2). Ein erheblich reduzierter AZ und EZ, Verminderung des Atemgrenzwertes auf 45 % sowie Metastasierung in die parakardialen Lymphknoten ließen nur eine palliative Resektion zu. Reparation mittels Ösophagoantrostomie, wobei die proximale Resektionslinie an der Grenze des *unteren Drittels* der Speiseröhre lag. Abbildung 3 demonstriert die Röntgenkontrolle am 22. postoperativen Tag. Hier ist insbesondere der durch das Kocher-Manöver erreichte nahezu vertikale Verlauf von Magenrest und Duodenum zu erkennen.

Es wurden bislang 6 Patienten in dieser Weise palliativ reseziert, eine Patientin ist im unmittelbaren postoperativen Verlauf verstorben.

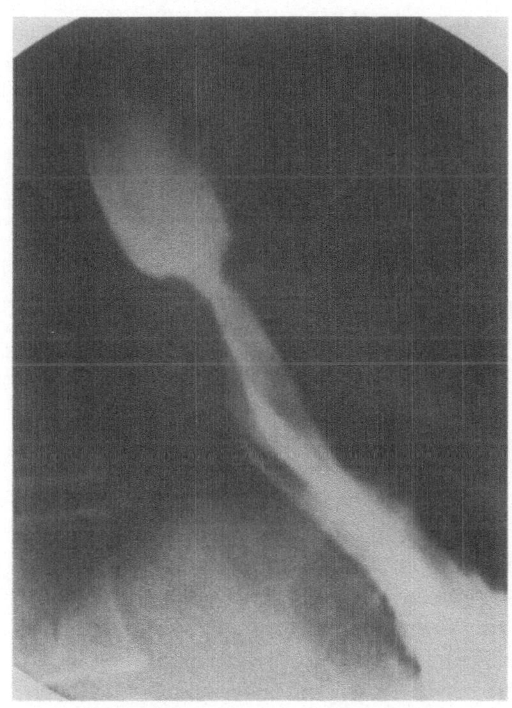

Abb. 2. Präoperative Ösophaguspassage einer 70jährigen Patientin mit einem Kardiakarzinom und Übergang auf das distale Ösophagusdrittel

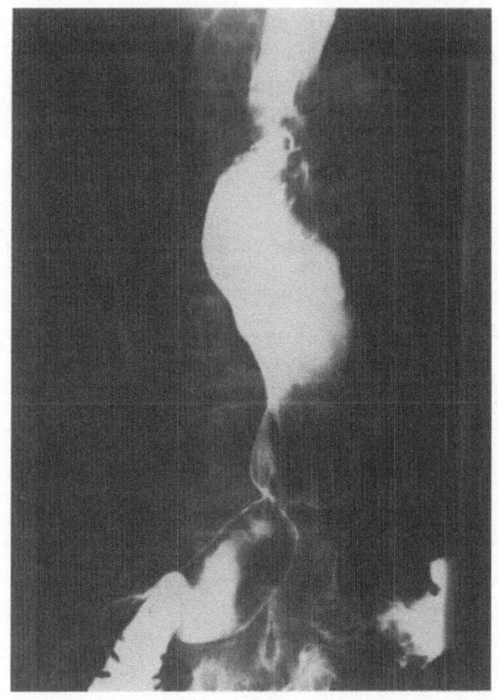

Abb. 3. Röntgenkontrolle am 22. postoperativen Tag nach Ösophagoantrostomie

Die orale Einlage von Ösophagusendotuben unter Röntgenkontrolle

F. Kottmann, G. Dostal und E. Gross

Unsere eigenen Erfahrungen stimmen mit den Angaben in der Literatur darin überein, daß die Implantation von Endotuben in den Ösophagus nach der Durchzugsmethode über eine Gastrotomie mit einer hohen Operationsletalität und Komplikationsrate belastet ist. Die Ursache dafür muß darin gesehen werden, daß der Allgemeinzustand der Patienten in den meisten Fällen erheblich reduziert ist, daß der Eingriff nicht streng aseptisch durchgeführt werden kann und daß bei stenosierenden Prozessen im Ösophagus in der Regel eine Besiedelung des Magens mit pathogenen Keimen vorhanden ist.

In der Zeit von 1972 bis 1978 wurden in der Abteilung für Allgemeine Chirurgie der Chirurgischen Klinik des Klinikums Essen nach dieser operativen Methode 39 Häringtuben beim inoperablen Karzinom des distalen Ösophagus und beim hochsitzenden Kardiakarzinom eingelegt. Wie die Tabelle 1 zeigt, verstarben 11 von 39 Patienten, also ca. 30 %, im zeitlichen Zusammenhang mit der Operation; nur 14 Patienten überstanden den Eingriff komplikationsfrei. Die hohe Quote von Wundheilungsstörungen verlängerte den stationären Aufenthalt der Patienten zum Teil beträchtlich. Bei dieser erheblichen Komplikationsgefährdung eines palliativen Eingriffs bei Patienten mit einer von der Grunderkrankung bedingten kurzen Lebenserwartung haben wir die Methode der orthograden Implantation des Tubus ohne Gastrotomie aufgegriffen, die von Souttar schon 1924 angegeben wurde, aber in ihrem Prinzip auf Symonds zurückreicht, der 1887 schon maligne Strikturen des Ösophagus katheterisierte. Das Verfahren wird in neuerer Zeit unter Zuhilfenahme fiberoptischer Endoskopie von zahlreichen Autoren zur Behandlung von inoperablen Ösophaguskarzinomen jeglicher Lokalisation, insbesondere auch bei ösophagotrachealen oder ösophagobronchialen Fisteln mit gutem Erfolg angewendet.

Tabelle 1. Ösophagus-Endoprothesen. Abteilung für Allgemeine Chirurgie des Klinikum Essen (Direktor: Prof. Dr. F. W. Eigler). Der Vergleich der Ergebnisse zwischen der operativen und der nicht-operativen Tubuseinlage zeigt deutlich eine geringere Komplikationsbelastung der nicht-operativen Methode

	Operative Einlage mit Gastrotomie 1972–1978	Orale Einlage unter BW-Röntgenkontrolle 1979
Anzahl	39	7
Todesfälle	11	1
Komplikationsfrei	14	6
Wundinfektionen	14	entfällt

Methodik

Abweichend von vielen Autoren, die den Führungsdraht zum Einlegen der Prothese endoskopisch legen (Abb. 1a, b), ziehen wir die Einlage des Tubus unter Röntgenkontrolle vor. Durch Auffüllen des Ösophagus mit Gastrografin bei leicht aufgerichteter Lagerung des intubierten Patienten auf einem röntgendurchlässigen Operationstisch wird die Stenose des Ösophagus durch Auffüllung mit Kontrastmittel auf dem Bildwandler sichtbar gemacht. Dann wird ein konischer Bougie vorsichtig, immer unter Röntgenkontrolle, über die Stenose hinweggeführt. Diese Manipulation ist entscheidend für das Gelingen des Eingriffs. Gelingt die Überwindung der Stenose, wird der Bougie noch etwas weiter vorgeführt, um die Stenose vorzudehnen. Anschließend wird über den Bougie der vorgesehene Tubus mit Hilfe eines PVC-Schlauches, in der Literatur als Pusher bezeichnet, vorgeschoben. Wenn der Tubus eine korrekte Lage im Ösophagus eingenommen hat, werden Schieberohr und Bougie zurückgezogen. Bei ausgeprägter Stenose, also richtiger Indikation für

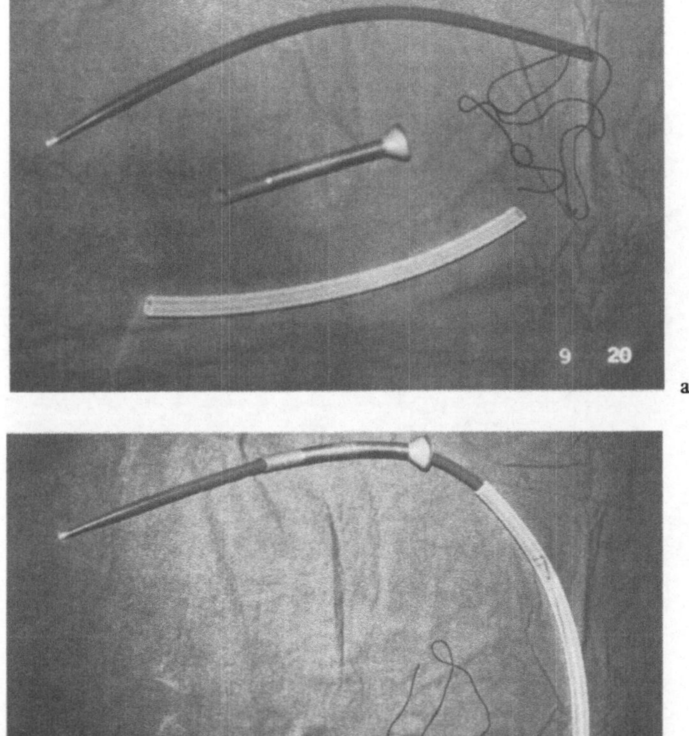

Abb. 1a, b. Das Instrumentarium zur oralen Tubuseinlage mit **a** Bougie, Tubus und **b** Schieberohr

die Tubuseinlage, sitzt der von uns verwendete Häringtubus auch ohne periphere Fixierung so fest, daß wir eine Dislokation nach proximal oder distal bisher nicht beobachtet haben. Die Abb. 2 zeigt die Röntgenbilder der Stenose und den liegenden Tubus beim Schluckakt 5 Monate postoperativ.

Da wir erst zu Beginn des Jahres 1979 die Methode eingeführt haben, sind unsere Erfahrungen noch nicht sehr umfangreich. Es wurden bisher 7 Patienten so behandelt. 1 Patient verstarb am Tage nach dem Eingriff an einer schon vorbestehenden schweren pulmonalen Insuffizienz durch eine ausgedehnte ösophagotracheale Fistel. Die korrekte Lage des Tubus konnte bei der Obduktion gesichert werden. Die übrigen 6 Patienten konnten nach kurzem Krankenhausaufenthalt bei guter Schluckfunktion ohne Komplikationen nach Hause entlassen werden.

Auch das Verfahren der oralen Tubuseinlage unter Röntgenkontrolle hat sicherlich seine Gefahren. Wir wollten es jedoch vorstellen, weil uns scheint, daß die hohe Letalität und Morbidität des operativen Vorgehens erheblich gesenkt werden kann. In der Literatur wird eine Letalität von unter 10 % angegeben, das Problem der Wundinfektion entfällt. Das Verfahren eignet sich zur palliativen Behandlung maligner Ösophagusstenosen im mittleren und distalen Ösophagusdrittel und zum palliativen Verschluß ösophagorespiratorischer Fisteln.

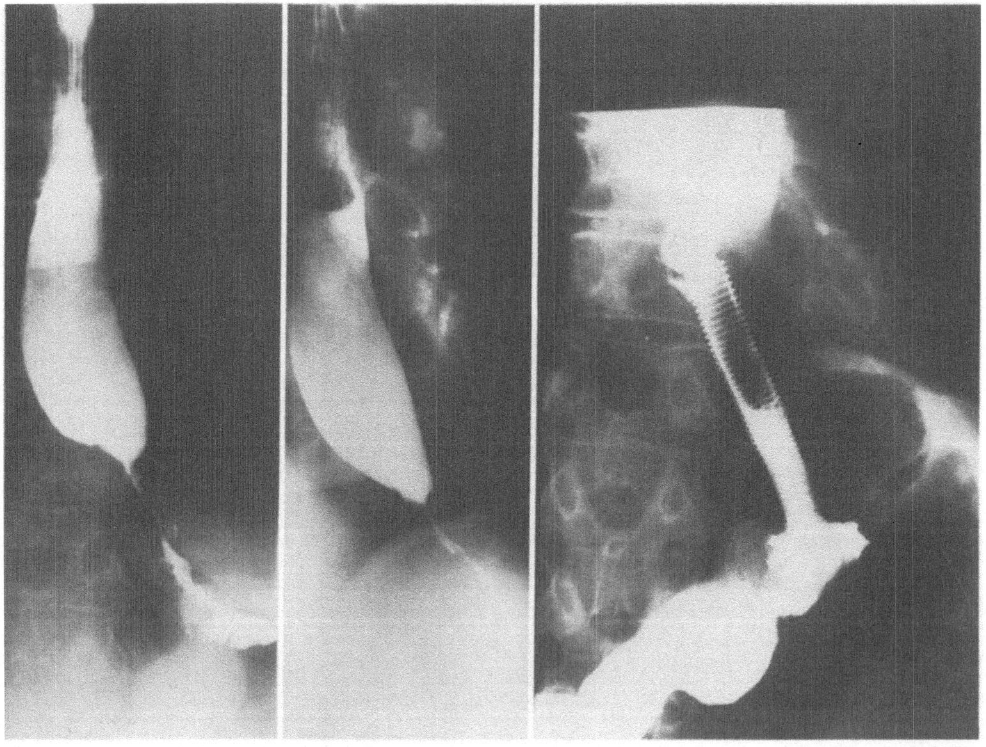

Abb. 2. Röntgendarstellung einer Kardiastenose bei inoperablem Karzinom vor und 5 Monate nach Tubuseinlage

Die Behandlung des inoperablen Ösophaguskarzinoms mit der Thermosonde

B. Kessler, R.-D. Keferstein, J. O. Jost und G. Wittrin

Das stenosierend wachsende Ösophaguskarzinom führt dem Patienten wie kaum eine andere Erkrankung die Hoffnungslosigkeit der eigenen Lage vor Augen, geht doch der vitale Akt des Schluckens verloren. Da sich die meisten dieser Kranken beim Eintritt in die Klinik in einem primär inoperablen Zustand befinden, kommen, um ein Verhungern zu verhindern, nur Palliativmaßnahmen in Frage. Der Erfolg der Strahlentherapie ist durch die Resistenz mancher Tumoren und durch Unverträglichkeit limitiert. Dem Einsetzen eines Häringtubus, operativ oder endoskopisch, sind wegen Inoperabilität der Kranken und Ausdehnung bzw. Lokalisation der Tumoren Grenzen gesetzt. Das Legen einer Ernährungssonde oder aber eine Witzel-Fistel bedeuten eine zusätzliche Beeinträchtigung des körperlichen und seelischen Allgemeinbefindens. Als Alternativverfahren befürworten wir die Thermosondenbougierung, mit der durch wiederholte Anwendung praktisch immer eine Aufweitung der Stenose gelingt, so daß die Patienten bis zu ihrem Tode essen und trinken können (Abb. 1).

Der Erfolg dieser Behandlungsmethode beruht auf der Beobachtung, daß die Thermosensibilität von Krebszellen höher ist als die des normalen Gewebes. Im Gegensatz zur Hochfrequenzkaustik, bei der Temperaturen zwischen 200 und 800°C verwandt werden, wird hier das Gewebe durch Temperaturen unterhalb des Siedepunktes abgetötet. Dies geschieht vorwiegend über eine Zerstörung der Atmungsfermente. Blutungen treten dabei ebensowenig auf wie kraterförmige Defekte; das verschorfte Gewebe wird erst sekundär abgestoßen. Wir benutzen speziell für den Ösophagus angefertigte Sonden, mit denen der Tumor im Stenosebereich koaguliert werden kann. Sie haben eine Länge von 5 cm und einen Durchmesser von 5, 10, 15 oder 20 mm. An der Spitze sind sie durch einen Kunststoff wärmeisoliert, um eine poststenotische Koagulation gesunden Gewebes zu vermeiden (Abb. 2). Neben dem Koagulator ist dabei ein Zusatzheizgerät erforderlich. Wir verwenden Temperaturen zwischen 60 und 90°C, wobei mit einer Temperatur von 90°C und einer Heizdauer von 25 s eine Koagulationstiefe von 3mm erreicht wird. Der Eingriff wird in Allgemeinnarkose vorgenommen und stellt keine wesentliche Belastung für den Patienten dar. Unter Bildwandlerkontrolle plaziert man die Sonde in den Stenosebereich. Gelingt dies bei kompletten Stenosen nicht, wird zunächst der Anfangsteil des Tumors koaguliert und in einer 2. oder 3. Sitzung eine genügende Aufweitung erzielt. Zum Ausschluß einer Perforation führen wir immer am 1. Tag nach dem Eingriff einen Gastrografinschluck durch. Anschließend können die Patienten trinken und erhalten entweder breiige oder feste Kost. Eine Röntgenkontrolle nach vier Tagen zeigt dann den endgültigen Erfolg der Behandlung, da das koagulierte Gewebe erst zu diesem Zeitpunkt abgestoßen wird (Abb. 3). Im Bedarfsfalle können ein- oder mehrmalige Wiederholungsbehandlungen durchgeführt werden.

Wir haben die Thermosondenbougierung bisher an 55 Patienten mit unterschiedlicher Lokalisation und Histologie der Stenosen durchgeführt (Tabelle 1 und Abb. 4). Die Behandlung erfolgte in Abständen zwischen wenigen Tagen und mehreren Wochen 1- bis 5 mal, im Durchschnitt 2 mal. Für durchschnittlich drei Monate konnte Beschwerde-

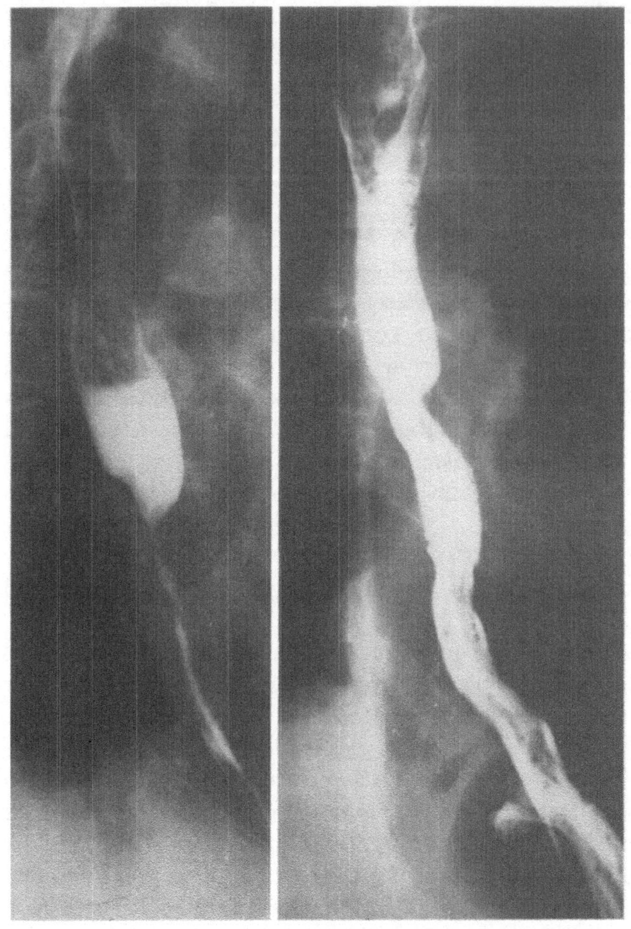

Abb. 1. Langgestreckte, karzinombedingte Ösophagusstenose vor und nach Thermosondenbougierung

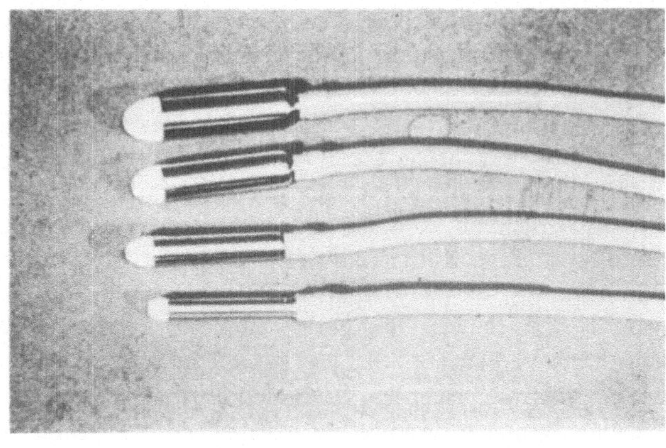

Abb. 2. Ösophagusthermosonden

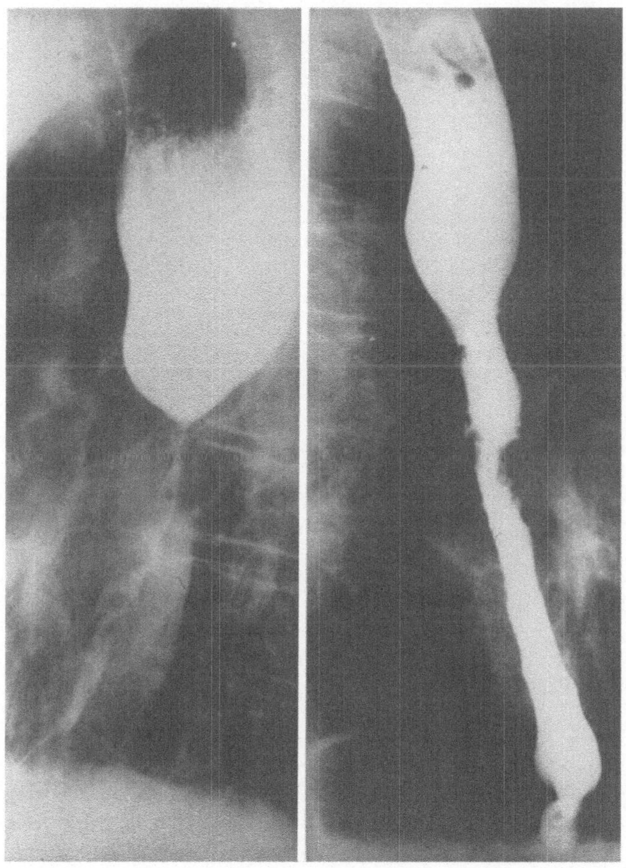

Abb. 3. Ösophagusbreischluck vor und nach Bougierung mit der Thermosonde

Tabelle 1. Krankengut der chirurgischen Universitätsklinik Münster

Thermosondenbougierung inoperabler tumorbedingter Ösophagusstenosen:

Anzahl der Patienten:		55
Davon vorbestrahlt:		17
Häufigkeit der Bougierung:		min. 1 x
		max. 5 x
durchschnittlich:		2 x
Durchschnittliche Beschwerdefreiheit:		3 Monate
Bisher längste Überlebenszeit:		18 Monate
Komplikationen:	Perforation: 5 (†)	
	Arrosionsblutung: 1 (†)	
	Gedeckte Insuffizienz: 7	

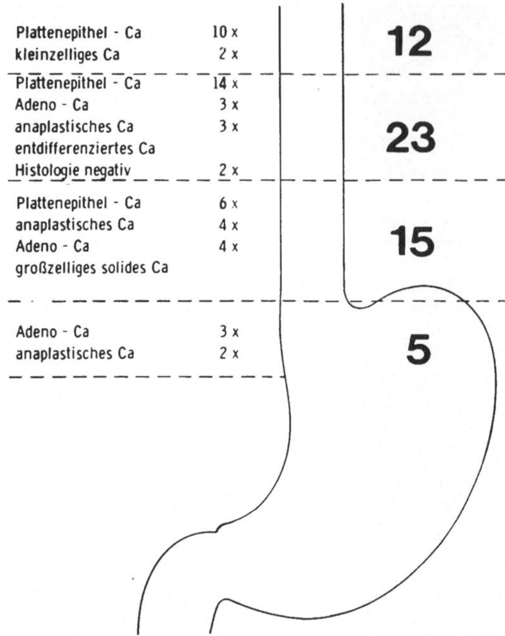

Abb. 4. Lokalisation der Stenosen und histologischer Befund

freiheit erzielt werden. Die bisher längste Überlebenszeit liegt bei 18 Monaten. An Komplikationen traten 5 mal Perforationen und eine Arrosionsblutung auf, an deren Folgen die Patienten verstarben. Kleine, gedeckte Insuffizienzen wurden in 7 Fällen beobachtet. Komplikationen ergaben sich hieraus nicht.

Bei strenger Indikationsstellung ist nach unserer Meinung die Thermosondenbougierung eine anderen Verfahren überlegene Methode, da es so gelingt, den Patienten bis zu ihrem Tode zumindest die Lebensqualität des Schluckens zu erhalten und ihre Lage erträglicher zu gestalten.

Literatur zum Abschnitt B

Arnold R, Creutzfeld W (1977) Präoperative Untersuchungen bei Rezidivulkus im operierten Magen. Dtsch Med Wochenschr 102:1684

Belsey R, Hiebert CA (1974) An exclusive thoracic approach for cancer of the middle third of the esophagus. Ann Thorac Surg 18:1

Bengström H, Brooms A (1964) Preoperative determination of the boundary between the gastric antrum and the fundus. Acta Chir Scand 128:526

Bittner R, Berger HG, Kraas E, Gögler H (1978) Magencarcinomchirurgie auch bei über 70jährigen? Langenbecks Arch Chir 344:293

Bünte H (1971) Vagotomie: ein neuer Irrweg in der Ulkus-Chirurgie? Dtsch Med Wochenschr 96:633

Creutzfeld W, Arnold R, Creutzfeld C, Track NS (1975) Pathomorphical, biochemical and diagnostic aspects of gastrinomas (Zollinger-Ellison syndrome). Hum Pathol 6.74

Dahm K, Eichfuss HP, Knipper A (1977) Das Anastomosengeschwür am operierten Magen. Langenbecks Arch Chir 343:133

Dragstedt LR (1956) A concept of the etiology of gastric and duodenal ulceration. Gastroenterology 30:208

Eckesparre W von (1978) Refluxoesophaghitis – Operationstechnik beim Kind. Langenbecks Arch Chir 347:317

Enderlen E, Zukschwerdt L (1931) Die Erregung der Magensaftsekretion nach Resektion des Antrumpylorusanteils des Magens. Langenbecks Arch Klin Chir 232:290

Finsterer H (1940) Die Bedeutung der Resektion zur Ausschaltung für die unmittelbaren Operationserfolge und die Fernresultate der operativen Behandlung des Ulcus duodeni. Zentralbl Chir 67:610

Graham R (1940) A technique for total gastrectomy. Surgery 8:257

Hegarty M, Angorn IB, Bryer JV, Henderson BJ, Le Roux BT, Logan A (1977) Palliation of malignant esophagorespiratory fistulae by permanent indwelling prosthetic tube. Ann Surg 185:88

Heimlich HJ (1972) Esophagoplasty with reversed gastric tube. Am J Surg 123:80

Hirner A, Latka H (1976) Das Anastomosenulkus. Eine klinische Studie. Med Welt 27:968

Holle F. Doenicke A, Loeweneck H, Bauer H (1976) Die nichtresezierende Chirurgie des Gastro-Duodenal-Ulkus. Munch Med Wochenschr 118:777

Jaeger M (1978) Die fiberoptische endoskopische Tubuseinlegung zur palliativen Therapie der malignen Ösophagusstenose. Schweiz Med Wochenschr 108:1768

Kessler B, Stegemann B, Langhans P, Schwering H (1979) Chirurgisch wichtige Ursachen einer oesophagitischen Stenose und ihre Behandlung. Aktuelle Gastrol 8:285

Kliems G, Stelzner F (im Druck) Die Bedeutung des Magenresektionsverfahrens für die Entwicklung der atrophischen Gastritis. 96. Tagung der Deutschen Gesellschaft für Chirurgie, München 1979. Langenbecks Arch Chir

Kliems G., Miederer SE, Paquet KJ, Kutz K (1978) Die endoskopische Untersuchung des Resektionsmagens. Therapiewoche 28:7145

Kümmerle F, Grönninger J (1978) Refluxoesophagitis. Langenbecks Arch Chir 347:305

Kunath U (1979) Die Biomechanik der unteren Speiseröhre Thieme, Stuttgart (Gastroenterologie und Stoffwechsel, Bd 15

Kunath U, Uckmann C (1979) Sauerstoffpartialdruck an der Magenfunduswand. Langenbecks Arch Chir 348:191

Langhans P (1979) Das Operations-Folge-Karzinom des Magens nach resezierenden und nichtresezierenden Verfahren im Tierexperiment. Habilitationsschrift, Münster

Mahmud H, Ulrich B, Kremer K (1979) Die Teres-Plastik. Chirurg 50:322

Paquet KJ, Kliems G (1977) Endoskopische Bougierung von benignen und malignen Stenosen in Ösophagus und Kardia mit Darstellung der Technik der endoskopischen Einführung des Häringtubus. X. Kongress der Deutschen Gesellschaft für Chirurgie (Thoraxchirurgie), Essen

Röding H, Hamann HJ, Jaeger A, Böhm E (1977) Zur Anwendung der „Roux-Schlinge". Zentralbl Chir 102:1537

Royston CMS, Dowling BL, Spencer J (1975) Antrectomy with Roux-en-Y anastomosis in the treatment of peptic oesophagitis with stricture. BR J Surg 62:605

Siewert R, Schattenmann G, Lepsien G (1979) Vagotomie und unterer Oesophagussphinkter. Z Gastroenterol 17:522

Symonds CJ (1887) The treatment of malignant stricture of the oesophagus by tubage or oral catheterisme. Br Med J 1:870

Schiessel R, Dinstl K (1976) Endoskopischer Nachweis von zurückgelassener Antrumschleimhaut nach Magenresektion. Aktuel Gastrol 5:173

Schönleben K, Langhans P, Schlake W, Kautz G, Bünte H (1979) Gastric stump carcinoma – carcinogenetic factors and possible preventive measures. Acta Hepatogastroenterol (Stuttg) 26:239

Schreiber HW, van Ackeren H, Rehner M (1972) Chirurgische Behandlung bösartiger Geschwulstkrankheiten des Magens. Chirurg 43:551

Schumann J, Wehling H (1973) Die Gastropexte. Chir Prax 7:33

Schumpelick V, Begemann F, Peterhoff G, Flashoff D (1979) Reflux und Refluxkrankheit im Resektionsmagen. Langenbecks Arch Chir 348:61

Schwartz K (1910) Über penetrierende Magen- und Jejunalgeschwüre. Bruns Beitr Klin Chir 67:95

Schwemmle K (1973) Ergebnisse mit der Roux'schen Y-Anastomose. Munch Med Wochenschr 115: 354

Schwemmle K (1975) Chirurgische Behandlung des Magencarcinoms. Munch Med Wochenschr 117: 281

Souttar S (1924) A method of intubating the oesophagus for malignant structure. Br Med J 1:782

Stelzner F, Kunath U (1977) Ergebnisse bei oesophago-intestinalen Anastomosen. Chirurg 48:651

Stelzner F (1978) Die chirurgische Therapie der Refluxkrankheit. Therapiewoche 28:7111

Stelzner F, Lierse W (1979) Die Architektur des Pylorus. Langenbecks Arch Chir, Kongreßband

Taubert G (1965) Alterschirurgische Probleme beim Magencarcinom. Z Altersforsch 19:127

Van der Horst W, Nier H, Müller G (1979) Chirurgische Behandlung benigner Oesophagusstenosen. Aktuel Probl Chir Orthop 14:27

Wangensteen OH, Levin NJ (1949) Gastric resection for oesophagitis and structure of acid peptic origin. Surg Gynecolog Obstet 88:560

Wedell J, Peters H, Fritsch WP, Hausamen TU (1974) Moderne Diagnostik und chirurgische Therapie bei zurückgelassenem Antrumrest nach Billroth II – Operationen. Chirurg 45:257

Witte J (1978) Wertigkeit diagnostischer Methoden bei der Refluxoesophagitis. Langenbecks Arch Chir 347:279

Zukschwerdt L (1931) Über Veränderungen der Magensaftsekretion als Folge verzögerter Entleerung. Z Exp Med 79:578

C. Gallenchirurgie

Gallenchirurgie

H. Pichlmaier

In den knapp hundert Jahren ihres Bestehens ist die Gallenchirurgie ein Zentralbestandteil der Abdominalchirurgie geworden. Ihre Bedeutung ergibt sich aus einigen allgemeinen Tatsachen:

1. Gallensteine sind häufig und Gallensteinleiden sind häufig schmerzhaft. 30–40 % der Menschen um 50 sind Steinträger; 70 % der Steinträger entwickeln Koliken.
2. Gallensteine und Gallenwegsentzündung zeigen eine enge wechselseitige Beziehung. 5 % der Kranken mit bakterieller Cholangitis entwickeln eine Sepsis, die nach Périssat in 10 % der Fälle ohne, und in 75–80 % der Fälle mit Nierenversagen tödlich verläuft.
3. Gallenwegsverschlüsse sind aus verschiedenen und wohlbekannten Gründen gefährlich. Von großem Interesse sind Befunde von Yamamoto et al. (1977), wonach Gallensäuren die Energieladung der Leberzelle und damit deren Funktion unmittelbar beeinträchtigen. Hieraus ergeben sich mannigfaltige Störungen der Leberzellfunktion und Zellregeneration bei Ikterus.
4. Ein Zusammenhang zwischen lang bestehender Lithiasis und Gallenblasenkarzinom gilt als gesichert.

Schon aus diesen wenigen und unvollständigen Fakten ergibt sich die Indikation zu aggressiver Therapie: Nur gravierende Kontraindikationen, beispielsweise der schwere Herzinfarkt vor wenigen Wochen oder der asymptomatische Solitärstein in hohem Lebensalter bei gleichzeitigen Risikofaktoren, sind Gründe dafür, eine Operation zu unterlassen, die bei alleiniger Cholezystektomie eine geringe Letalität von 0,2–1,5 % aufweist. Ich gehe im Folgenden aus von einem Krankengut von 1.322 Fällen in 10 Jahren, wobei die Zusammensetzung des Krankengutes entsprechend der Funktion einer Universitätsklinik zu sehen ist. Nur 59 % waren Cholezystektomien, in 22 % handelte es sich um Gallenwegsoperationen nach bereits erfolgter Cholezystektomie.

Doch nun zur *Technik:* Sie ist für den Regelfall weitgehend standardisiert, wie es für einen häufigen Eingriff – etwa 10 % der durchschnittlichen Abdominalchirurgie – notwendig ist, der als mittelschwere Operation gewertet und auch von jüngeren Chirurgen ausgeführt wird. Die retrograde Auslösung der Gallenblase, möglichst nach Unterbrechung der A. cystica und Isolierung sowie Unterbindung des Ductus cysticus ist das meistgeübte Verfahren. Die Situation ändert sich, wenn schwere, vor allem chronische Entzündungen die Anatomie verändert oder fast unkenntlich gemacht haben, wenn Varianten vorliegen, wenn bei Erhöhung des Portaldrucks der Choledochus von varikös veränderten Venen umschlossen ist. Hier scheint es mir empfehlenswert, die Hilusgebilde prograd, d. h. zuletzt darzustellen. Bindegewebe und Narben um den Zystikus fasse ich, einer Technik von Zenker folgend, mit einer Overholt-Klemme und ziehe sie zum Choledochus hin ab. Damit läßt sich die Gangeinmündung sicher und unmittelbar darstellen. Die in der Regel geringe technische Schwierigkeit kann im Einzelfall groß werden. Dann scheint die Vergrösserung mit der Lupenbrille unter gleichzeitiger Ausleuchtung mit einer Stirnlampe eine hervorragende technische Hilfe. Immer ist bei der Cholezystektomie die Röntgendarstellung der Gallengänge zu fordern, nachdem wir in 5 % der Gallenoperationen mit asymptomatischen Choledochussteinen rechnen müssen. Weniger Bedeutung hat die Manometrie. Ich selbst habe sie als Routineuntersuchung seit mehreren Jahren weitgehend verlassen. Wo immer möglich, sollte die Bilddokumentation in Anfärbung und Prallfüllung durch die Beobachtung des Kontrastmittelabflusses auf dem Bildschirm ergänzt werden. Diese diagnostische Maßnahme von 5 bis 10 min Dauer ist meines Erachtens unabdingbar, darüber hinaus die vielleicht entscheidende Hilfe bei einer späteren Diskussion der intraoperativen Lage. Von kritischer Bedeutung ist in dieser Phase die Beurteilung des Choledochus. Steine, Gang- oder Papillenstenosen und Tumoren müssen spätestens jetzt erkannt werden. Radiologisch unklare Befunde werden mit dem Cholangioskop geklärt. In Köln bevorzugen wir das starre Gerät gegenüber dem flexiblen, vor allem wegen seiner einfachen und sicheren Sterilisierbarkeit. Steine in den Ductus hepatici oder im Ductus choledochus erfordern die ausreichend große Gangeröffnung. Sie werden unter Fingerführung mit Faßzangen und Löffeln entfernt. Bewährt hat sich die wiederholte Gangspülung über Venenkatheter, besonders aber die Verwendung des Fogarty-Katheters. Röntgenologisch mit dem doppelt ballonarmierten T-Drain, ggf. optisch mit dem Sichtgerät ist danach die völlige Steinfreiheit des Gangsystems zu überprüfen. Ersteres stellt eine wichtige Befunddokumentation dar. Intrahepatische Konkremente konnten wir bisher mit diesen Hilfsmitteln entfernen. Das gelang nicht immer an der Papille und ich sehe hierin eine klassische Indikation zur Papillotomie. Die transduodenale Papillenfreilegung ist ferner notwendig, wenn die Gallengangsonde die Papille nicht passiert oder wenn auf dem Röntgenbild Tumorverdacht besteht. Die Funktionsüberprüfung der Papille durch Manometrie unter Amylnitrit und ähnlichen Substanzen habe ich wegen Interpretationsschwierigkeiten verlassen. Sinnvoll ist es, nach Entfernung von Gangsteinen die Papille vorsichtig zu bougieren, wobei die größte Olive das Ganglumen nicht ganz erreichen soll. Brüske Dehnungen sind abzulehnen, da sie zu Gewebszerreißungen und späterer Stenose führen können.

Die Indikation zur Papillotomie wird bekanntlich sehr gegensätzlich gesehen, woraus Papillotomieraten im Gallenkrankengut zwischen 0 und 75 % (Alnor 1978) resultieren. Wir nehmen einen eher konservativen Standpunkt mit 10,2 % transduodenalen Papillotomien ein. Allerdings ist die Technik unterschiedlich und Sphinkterotomien von mehr als 10–12 mm Länge führen nicht selten zu Duodenalreflux in die Gallenwege, einer aus Infektionsgründen unerwünschten Situation. Mir erscheint die transduodenale Sphinkterotomie (Papillotomie) über der Endlos-Olivensonde nach Gumrich in einer Ausdehnung sinnvoll, die die Passage der dem Ganglumen angepaßten Olive erlaubt und 8–10 mm beträgt (Abb. 1). Die elektrisch inzidierte, kaum blutende Papille wird an den beiden Inzisionslefzen mit scharfen Klemmchen gefaßt und der Gallengang wird nun auch von hieraus sorgfältig revidiert und gespült (Abb. 2). Zuletzt pflege ich immer durch das Duodenum zu skopieren. Die Sphinkterotomiewunde bleibt ohne Naht offen; eine sog. Papillenplastik ist nach meiner Meinung der Resektion kleiner Papillentumoren vorbehalten. Die Duodenalwand verschließe ich in Längsrichtung einreihig auf Stoß. Das Fadenmaterial

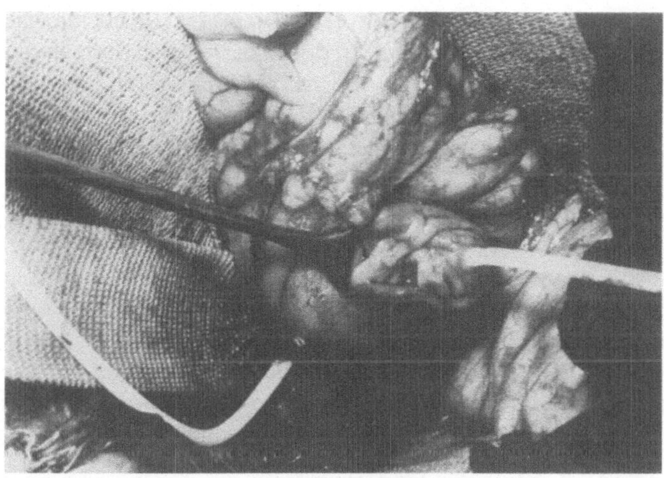

Abb. 1. Transduodenale Papillotomie. Durch den Choledochus ist die Endlossonde nach Gumrich eingeführt, durch die Längsduodenotomie wird die Papille über die Olive vorluxiert

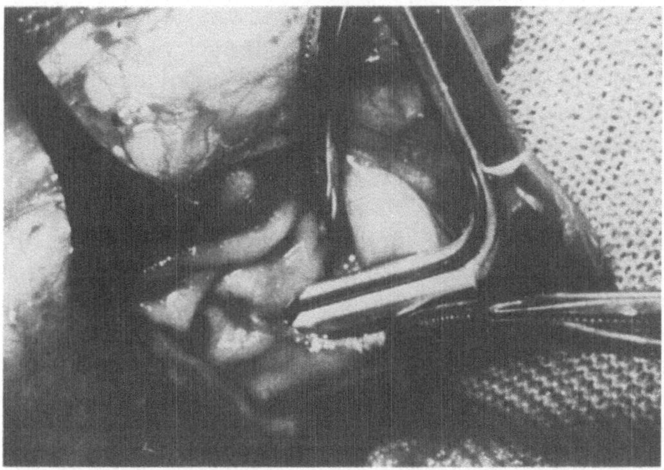

Abb. 2. Transduodenale Papillotomie. Blick auf die gespaltene Papille, abschließende transpapilläre Choledochoskopie

auch in der Gallenchirurgie ist Polyglykolsäure oder Polyglaktin, mit Ausnahme eines Catfadens zur T-Drainagenfixation am Bindegewebe.

Kontrovers ist auch die Einstellung zur Frage der Gangdrainage: Dies findet seinen Niederschlag in der eigenen Klinik: Während nach Choledochuseröffnung das Einlegen einer T-Drainage eine verbindliche Regel darstellt (Schega hat 1973 die Gründe genannt), weiche ich selbst von dieser Regel ab, wenn Steinfreiheit nachgewiesen ist und ich den Gang wasserdicht und stenosenfrei mit 6–0 Dexon fortlaufend verschließen kann. Unter Lupenvergrößerung wird auf Stoß genäht, ohne die Schleimhaut zu durchstechen. Ich halte die Wiederherstellung so für am besten und stimmte darin mit Kümmerle und Spohn et al. (1973) überein, verzichte allerdings auf die Vorteile der T-Drainage: Die nochmalige Röntgenkontrolle nach 8 Tagen und die Möglichkeit, einen doch übersehenen Stein durch Natrium-Cholat oder Heparinspülung zum Abgang zu bringen. Methodisch hinzugekommen ist in den letzten Jahren die *endoskopische Papillotomie,* deren Indikation die Choledocholithiasis nach Cholezystektomie, der übersehene Stein und evtl. die Ikterusbeseitigung als Vorbereitung zur Cholezystektomie bei Risikopatienten darstellt. Auch die kurze narbige Papillenstenose ist zur endoskopischen Spaltung geeignet. Nicht geeignet sind die lange Röhrenstenose nach Pankreatitis, die Stenose bei juxtapapillärem Duodenaldivertikel und der große Stein. Die operative und die endoskopische Methode ergänzen sich vorzüglich; bewährt hat sich im entsprechenden Fall das chirurgisch-gastroenterologische Konsilium und die gemeinsame Entscheidung für das eine oder andere oder ein kombiniertes Verfahren. Allerdings ist die Entscheidung miteinzubeziehen, daß mit der endoskopischen Steinentfernung immer die Papillotomie, also die Zerstörung des Sphinkters, verbunden ist. Bei Choledochusrevision kann der Verschlußapparat in vielen Fällen erhalten bleiben.

Die Letalität der chirurgischen Papillotomie liegt zwischen 1,2 (Alnor 1978) und 5 %, im eigenen Krankengut beträgt sie 4,2 %; die der endoskopischen Methode wird mit 1,5 % nach einer Umfrage von Löffler unter 15 deutschen Endoskopikern angegeben. Der zunächst wünschenswert erscheinende Vergleich beider Methoden ist schwer möglich, da Indikationen und Kontraindikationen vielfach gut zu trennen und vergleichsweise in nur wenigen Situationen beide Methoden gleichermaßen möglich sind. Auch muß angemerkt werden, daß – im Gegensatz zur Operation – die endoskopische Papillotomie in einem bisher nicht überschaubaren Prozentsatz nicht gelingt oder nicht möglich ist.

Während jeder Abdominalchirurg mit den bisher angesprochenen Fragen vertraut sein muß, setzt die Behandlung der Gallengangverletzungen, der daraus resultierenden Stenosen und der Tumorengen große Erfahrung voraus. Die häufigste *Verletzungsform* ist die intraoperative, hervorgerufen durch Mißinterpretation der anatomischen Situation (z. B. beim Mirizzi-Syndrom), durch Operieren im unübersichtlichen Gebiet (z. B. bei schwerer Entzündung oder heftiger Blutung, durch Nichterkennen von Gangvarianten und ähnliches. Die am häufigsten verletzte Struktur ist der Gallengang, selten ein Leberarterienast, kaum die Pfortader. Auf diese beiden Verletzungen will ich nicht eingehen, möchte nur in Erinnerung rufen, daß im Notfall die völlige Abklemmung des Leberhilus für 30–40 min erlaubt ist. Häufigste Ursache der *Stenose* ist der Tumor, oft im Pankreaskopf, seltener an der Papille, gelegentlich im Gangsystem. Nicht selten begegnen wir auch der entzündlichen pankreatischen oder postpankreatitischen, präpapillären Stenose. Die Rekonstruktion des verletzten Choledochus, die meines Erachtens immer unter Lupenvergrösserung durchzuführen ist, muß folgendes beachten:

- Längsrekonstruktionen sind günstiger als quere, letztere neigen bis zu 2 Jahre lang zu Schrumpfung
- Eine Direktrekonstruktion sollte nur versucht werden, wenn die Längsdifferenz durch Substanzverlust 5 mm nicht übersteigt (Longmire u. Rougel 1970)
- Die Gangrekonstruktion sollte unter Vermeidung von ausgedehnter Devaskularisierung erfolgen
- Resorbierbares Fadenmaterial ist wesentlich besser als nichtresorbierbares, Polyglykolsäure und Polyglaktion sind dem Catfaden überlegen
- Höchstes Ziel ist die Erhaltung einer funktionsfähigen Papille.

Alle Verfahren, die auf eine Papillenfunktion verzichten, haben einen bestimmten Anteil von Cholangitis mit deren Beschwerden und schließlich einen Anteil von cholangitischer Zirrhose zur Folge. Dieser Anteil ist am höchsten bei Choledochoduodenostomie, geringer bei Choledochojejunostomie mit Schlinge, geringer bei Roux-Y-Anastomose. Auch nach Papillotomie – transduodenal oder endoskopisch – gibt es Reflux, gibt es Cholangitis und gelegentlich Zirrhose. Wenn immer möglich, sollte daher bei Gangverletzungen die Papille erhalten bleiben. Dies gelingt vergleichsweise leicht bei Querdurchtrennung und Sofortversorgung. Die Direktnaht wird schwierig, ja unmöglich, bei Substanzverlust und Sekundärversorgung. Verständlich ist, daß aus solchen Überlegungen heraus seit Jahren nach einem Choledochus-Ersatzmaterial gesucht wird (Tabelle 1). Uns hat sich in dieser Situation der gestielte Darmpatch bewährt (Abb. 3). Es ergibt sich, daß bei benigner Erkrankung und langer Lebenserwartung das Prinzip der Papillenerhaltung den Vorzug hat. Gelingt dies nicht, so ist die End-zu-End-Ableitung in eine Y-Schlinge den anderen Verfahren überlegen. Vermeiden sollte man, neben der Ableitung den distalen Choledochus im Nebenschluß zu belassen. Dieser Gangteil entwickelt sich häufig zum Schlammfang und muß in nachfolgenden Operationen in Form einer Desanastomosierung reaktiviert oder durch Abtrennung gänzlich ausgeschaltet werden. Grundsätzlich anders sind die Vorstellungen bei *inoperablem Tumorbefund.* Hier ist das Ziel die risikoarme, also rasch und einfach zu bewerkstelligende Gallenableitung, ohne die langfristige Gefahr von Cholangitis und Zirrhose beachten zu müssen. Choledochoduodenostomie, Choledochojejunostomie, innere Gangdrainage, (z. B. nach Hartenbach oder transhepatisch), Endlosdrainage und wohl als schlechteste – Cholezystoenterostomie stehen methodisch zur Wahl. Zuletzt ein Wort zum Karzinom der Gallenblase und der Gallenwege: Die Prognose ist außerordentlich schlecht und selbst radikale Eingriffe ergeben ein 5-Jahres-Überleben von 0–2 % (Pichlmaier, im Druck). Neben der Bösartigkeit der Gallenwegskarzino-

Tabelle 1. Choledochus-Ersatzmaterial

Literatur-Übersicht	
Fremd-Material	
Silikon	Bradley 1967; Vos 1970
Vitallium	Clute 1942; Mc. Goon 1959
Polyäthylen	Grindlay 1948; Thomas 1964
Polyvinyl-Netz	Hallberg 1960; Hartung 1976
Nylon-Netz	Kramish 1959; Krause 1959
Tantalum-Netz	Santos 1957; Sherman 1963
Acryl-Amid	Hooper 1962; Kron 1977
	Kirchner 1978
Biologisches Material	
Vene	Belzer 1965; Bonanome 1952
Arterie	Pearce 1951; Shea 1948
Ureter	Ulin 1955; Manfredi 1954
Gastrointestinale	Santos 1957; Kehr 1902
Transplantate	Kirby 1950; Wallenstein 1959
Choledochus-Transplantat	Leary 1953; Heimlich 1961
Haut	Sedgwick 1953
Allogenes Kollagen	Mc. Corriston 1948, 1952
	Horsch 1977; Landes 1978

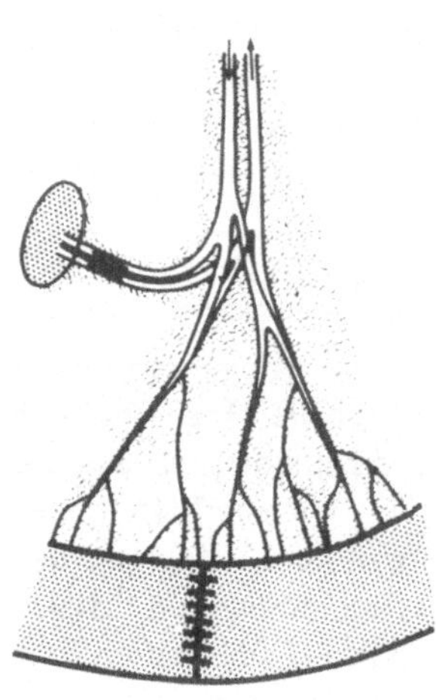

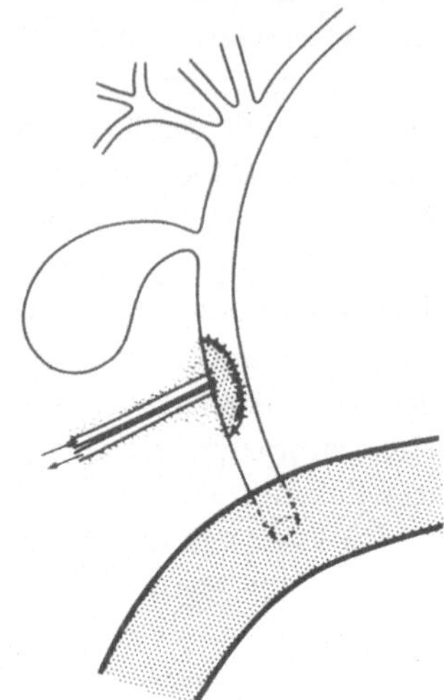

Abb. 3. Gestielter Darmpatch

me und der leichten und vielfältigen Ausbreitung über das Lymphgefäßnetz des Leberhilus und die arterielle und portale Kapillarisierung der Leber, wird die Diagnose Gallenblasenkarzinom häufig erst nach der Cholezystektomie durch histologische Untersuchung gestellt. Es muß zweifelhaft bleiben, ob ein zufällig festgestelltes kleines Gallenblasenkarzinom durch nachfolgende Rechtsresektion der Leber eine bessere Prognose erhält. Der schon klinisch erkennbare, weit fortgeschrittene Karzinombefund ist inoperabel. Dies gilt in der Regel auch für die Gangkarzinome, die sich durch Gallenwegsverschluß manifestieren. Strahlen- und Chemotherapie können bisher die Situation nicht verbessern. Dem entsprechen auch die ungünstigen Erfahrungen an 4 ausgedehnten Leberresektionen bei malignen Gallengangsgeschwülsten im eigenen Krankengut. Die Patienten verstarben 16 Tage, 2 Monate, 6 Monate und 2 1/2 Jahre nach der Operation; der erste an Leberkoma, die übrigen an weiter fortschreitendem Karzinom.

Technik der intraoperativen Gallengangsendoskopie

H. Heisler und K. A. Lennert

Die Erkennung pathologischer Veränderungen im extrahepatischen Gallenwegsystem stützt sich in der Regel auf röntgenologische Untersuchungsmethoden. Trotz sorgfältiger Technik muß hierbei mit einer diagnostischen Fehlerquote von 10–20 % gerechnet werden. Übersehene Gallengangsteine stellen mit 30–50 % die häufigste Indikation zu einem Zweiteingriff dar. Eine wesentliche Verbesserung der intraoperativen Diagnostik stellt die Gallengangsendoskopie dar.

Wir verwenden seit 1974 das starre, rechtwinklig gebogene Choledochoskop nach Berci mit einem Durchmesser von 3x5 mm, einer lichtstarken Hopkins-Optik und eingebautem Spülkanal (Abb. 1). Das Instrument läßt sich ohne Schwierigkeiten und Gefahren in erweiterte, aber auch normal weite Gallengänge einführen.

Unser technisches Vorgehen: Transrektalschnitt, die Gallenblase wird orthograd ausgeschält und nach intraoperativer Cholangiographie abgetragen, der Zystikusstumpf mit Vicryl-Durchstechungsligatur verschlossen. Bei pathologischem oder unsicherem Röntgenbefund wird der Choledochus supraduodenal inzidiert und das Choledochoskop eingeführt.

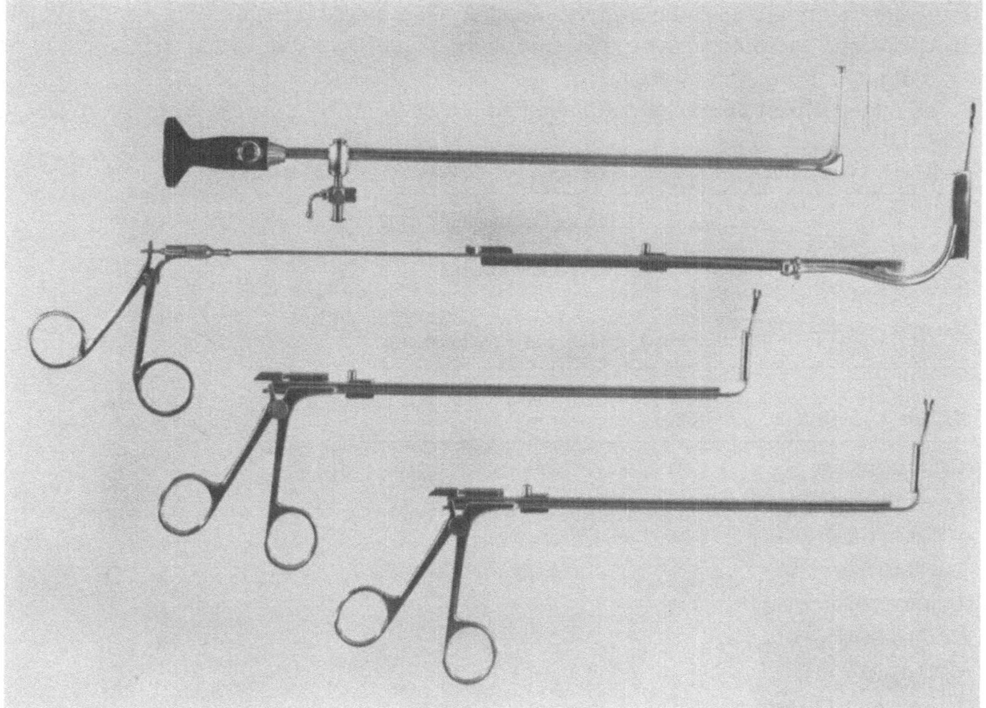

Abb. 1. Starres, rechtwinklig gebogenes Choledochoskop nach Berci

Ist die Optik gegen die Choledochuswand gerichtet, erhält man keine Übersicht, sondern sieht nur die rosarote Schleimhaut. Durch Drehen und Kippen des Instruments läßt sich der Choledochus übersichtlich einsehen.

Dabei wird unter leichtem Druck aus einer 25 cm^3-Spritze sterile körperwarme Kochsalzlösung als Spülflüssigkeit durch das Instrument zugeführt. Neben Gallengangveränderungen werden die Papille und ihre Funktion sorgfältig beobachtet. Liegt ein Stein vor, so wird dieser mit dem Steinlöffel oder Fogarty-Katheter entfernt. Eine Kontrollcholedochoskopie auf Steinfreiheit schließt sich an, wobei auch die proximale Hepatikus-Aufzweigung genau ausgeleuchtet werden muß. In gleicher Weise können auch Tumoren geortet und aus ihnen unter Sicht Gewebsproben entnommen werden.

Ergibt die Choledochoskopie keinen pathologischen Befund, wird die Inzisionsstelle primär mit atraumatischer Vicrylnaht verschlossen. Nach Steinentfernung legen wir ein T-Drain ein und führen durch dieses ein abschließendes Cholangiogramm durch.

Nach unseren Erfahrungen ist eine endoskopische Untersuchung absolut indiziert bei Steinen im Gallengang, Verschlußikterus und bei Wiederholungseingriffen. Der erweiterte Gallengang und der Verdacht auf Papillenstenose stellen eine relative Indikation dar (Tabelle 1).

In den letzten 5 Jahren führten wir bei 1107 Eingriffen an den Gallenwegen 313 mal (28,2 %) eine Choledochoskopie durch. In 147 Fällen (47 %) fanden sich Gallengangsteine. 130 mal (41,5 %) zeigte der erweiterte Gallengang keinen pathologischen Befund. Lediglich 2 mal (0,64 %) wurde ein Stein übersehen (Tabelle 2). Die Vorteile der endoskopischen Gallenganguntersuchung lassen sich wie folgt zusammenfassen:

1. Rasche und gefahrlose Handhabung
2. Gute Übersicht über die extrahepatischen Gallenwege einschließlich Papilla Vateri
3. Kontrolle auf Steinfreiheit. Die Quote der übersehenen Gallengangsteine konnte so auf unter 1 % gesenkt werden.
4. Die Möglichkeit der Gewebsentnahme unter Sicht.

Tabelle 1. Indikationen zur Choledochoskopie

Absolute	Steine im Gallengang
	Verschlußikterus
	Wiederholungseingriff
Relative	Erweiterte Gallengänge
	Verdacht auf Papillenstenose

Tabelle 2. Choledochoskopische Befunde (n = 313)

Gallengangsteine	147 (47,0 %)
Kein pathologischer Befund	130 (41,5 %)
Maligner Tumor	22 (7,0 %)
Papillenstenose	6 (1,9 %)
Langer Zystikusstumpf	4 (1,2 %)
Benigne Gallengangstenose	2 (0,6 %)
Gallenfistel	1 (0,3 %)
Zustand nach Choledochoduodenostomie	1 (0,3 %)

Transduodenale Papillotomie

H. Bittscheidt, F. Gerlach, R. Bohnsack und W. Kozuschek

Hinsichtlich des technischen Vorgehens bei der Papillotomie ist zunächst die Indikation zwischen operativ-chirurgischem und endoskopischem Vorgehen abzuwägen, und dies, so zeigt auch der Beitrag von Kautz et al. (1978), in Abhängigkeit von den jeweiligen Verhältnissen.

Folgt man einer Einteilung von Willenegger und Kaiser (1960), so kann die chirurgische, transduodenale Papillotomie als Papillenspaltung mit oder ohne Naht und ggf. mit Resektion eines Wandstücks durchgeführt werden. Am Anfang steht die Indikationsstellung, z. B. bei der intraoperativen Cholangiographie oder als Verfahren der Wahl und Rezidiveingriff nach einer Choledochoduodenostomie mit nunmehr geschrumpfter Anastomose und Cholangitis.

Erster wesentlicher Operationsschritt ist die ausgiebige Mobilisierung des Duodenum nach Kocher. Dies ist Prophylaxe vor späteren Schwierigkeiten. Eine Choledochoduodenostomie muß aufgelöst, eine Gallenblase mit oder ohne Steine entfernt werden. Dann bietet der Zystikusstumpf oder eine Choledochotomie Einlaß für eine Gallengangsonde oder einen Tiemann-Katheter, der im Regelfall ins Duodenum vorgeführt werden kann.

Aber auch ein inkarzeriertes Konkrement identifiziert die Papille. Man sucht sie oft zu hoch; nach Fritsch (1958) findet sie sich bei 72 % der Patienten nahe dem unteren Duodenalknie.

Wir eröffnen das Duodenum zwischen Haltefäden 1–2 cm in Längsrichtung und spreizen diese Inzision durch Langenbeck-Haken. Die umgebende Bauchhöhle ist durch Bauchtücher abgedeckt. Katheter oder Knopfsonde werden nunmehr vorsichtig durch die Papille zurückgezogen in engem Kontakt zu einer Rillensonde oder zu den Branchen einer Overholt-Klemme, die retrograd mit leichter Hand, nicht brüsk, durch die Papille in den distalen Choledochus vorgeführt wird.

Mit dem Skalpell, mit einer feinen Schere, ggf. einer Knopf- oder gewinkelten Gefäßschere, wird nun ein wenig lateral gewandt inzidiert, bis die Papille klafft, meist 10–15 mm weit, selten 18–2o mm. Eine keilförmige Exzision an der Papille ist nicht zwingend, es sei denn zu histologischer Untersuchung, natürlich beim Tumorverdacht. Die Durchgängigkeit der gespaltenen Papille wird mit einer leicht gespreizten Kornzange geprüft. Konkremente lassen sich mit Steinfaßzangen, durch Spülung oder auch mit einem feinlumigen Ballonkatheter entfernen.

Nur bei Blutungen sind adaptierende Nähte zwischen Duodenal- und Choledochusschleimhaut erforderlich und dies nur lateral, ggf. an der Spitze des Inzisionsdreiecks. Die Sondierung des Ductus Wirsungianus schützt nicht vor Läsion des Ganges durch medial gelegte Nähte.

Die duodenale Inzision wird quer verschlossen. Durch Zystikusstumpf oder Choledochotomie injizieren wir Methylenblau in den Choledochus und überzeugen uns von der Unversehrtheit des retroduodenalen Choledochus. Dann wird der Ductus cysticus ligiert bzw. eine Choledochotomie verschlossen. Nur bei schmallumigem Choledochus oder unsicheren Wandverhältnissen nach Auflösung einer Anastomose halten wir eine T-Drainage für erforderlich. Wir führen aber stets eine Drainage des rechten Oberbauchs nach lateral mit Paragummi, Silikon oder Penrose-Drains aus.

Die radiologische Kontrolle kann mit Luft oder Kontrastmittel den duodenobiliären Reflux nachweisen, läßt aber auch bei Betrachtung der Spätergebnisse keine Korrelation zwischen Reflux und Cholangitisquote zu.

Die endoskopische Papillotomie

G. Kautz, E. Strunk und H. Kohaus

Die Methode der endoskopischen Papillotomie (EPT) wurde 1973 entwickelt. Mechanische Hindernisse des Galleabflusses, insbesondere Gallengangsteine und die Papillenstenose, die sonst einen chirurgischen Eingriff erfordern, können seither auf endoskopischem Wege beseitigt werden. Vor allem der von Demling et al. (1974) eingeleiteten engen Zusammenarbeit von endoskopierenden Internisten und Chirurgen in der Bundesrepublik ist es zu verdanken, daß sich die endoskopische Papillotomie so schnell durchsetzen konnte. Eindrucksvoll zeigen dies Sammelstatistiken, die bis Mai 1978 über mehr als 2000 endoskopische Papillotomien in der Bundesrepublik, dagegen weltweit nur über etwas mehr als 3.600, berichten. Für die Behandlung des Verschlußikterus bei Gallengangsteinen und den Zustand nach der Cholezystektomie kann die endoskopische Papillotomie heute in der Hand des erfahrenen Endoskopikers als Methode der Wahl gelten.

Instrumentarium und Technik

Voraussetzung für eine sichere und erfolgreiche endoskopische Papillotomie ist neben der Erfahrung des Endoskopikers eine adäquate Ausstattung mit Geräten und Instrumentarium. Dazu gehört ein Röntgengerät der neueren Generation mit einer Bildverstärkereinrichtung mit hohem Auflösungsvermögen. Als Endoskop benutzen wir das Fiberduodenoskop JF-B-3 der Firma Olympus, als Schneidsonde bzw. Papillotom dient ein mit einem Stahldraht versehener Teflonkatheter, der im gespannten Zustand in Verbindung mit einem Hochfrequenzdiathermiegerät als Energiequelle wie ein elektrochirurgisches Messer wirkt. Das von uns verwendete Papillotom (Abb. 1a) enthält in seiner Spitze ein Metallteilchen, das die Röntgenkontrolle der richtigen Lage des Papillotoms im Ductus choledochus erleichtert. Choledochussteine, die nach der Papillotomie nicht spontan abgehen, können mit einem modifizierten Dormia-Körbchen (Abb. 1a) extrahiert werden.

Nach Prämedikation mit 50–100 mg Dolantin und 0,5 mg Atropin wird das Duodenoskop bei Linksseitenlage des Patienten eingeführt und bis in das Duodenum vorgeschoben. Anschließend dreht sich der Patient in Bauchlage; unter bis zu 90° Rechtsdrehung und gleichzeitigem Zurückziehen des Duodenoskops wird die Papilla Vateri zwangsläufig sichtbar. Im Anschluß an die selektive Cholangiographie des Ductus choledochus mit einem Diagnostikkatheter erfolgt die eigentliche Papillotomie und Steinextraktion, wie sie in Abb. 1b–d schematisch dargestellt sind. Wichtigste Voraussetzung für die Papillotomie ist die eindeutige Lage des Papillotoms im Ductus choledochus, die unter Röntgenkontrolle überprüft werden kann. Der Schnitt wird nach kranial und bei Aufsicht auf die Papille nach 10–11 Uhr geführt. Die durchschnittliche Länge des Schnitts beträgt 15 mm, jedoch in der Regel nicht mehr als der Durchmesser des präpapillären Ductus choledochus.

Für das Aufsuchen der Papille werden 1–2 min und für die Papillotomie und Steinextraktion durchschnittlich 30 min benötigt. Mit der Dauer des Eingriffs wird die Papillo-

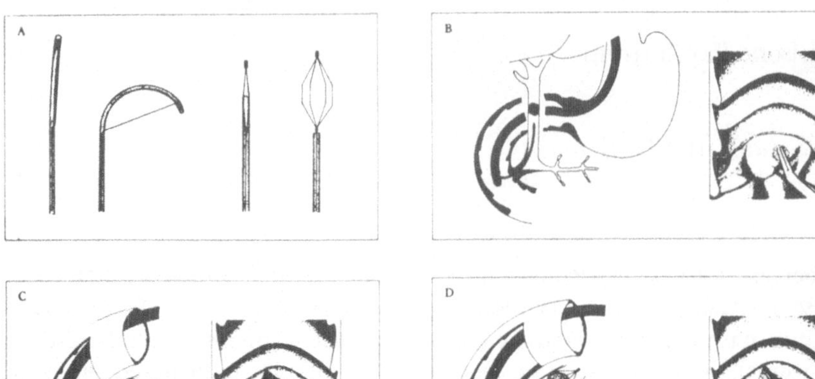

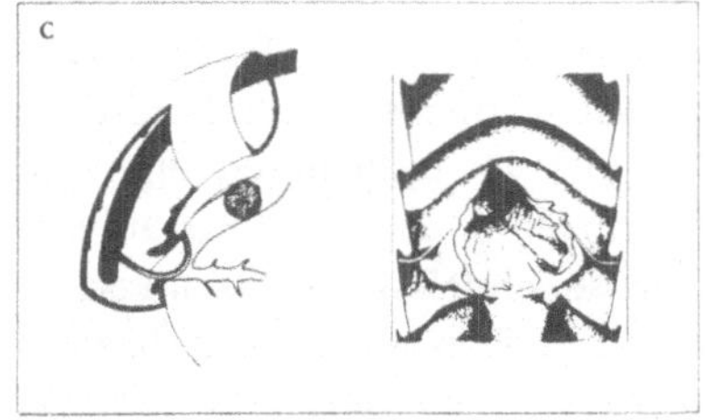

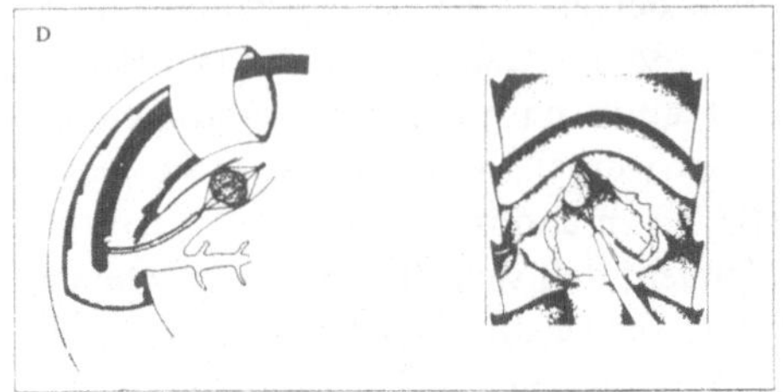

Abb. 1a–d. Schematische Darstellung des Instrumentariums und der Technik der endoskopischen Papillotomie mit Steinentfernung. **a** Papillotom und modifiziertes Dormia-Körbchen; **b** Papillotom im Ductus choledochus und richtige Schnittrichtung bei sichtbarem Papillotomdraht in der Papille; **c** Zustand nach Papillotomie mit klaffenden Papillenschnitträndern; **d** Extraktion eines Choledochussteins durch die Papillotomieöffnung

tomie schwieriger, da infolge Luftinsufflation und mechanischer Irritation des Duodenums eine zunehmend nicht beeinflußbare Peristaltik des Duodenums einsetzt. Ist der Eingriff nach einer Stunde nicht erfolgreich beendet, so sollte er am folgenden Tag wiederholt werden. In seltenen schwierigen Fällen kann zunächst nur ein Vorschnitt mit einem speziellen Papillotom durchgeführt werden. In der Regel gelingt dann nach ca. 1 Woche die vollständige Papillotomie.

Die endoskopische Papillotomie einschließlich Röntgendiagnostik kann von einem Untersucher unter Assistenz einer Endoskopieschwester durchgeführt werden.

Indikationen und Kontraindikationen

Die Indikation zur endoskopischen Papillotomie (Tabelle 1) ist bei allen Gallenwegerkrankungen gegeben, bei denen der Galleabfluß durch Gallengangsteine oder durch eine Papillenstenose behindert ist. Die Choledocholithiasis (Abb. 2a, b) stellt mit durchschnittlich 85 % aller Papillotomien die häufigste Indikation dar. Dabei handelt es sich in 70–80 % um cholezystektomierte Patienten und in 20–30 % um Risikopatienten mit und ohne Steine in der Gallenblase. Für Risikopatienten und Patienten mit übersehenen Gallengangsteinen nach unmittelbar vorausgegangener Cholezystektomie kann die endoskopische Papillotomie als Methode der Wahl angesehen werden. Da Spätergebnisse der chirurgischen Papillotomie gezeigt haben, daß Spätkomplikationen in Form einer aszendierenden Cholangitis oder einer Pankreatitis sehr selten sind, kann unseres Erachtens die endoskopische Papillotomie auch bei Patienten unter 50 Jahren vertreten werden, zumindest jedoch bei adipösen Patienten und bei Patienten, die bereits mehr als einen abdominalchirurgischen Eingriff hatten.

Tabelle 1. Indikationen der endoskopischen Papillotomie

1. Choledocholithiasis
   a) bei Zustand nach Cholezystektomie (verbliebene oder neugebildete Steine)
   b) bei Risikopatienten mit und ohne Steine in der Gallenblase
2. Papillenstenose
3. Papillentumor (Karzinom, Adenom) präoperativ und palliativ
4. Seltene Indikationen (Fremdkörper im Ductus choledochus, Pankreasgangsteine)

Die zweithäufigste Indikation stellt mit 4,8–20 %, im Mittel bis 13 %, die benigne Papillenstenose dar. Ohne die Möglichkeit der endoskopischen Manometrie in den Gallenwegen wird die benigne Papillenstenose oft als schwer abgrenzbares Krankheitsbild betrachtet und erscheint daher weniger häufig als Indikation für eine endoskopische Papillotomie. Untersuchungen bei Patienten mit Papillenstenose vor und nach Papillotomie haben jedoch ergeben, daß Patienten mit den herkömmlichen Zeichen der Papillenstenose (in der Anamnese Oberbauchbeschwerden vom biliären Typ, Erhöhung der sog. Cholostaseenzyme, Erweiterung auch der intrahepatischen Gallenwege, fehlendes Papillenspiel mit kegelförmiger Einengung des präpapillären Choledochusanteils und verzögertem Kontrastmittelabfluß aus dem Ductus choledochus) stets auch eine pathologische Druckerhöhung im Ductus choledochus aufwiesen. Wir führten daher bei Vorliegen der o.g. Kriterien der Papillenstenose die endoskopische Papillotomie mit gutem Erfolg durch.

Mit durchschnittlich 1,5 % der Fälle ist die endoskopische Papillotomie bei Papillentumoren als präoperative und bei wenigen nicht-operablen Patienten als palliative Maßnahme zur Beseitigung des Ikterus indiziert.

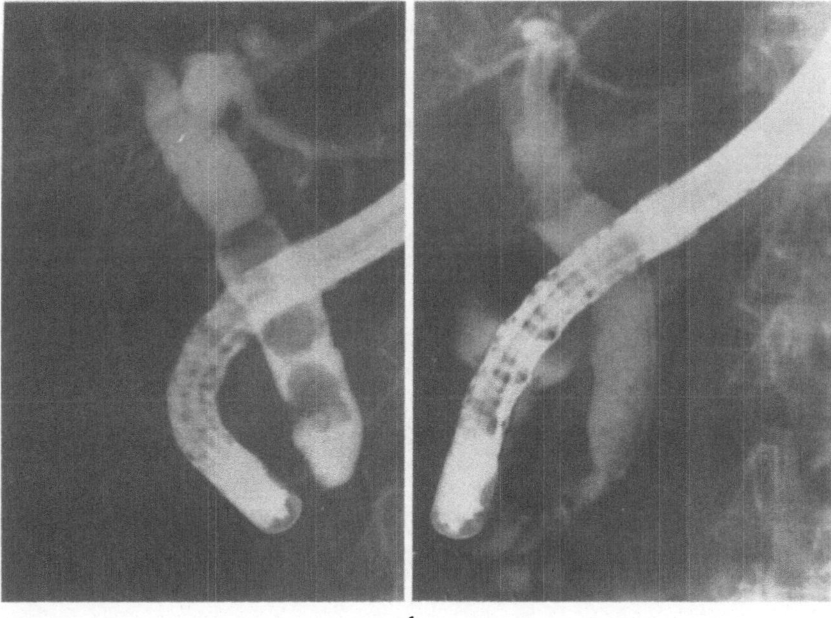

Abb. 2a, b. Choledocholithiasis. Multiple Steine im Ductus choledochus **a** vor und **b** nach endoskopischer Papillotomie mit Steinabgang

Fremdkörper im Ductus choledochus – wie Parasiten oder T-Drain-Fragmente – sowie Pankreasgangsteine stellen seltene Indikationen dar.

Eine wesentliche Voraussetzung für die erfolgreiche endoskopische Papillotomie ist die Einhaltung der Kontraindikationen (Tabelle 2).

Eine absolute Kontraindikation ist die lange, röhrenförmige Stenose des distalen Ductus choledochus (Abb. 3a, b, c), die vorwiegend bei der chronisch-rezidivierenden Pankreatitis vorkommt. Sie kann ohne Perforationsgefahr nicht beseitigt werden. Kontraindikationen liegen ebenfalls bei einer Stenose der proximalen Gallenwege (Abb. 3d) und bei nicht-ausgleichbaren Gerinnungsstörungen vor. Bisher galt auch jede Form der akuten Pankreatitis als absolute Kontraindikation der endoskopischen Papillotomie. Neuerdings wurde jedoch berichtet, daß die akute Pankreatitis biliärer Genese erfolgreich mit der endoskopischen Papillotomie behandelt werden kann. Die biliäre Ursache der akuten Pankreatitis sollte jedoch durch Verfahren wie die Ausscheidungscholangiographie oder die perkutane transhepatische Cholangiographie gesichert sein. Ist dies nicht möglich, so muß bei der der Papillotomie vorausgehenden retrograden Cholangiographie absolut sicher sein, daß kein Kontrastmittel in den Pankreasgang gelangt.

Aufgrund eigener Untersuchungen betrachten wir große Steine mit einem Durchmesser von mehr als 15 mm nur als relative Kontraindikation. Selbst bei den Fällen, bei denen die mögliche Länge der Papillotomie nicht für den Steinabgang ausreicht, kann die

Tabelle 2. Kontraindikationen der endoskopischen Papillotomie

Absolute	Lange röhrenförmige Stenose des distalen Ductus choledochus Stenose der proximalen Gallenwege Nicht ausgleichbare Gerinnungsstörung
Relative	Akute Pankreatitis Große Steine (mögliche Länge der Papillotomie nicht ausreichend für den Steinabgang)

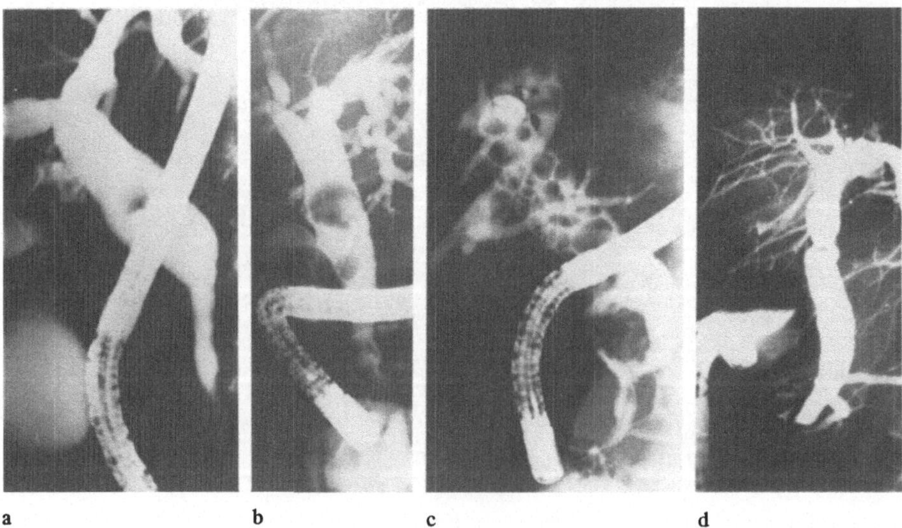

a **b** **c** **d**

Abb. 3a–d. Kontraindikationen der endoskopischen Papillotomie. **a**, **b**, c Lange röhrenförmige Stenosen und **d** Stenose der proximalen Gallenwege

große Mehrzahl der Steine, die meistens eine erdige Konsistenz haben, besonders bei höckriger Oberfläche, mit dem Dormia-Korb zerkleinert bzw. zertrümmert und dann extrahiert werden. Der Versuch der endoskopischen Papillotomie und Steinextraktion bei Risikopatienten mit großen Steinen ist immer indiziert. Für die ganz seltenen Fälle, bei denen der Stein mit dem Dormia-Korb nicht zerkleinert werden kann, bietet sich neuerdings die elektrohydraulische Lithotripsie an.

Keine Kontraindikation liegt bei der Cholangitis, der chronisch-rezidivierenden Pankreatitis, dem juxtapapillären Duodenaldivertikel und dem Zustand nach Billroth-II-Magenresektion vor.

Komplikationen

Als Komplikationen der endoskopischen Papillotomie treten am häufigsten die Blutung und die Cholangitis mit und ohne Steineinklemmung auf, gefolgt von der Pankreatitis und der retroperitonealen Perforation. Das abgebrochene Dormia-Körbchen stellt eine seltene Komplikation dar. Die Cholangitis mit Steineinklemmung und die retroperitoneale Perforation nehmen einen besonders schweren Verlauf. Die Gesamtkomplikationsrate liegt zwischen 7,2 und 9 %, im Durchschnitt bei 7 %. Die Letalität wird in Einzelstatistiken mit 0,6–2 %, und in einer weltweiten Sammelstatistik mit 1,4 % angegeben.

Eigene Erfahrungen und Bewertung der Methode

In der Endoskopieabteilung der Chirurgischen Universitätsklinik Münster wurden von Juli 1974 bis Januar 1979 343 endoskopische Papillotomien durchgeführt. Hier seien nur die eigenen Erfahrungen von 100 aufeinanderfolgenden, erfolgreichen endoskopischen Papillotomien in der Zeit von Januar 1978 bis Januar 1979 wiedergegeben (Tabelle 3). In diesem Zeitraum gelang bei einem Patienten die Papillotomie wegen technischer Mängel, bei einem anderen wegen Lage der Papille im Duodenaldivertikel sowie bei einem weiteren Patienten mit Zustand nach Billroth-II-Magenresektion und Braun-Fußpunktanastomose nicht. Die Erfolgsquote betrug somit 97 %. Die Patienten hatten ein Durchschnitts-

Tabelle 3. Indikationen der endoskopischen Papillotomie (bei 100 aufeinanderfolgenden Patienten vom 1.1.1978 bis 31.1.1979). Erfolgsquote 97 %

Diagnose	Zahl der Fälle	
Choledocholithiasis	72	
Bei Zustand nach Cholezystektomie		50
Bei Cholelithiasis		21
Bei intakter Gallenblase ohne Steine		1
Papillenstenose	23	
Papillentumor (Karzinom, Adenom)	4	
Andere Indikationen (Leberegel)	1	
Insgesamt	100	

alter von 65 Jahren, 70 % waren älter als 60 Jahre. Ein juxtapapilläres Duodenaldivertikel fand sich bei 7 Patienten.

Bei 72 Patienten lag eine Choledocholithiasis vor. Von diesen Patienten wurden 68 (94,4 %) steinfrei, davon 41 (56,9 %) durch Steinextraktion (Abb. 4a–c) und 27 (37,5 %) durch spontanen Steinabgang nach der Papillotomie. Reststeine verblieben bei 4 (5,6 %) Patienten. Der größte Stein, der bei einem 92jährigen Patienten nach der Papillotomie entfernt werden konnte, hatte einen Durchmesser von 25 mm und eine Länge von 55 mm. Von den 21 Patienten mit gleichzeitiger Cholelithiasis mußte ein Patient ein halbes Jahr nach der Steinextraktion wegen einer Cholezystitis operiert werden. Das Durchschnittsalter dieser Patienten betrug 77 Jahre.

Die Papillenstenose war bei 23 Patienten die zweithäufigste Indikation zur endoskopischen Papillotomie. Aufgrund einer Umfrage waren 21 der Patienten ein halbes Jahr bis ein Jahr nach der Papillotomie beschwerdefrei oder hatten kaum noch Beschwerden, lediglich bei zwei Patienten war keine Besserung eingetreten. Wegen eines Papillentumors (3 Karzinome, 1 Adenom) wurde die Papillotomie zur präoperativen Beseitigung des Ikterus und bei einem Patienten als Palliativmaßnahme durchgeführt. Bei einer Türkin konnte nach der Papillotomie ein Leberegel aus dem Ductus choledochus entfernt werden.

Als Komplikationen traten bei den 100 Patienten 3 Blutungen und 3 Pankreatitiden auf, die 3 operative Eingriffe zur Folge hatten. Eine Patientin mit Pankreatitis verstarb. Dabei handelt es sich um eine 74jährige Patientin, die wegen einer akuten biliären Pankreatitis in erheblich reduziertem Allgemeinzustand von einem auswärtigen Krankenhaus zu uns verlegt worden war. Die selektive retrograde Cholangiographie ergab 4

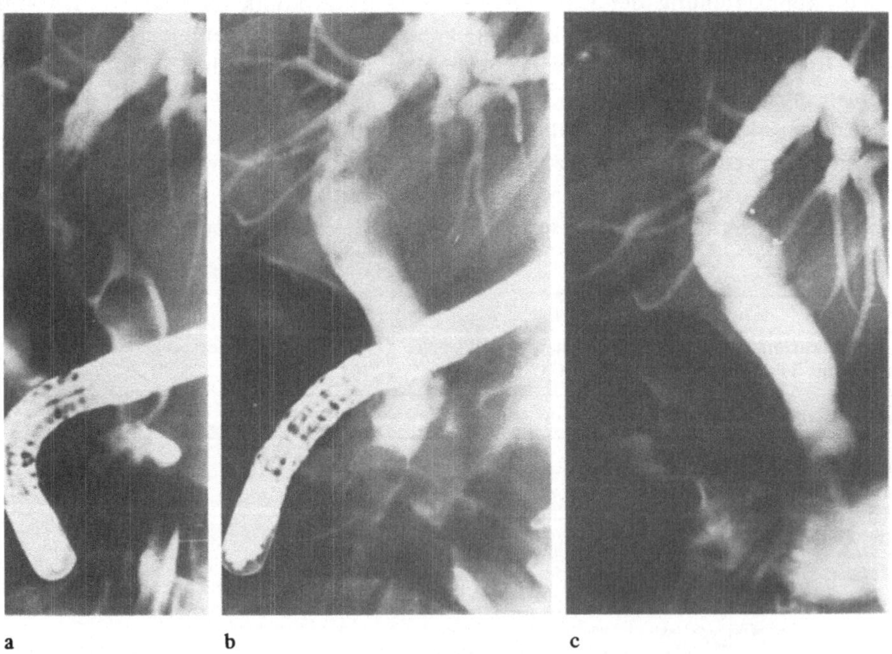

a b c

Abb. 4a–c. a Multiple Steine im Ductus choledochus und b, c vollständige Steinextraktion nach Papillotomie

Konkremente im Ductus choledochus, die nach der endoskopischen Papillotomie komplikationslos entfernt werden konnten. Der Zustand der Patientin besserte sich zunächst. 10 Tage nach der Papillotomie trat jedoch eine erhebliche Verschlechterung ein und bei der anschließenden Laparotomie fand sich eine nekrotisierende Pankreatitis mit Pseudozystenbildung. 4 Wochen nach dem Eingriff verstarb die Patientin. Im Gegensatz zu dieser Patientin klang bei 2 weiteren Patienten eine akute biliäre Pankreatitis nach der endoskopischen Papillotomie ab.

Die Komplikation der Cholangitis mit septischem Verlauf trat nicht auf. Dies führen wir auf die konsequente Steinentfernung nach der Papillotomie zurück.

Bei der Bewertung der endoskopischen Papillotomie als therapeutische Methode muß zunächst berücksichtigt werden, daß Spätergebnisse dieser Methode noch nicht vorliegen. Hier sei jedoch auf die bekannt guten Spätergebnisse der chirurgischen Papillotomie hingewiesen.

Stellt man Vor- und Nachteile der chirurgischen und endoskopischen Papillotomie gegenüber (Tabelle 4), so ergeben sich für die Risikopatienten im Hinblick auf die postoperativen Komplikationen und auf die Letalität, die für den chirurgischen Eingriff im Mittel mit 15 bzw. 4,2 % angegeben werden, eindeutige Vorteile für die endoskopische Papillotomie. Auch die niedrigen Kosten der endoskopischen Papillotomie, die durch den kurzen Krankenhausaufenthalt des Patienten und geringen Personalaufwand bedingt sind, sollen hier erwähnt sein.

Der Erfolg der endoskopischen Papillotomie kann jedoch nur dauerhaft bleiben, wenn die Methode, vor allem wegen ihrer häufig akut auftretenden und gefährlich verlaufenden Komplikationen, auf gut ausgestattete gastroenterologische Zentren mit entsprechend leistungsfähiger Chirurgie beschränkt bleibt.

Tabelle 4. Vor- und Nachteile der endoskopischen und chirurgischen Papillotomie

Endoskopie		Chirurgie
Gering	Belastung für den Patienten	Größer
Gering	Operative Möglichkeiten	Groß
Unter 5 %	Technische Probleme	Fast niemals
Unmöglich	Nebeneingriffe	Möglich
Sicher	Operationserfolg	Sicher
Klein	Operationsrisiko	Größer
ca. 7 %	Postoperative Komplikationen	ca. 15 %
ca. 1,5 %	Letalität	ca. 4,2 %
Nicht erhöht	Risiko für alte Patienten	Stark erhöht
Gering	Kosten	Größer
2–3 Tage	Krankenhausaufenthalt	8–14 Tage
Gering	Personalaufwand	Groß

Zur konservativen Behandlung des Residualsteines im Choledochus

F. Franke, C. Gebhardt und E. Mühe

Nach Gallenwegseingriffen bleiben in 0,5–4 % Residualsteine im Choledochus zurück.

Als Therapiemöglichkeit stehen uns die endoskopisch-retrograde Schlingenextraktion sowie die Steinentfernung über den Bindegewebskanal der gezogenen T-Drainage zur Verfügung. Beide Methoden sind aus anatomisch-technischen Gründen nicht immer durchführbar.

Bei noch liegender T-Drainage scheint das einfachste Vorgehen der Residualsteinbeseitigung dessen Auflösung zu sein: Verständlicherweise lassen sich in vivo nur cholesterinhaltige Konkremente lösen. Bei gemischten Steinen mit hohem Cholesterinanteil, das sind bei uns ca. 75 % aller Gallensteine, sowie bei reinen Cholesterinsteinen, etwa 10 %, ist der Lösungsvorgang erfolgversprechend. Das wasserunlösliche Cholesterinmolekül wird vom lipo- und hydrophilen Gallensäuremolekül in mizellarer Form in Lösung gebracht (Abb. 1). Bei Überangebot von Gallensäuren (Cholat) kommt es zur Cholesterinlösung aus Gallensteinen und somit zur Steinverkleinerung. Bei In-vitro-Versuchen finden sich zeit- und konzentrationsabhängige Gewichtsverminderungen vorgegebener Cholesterinsteine bei verschiedenartigen Detergentien (Abb. 2).

Wir verwenden Natriumcholat, in physiologischer Konzentration von 100 m Mol zur Residualsteinlösung. Gut cholesterinlösliche Substanzen wie Äther und Chloroform sind wegen lokaler Toxizität obsolet. Mono-Oktanoin (Capmul 8210) mit besserer Cholesterinlöslichkeit steht noch in klinischer Erprobung.

Nicht lösbare Kalksalze im Kern oder homogen verteilt müssen den Lösungsvorgang nicht beeinträchtigen. Eine feste Kalkschale bedeutet hingegen ein überwindliches Lösungshindernis. Zu beachten ist, daß Kalziumbeimengungen über 8–10 mg, bzw. 10 % des Gesamtgewichts, erst röntgenologisch erfaßt werden können. Die Verteilung und Menge der Kalksalze im Gallenstein läßt sich am besten durch selektive Röntgenuntersuchung entnommener Choledochussteine feststellen.

Zur Lösung bzw. Verhinderung von Inkrustationen zwischen Konkrementen und Gallengang fügen wir 4 x 5000 i.E. Heparin als lokal wirksame, fibrinlösende und gerinnungshemmende Substanz der Spülflüssigkeit bei (Tabelle 1).

Lokal auf das Sphinkterorgan wirkende Spasmolytika, wie z. B. Hymecromon, erleichtern den Durchtritt des verkleinerten Konkrements.

Ergebnisse

Nach oben genannter Technik konnte in den letzten 2 Jahren bei 6 Patienten nach 8–21 Tagen ein spontaner Steinabgang, möglicherweise auch ein Steinzerfall, erreicht werden (Abb. 3). Nebenwirkungen hoher Gallensalzkonzentration waren mit Cholestyramin (Quantalan) zu kupieren (Tabelle 2).

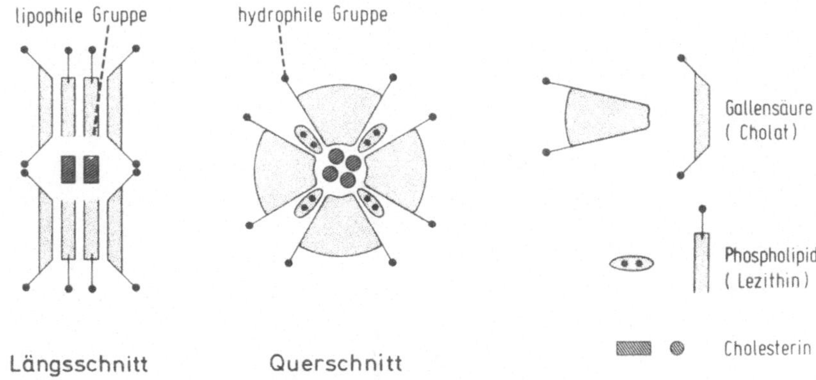

Abb. 1. Schema einer gemischten Mizelle zur Cholesterinlösung

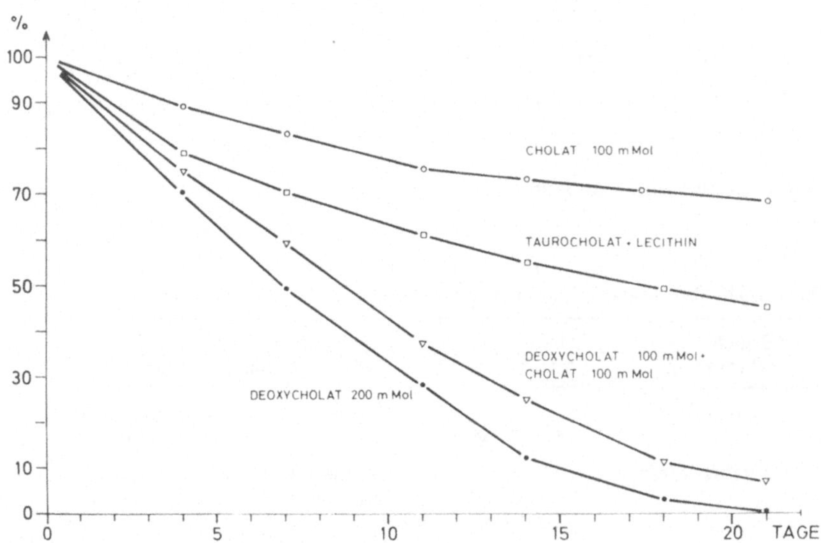

Abb. 2. Gewichtsabnahme von Cholesterin-Gallensteinen in Gallensalzlösungen

Tabelle 1. Vorgehen beim Residualstein nach Choledochusrevision

1.	Chemische Steinanalyse: Cholesterinanteil
2.	Röntgenologische Steinuntersuchung: Kalziumbeimengung
3.	Cholat-Spülbehandlung: Konkrementverkleinerung (-zerfall)
4.	Heparin-Zusatz: Verhinderung von Inkrustationen
5.	Spasmolytikum-Zusatz: Erschlaffen des Sphinkter Oddi

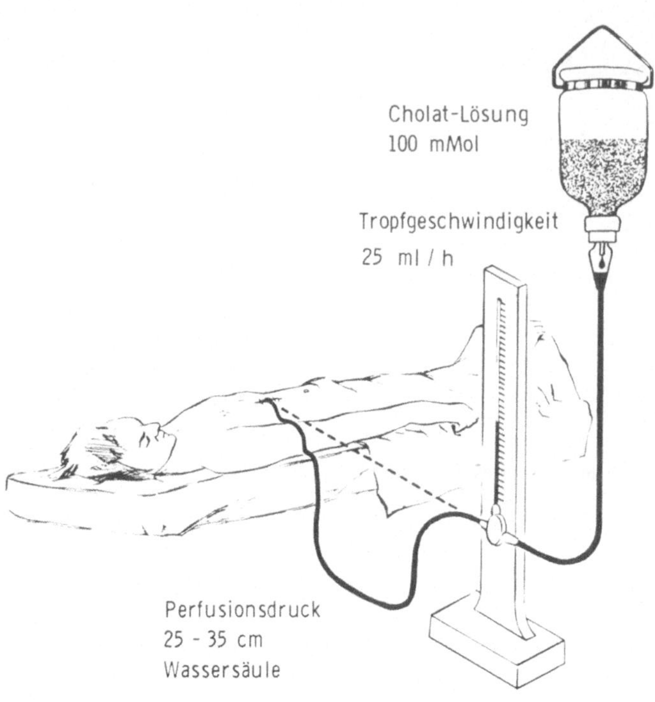

Abb. 3. Die Gallengangperfusion mit Cholatlösung

Tabelle 2. Die Cholat-Spülbehandlung des Residualsteines (Ch-M Cholesterin-Mischstein)

Patient	Alter	Begleit- erkrankung	Stein: Anzahl – Art	Spülbehandlungen: Nebenwirkung	Ergebnis
M.M. ♀	76	Diabetes	1 75 % Ch-M	Keine	Erfolgreich 10. Tag
H.V. ♂	77	Zerebralsklerose	1 90 % Ch-M Kalk-Kern	Temporäre Magenatonie	Erfolgreich 10. Tag
H.A. ♂	53	Herzinfarkt	2 70 % Ch-M homog. Kalk	Keine	Erfolgreich 14. Tag
K.H. ♂	69	Zustand nach B II-Operation	1 90 % Ch-M	Keine	Erfolgreich 10. Tag
A.B. ♂	16	Gallensekre- tionsstörung	Ch-Steine	Persistierende Bilirubinämie	Erfolgreich 21. Tag
A.O. ♂	74	Pankreatitis Duodenal- Divertikel	1 >70 % Ch-M	Kolik- -Schmerzen	Erfolgreich 8. Tag

Taktisches und technisches Vorgehen bei Wiederholungseingriffen

E. Strunk

Die Frequenz der Operationen an den Gallenwegen hat nach dem 2. Weltkrieg kontinuierlich zugenommen. Etwa parallel steigt die Zahl der notwendigen Rezidiveingriffe, da etwa 7 % aller Patienten nach Cholezystektomie eines Korrektureingriffs bedürfen. Jeder 14. Patient ist nach dem Ersteingriff nicht von seinem Leiden geheilt, sondern es bleiben behandlungsbedürftige Veränderungen an den Gallenwegen.

Die Indikationen für Reoperationen stellen sich wie folgt:

1. die Choledocholithiasis,
2. die Papillenstenose,
3. biliodigestive Anastomosen,
4. der lange Zystikusstumpf,
5. Gallengangskarzinome,
6. iatrogene Schädigungen.

Die ersten beiden Punkte dieser Aufzählung übernehmen inzwischen die Endoskopiker, die neben der Diagnostik auch gleichzeitig die Therapie durchführen. Unseres Erachtens ist ohne eine gut funktionierende Endoskopie überhaupt keine exakte Gallenwegchirurgie mehr zu betreiben, da wir in der Rezidivchirurgie auf direkte cholangiographische Untersuchungen angewiesen sind. Dem Endoskopiker überlassen wir neidlos die Papillotomie sowie die Extraktion von Choledochuskonkrementen (Abb. 1), zumal die Vorteile des endoskopischen Vorgehens gegenüber dem chirurgisch-operativen nicht zu übersehen sind (s. Beitrag Kautz et al. „Die endoskopische Papillotomie"). Den Chirurgen bleiben die wesentlich schwieriger zu korrigierenden Punkte 3–6 der Indikationsliste, nämlich die Veränderungen nach biliodigestiver Anastomose, der lange Zystikusstumpf, das Gallengangskarzinom sowie last not least die iatrogenen Schädigungen.

Bei den biliodigestiven Anastomosen sind in erster Linie zwei Veränderungen zu erwähnen, die einer Korrektur bedürfen:

1. Das Blindsacksyndrom (Abb. 2) nach Choledochoduodenostomie. Durch Nahrungsreste (wie z. B. Apfelschalen etc.) im distalen Gangabschnitt wird eine chronische, aszendierende Cholangitis unterhalten. 2 von 32 Patienten aus unserem Krankengut sind an einer hierdurch ausgelösten, nicht zu beherrschenden Sepsis bei Leberabszessen gestorben. Wir lösen diese Anastomosen auf, führen meistens durch die ohnehin vorhandene Duodenalöffnung eine transduodenale Papillotomie durch und schienen den Gallengang in etwa 2/3 der Fälle mit einer T-Drainage, bevor dieser mit Einzelknopfnähten verschlossen wird.

Die Choledochoduodenostomie führen wir nur bei nicht-reparabler, maligner peripherer Abflußbehinderung durch.

2. Eine andere korrekturbedürftige Veränderung biliodigestiver Anastomosen stellt die Schrumpfung derselben dar. Alle anderen Anastomosen müssen primär weit genug angelegt werden, da sie um ca. 50 % ihres Durchmessers schrumpfen. Dies ist besonders schwierig bei normal weitem Gangsystem. Wir haben 16 Patienten mit einer geschrumpften Hepatiko-jejunostomie nachoperiert und mußten in der Regel eine neue, höherge-

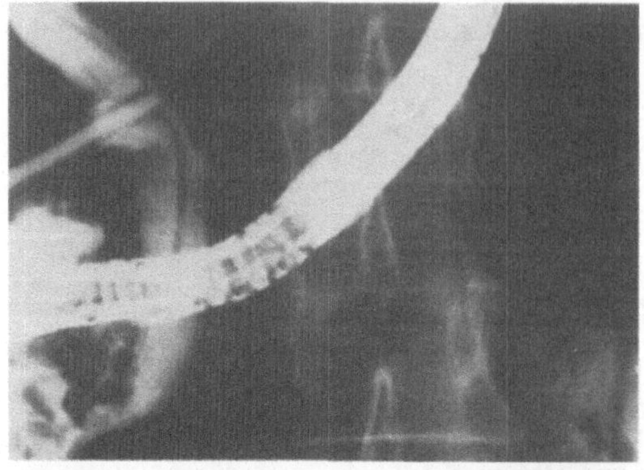

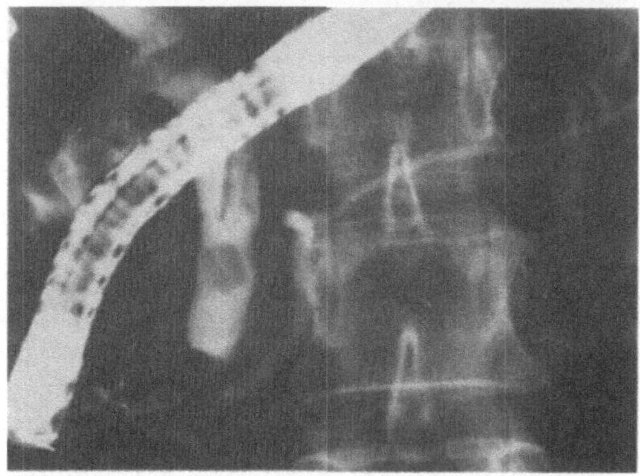

Abb. 1. Endoskopische Entfernung eines zurückgelassenen Choledochuskonkrements. *Unten:* Konkrement deutlich zu erkennen, wird mit dem Dormia-Korb erfaßt. *Oben:* Gallengang steinfrei bei noch liegender T-Drainage

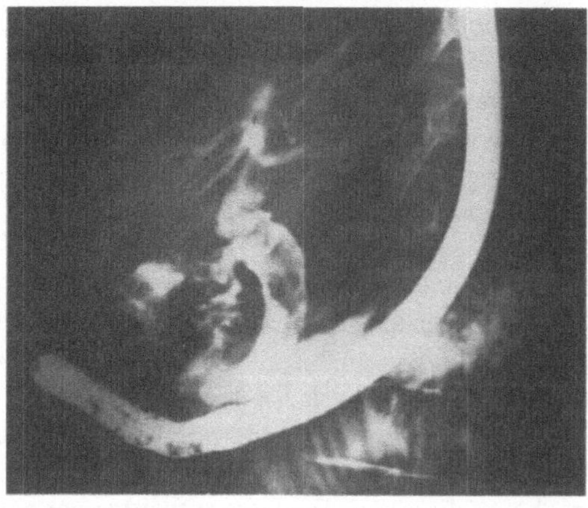

Abb. 2. „Blindsacksyndrom" Fremdkörper im Ductus choledochus zwischen Choledochoduodenostomie und Papille

legene Anastomose anbringen, was beim Zweiteingriff häufig wegen der inzwischen eingetretenen Dilatation der zentralen Gallenwege leichter durchzuführen ist. Zur Anastomose wurde jeweils eine ausgeschaltete Jejunumschlinge verwendet. Hieraus resultiert per se eine geringere Schrumpfungsneigung, weil die refluxbedingte Irritation der Anastomosenregion ausgeschaltet ist.

Die Indikation zur Nachresektion des zu lang verbliebenen Zystikusstumpfes ist unseres Erachtens nur gegeben, wenn Konkremente vorhanden sind oder wenn bei Ausschluß aller extrabiliären Möglichkeiten heftigste Symptome bestehen.

Relativ selten kommen Gallengangs- oder Papillenkarzinome zur Nachoperation. Die reinen Gangtumoren sind in der Regel bei Diagnosestellung inoperabel und müssen palliativ versorgt werden. Wir bevorzugen die Latex-T-Drainage, die bei peripher gelegenen Tumoren transpapillär verlegt wird. Damit haben wir sehr gute Ergebnisse erzielt, was die Verbesserung der Lebensumstände betrifft. Wir haben Überlebenszeiten bis zu 30 Monaten beobachtet, allerdings muß das Drain in dieser Zeit sehr gut gepflegt werden.

Bei den peripheren Gallengangs- oder Papillenkarzinomen führen wir nach sorgfältiger Prüfung der Operabilität, also der lokalen Tumorausbreitung und der Metastasierung, eine Pankreoduodenektomie nach Whipple durch.

Bei den iatrogenen Gallenwegverletzungen werden einfache Unterbindungen oder Umstechungen gelöst. Wir setzen in diesen Fällen trotzdem eine T-Drainage zur inneren Schienung des geschädigten Schleimhautabschnitts ein, um der Schrumpfungstendenz entgegenzuwirken. Kurzstreckige Stenosen (Abb. 3) können entweder durch einen plastischen Eingriff erweitert (Abb. 4) oder reseziert werden mit einer End-zu-End Anastomose. Genauso werden kurzstreckige Defekte versorgt.

Schwieriger sind die Verhältnisse bei langstreckigen Defekten (Abb. 5). Während der proximale Stumpf in der Regel wegen des Gallenaustritts leicht zu identifizieren ist, bereitet das Auffinden des peripheren Endes in dem entzündeten Gewebe erhebliche Schwierigkeiten. Selbst wenn das Ende aufgefunden wird, ist eine Anastomosierung häufig nicht möglich, da der Gang nur in sehr begrenztem Umfang mobilisiert werden kann. Es bleibt die Hepatikojejunostomie. Hierzu wurden, da der proximale Gangabschnitt in der Regel nicht dilatiert ist, zahlreiche plastische Anastomosierungsmethoden angegeben, wie z. B. die Zipfelplastik nach Götze-Gütgemann.

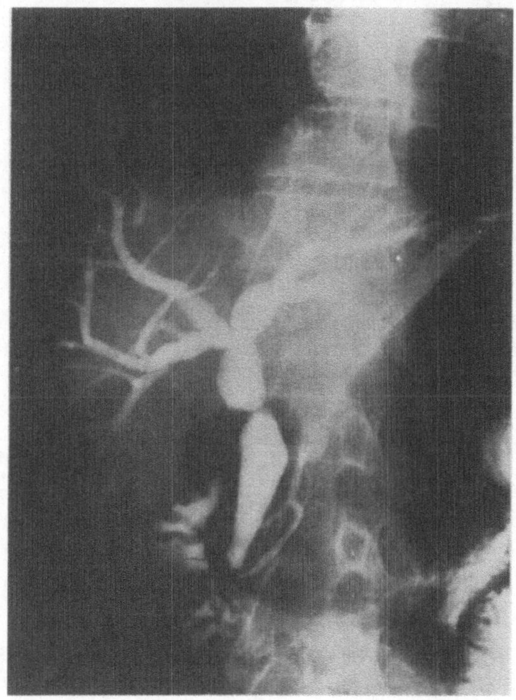

Abb. 3. Kurzstreckige Choledochusstenose bei zu tiefer Unterbindung des Ductus cysticus

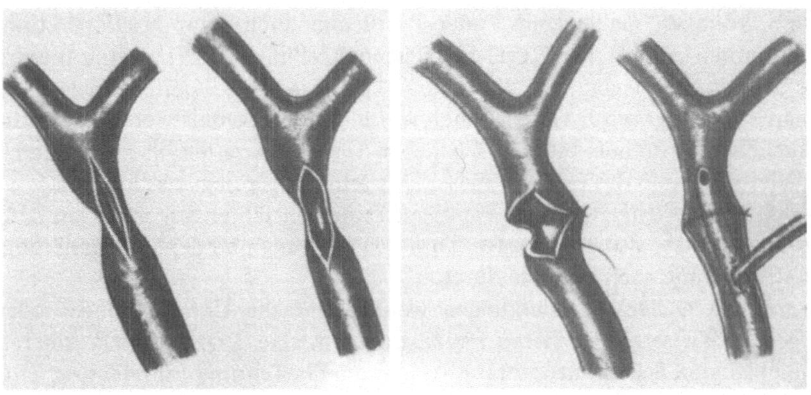

Abb. 4. Plastische Rekonstruktion einer kurzstreckigen Choledochusstenose

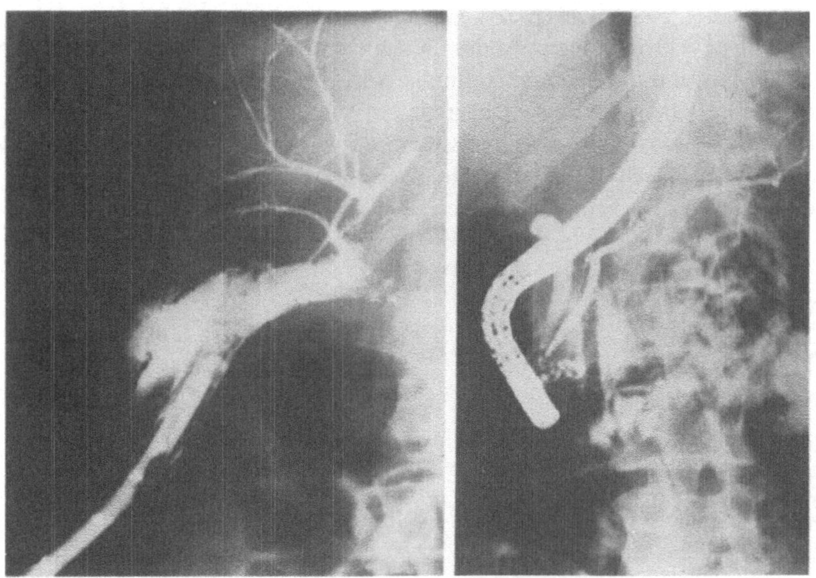

Abb. 5. Langstreckiger Choledochusdefekt bei Zustand nach partieller Resektion der extrahepatischen Gallenwege. *Links:* Anfärbung der zentralen Gallenwege über ein noch liegendes Bauchdrain. *Rechts:* ERCP. Komplette Unterbindung des Ductus choledochus im extrapankreatischen Abschnitt

Eine Methode muß allerdings noch aufgezeigt werden, da sie sich in neuerer Zeit mehr und mehr durchsetzt, nämlich die Mukosa-Zylinder-Plastik nach Rodney Smith, die vor allem bei hohen Hepatikusstenosen indiziert ist (Abb. 6). Hierbei wird die Hepatikusgabel aufgesucht und mit Hilfe eines transhepatisch verlegten Drains ein Zylinder aus freigelegter Darmmukosa in die Gallenwege hochgezogen. Dadurch wird eine nahtfreie Anastomose erreicht, die jegliche Schrumpfungstendenz vermissen läßt.

Nachoperationen an den Gallenwegen stellen hohe Ansprüche an die Erfahrung des Operateurs, und oft genug enden solche Eingriffe in langem Siechtum und Tod. Wir haben

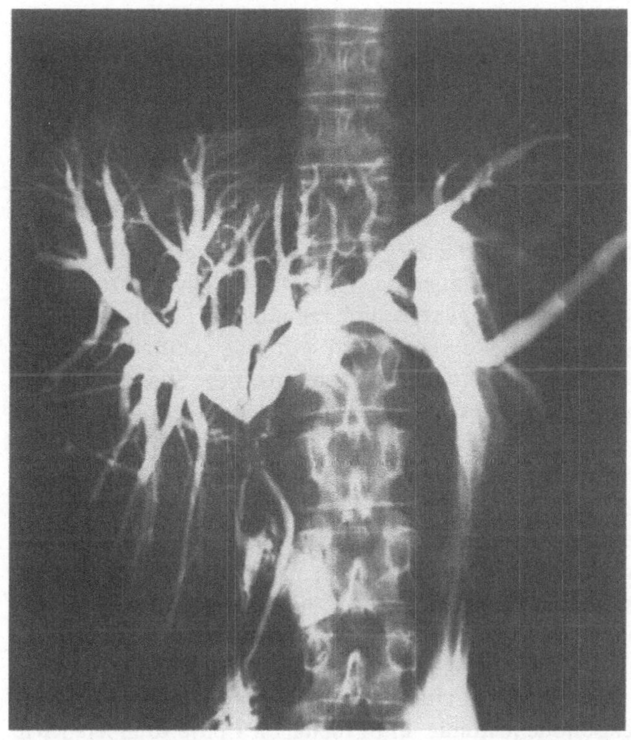

Abb. 6. Iatrogene Gallengangsläsion mit Beteiligung der Hepaticusgabel. Darstellung der dilatierten intrahepatischen Gallenwege durch perkutane, transhepatische Punktion (PTC)

eigene Erfahrungen bei ca. 200 Rezidiveingriffen; die Letalität lag bei 8,7 %. Diese Rate liegt im Vergleich zum Schrifttum noch günstig.

Viele Reoperationen könnten vermieden werden, wenn die Indikation zur Entfernung einer Steingallenblase rechtzeitig vor Eintritt von Komplikationen gestellt würde und wenn jeder Operateur bei Beendigung seines Eingriffs die von Schega (1973) geforderten drei Gewißheiten haben könnte:

1. Die Anatomie der Gallenwege muß intakt sein.
2. Die Gallenwege müssen steinfrei sein.
3. Der Gallezufluß zum Darm muß unbehindert erfolgen.

Zur Technik der Reintervention an den Gallenwegen

F. Franke, E. Mühe und F. P. Gall

Nach primären Gallenwegseingriffen wegen benigner Erkrankungen finden sich in 5 % persistierende Störungen am Gallen- und Pankreasgangsystem. Die häufigsten Rezidiveingriffe (Abb. 1) waren bei Choledochuskonkrementen und sekundären Papillenstenosen notwendig. Wir beginnen grundsätzlich die Reintervention mit einer supraduodenalen Choledochotomie. Mit Spülungen und vorsichtiger Verwendung der Steinzange, des Steinlöffels und eines Spezial-Fogarty-Katheters konnten beinahe zur Hälfte die Choledochuskonkremente entfernt werden. Wegen übersehenem Stein wurden 3 eigene Mehrfacheingriffe notwendig. Deshalb schließen wir heute jede Choledochusrevision mit einer Choledochoskopie ab und legen zur postoperativen Kontrolle eine T-Drainage.

Bei inkarzeriertem Papillenstein und organischer Papillenstenose ist die transduodenale Papillotomie die Methode der Wahl (Abb. 2). Über einen Papillotraktor wird die ins Operationsfeld gezogene Papille kranial ca. 2 cm gespalten. Bei rezidivierender Pankreatitis erfolgt die Revision des Pankreasgangs.

Bei dilatiertem Gallengang mit divertikelartiger Taschenbildung und röhrenförmiger Papillenstenose legten wir früher, besonders bei alten Patienten, eine biliodigestive Anastomose in Form einer Choledochoduodenostomie an (Tabelle 1). Heute drainieren wir wegen der bekannten Spätstörungen nurmehr mit einer Roux-Schlinge, und das auch nur im Ausnahmefall. Findet sich eine Pankreaskopfpankreatitis, wird die kurative Resektion angestrebt.

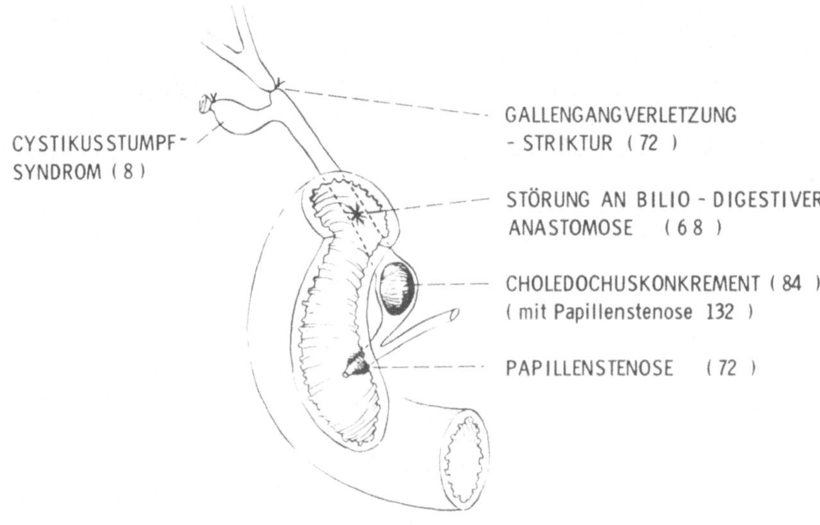

Abb. 1. Indikation für Rezidiveingriffe (n = 352)

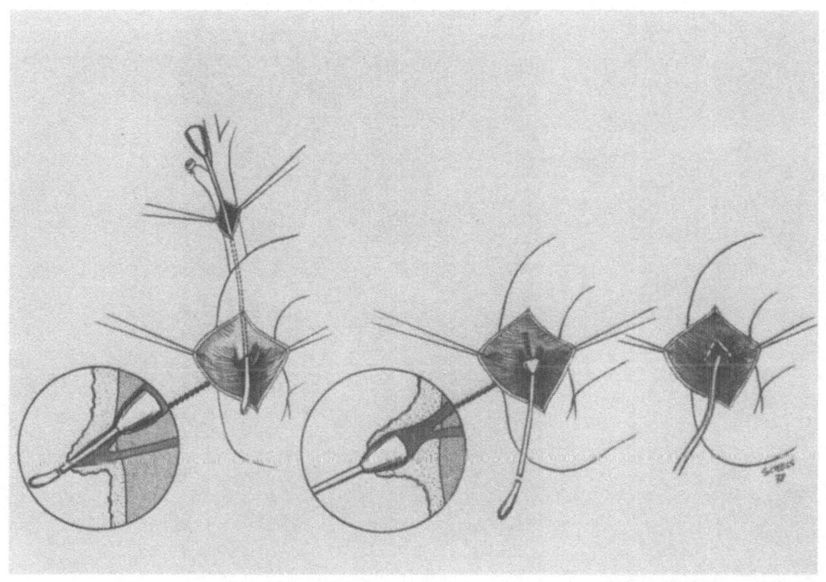

Abb. 2. Die Sphinkterotomie bei Papillenstenose über einem Papillotraktor

Das Hauptproblem für Wiederherstellungsoperationen am Hepatocholedochus ist die Anastomosenschrumpfung. Der Operationserfolg ist abhängig von der Weite der zu anastomosierenden Gallengänge, von der dichten Epithel- bzw. Mukosa-Adaptation und der nahrungsrefluxfreien Anastomosenform.

Voraussetzung für die richtige Operationsplanung ist eine exakte präoperative Diagnostik, die endoskopisch retrograd, ggf. in Kombination mit transhepatischer Cholangiographie, vorgenommen wird.

Bei Gallengangverletzungen streben wir primär eine plastische Gangrekonstruktion an, insbesondere nach einfacher Fadenligatur (Tabelle 2). Bei ausgedehnteren Strikturen ist die Methode der Wahl die biliodigestive Anastomose mit einer über 40 cm langen, nach Roux ausgeschalteten Jejunumschlinge. Störungen an Choledochoduodenostomien

Tabelle 1. Technik der Reintervention am terminalen Gallengang und an der Papille (n = 204)

Reintervention	Gallengangseröffnung	transduodenale Papillotomie	Gallengangsanastomose Duodenum	Jejunum
Konkrement	56	14	12	2
Mit Papillenstenose (n = 132)		40	7	1
Papillenstenose (n = 72)	14[a]	36	14	8

[a] mit Papillenbougierung

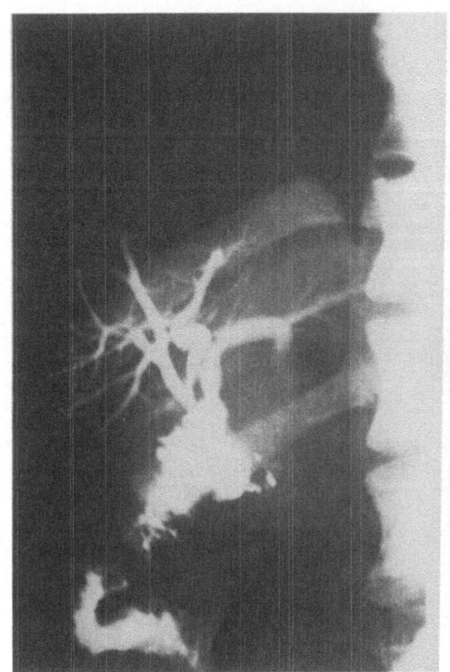

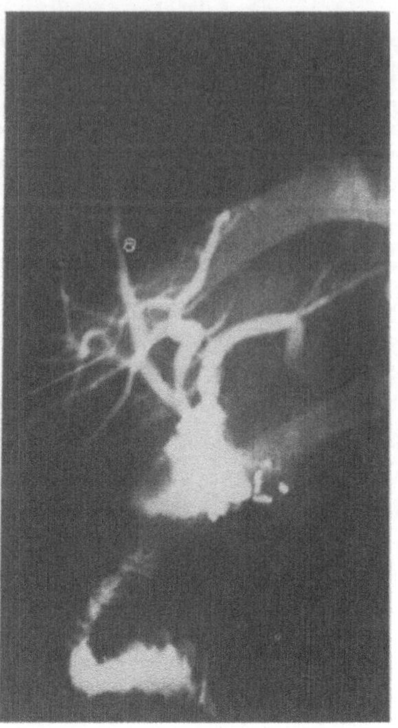

a

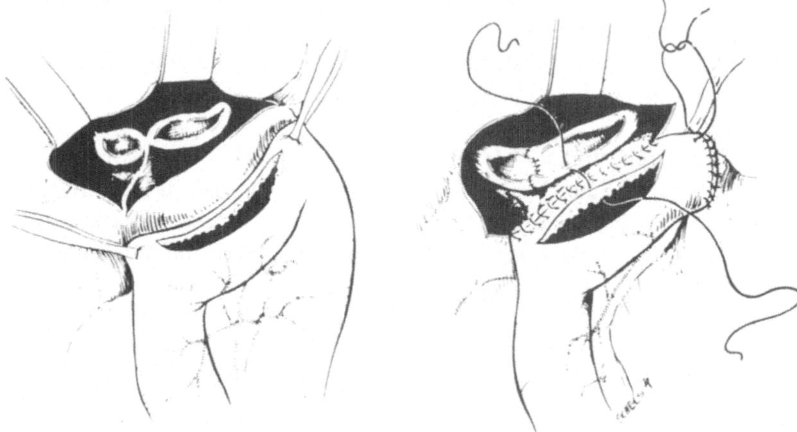

b

Abb. 3a, b. Gallengangsrekonstruktion nach Hepp-Couinaud

im Sinne von Stenosen haben wir vor 1970 gelegentlich bei alten Patienten nur erweitert, heute erfolgt grundsätzlich die Decholedochoduodenostomie.

Bei Mehrfachkorrekturen sind häufig leberhilusnahe biliodigestive Anastomosen, wie z. B. die Methode Hepp-Couinaud oder nach R. Smith, angezeigt.

Tabelle 2. Technik der Wiederherstellungsoperation am Hepatocholedochus (n = 140)

Reintervention	Gallengangs-rekonstruktion	Gallengangsanastomose Duodenum	Jejunum
Gallengangsläsion (Striktur) (n = 72)	45	3	24
Störung nach:			
Choledochoduodenostomie	28[a]	11[b]	16
Hepatojejunostomie (n = 68)			13

[a] Decholedochoduodenostomie
[b] Erweiterung der Choledochoduodenostomie

Tabelle 3. Letalität nach Rezidiveingriffen an den Gallenwegen

Indikation	Anzahl	Letalität
Choledochuskonkrement	132	4 (3,0 %)
Papillenstenose	72	2 (2,8 %)
Gallenganläsion (-striktur)	72	4 (5,6 %)
Biliodigestive Anastomosen-störung	68	4 (5,9 %)
Zystikusstumpfsyndrom	8	
Gesamt	352	14 (4,0 %)

Tabelle 4. Spätergebnisse nach Rezidiveingriffen an den Gallenwegen (n = 232)

	Beschwerdefrei	Leichte Beschwerden	Starke Beschwerden	Spät-Rezidiv
Gallengangs-				
revision	47	2	–	4
rekonstruktion	32	6	3	2
Papillotomie	57	6	5	2
Choledocho-duodenostomie	13	3	5	5
Hepatiko-jejunostomie	26	6	6	2
Gesamt	175	23	19	15

Ergebnisse

Die Operationsletalität war im Mittel 4,0 % und schwankte zwischen 2,8 % für die Korrektur von Papillenstenosen und 5,9 % für biliodigestive Anastomosenkorrekturen (Tabelle 3).

Von 76 % aller entlassenen Patienten konnten Spätergebnisse durch Klinik mit Laborchemie, in Einzelfällen mit Röntgen- bzw. Nukleartechnik ermittelt werden:

Beschwerdefreiheit bzw. geringe Beschwerden fanden wir in 85,3 %. Starke Beschwerden mit Cholangitiden, Fieber- und Kolikattacken waren bei 8,2 % und Spätrezidive bei 6,5 % nachweisbar (Tabelle 4).

Iatrogene Gallenwegverletzungen

G. Wittrin und E. Strunk

Die operative Verletzung der extrahepatischen Gallenwege ist eine schwerwiegende Komplikation in der Bauchchirurgie. 30 % der Patienten sterben an dieser iatrogenen Schädigung, nur wenige allerdings an den unmittelbaren Folgen, die Mehrzahl an biliärer Zirrhose nach jahrelangem Leiden und multiplen Operationen. Korrektureingriffe nach Gallengangverletzungen sind schwierig und sehr verantwortungsvoll. Jede erfolglose Operation verschlechtert dabei die Aussichten des nächsten Eingriffs.

Als Ursachen für intraoperativ gesetzte Gallengangverletzungen kommen anatomische Varianten, unübersichtliche anatomische Verhältnisse bei entzündlichen Veränderungen und vor allem operative Fehlleistungen in Frage (Tabelle 1). Nicht so sehr die Verletzung, sondern das Nichterkennen ist verhängnisvoll. Je nach Art der Läsion kann es allerdings auch erst Monate später zu klinischen Beschwerden kommen, wenn sich eine Striktur sekundär ausbildet. Gallengangverletzungen werden in erster Linie nach Cholezystektomie, aber auch nach Magenresektion bei kompliziertem Ulcus duodeni beobachtet. Die ungewollte Eröffnung oder Durchtrennung des Choledochus ist intraoperativ leicht am plötzlichen Galleaustritt erkennbar und läßt sich in der Regel von einem erfahrenen Operateur definitiv chirurgisch versorgen. Blutungen aus der A. cystica können bei blinder Umstechung zur Ligatur des Choledochus oder Hepatikus führen. Zu warnen ist vor allem vor zu kleinen Hautschnitten aus kosmetischen Gründen, da hier die anatomischen Verhältnisse im Dunklen bleiben. Auch eine zu tiefe Ligatur des Zystikus ist häufig eine Ursache für eine spätere Stenose. Bei zu starkem Zug an der Gallenblase wird der Choledochus verzogen. Er hat dann die gleiche Richtung wie der Zystikus und wird irrtümlich statt des Zystikus ligiert oder durchschnitten, oft mit erheblichem Substanzverlust (Abb. 1). Auch traumatisches Operieren führt oft zu umschriebenen Läsionen des Choledochus mit konsekutiver Stenose, ebenso kann es durch forcierte Steinextraktion oder Papillenbougierung zu Choledochusverletzungen kommen.

An der Chirurgischen Universitätsklinik Münster wurden von 1974 bis 1976 29 Patienten mit einem iatrogenen Gallenwegschaden operiert, 5 davon stammten aus der

Tabelle 1. Iatrogene Choledochusverletzungen (n = 29)

Ersteingriff	Cholezystektomie	23
	Magenresektion	5
	portokavaler Shunt	1
Art der Schädigung	Komplette Durchtrennung	13
	Partielle Durchtrennung	3
	Partielle/komplette Ligatur	12
	Stenose durch Quetschung	1
Intraoperativ erkannt	6	
Davon definitiv versorgt	2	

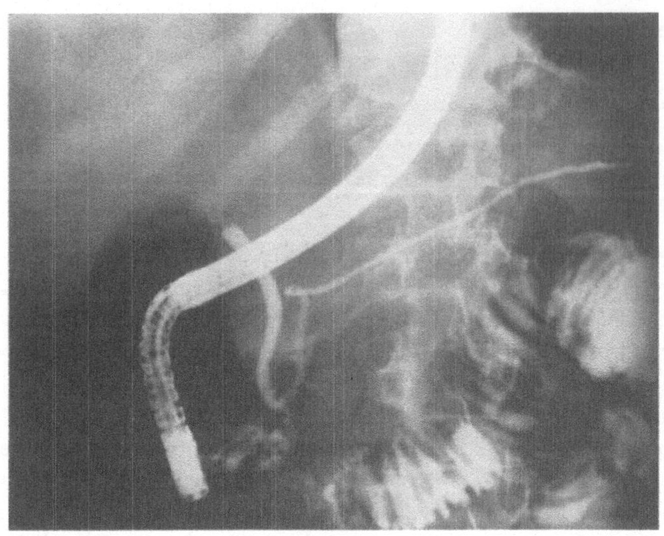

Abb. 1. ERCP – Komplette Choledochusunterbindung nach Cholezystektomie

eigenen Klinik. Der jüngste Patient war 20, der älteste 73 Jahre alt. 13 Patienten waren außerhalb 2- bis 4mal reoperiert worden. Der Ersteingriff war am häufigsten eine Cholezystektomie, gefolgt von der Magenresektion. Partielle oder komplette Choledochusdurchtrennungen bestanden 16mal, partielle oder komplette Ligaturen 12mal, und 1mal hatte sich sekundär eine Stenose nach Quetschung des Choledochus entwickelt. Von den 29 Patienten verstarben 2 nach der Erstoperation in unserer Klinik, 5 mußten später nochmals operiert werden, wobei wiederum ein Patient verstarb, so daß die postoperative Gesamtletalität 10,3 % betrug (Tabelle 2).

Bei einer Nachuntersuchung (Tabelle 3) waren nach durchschnittlich 2 Jahren 15 Patienten beschwerdefrei, bei 6 bestanden leichte Beschwerden im Sinne von Aufstoßen, Völlegefühl und gelegentlichem Druckschmerz im Oberbauch. 3 Patienten hatten starke Beschwerden, wobei einer nach 2 Jahren seinem Leberleiden erlag und ein Patient außerhalb relaparotomiert wurde, ohne daß hier eine Besserung eintrat. Von 2 Patienten waren

Tabelle 2. Operatives Vorgehen bei iatrogenen Choledochusverletzungen (n = 29)

Biliodigestive Anastomosen (Roux)	16
End-zu-End Anastomosen	4
Choledochusrevision mit Beseitigung von Stenosen	9
	29 verstorben 2
Reoperation bei 5 Patienten nach 6–9 Monaten	
Endoskopische Papillotomie	1
Revision und Neuanlage der biliodigestiven Anastomose	4
	5 verstorben 1

Postoperative Letalität insgesamt 3 = 10,3 %

Tabelle 3. Nachuntersuchung von Patienten mit iatrogener Choledochusverletzung (n = 26)

Keine Beschwerden	15	
Leichte Beschwerden	6	
Starke Beschwerden	3 →	1 x Relaparotomie außerhalb 1 x Exitus nach 3 Jahren
Unbekannt	2	

keine Angaben zu bekommen. Wenn diese Nachuntersuchungen auch noch kein abschließendes Urteil ermöglichen, so stimmen sie doch im Trend mit den Erfahrungen in der Literatur überein, daß nahezu 30 % dieser Patienten dauerhaft nicht mehr geholfen werden kann.

Vor einer intraoperativen Gallenwegsläsion ist kein Chirurg gefeit, sie ist jedoch bei exakter Operationstechnik weitgehend vermeidbar. Kommt es im postoperativen Verlauf nach Cholezystektomie oder Magenresektion zu einem progredienten Ikterus, muß als erstes an eine iatrogene Choledochusverletzung gedacht werden. Die Objektivierung ist heute durch die endoskopische retrograde Cholangiographie leicht möglich.

Technik und klinische Erfahrungen mit der Hepatikojejunostomie nach Rodney Smith

F. Franke, E. Mühe und C. Gebhardt

Bei der Gallenwegrekonstruktion haben wir 3 Grundprinzipien zu beachten: Die Anastomose muß so weit wie möglich, absolut dicht sowie spannungs- und nahrungsrefluxfrei angelegt werden.

Gallengangdurchtrennungen können durch direkte Naht der angeschrägten Enden rekonstruiert werden. Bei Defekten erfolgt eine biliodigestive Anastomosierung mit einer 40 cm langen, nach Roux ausgeschalteten Jejunumschlinge.

Wenn eine direkte Nahtverbindung zwischen proximalen Gallenwegen und der hochgezogenen Dünndarmschlinge nicht möglich ist, dann kommt die Technik nach R. Smith (Abb. 1) zur Anwendung.

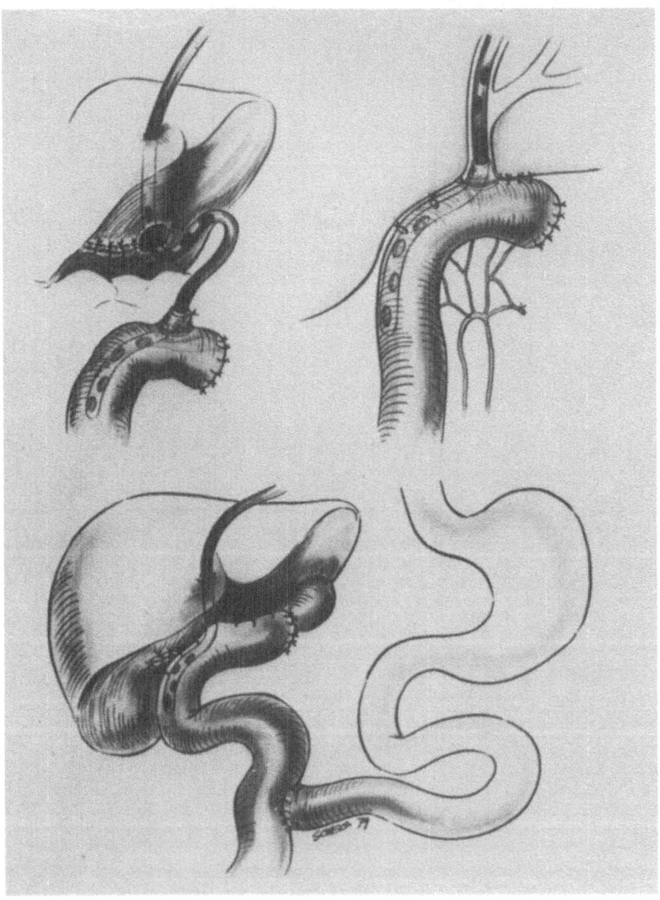

Abb. 1. Radikuläre Gallengangsrekonstruktion. Mukosaplastik nach R. Smith

Zunächst müssen die Gallenwege im Bereich der Leberpforte identifiziert werden. Mit Hilfe einer in der Jejunumschlinge fixierten, transhepatisch ausgeleiteten Portex-Drainage wird das Dünndarmsegment in die sondierbare Gallengangöffnung gezogen. Durch Entfernen eines scheibenförmigen, seromuskulären Segments aus der Jejunumwand in der Größe des Gallengangdurchmessers kommt der prolabierende Mukosazylinder ohne Naht in engen Gallengangkontakt. Unter Zug wird der mucosal graft durch die nach außen geleitete Drainage dort fixiert. Der dicklumige Katheter hält, auch nach Anastomosenschrumpfung, noch ein ausreichendes Lumen für den Gallenabfluß frei. Perforationen im Portex-Schlauch ermöglichen die Drainage seitlich einmündender Gallengänge. Über die Drainage kann wiederholt Galle zur bakteriologischen Untersuchung abgenommen werden. Die Anastomosenregion bleibt durch kontinuierliche Saugung an der Drainage trocken. Bis zur Drainagenentfernung, nach 4–6 Monaten, kann weiterhin mit steriler Kochsalzlösung gespült werden (Abb. 2).

Die Indikation zu diesem Vorgehen waren 15 Gallenwegrezidiveingriffe, die in der Tabelle 1 aufgezeichnet sind, sowie 5 Leber- und Gallengangkarzinome, 2 Whipplesche

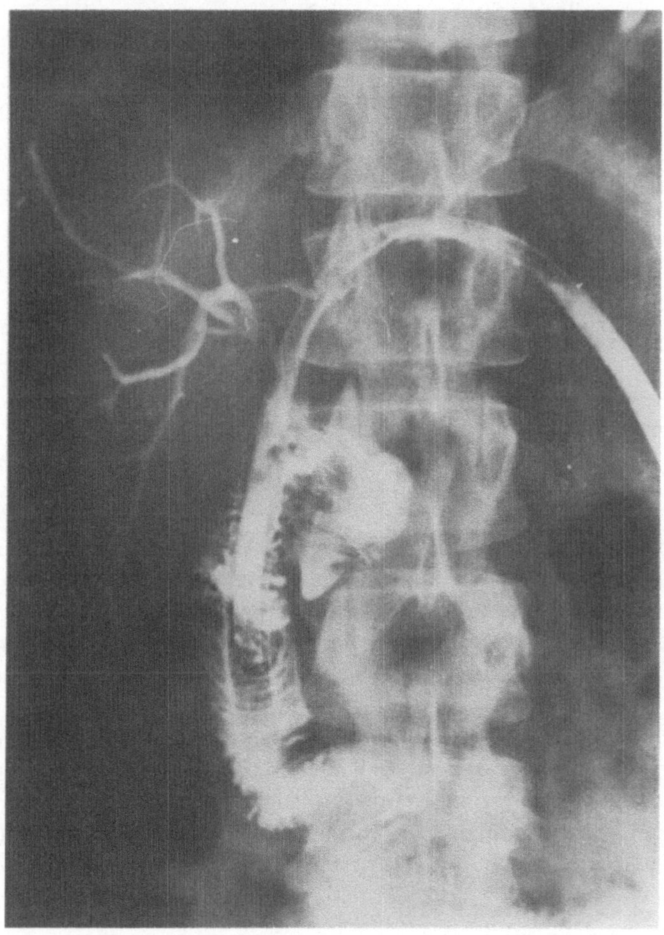

Abb. 2. Röntgen-Kontrastdarstellung der transhepatischen Drainage

Tabelle 1. Befunde bei Hepatikojejunostomie nach R. Smith (n = 15)

Voroperation:	Einfache Gallengangrevision	7
	Vorausgegangener Redzidiveingriff	4
	Mehrfache Korrekturen	4
Leberbiopsie:	Kein pathologischer Befund	2
	Cholangitis	3
	Periportale Fibrose	5
	Biliäre Zirrhose	4
Bakteriologie:	Kein Keimbefund	
(Galle)	Massive Keimbesiedlung	15

Tabelle 2. Komplikationen der Hepatikojejunostomie nach R. Smith (n = 23)

Frühkomplikationen		Spätkomplikationen	
Nachblutung	3	Abszeß	1
Abszeß	1	Rezidiv-Stenose	2
Knickung des transhepatischen Drains	1	transhepatische Fistel	1
Letalität	4[a]		

[a] 2 Leberversagen bei Zirrhose
2 toxisches Kreislaufversagen

Tabelle 3. Spätergebnisse[a] der Haptikojejunostomie nach R. Smith (n = 13)

Beschwerdefrei	8
Beschwerden	3
Rezidivstenose	2

[a] Kontrolle mit hepatobiliärer Sequenzszintigraphie bzw. transhepatischer Cholangiographie

Resektionen und eine traumatische Leberhilusverletzung. Leberbiopsien ergaben in der Mehrzahl fortgeschrittene, entzündliche Veränderungen, 4mal bereits eine biliäre Zirrhose. Bei allen Gallenwegrezidiveingriffen fanden wir eine massive Keimbesiedlung.

Frühkomplikationen waren Nachblutung, Abszeßbildung und Drainagenabknickung (Tabelle 2). 4 Todesfälle traten nach palliativer Karzinomentlastung und bei gleichzeitiger Pankreasresektion auf.

Bei einer Kontrolle von 13 Patienten, 1–4 Jahre postoperativ, mit hepatobiliärer Sequenzszintigraphie fanden wir (Tabelle 3): bei 8 Patienten Beschwerdefreiheit mit funktionstüchtiger Anastomose und 3mal rezidivierende Cholangitiden mit intermittierenden Fieber- und Kolikattacken bei durchgängiger Anastomose. Bei 2 Rezidivstenosen haben wir erneut intervenieren müssen.

Literatur zum Abschnitt C

Alnor PC (1978) Papillotomie en principe. Langenbecks Arch Chir 347:537

Böhmig HJ, Fritsch A, Kux M, Stacher G (1969) Indikation und Ergebnisse der transduodenalen Sphinkterotomie. Langenbecks Arch Chir 323:173

Bünte H (1978) Surgical or transduodenal endoscopic papillotomy. Liver Bile 32:365

Classen M, Demling L (1974) Endoskopische Sphinkterotomie der Papilla Vateri und Steinextraktion aus dem Ductus choledochus. Dtsch Med Wochenschr 99:496

Classen M, Ossenberg FW, Wurgs D, Dammermann R, Hagemüller F (1978) Pankreatitis – eine Indikation für die endoskopische Papillotomie (EPT)? XI. Kongreß der Deutschen Gesellschaft für Endoskopie, Kiel. Abstract in: Endoscopy 10:223

Cremer M, Bulbis A, Toussaint J, de Toeuf J, van Laethem A (1978) Endoscopic papillotomy in Belgium. In: Demling L, Classen M (eds) Endoscopic papillotomy. Workshop 1976 in Munich. Thieme, Stuttgart, p83

Demling L, Koch H, Classen M, Belohlavek D, Schaffner O, Schwamberger K, Stolte M (1974) Endoskopische Papillotomie und Gallensteinentfernung. Tierexperimentelle Untersuchungen und erste klinische Erfahrungen. Dtsch Med Wochenschr 99:2255

Dittel KK, Kraft E, Trömer W (1978) Der heutige Stand der Gallenchirurgie. Z Allg Med 54:206

Faloon WW (1974) Gallstone prophylaxis and therapy. Report of a conference. Am J Dig Dis 19:81

Fritsch A (1958) Sphinkterotomie und Papillenplastik. Langenbecks Arch Chir 290:146

Hess W (1977) Nachoperationen an den Gallenwegen. Encke, Stuttgart

Kaiser C, Roth B, Mueller J, Willenegger H (1974) Indikationsstellung und Spätergebnisse nach transduodenaler Sphinkterotomie bei alleiniger Gallenwegserkrankung. Zentral Chir 99:774

Kautz G, van Husen N, Safrany L (1978) Bedeutung der Größe der Choledochussteine bei der endoskopischen Papillotomie. XI. Kongreß der Deutschen Gesellschaft für Endoskopie, Kiel. Abstract in: Endoscopy 10:140

Koch H, Rösch W, Schenk J, Demling L, (1979) Endoskopische Papillotomie. MMW 121:587

Longmire WP, Rougel DM (1970) Difficult problems encountered in the management of biliary obstruction due to stones and other benign conditions. Adv Surg 4:105

Pichlmaier H (im Druck) Leberresektion und Leberregeneration

Reiter J, Bayer H, Mennicken C, Manegold B (1978) Results of endoscopic papillotomy: A collective experience from nine endoscopic centers in West Germany. World J Surg 2:505

Safrany L (1978) Endoscopic treatment of biliary-tract diseases. An international study. Lancet 2:983

Safrany L, Neuhaus B (1979) Endoskopische Papillotomie und Steinextraktion von Gallensteinen aus dem Ductus choledochus. Dtsch Aerztebl 1:17

Schega W (1973) Indikation zur Sphincterotomie, T-Drain und Choledochoduodenostomie. Langenbecks Arch Chir 334:261

Schriefers KH (1969) Gallenblase und Gallenwege. In Spezielle Chirurgie für die Praxis. Baumgartl F, Kremer H, Schreiber HW (Hrsg) Thieme, Stuttgart, S 385

Smith R (1964) Hepatico jejunostomy with transhepatic intubation: technique for high strictures of hepatic ducts. Br J Surg 51:186

Spohn K, Fux HD, Mehnert U, Müller-Kluge M, Tewes G (1973) Cholecystektomie und Choledochotomie – Taktik und Techniken. Langenbecks Arch Chir 334:249

Strunk E, Kautz G, van Husen N (1978) Die Behandlung der Komplikationen nach endoskopischer Papillotomie. Dtsch Med Wochenschr 103:742

van Husen N, Safrany L, Vondrasek P, Kautz G (1977) Klinische, serochemische und endoskopische Befunde bei Patienten mit Papillenstenose vor und nach endoskopischer Papillotomie. In: Lindner H (Hrsg): Fortschritte der gastroenterologischen Endoskopie, Bd 8. Witzstrock Baden-Baden Brüssel, S 134

Weingart J, Kunert H, Kühner W, Ottenjann R (1978) Komplikationen und Risiken bei endoskopischen Untersuchungen. XI. Kongreß der Deutschen Gesellschaft für Endoskopie, Kiel. Abstract in: Endoscopy 10:137

Willenegger H, Kaiser E (1960) Zur chirurgischen Behandlung der Papillenstenose mit besonderer Berücksichtigung der Papillenspaltung. Helv Chir Acta 27:441

Yamamoto M, Yamada T, Ida T, Ozawa K (1977) Inhibitory effects of jaundice on regenerating liver. Res Exp Med 171:121

D. Kolorektale Chirurgie

Kolorektale Chirurgie

K. Kremer

Zur Abklärung der Operabilität maligner Erkrankungen und zur Verlaufskontrolle führen wir über die Erhebung einer eingehenden Anamnese und die üblichen klinischen und Laboruntersuchungen hinaus folgende diagnostische Maßnahmen durch: Der CEA-Test (karzinoembryonales Antigen) dient nur als Ausgangswert für die weitere Beobachtung, wobei wir uns darüber im klaren sind, daß die präoperativ gefundenen Daten normal oder erhöht keine Aussagekraft besitzen. Ein Wiederanstieg eines nach der Operation abgefallenen Wertes weist aber mit großer Wahrscheinlichkeit auf ein Rezidiv hin. Neuere Untersuchungen von Fuyomoto mit Bestimmung des CEA-Wertes im Stuhl können vielleicht in der Zukunft die bisherigen Unsicherheitsfaktoren ausschließen.

Kontrasteinlauf, intravenöses Pyelogramm, Rektoskopie und Koloskopie gehören zu den Routinemaßnahmen, insbesondere auch, um ein Zweitkarzinom auszuschließen.

Bei tiefersitzenden, fortgeschrittenen Karzinomen ist die Zystoskopie, bei Frauen die gynäkologische Untersuchung erforderlich. Leberszintigramm oder Sonogramm zum Ausschiuß von Metastasen sind *wünschenswert.* Die spezielle Operationsvorbereitung soll eine möglichst weitgehende mechanische Reinigung des gesamten Dickdarms und eine weitgehende Keimreduktion erreichen. Bestehen keine Kontraindikationen, wie Darmstenosen mit Subileuserscheinungen, bzw. Herz- oder Niereninsuffizienz, kommen wir diesem Ziel mit der orthograden Darmlavage am nächsten. Die Spülung erfolgt über einen Magenschlauch mit ca. 8 l körperwarmer Elektrolytlösung, der pro Liter 1 g Neomycin und 0,5 g Metronidazol zugesetzt sind. Die Spülung ist ausreichend, wenn der abgesetzte Stuhl wasserklar erscheint.

In den letzten Monaten haben wir begonnen, die Patienten mit einem Rektumkarzinom vorzubestrahlen. Nach den guten Ergebnissen der Mainzer Klinik ist damit eine deutliche Reduktion der lokalen Rezidive zu erreichen, während die Quote der Fernmetastasen unbeeinflußt bleibt. Wir geben eine Gesamtdosis von 3.450 Gamma-R in 15 Einzelsitzungen zu 250 R und operieren 8 Tage nach der letzten Bestrahlung.

Eine Aussage über die Wirkung ist uns z. Zt. noch nicht möglich. Wichtig wäre es auch festzustellen, ob die Rate postoperativer Komplikationen ansteigt.

Die operative Technik, d. h. das Ausmaß des operativen Vorgehens ist von der intramuralen Ausdehnung des Tumors, von seinem Einwachsen in die Umgebung und vom Grad seiner Absiedlung in die regionalen Lymphknoten abhängig.

Ziel jeden Eingriffs ist es selbstverständlich, den Karzinomherd weit im Gesunden zusammen mit den Lymphwegen der ersten und zweiten Station en bloc zu entfernen.

Leitgebilde sind beim Kolonkarzinom die zusammen mit den Lymphbahnen verlaufenden Arterien und Venen, so daß diese Gefäße möglichst weit am Stamm durchtrennt und mitentfernt werden müssen. Alle sicht- und tastbaren Tumoranteile einschließlich der karzinomverdächtigen Lymphknoten werden exstirpiert, wobei intraoperative Schnellschnittdiagnosen helfen, das Ausmaß der Resektion zu bestimmen. Auch die Schnittränder werden intraoperativ einer histologischen Kontrolle unterzogen.

Soweit als möglich wenden wir die sog. No-touch-isolation-Technik nach Turnbull an, wobei der Gefäßstiel so weit zentral wie möglich ligiert werden soll. Die Nähte der Anastomosen werden einreihig auf Stoß terminoterminal mit Einzel-Dexon-Fäden gelegt, wobei ich persönlich die Ansicht vertrete, daß die Sicherheit der Anastomose vorrangig zu sein hat und nicht die Art der Anastomose. Unsere Lehrer haben zu Tausenden laterolaterale Verbindungen gefertigt, und das Malabsorptionssyndrom wegen zu langer blinder Enden trat nur selten auf. Bei exakter Technik lassen sich derartige Komplikationen durchaus vermeiden.

Bei Resektionen im Bereich des linken Hemikolons schalten wir fast regelmäßig eine Schutzkolostomie oder wenigstens einen sog. Schlupfanus in Anlehnung an den „hidden anus" von Rombeau und Turnbull vor.

Tiefe retroperitoneal verlagerte Anastomosen drainieren wir paraproktisch-transperineal ohne zusätzliche Schutzkolostomie. die Resektion des rechten Kolons, also die Ileotransversostomie, wird selbstverständlich nicht entlastet. Nach Resektion des Colon transversum legen wir eine Zökalfistel nach Stelzner (1970) an. Ist bei ausgedehnten Karzinomen keine radikale Therapie mehr möglich, streben wir eine Umgehungsanastomose an.

Metastasierung in andere Organe, wie Leber oder Lunge, sind keine Kontraindikation zur Resektion eines lokal operablen Tumors, da dieses Vorgehen lokale Tumorkomplikationen wie Ileus oder Perforationen vermeiden kann. Isolierte Lebermetastasen entfernen wir – wenn immer möglich –, da die Fünfjahresüberlebenszeit nach Attiyeh so behandelter Patienten bis zu 40 % beträgt.

Bei tiefem Sitz nicht mehr radikal operabler Tumoren ohne Möglichkeit der Umgehung führen wir auch die Palliativresektion durch, wenn sich dadurch die Anlage eines Kolostomas vermeiden läßt. Ein Anus praeternaturalis wird von uns als Ultima ratio betrachtet. Ausgedehnte, inoperable Mastdarmkrebse werden kryochirurgisch behandelt. Diese Maßnahme hat den Vorteil, daß sie auch ambulant durchgeführt werden kann; sie muß allerdings in regelmäßigen Abständen erfolgen. Die transanale kontinenzerhaltende Exzision eines Rektumkarzinoms oder die Exzision über eine Rectotomia posterior nach Mason (1974) führen wir nur in Einzelfällen bei tiefem Tumorsitz, vor allem aber beim villösen Adenom, durch. Als Kriterien haben wir für die Anwendung dieser Methode beim Karzinom in Anlehnung an Mason (1976) folgende Voraussetzungen festgelegt:

1. Tumordurchmesser unter 2 cm,
2. gute Verschieblichkeit und
3. histologisch undifferenzierte polypöse Tumoren bei alten Patienten.

Eine engmaschige Nachkontrolle der so operierten Patienten ist selbstverständlich. Im Falle einer perforationsbedingten Peritonitis oder auch bei extremen Risikofällen – aber nur dann – verzichten wir auf eine Anastomose und nehmen eine sog. Vorlagerungsresektion nach von Mikulicz vor, wobei wir nach Verschluß der Leibeshöhle und erfolgter Hautnaht die tumoröse Schlinge sofort abtragen. Das entstandene, doppelläufige Stoma wird durch Hautschleimhautnähte fixiert.

Bei tiefen Sigmakarzinomen kann unter den gleichen Voraussetzungen (Perforationsperitonitis, extremer Risikofall) auch einmal die Hartmannsche Variante in Betracht kommen. Unser Vorgehen beim Rektumkarzinom richtet sich nach der Höhe des Tumors, dem Ausbreitungsgrad und vor allem auch nach der Konstitution des Patienten, d. h. daß bei sehr fettleibigen Patienten die für die anteriore Resektion geltende untere Grenze von 8–10 cm oft keine Gültigkeit besitzt. In Grenzfällen wird man meist erst intraoperativ entscheiden können, welche der beiden Alternativen, also Amputation oder Resektion, in Betracht kommt.

Erst wenn das Rektum ausgelöst und gestreckt ist, ergeben sich Verhältnisse, die eine exakte Beurteilung der erforderlichen Sicherheitsgrenze nach peripher erlauben.

Grundsätzlich streben wir aber die kontinenzerhaltende Resektion an. Wir lagern jeden Patienten mit einem Karzinom im Bereich des Rektums bzw. des Übergangs zum Sigma, in Steinschnittlage, um je nach intraoperativem Befund die Rektumamputation nach Lloyd-Davis, d.h. synchron mit zwei Operationsteams, oder die Resektion durchführen zu können. Da wir seit einem Jahr die tiefe Anastomose auch mit dem Nähapparat EEA transanal herstellen, ist diese Lagerung sowieso notwendig. Wird die Anastomose konventionell ausgeführt, so erfolgt auch sie terminoterminal mit einreihiger Allschichtennaht. In Ausnahmefällen kann es technisch einfacher sein, den oralen Dickdarmschenkel blind zu verschließen und die Verbindung terminolateral herzustellen.

Zwei Versionen eines Klammernahtgeräts stehen uns heute zur Verfügung. Wir verwenden das amerikanische Modell, das die Verbindung mit zwei versetzten Klammerreihen herstellt, während die zweite Version (ein russischer Nähapparat) nur eine Klammernahtreihe setzt. Jedes Modell bietet Vor- und Nachteile. Stenosen, die bei der amerikanischen Ausführung häufiger vorkommen sollen, haben wir unter 23 Anastomosen nur einmal, allerdings ohne klinisches Zeichen, gesehen.

Die tiefe Anastomose drainieren wir, wie eingangs erwähnt, perianal-transperineal. Nach einer Rektumamputation wird die Sakralhöhle mit dem gestielten Netz, das am Retroperitoneum fixiert werden muß, ausgefüllt und damit eine schnellere Heilung erreicht. Zwei Redon-Drainagen entlasten die zweischichtig verschlossene Operationswunde im Analbereich.

Das Sigma wird nach Möglichkeit retroperitoneal als endständiger After an der vorher vom Stomatherapeuten angegebenen Stelle so herausgeleitet, daß es leicht prominent erscheint. Bei intraperitonealer Herausleitung wird das Mesokolon dicht an der seitlichen Bauchwand fixiert, um einem Ileus vorzubeugen.

Kolonresektionen ohne Schutzkolostomie, wie z. B. nach Rechts-Hemikolektomie oder bei „anterior resection" mit retroperitonealer Anastomosierung, beenden wir meist mit einer Sphinkterdehnung bzw. Sphinkterotomie nach Parks u. Thomson (1977), um das Entweichen von Darmgasen zu erleichtern, die unter Umständen die Anastomose gefährden könnten.

Das Nachsorgeprogramm umfaßt im ersten Jahr 4, im zweiten 2 und im dritten bis fünften Jahr 1 Untersuchung.

Entzündliche Erkrankungen des Dickdarms

Bei der Divertikulitis stellen wir die Indikation zur Operation, wenn der erste Schub einer Entzündung unter konservativer Therapie nicht abklingt; wir resezieren den divertikeltragenden Darmabschnitt nach Möglichkeit in toto, wobei bezüglich der Radikalität das Ausmaß der Divertikelbildung eine Rolle spielt. Mit der Längs- bzw. Quermyotomie haben wir keine Erfahrung. Wir meinen, daß die Resektion ausreichend ist. Im übrigen sollte in jedem Fall beim Rezidiv operiert werden und selbstverständlich bei Komplikationen wie Ileus, freie oder gedeckte Perforation und Fistelbildungen zur Blase, Vagina, Bauchwand oder zum Dünndarm.

Ileus und Peritonitis erfordern oft ein zweizeitiges Vorgehen. Als Verfahren bieten sich die Hartmannsche Operation, die Übernähung der Perforationsstelle mit vorgeschaltetem Anus praeternaturalis und evtl. die Vorlagerungsresektion nach von Mikulicz an. Einziger Grund, bei einer Divertikulose zu operieren, ist die starke arterielle oder rezidivierende Blutung, die aber relativ selten auftritt. Bei Divertikulitisrezidiven treten Komplikationen in einem deutlich höheren Prozentsatz auf; deshalb sollte dann die Operationsindikation gestellt werden. Die Operation ist möglichst vor dem 60. Lebensjahr und nach Abklingen der akuten, entzündlichen Erscheinungen auszuführen. Die akute Phase spricht meist gut auf Antibiotika, Nahrungskarenz und intravenöse Substitution bei Dauerdrainage des Magens an.

Indikationen zur chirurgischen Behandlung der Divertikulitis

1. Rezidivierende Divertikulitis
2. Divertikulitischer Konglomeratturmor: Penetration – gedeckte Perforation, Stenose, Karzinomverdacht
3. Freie Perforation
4. Ileus – Subileus
5. Äußere und innere Fisteln: Bauchdecke, Harnblase, Dünndarm, Vagina
6. Starke arterielle oder rezidivierende Blutungen bei Divertikulose.

Bei den postoperativen Komplikationen steht die weiterbestehende Peritonitis nach freier Perforation bei den Todesursachen an erster Stelle. Anastomoseninsuffizienzen und andere divertikulitis-spezifische Komplikationen verlaufen weit seltener letal als altersbedingte oder durch präoperative Notsituationen herbeigeführte Komplikationen.

Colitis ulcerosa

Die Colitis ulcerosa wird zuerst einmal internistisch behandelt, nur 25–30 % bedürfen einer chirurgischen Intervention.

Die Kriterien, welche die Operationsindikation und den Operationszeitpunkt bestimmen, werden gemeinsam mit dem Internisten festgelegt. Wichtigstes Ziel sollte es sein, die Anzahl der Notoperationen mit ihrem hohen Risiko zu senken. Absolute Operationsindikation besteht bei freier Perforation mit lokaler und diffuser Peritonitis, therapierefraktärer fulminanter Kolitis mit Septikämie, massiver Blutung, komplettem Darmverschluß, konservativ nicht beherrschbarem toxischen Megakolon sowie beim Nachweis oder Verdacht auf ein Kolitiskarzinom.

Die relative Indikation zur Elektivoperation nach optimaler konservativer Vorbereitung besteht, wenn

1. die Erkrankung seit mehreren Jahren andauert und der Patient durch lokale und allgemeine Komplikationen invalidisiert und damit in seiner Lebensqualität beeinträchtigt ist,
2. eine ausgedehnte Kolitis bei einem Patienten, gleich welchen Alters, vorliegt, da im weiteren Verlauf wahrscheinlich ein akuter Krankheitsschub mit höherem Risiko zu erwarten ist,
3. die konservative Therapie bei ausgedehnter Kolitis oder in einer akuten Krankheitsphase ohne Erfolg bleibt,
4. die konservative Therapie bei ausgedehnter oder schwerer Erkrankung erfolgreich war und der Patient sich in der Erholungsphase befindet.

Eine prophylaktische Proktokolektomie sollte nach Ansicht von de Dombal et al. (1971) bei Patienten mit extensivem Befall nach einer Anamnese von 10 Jahren durchgeführt werden. Da durch die Entfernung des pathologisch veränderten Substrats, d. h. durch die Exstirpation des gesamten Dick- und Mastdarms, der Patient von seiner Erkrankung geheilt wird, ist die Proktokolektomie heute nach wie vor das Verfahren der Wahl. Das endständige Ileum wird als Ileostoma prominens herausgeleitet.

Ein zweizeitiges Verfahren, d. h. zunächst Kolektomie, später Rektumexstirpation, ist bei schwerkranken Patienten angezeigt, denen eine gleichzeitige Mitentfernung des Rektums nicht zugemutet werden kann.

Eine Kolektomie mit ileorektaler Anastomose sollte nur ausnahmsweise bei Patienten durchgeführt werden, die geringe Veränderungen der Rektumschleimhaut aufweisen und einer Proktokolektomie nicht zustimmen. Zum Schutz der Anastomose wird eine vorübergehende doppelläufige Entlastungsileostomie angelegt. Wegen des erhöhten Karzinomrisikos im verbliebenen Rektum müssen häufige – im Abstand von 6 bis 12 Wochen – Rektumbiopsien, nicht zuletzt wegen der Asymptomatik des Kolitiskarzinoms, durchgeführt werden. Bereits beim Nachweis von Epitheldysplasien ist die Exstirpation des Rektums erforderlich.

In der Phase des toxischen Megakolons mit seiner hohen Letalitätsrate führen wir das zweizeitige Verfahren nach Turnbull durch, das sich in der ersten Sitzung auf die ileostomale Stuhlableitung und auf die Dekompression des dilatierten Kolons beschränkt. Die Entlastung des Darms vermindert die Perforationsgefahr, bzw. ermöglicht durch den Kollaps des Dickdarms eine Verklebung bereits eingetretener Perforationen. Nach Ableitung des Darminhalts wird die Resorption von toxischen Substanzen verringert. Später kann dann nach einer Erholungsphase die Proktokolektomie durchgeführt werden.

Morbus Crohn

Der Morbus Crohn ist eine Erkrankung, die auch chirurgisch nicht sicher heilbar ist. Diese Feststellung gilt, obgleich sich letztlich 60–90 % aller Erkrankten einer Operation unterziehen müssen. Die Indikation zum Eingriff wird gestellt, wenn alle konservativen Möglichkeiten erschöpft sind und Komplikationen und Krankheitsverlauf dazu zwingen, bzw. wenn trotz maximaler interner Therapie eine weitere Verschlechterung im Krankheitsbild eintritt.

Die Frage, wie und durch welchen chirurgischen Eingriff eine wirksame Rezidivprophylaxe betrieben werden kann, ist derzeit nicht sicher zu beantworten. Rezidivquoten zwischen 37 und 62 %, z. T. bis 100 %, werden angegeben.

In der Schweiz, Dänemark und der Bundesrepublik hat sich seit 1976 eine Arbeitsgruppe konstituiert, die in einer prospektiven Multicenter-Studie (Crohn-Studie II) in enger Zusammenarbeit mit den entsprechenden internistischen Kliniken einen kritischen Beitrag zur chirurgischen Behandlung und zur medikamentösen postoperativen Rezidivprophylaxe leisten will. Die über den Chirurgen beeinflußbaren Faktoren, die für das Auftreten eines Rezidivs von Bedeutung sein könnten, sind die Radikalität und die Technik des operativen Vorgehens sowie das Zeitintervall zwischen erster klinischer Manifestation der Crohn-Erkrankung und dem Operationszeitpunkt. Der Wert des Sicherheitsabstands vom entzündlich befallenen Gewebe und die Bedeutung der Entfernung vergrößerter Lymphknoten bei der Operation hinsichtlich der Rezidivhäufigkeit sind noch nicht geklärt. Von skandinavischen Autoren und von Goligher wird die radikale Resektion mit einem Sicherheitsabstand von 10 bis 30 cm vom erkrankten Darm gefordert; die Rezidive werden hierbei bei 19 % gegenüber 68 % deutlich geringer als bei weniger radikalem Vorgehen angegeben. Entgegengesetzte Ergebnisse sind jedoch publiziert, und Goligher (1976) selbst befürwortet in jüngerer Zeit wieder die sparsame Resektion.

Die Fragen zur Technik sind weitgehend geklärt. Die allgemein durchgeführte Operationsmethode ist die Resektion mit End-zu-End-Anastomose. Als Nahttechnik wird die einreihige Allschichtennaht mit resorbierbarem, besonders weichem Faden aus Polyglykolsäure, der Stärke 3 x 0 oder 4 x 0 verwendet.

Praktisch sieht die Durchführung der Crohn-Studie folgendermaßen aus: Der Erkankte kommt über eine an der Studie beteiligte Medizinische Klinik. Die Operationsindikationen sind im Protokoll der Studie festgelegt. Operationssitus, Art und Länge des resezierten Darmsegments werden in das Protokollschema eingetragen. Die Anastomose wird End-zu-End und einreihig mit weichem Dexon-Faden durchgeführt.

Bei der ausgedehnten Resektion sind die Resektionsgrenzen *mehr* als 10 cm vom makroskopisch erkennbaren Erkrankungsherd entfernt. Die Lymphknoten werden soweit wie möglich mitgenommen. Das operative Vorgehen entspricht den Regeln der Karzinomchirurgie. Bei Befall des terminalen Ileum wird eine rechtsseitige Hemikolektomie durchgeführt.

Radikal operieren die Zentren Düsseldorf, Göttingen, Hamburg, Hannover, Marburg, Tübingen.

Bei der sparsamen Resektion sind die Resektionsgrenzen weniger als 10 cm vom Erkrankungsherd entfernt. Lymphknoten werden nur direkt am Präparat mitgenommen. Bei Befall des terminalen Ileums erfolgt eine Ileozökalresektion. Sparsam operieren Basel, Essen, Freiburg, Mainz, München, Ulm, Würzburg.

In jedem Fall muß der Operateur den Eindruck haben, daß die Resektion im Gesunden geschah. Das Resektionspräparat wird vom Pathologen aufgespannt und histologisch aufgearbeitet. Nach der Entlassung erfolgen die Kontrolluntersuchungen über die entsprechende Medizinische Klinik. Im Doppelblindversuch erhalten die Patienten von dort postoperativ Azulfidine oder ein Plazebopräparat.

Möglichkeit der Kontinenzerhaltung bei tiefsitzenden Rektumkarzinomen durch peranale Operationsmethode

F. Beersiek, F. W. Eigler und W. Niebel

Kontinenzerhaltende Operationen beim Karzinom des Rektums im mittleren und noch viel mehr im unteren Drittel müssen genau wie die abdominoperinealen Rektumamputationen den Gesetzen der Tumorchirurgie hinsichtlich der Radikalität entsprechen. Außer durch dieses Problem der Resektionsgrenzen kann die tiefe anteriore Resektion des Rektosigmoids zusätzlich limitiert sein durch ein zu tiefes und besonders beim Mann sehr enges Becken.

Mit der von Parks u. Thomson (1977) inaugurierten peranalen Anastomosentechnik scheint uns in vielen Fällen bei tiefstsitzenden Karzinomen des Rektums eine kontinenzerhaltende Resektion möglich, die ohne diese Methode problematisch wäre.

Wir glauben, mit dieser Operationsmethode die Resektionsgrenze gegenüber der anterioren Resektion um 2–3 cm nach distal, d.h. analwärts, verschieben zu können, was wiederum der Radikalität zugute kommt.

Das Prinzip der Operation

Etwa 1–2 cm oberhalb des anorektalen Winkels wird das Rektum abgesetzt. Eine Spülung der Ampulle mit destilliertem Wasser ist vorausgegangen. Nach Einsetzen des Parkschen Analdilatators wird die Schleimhaut des Rektumrestes oberhalb der Linea dentata nach Unterspritzung mit 0,9 %-Kochsalz und Adrenalinzusatz 1:300.000 abpräpariert. In den so entstandenen Muskelstumpf wird das zu anastomosierende Dickdarmsegment nach ausreichender Mobilisierung eingeführt. Von peranal wird die Anastomose in Höhe der Linea dentata genäht, wobei die Nadel im Analkanal durch den Schleimhautrand und die darunterliegende Muskulatur geführt wird, während das durchgereichte Kolonsegment allschichtig gefaßt wird. Der obere Rand des kurzen Rektumstumpfes wird mit wenigen Situationsnähten an der Serosa des durchgereichten Kolonsegments fixiert.

Als Drainage verwenden wir durch die Abdominalwand ausgeleitete Latexdrains.

In unserer Hand hat sich dieses Vorgehen als technisch einfacher als die sehr tiefe Anastomose bei anteriorer Resektion erwiesen.

Wir haben in den vergangenen eineinhalb Jahren 12 Patienten mit dieser Operationsmethode behandelt; 10mal bei Karzinomen im unteren bis mittleren Drittel, 2mal wegen ausgedehnter rektovaginaler Fisteln bei Zustand nach Bestrahlung eines gynäkologischen Karzinoms.

Wir weisen darauf hin, daß gerade bei der letztgenannten Indikation das beschriebene Verfahren uns das einzig mögliche erscheint, die rektovaginalen Fisteln mit ihren schlimmen Folgen für die Patienten zu therapieren.

Langzeitergebnisse der operativen Behandlung des Rektumkarzinoms: Gegenüberstellung tiefe Resektion und perineale Exstirpation

A. Jünemann, R. Sailer und O. Steidle

Zwei Probleme bestimmen die moderne Rektumchirurgie: Radikalität und Kontinenzerhaltung. Dabei muß die Radikalität stets vorrangig sein, soll jedoch, wenn irgend möglich, mit der Kontinenzerhaltung verbunden werden.

Bei der Behandlung des Mastdarmkrebses stehen zwei Operationsverfahren im Vordergrund:

1. Die radikale abdominoperineale Rektumexstirpation mit Kontinenzverlust.
2. Die radikale vordere Resektion ohne Kontinenzverlust.

Die übrigen Operationsmethoden sind Ausweichverfahren oder haben palliativen Charakter.

Die Indikation zu verschiedenen Operationsverfahren je nach Höhenlokalisation des Mastdarmkrebses gibt die Tabelle 1 in Anlehnung an Pichlmaier wieder.

Patienten mit Karzinomen um 10 cm oberhalb des Anus können bei großen Tumoren einer Amputation oder evtl. einer vorderen Resektion unterzogen werden. Bei kleinen Tumoren bietet sich die vordere Resektion an; jedoch kommt die Amputation als Alternativverfahren in Betracht, wenn bereits eine lokale Metastasierung besteht.

Patienten, die ein Rektumkarzinom haben, das digital palpabel ist – also unter 7 cm liegt –, sollte man einer abdominoperinealen Rektumexstirpation unterziehen.

Die Kontroverse, welche dieser beiden Operationsmethoden man anwenden soll, betrifft vor allem die Behandlung der Tumoren im mittleren Drittel, also zwischen 7 und 10 cm. Pichlmaier (1976) empfiehlt hier, die großen Geschwülste zu amputieren und bei kleinen eine tiefe, vordere Resektion durchzuführen. Entsprechende Alternativverfahren bei kleinen Tumoren, also Amputation oder Durchzugsverfahren, bieten sich an.

Nach Reifferscheid (1977) hat sich die Radikalität der Resektion bei Tumorlokalisation in etwa 10 cm Höhe als ausreichend verläßlich erwiesen. Zwar konnte Westhues bei

Tabelle 1. Indikation zu verschiedenen Operationsverfahren je nach Höhenlokalisation des Mastdarmkrebses

Tumorseite	Tumorgröße	Methode der Wahl	Alternativverfahren
Oberhalb 10 cm (Oberes Drittel)	Groß	Amputation oder vordere Resektion	Entsprechend
	Klein	vordere Resektion	Amputation
7–10 cm (Mittleres Drittel)	Groß	Amputation	
	Klein	Vordere Resektion	Amputation Durchzug
Unter 7 cm (Unteres Drittel)	Groß	Amputation	
	Klein	Amputation	

der histologischen Aufarbeitung von Resektionspräparaten nachweisen, daß der Krebs den tast- und sichtbaren Tumorrand nach unten niemals um 3–4 cm überschreitet; wir sind jedoch der Meinung, daß eine radikale Tumoroperation im Bereich des Rektums nur dann gewährleistet ist, wenn die distale Resektionslinie wenigstens 5 cm aboral des unteren Tumorrandes liegt. Reifferscheid bezieht sich auf die Untersuchungen von Westhues, d.h. die Einhaltung einer 4 cm Garantiezone aboral vom Tumor rechtfertigt die tiefe Resektion. Jeder weiß, wie schwierig eine Zweitoperation bei Krebsrückfall nach diesem Eingriff ist. Außerdem ist hierbei die Prognose äußerst schlecht. Sanella gibt die Fünfjahresüberlebensrate mit nur 10 % an.

Trotz sorgfältiger präoperativer Stadienabgrenzung ist oft die letzte Entscheidung zwischen abdominoperinealer Amputation und einem sphinktererhaltenden Verfahren erst während der Operation zu fällen.

Die Untersuchungen der Erlanger Klinik bezüglich der Kontinenz in Anhängigkeit von der Anastomosenhöhe seien nur kurz dargestellt: Es ergibt sich, daß bei einer aboralen Stumpflänge von 4 bis 8 cm nach einem Monat in 23 %, nach 6 Monaten in 60 % und nach 12 Monaten in 83 % Kontinenz besteht. Die entsprechenden Zahlen sind für Stumpflängen von 9 bis 12 cm 50 %, 67 % und 84 %. Über 12 cm Anastomosenhöhe zeigen bereits nach einem Monat 71 % und nach 12 Monaten 93 % Kontinenz (Tabelle 2).

Herkömmlicherweise erfolgt die tiefe Anastomose durch Einzelknopfnähte, dabei wird die Naht extramukös, einreihig, Stoß auf Stoß geführt.

Neuerdings steht uns das sog. Auto-Suture-Klammernahtgerät EEA 31 mit Einmalgebrauchsmagazin zur Verfügung. Mit diesem Instrument lassen sich tiefe Anastomosen bis zu einer Höhe von 5 bis 6 cm gut durchführen.

Unsere bisherigen Erfahrungen umfassen 23 Anastomosen, davon zwei intra- und 21 extraperitoneal. Das Verfahren hatte bisher keine Komplikationen.

Von 1965 bis 1977 wurden an der Düsseldorfer Klinik 465 Operationen wegen eines Rektumkarzinoms durchgeführt. Dabei entfielen auf die radikalen Operationsverfahren 326 Fälle, das entspricht einerOperabilitätsquote von 70,1 %. Im einzelnen wurden 280 Amputationen, 31 vordere Resektionen, 6 Durchzugsverfahren und in 5 Fällen eine Rectotomia posterior durchgeführt. Als Palliativverfahren beinhaltete das Krankengut 4 Hartmannsche Operationen, 5 Lokalexzisionen, 14 kryochirurgische Vorgehen und 120mal die alleinige Anlage eines Anus praeternaturalis zur Kotableitung. Die geringe Zahl der vorderen Resektionen erklärt sich durch die Tatsache, daß in früheren Jahren dieses Verfahren nicht durchgeführt wurde. Die präoperative Höhenlokalisation ergibt sich aus Tabelle 3.

Der Vergleich der beiden Operationsverfahren zeigt, daß die Amputation mit 16,7 % gegenüber der bedeutend weniger durchgeführten vorderen Resektion mit 19,3 % geringfügig besser abschnitt. Die Gesamtletalität betrug 17,4 %.

Tabelle 2. Abhängigkeit der Kontinenz von der aboralen Stumpflänge und der Zeitdauer nach der Operation

Stumpflänge	Kontinenz nach 1 Monat	Kontinenz nach 6 Monaten	Kontinenz nach 12 Monaten
4–8 cm	23 %	60 %	83 %
9–12 cm	50 %	67 %	84 %
über 12 cm	71 %		93 %

Tabelle 3. Höhenlokalisation der malignen Rektrumtumoren (Chirurgische Universitätsklinik A, Düsseldorf)

Höhe des Tumors	Anzahl	%
Bis 10 cm	205	64,1
11–14 cm	68	21,2
Über 14 cm	47	14,7
Insgesamt	320	100

Die Gesamtrezidivquote betrug für die radikalen Operationsverfahren 14,6 %. Für die Amputation und die wesentlich seltener durchgeführte vordere Resektion war die Rezidivhäufigkeit gleich groß, nämlich 13,8 %. Hier ist ein Vergleich wegen der geringen Fallzahl der tiefen Anastomosen nur begrenzt möglich.

Ein direkter Vergleich der beiden am häufigsten durchgeführten Operationsverfahren ist schwer. So hat an der in den letzten Jahren verbesserten Heilquote der vorderen Resektion die nach dem Malignogramm ausgerichtete Indikation für die jeweilige Technik einen entscheidenden Anteil. Das Klammernahtgerät hat durch seine einfache und sichere Handhabung, die auch bei ungünstigem Situs die technische Durchführung tiefer Anastomosen ermöglicht, wie unsere Eigenresultate zeigen, die Ergebnisse verbessert. Die tiefsitzenden und prognostisch ungünstigeren Karzinome werden von der vorderen Resektion von vornherein ausgeschlossen. Deshalb ist auch für das gegenüber der Rektumamputation relativ bessere Heilresultat im Grundsatz die für die Wahl des Verfahrens maßgebliche Höhenlokalisation mitverantwortlich zu machen.

Das Gießener Rundmesser – eine Verbesserung in der Stomachirurgie

D. Filler, K.H. Muhrer und M. Feustel

Die Lebensqualität eines Behinderten mit einer Kolo- oder Ileostomie hängt auch wesentlich von der problemlosen Versorgung seines Stomas ab. Die richtige Anlage des Bauchafters schafft hierzu die entscheidende Voraussetzung. Die Komplikationen des Stomas, wie Stenose, Narbenverziehungen oder die Hernie, sollten besser verhütet als behandelt werden.

Wir glauben, daß mit Hilfe des Gießener Rundmessers die Anlage des Stomas erleichtert wird und die chirurgische Technik verbessert werden kann.

Das Messer aus einem Metallzylinder ist skalpellscharf geschliffen. Wir haben das Rundmesser in verschiedenen Größen vorrätig. An der Gegenseite ermöglichen zwei Griffleisten Rotationsbewegungen (Abb. 1).

Damit ergeben sich einige Vorteile, insbesondere bei Stomakorrekturen, bei der vereinfachten Magnetringsekundärimplantation und bei der Verhinderung subkutaner Taschenbildungen.

Vor der Operation markieren wir grundsätzlich die Lage des endständigen Ausgangs im Stehen, Sitzen und Liegen, wobei wir einen mit 2–300 ml wassergefüllten Kolostomiebeutel anheften.

Die technische Durchführung der Stomaanlage erfolgt durch Aufsetzen des Rundmessers auf die Haut, wobei unter leichtem Druck drehende Bewegungen ausgeführt werden. Damit wird ein Hautsubkutanzylinder ausgeschnitten, der von der Muskelfaszie abgelöst wird. Die Durchschnittstelle der Faszie kann dann ebenfalls mit dem Rundmesser exzidiert oder in üblicher Weise eingeschnitten werden. Die Vorteile dieser Methode liegen in einer wesentlichen technischen Vereinfachung, der exakten kreisrunden Exzision aus der

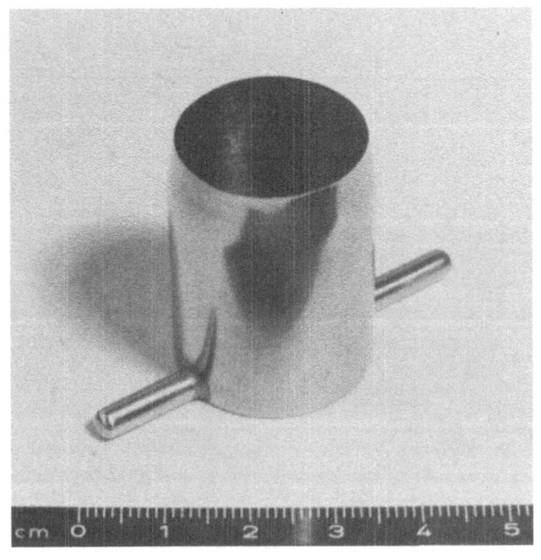

Abb. 1. Das Gießener Rundmesser für die Kolostomie

Bauchwand, der konstanten Größe des Ausgangs und der idealen Korrektur von Komplikationen, z. B. einer narbigen Stenose.

Ursprünglich haben wir das Rundmesser bei der Stomaumschneidung zur sekundären Magnetringimplantation verwendet. Dabei kam es auf eine exakte kreisrunde Schnittführung ohne größere traumatische Gewebsläsion und ohne wesentliche subkutane Taschenbildung an. Außerdem entfiel die Mobilisation und Wiedereinnähung des Stomas. Inzwischen verwenden wir zur Stomaanlage oder zur Korrektur einer narbigen Stenose ausschließlich das Rundmesser. Nachteile oder Komplikationen dieser Technik sahen wir bislang nicht.

Die Operationstechnik der Zökalfistel

E. Gross, V. Kindhäuser und F.W. Eigler

Diskussionen über präoperative Vorbereitung, Operationstaktik und Operationstechnik bei linksseitigen Kolonresektionen zeigen, daß das Problem der sicheren Kolonanastomose nach wie vor nicht gelöst ist. Die Überdehnung der Darmwand und die hiermit einhergehende Verschlechterung ihrer Durchblutung ist ein Faktor, der die Heilung der Kolonanastomose gefährden kann. Die unterschiedlichen Verfahren wie Anus praeternaturalis, externe Lippenfistel, Zökalfistel und Sphinkterdehnung dienen deshalb dem Ziel, eine ausreichende Entlastung der Dickdarmanastomose in den ersten postoperativen Tagen zu erreichen. Der Anus praeternaturalis stellt zweifellos die sicherste Entlastung der Dickdarmanastomose dar. Der Vorteil der vollständigen Entlastung wird allerdings durch den Nachteil des notwendigen Zweiteingriffs eingeschränkt. Eine ausreichende Entlastung der Kolonanastomose bei Vermeidung des Zweiteingriffs durch Selbstheilung garantiert in bestimmten Fällen die Zökostomie. Die heute üblichen Operationstechniken basieren auf Beschreibungen von v. Haberer (1931), Stainback et al. (1973) und Stelzner (1970).

Unsere Methode geht zurück auf die Beschreibung von Stainback. Wir haben seine Methode dahingehend modifiziert, daß wir den Patienten zunächst ggf. appendektomieren, dann einen Ballonkatheter durch die rechtsseitige Bauchdecke über das Zökum hindurchleiten und durch die offene Appendektomiebasis schieben (Abb. 1). Diese wird durch eine Tabaksbeutelnaht direkt hinter dem Ballonende des Katheters verschlossen. Durch eine zweite Tabaksbeutelnaht wird das Zökum im unmittelbaren Bereich der Ausleitungsstelle des Katheters am parietalen Peritoneum der vorderen Bauchwand adaptiert. Der aufgefüllte Ballonkatheter wird unter leichtem Zug mit zwei Fäden an der Haut befestigt und in einen Auffangbeutel abgeleitet. Der Zug am Katheter zur sicheren Adaptation des Zökums an das parietale Peritoneum kann noch durch das Anhängen einer 100 ml Infusionsflasche an den Katheter verstärkt werden. Bei komplikationslosem Ver-

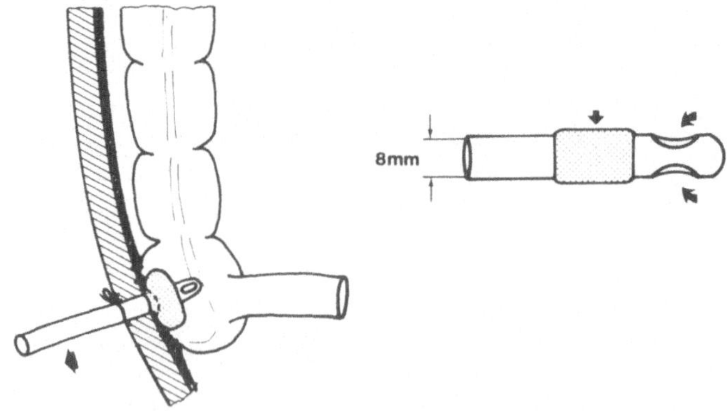

Abb. 1. Appendix-Basis als Durchtrittsstelle für den Ballon-Katheter, sorgfältige Fixierung des Zökums am parietalen Peritoneum. Fixierung des Ballon-Katheters extrakorporal unter leichtem Zug (evtl. Anhängen einer 100 ml Infusionsflasche)

lauf entblocken und entfernen wir den Katheter frühestens am 8. postoperativen Tag. Die zurückbleibende Hautfistel heilt in der Regel in wenigen Tagen ab. Der Katheter selbst sollte einen Durchmesser von mindestens 8 mm besitzen. Zur effektiven Stuhlableitung erweitern wir die vorgegebenen Perforationsstellen an der Katheterspitze. Im Anschluß an die Operation wird zusätzlich eine Sphinkterdehnung ausgeführt.

Von 1973 bis August 1979 wurde an unserer Klinik bei 77 Patienten eine linksseitige Kolonresektion mit gleichzeitiger Anlage einer Zökalfistel vorgenommen. In der überwiegenden Mehrzahl handelte es sich um Karzinompatienten.

Komplikationen von seiten der Zökalfistel selbst, wie Peritonitiden, oder postoperativ später Wiederauftreten der Fisteln in dem Gebiet der ehemaligen Austrittsstelle der Zökostomie lassen sich durch peinliche Beachtung der technischen Details vermeiden. Das bedeutet sorgfältige und sichere Adaptation des Zökums an die seitliche Bauchwand und Verwendung resorbierbaren Nahtmaterials für die Tabaksbeutelnähte.

Anastomoseninsuffizienzen trotz Entlastung durch Zökalfisteln traten nur bei notfallmäßig operierten oder anderen Risikopatienten auf. Das veranlaßte uns zur strengeren Indikationsstellung. Seit wir die Zökalfisteln nach der oben beschriebenen Methode anlegen und die Anlage von bestimmten Voraussetzungen abhängig gemacht haben, d.h. Risikopatienten ausschließen (Tabelle 1), traten seit Anfang 1977 keine Komplikationen von seiten der Zökalfistel oder Anastomoseninsuffizienzen auf (Tabelle 2).

Die Diskussion, ob überhaupt und in welcher Technik eine Entlastung einer Kolonanastomose vorgenommen werden sollte, ist noch nicht abgeschlossen. Die überwiegende Mehrzahl der Chirurgen hält eine Entlastung der linksseitigen Kolonanastomose durch einen Anus praeternaturalis oder eine Zökalfistel für erforderlich. An unserer Klinik wird grundsätzlich bei linksseitigen Kolonresektionen die Anastomose durch einen Anus praeternaturalis oder eine Zökalfistel entlastet. Mit der Zökalfistel nach der hier wiedergegebenen Methode und unter der relativ strengen Indikationsstellung verfügen wir über ein Verfahren, das eine echte Alternative zum Anus praeternaturalis darstellt.

Tabelle 1. Voraussetzungen zur Zökalfistel anstelle eines doppelläufigen Anus praeternaturalis bei Kolonresektionen

1. Präoperative Vorbereitung
2. Kein Ileus, keine Peritonitis
3. Keine komplizierenden Faktoren wie Diabetes, Hypoproteinämie etc.
4. Alter unter 65 Jahren

Tabelle 2. Lokale und allgemeine Komplikationen bei 77 linksseitigen Kolonresektionen mit gleichzeitiger Anlage einer Zökalfistel

Zeitraum	Indikation zur Anlage einer Zökalfistel	Anzahl der Patienten	Lokale Komplikationen	Allgemeine Komplikationen
1979 bis Ende 1976	nicht eingeschränkt	44	7	2
1977 bis 31.8.1979	eingeschränkte Indikation entsprechend Tabelle 5; OP-Technik entsprechend Tabelle 1	33	0	0

Die Analfissur. Technik der konservativen und operativen Behandlung

T. Hager, F. Franke und M. Groitl

Die Analfissur ist im eigentlichen Sinne keine Fissur, sondern vielmehr ein oberflächliches Ulkus des hochsensiblen Anoderms. In der Tiefe kommt es zum Freiliegen von Muskelfasern des Sphincter ani internus. Die Fissurlänge ist relativ konstant und reicht von der Linia dentata bis zur Anokutanlinie.

Es besteht keine Geschlechtsdisposition. Beim Mann findet sich die Analfissur in ca. 85 % an der hinteren Kommissur, in 10 % anterior; bei Frauen hingegen in 2/3 posterior und in 20 % anterior.

Sekundäre Fissuren, die in der Ätiologie und der Behandlung streng von der primären Fissur zu trennen sind, finden sich in der gesamten Zirkumferenz.

Die Analfissur entsteht durch eine Hautläsion, unter anderem bei hartem Stuhlgang. Normalerweise würde jede Verletzung in wenigen Tagen ohne Behandlung abheilen. Beim Analfissurträger müssen zusätzliche disponierende Faktoren für die Ulkusentstehung angeschuldigt werden (Abb. 1).

Dazu haben Northman u. Schuster (1974) erstmals durch Druckerhöhung im distalen Rektum ein überschießendes Reflexverhalten des Sphincter ani internus gefunden. Fischer (1976) und Hancock (1977) demonstrierten manometrisch zusätzlich einen erhöhten Blutdruck im Analkanal bei Fissurkranken (Abb. 2).

Dreh- und Angelpunkt der Analfissur ist also ein pathologisches Reflexverhalten des Musculus sphincter ani internus. Das Behandlungskonzept heißt in jedem Fall: Beseitigung des erhöhten Muskeltonus (Tabelle 1).

Eine Möglichkeit ist die dosierte, mechanische Dehnungsbehandlung zur Durchbrechung des Circulus vitiosus Sphinkterspasmus-Ulkusgranulation. Dieses Konzept kommt vor allem bei der unkomplizierten einfachen Analfissur zur Anwendung. Wir verordnen dem Patienten dazu Analdilatatoren in der Form einer Stuhlsäule. Der Patient muß sich täglich, anfangs mehrfach, den Dilatator selbst rektal einführen. Bei frischer, schmerzhafter Analfissur ist die vorherige Applikation von anästhesierendem Gel, in der Regel Xylocain Gel, notwendig. Als Gleitmittel für den Dilatator wird zusätzlich gewöhnliche Hämorrhoidalsalbe, die auch steroidhaltig sein kann, notwendig.

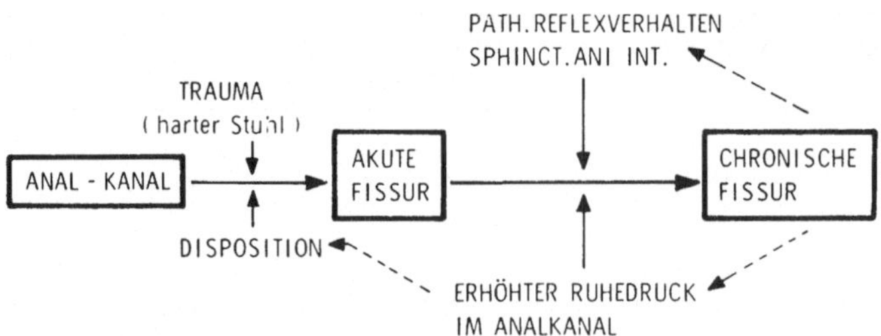

Abb. 1. Pathogenese der primären Analfissur

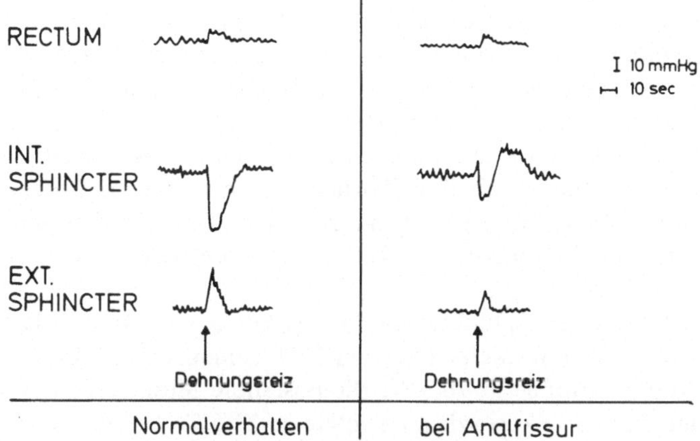

Abb. 2. Analsphinkter-Manometrie bei rektalem Dehnungsreiz (Northmann u. Schuster 1974)

Bei der chronischen Analfissur sowie bei der äußerst schmerzhaften, frischen Fissur, bei der die Lokalanästhesie nur kurzfristig eine Linderung bringt, reicht die Sphinkterdilatation zur Fissurabheilung meist nicht mehr aus. Das Vollbild der chronischen Fissur mit hypertropher Analpapille, Vorpostenfalte und Granulationen im Ulkusgrund erfordert immer die Exzision und zwangsläufig die Sphinkteromyotomie. Werden zusätzlich intersphinktäre Abszesse, posteriore Fisteln und Narbenplatten gefunden, so ist die Sanierung ebenfalls nur durch komplette Fissurexzision erreichbar.

Besteht hingegen nur eine unkomplizierte Ulkusnarbe, so hat sich die laterale Sphinkteromyotomie als ausreichende Behandlungsmaßnahme bei uns bewährt. Diese wird in der Regel ambulant durchgeführt: In Linksseitenlage erfolgt nach Lokalanästhesie bei 3 Uhr eine kleine Hautinzision lateral der Anokutanlinie. Anschließend wird unter digitaler Kontrolle des im Analkanal liegenden Zeigefingers mit der gespreizten Schere der Musculus sphincter ani internus zunächst von der Analhaut freipräpariert und anschließend vom Sphincter ani externus getrennt. Ist der innere Schließmuskel gut abgrenzbar, erfolgt die Durchtrennung bis in Höhe der Dentatalinie. Digital kann die Durchtrennung als Einkerbung getastet werden. Die Hautinzision wird zuletzt mit Einzelknopfnähten wieder versorgt.

Als Nachbehandlung empfehlen wir in allen Fällen milde Laxanzien und tägliche Sitzbadbehandlungen.

Tabelle 1. Behandlungsprinzipien bei primärer Analfissur

Dehnung des Analkanals	Sphinkteromyotomie (Sphincter ani internus)
Digital (Recamier 1838)	Posterior (Eisenhammer 1951)
Instrumentell (Hawley 1969)	Transkutanlateral (Parks 1967)
Mit Dilatator (Lord 1973)	Subcutanlateral (Notaras 1969; Hoffmann u. Goligher 1970)

Zu unseren Ergebnissen: Zur Demonstration unserer Technik haben wir z.B. in den letzten 2 Jahren bei 224 Patienten mit unkomplizierter Fissur die selbständige Analbougierung mit Glasdilatatoren steigenden Durchmessers durchführen lassen. Die Behandlungszeit bis zur Beschwerdefreiheit, d.h. bis zum Abheilen der Fissur, war bei 62 % kürzer, bei 38 % länger als 4 Wochen. Es bestand in allen Fällen keine Arbeitsunfähigkeit über 3 Tage hinaus. Keine Abheilung innerhalb 8 Wochen fanden wir bei 51 Patienten; das entspricht 22,8 %. Durch mechanische Dilatation über einen längeren Zeitraum konnte bei 16, durch sekundäre Sphinkteromyotomie bei 35 Patienten Beschwerdefreiheit erreicht werden.

Unsere Erfahrungen mit der primären Sphinkteromyotomie können wir an 508 Patienten mit chronischer Fissur in 77 %, mit akuter Fissur in 23 % demonstrieren: Bevorzugt wurde die laterale Sphinkteromyotomie in 76,4 %. Die posteriore Muskelteildurchtrennung nach Eisenhammer mit breiter Ulkusexzision erfolgte in 23,6 %. Die Heildauer und in der Regel auch die Zeit der Arbeitsunfähigkeit betrug bei 68 % 2–4 Wochen. Rezidive fanden sich in 1,5 %, davon 2 Patienten mit Morbus Crohn. Eine Inkontinenz im Sinne einer Unfähigkeit der Stuhlkontrolle ist nur bei 1 Patienten aufgetreten.

Für die akute, unkomplizierte Analfissur empfehlen wir die selbständige, mechanische Analbougierung. Bei extrem schmerzhaften Fissuren, Rezidiven und chronischen Veränderungen ist die Sphinkteromyotomie indiziert. Die Behandlung kann in jedem Falle ambulant vorgenommen werden.

Literatur zum Abschnitt D

Allgöwer M (1973) Fortschritte der Technik in der Colonchirurgie. Langenbecks Arch Chir 334:87

Dixon CF (1948) Anterior resection for malignant lesions of the upper part of the rectum and lower parts of the sigmoid. Trans Am Surg Assoc 66:175

Dombal FT de, Burton I, Goligher JC (1971) Recurrence of Crohn's disease after primary excisional surgery. Gut 12:519

Dukes CE (1951) The surgical pathology of tumours of the colon. Med Press 226:512

Everett WG (1975) A comparison of one layer and two layer techniques for colorectal anastomosis. Br J Surg 62:135

Fischer M, Hamelmann H (1978) Dehnung oder Sphincterotomie als Behandlung der primär-chronischen Analfissur. Chirurg 47:215

Fischer M, Thermann M, Trobisch M, Sturm R, Hamelmann H (1976) Die Behandlung der primärchronischen Analfissur durch Dehnung des Analkanals oder Sphincterotomie. Langenbecks Arch Chir 343:35

Goligher JC (1976) Surgery of the anus, rectum and colon. Baillier & Tindall, London

Haberer H von (1931) Verbesserung unserer Resultate bei Dickdarmresektionen, namentlich im subkutanen und akuten Ileus. Arch Klin Chir 167:443

Hancock BD (1977) The internal sphincter and anal fissur. Br J Surg 64:93

Hawley PR (1978) The surgical management of rectum carcinoma. In: Grundmann E (ed) Colon cancer, Fischer, Stuttgart, New York, p 183

Hell K, Allgöwer M (1976) Die Colonresektion. Springer, Berlin Heidelberg New York

Lockhart-Mummery HE, Ritchie JK, Hawley PR (1976) The results of surgical treatment for carcinoma of the rectum and rectosigmoid. Br J Surg 39:3

Mason AY (1974) Trans-sphincteric surgery of the rectum. Prog Surg 13:66

Mason AY (1976) Rectal cancer: the spectrum of selective surgery. Proc R Soc Med 69:237

Northmann BJ, Schuster MM (1971) Internal sphincter derangement with anal fissures. Gastoenterology 67:216

Parks AG, Thomson JPS (1977) Peranal endorectal operative techniques. In: Rob C, Smith, R (eds) Operative surgery. Colon, rectum and anus. Butterworths, London p

Pichlmaier H (1976) Eingriffe am Dickdarm, Mastdarm und Anus. In: Zenker R, Berchtold R, Hamelmann H (Hrsg) Die Eingriffe in der Bauchhöhle. Springer, Berlin Heidelberg New York (Allgemeine und spezielle chirurgische Operationslehre, Bd VII/1)

Pichlmaier R, Beddermann C (1976) Über die tiefe anteriore Rektumresektion nach Schloffer und Dixon. Zentralbl Chir 101:1258

Reifferscheid M (1971) Kontinenzerhaltende radikale Exstirpation prämaligner und maligner Adenome des Retosigmoids. Acta Chir Scand 6:295

Reifferscheid M (1977) Chirurgie des Rektumcarcinoms – Kontinenzerhaltung oder Exstirpation? In: Schellerer W, Schildberg FW (Hrsg) Aktuelle Probleme des Colon- und Rektumkarzinoms. Peri Med, Erlangen (Chirurgie Aktuell, Bd 2, S 93)

Stainback W, Christiansen H, Salva B (1973) Complementary tube cecostomy-evaluation of 16 years experience with 235 cases. Surg Clin North Am 53:593

Stelzner F (1970) Die selbstheilende Zökalröhrenfistel zur Sicherung von Anastomose mit Colon und dem Rektum. Chirurg 41:281

Stelzner F (1978) The operative approach to colon carcinoma. In: Grundmann E (ed) Colon cancer. Fischer, Stuttgart New York, p 189

Walzel C (1978) Der heutige Stand der Kryochirurgie. Chirurg 49:202

E. Gefäßchirurgie

Gefäßchirurgie

F.W. Eigler

Im gegebenen Rahmen kann der Titel „Gefäßchirurgie“ von vornherein nur ein Richtungsweiser sein, selbst erprobte Methoden der Gefäßchirurgie darzustellen. Gerade bei der Gefäßchirurgie liegt aber das Problem darin, daß die Indikationsstellung von entscheidender Bedeutung ist, insbesondere wenn man den großen Bereich arteriosklerotischer Veränderungen betrachtet. Bei der Fülle des Materials scheint es darüber hinaus notwendig, sich auf die gefäßchirurgischen Eingriffe zu beschränken, die auch dem nichtspezialisierten Chirurgen zukommen können oder von dessen Möglichkeiten er wissen sollte.

Wenn das Methodische ganz in den Vordergrund gestellt wird, so sei daran erinnert, daß dieses sich bei jedem einzelnen von uns in wechselndem Ausmaß allmählich verändert und deshalb zum jeweiligen Zustand mehr eine Momentaufnahme darstellt.

Einige allgemeine Grundsätze für die Chirurgie der Arterien seien in Form von Thesen an den Anfang gestellt:

1. Der größte Feind erfolgreicher Gefäßchirurgie im Einzelfall ist die Infektion. Sterilität muß oberstes Gebot bleiben, insbesondere auch in Anbetracht oft lang dauernder Eingriffe. Eine Antibiotikaprophylaxe wird dennoch nur bei Verwendung von Kunststoffen bei uns durchgeführt.
2. Atraumatische Nähte sind bei Gefäßnähten obligat. Inzwischen benützen wir ausschließlich Kunststoffäden (monofiles Polypropylen) in den Stärken 7 x 0 bis 4 x 0, wobei an Gefäßen vom Kaliber etwa der A. radialis 7 x 0, der Nierenarterie 6 x 0 Fäden, im Iliaca-Bereich 5 x 0 und an der Aorta, insbesondere bei Prothesenanastomosen 4 x 0 Fäden verwendet werden.

   Bei Einzelknopfnahttechniken von Anastomosen und Gefäßverschlüssen ist der doppelarmierte Faden von großem Vorteil, da beide Fadenenden von innen nach außen gestochen werden können.
3. Vor jedem endgültigen Verschluß ist die Durchgängigkeit der Gefäße durch jeweiliges Ausspülen zu überprüfen. Eine allgemeine Heparinisierung während der Abklemmzeit hingegen ist unnötig.
4. Die postoperative Antikoagulantientherapie ist nur dann indiziert, wenn das Ziel peripherer Pulse nicht zu erreichen war oder die Grundkrankheit es erfordert.
5. Fremdmaterialien sind möglichst zu vermeiden.
6. Venen als Streifenplastik oder Arterienersatz sind vor allem bei Arteriosklerotikern sparsam zu verwenden. Abbildung 1 zeigt die Schnittführung im Aorta-Iliaca-Bereich, die einen direkten Nahtverschluß gestattet.

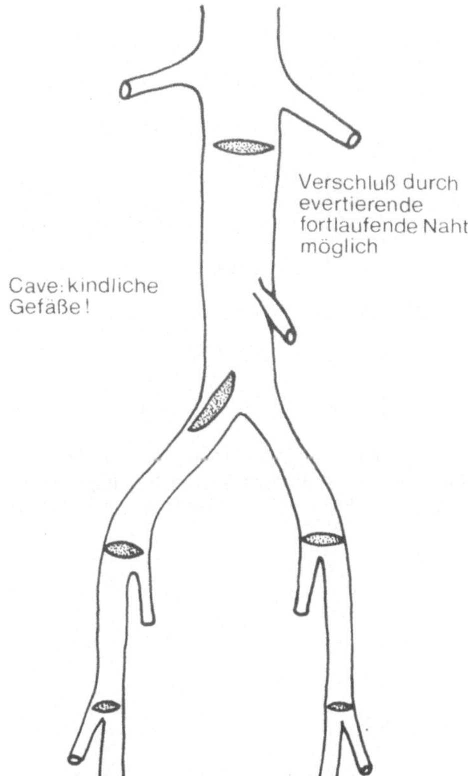

Abb. 1. Schnittführung im Aorta-Iliaca-Femoralis-Bereich mit direkter Verschlußmöglichkeit. In aller Regel läßt sich bei diesen Arteriotomien der Verschluß mit einem Venen- oder Kunststoff-Streifen vermeiden. Voraussetzung ist die exakte, fortlaufende Naht mit Ausstich jeweils am stromabwärtsgelegenen Gefäßrand. Beim wachsenden Organismus sind Einzelknopfnähte zu empfehlen

7. Grundsätzlich sind Intimaabhebungen gegen die Stromrichtung sehr exakt zu versorgen (Abb. 2).

Im einzelnen sei zunächst zu Notsituationen im arteriellen Bereich Stellung genommen:

Die *periphere arterielle Embolie* stellt eine Notsituation dar, die auch vom Allgemeinchirurgen beherrscht werden sollte. Bei der Embolektomie handelt es sich um eine sehr dankbare Therapie, vorausgesetzt, daß die Allgemeinsituation des Patienten durch die zugrunde liegende Erkrankung (Mitralstenose, Herzinfarkt) nicht zu sehr beeinträchtigt ist.

Bei klassischer Anamnese (leere Gefäßanamnese oder frühere Embolieereignisse und plötzlicher Beginn der Beschwerden) ist die Operationsindikation ohne Verzug und in der Regel ohne verzögernde Angiographie zu stellen. Gleich wo der Embolus lokalisiert ist, wird in der unteren Körperhälfte am Ort der Wahl unter dem Leistenband eingegangen (Abb. 3). Bei nicht wesentlich veränderter Gefäßwand wird im Bereich der Teilungsstelle der A. femoralis quer inzidiert und mit dem Fogarty-Katheter die Embolektomie vorgenommen. Dabei muß man darauf achten, daß auch bei proximalem Sitz die distale Strombahn sorgfältig mit dem Fogarty-Katheter abgesucht wird, weil sonst der Erfolg durch zurückgebliebene Abscheidungsthromben in Frage gestellt wird. Verschluß der Arteriotomie durch fortlaufende Naht gelingt in der Regel ohne jegliche Einengung. Problematisch kann die Situation jedoch bei arteriosklerotisch veränderten Gefäßen sein. Hier muß dann eine lokale Desobliteration erfolgen, damit eine Stenosierung mit nachfolgender Throm-

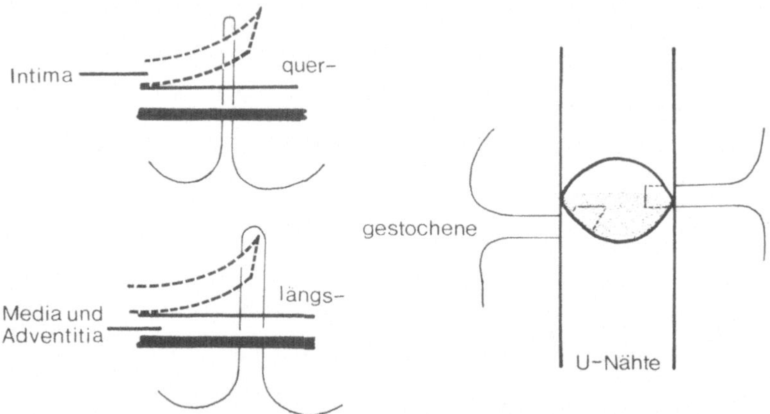

Abb. 2. Versorgung bei Intimaabhebungen am stromabwärtsgelegenen Gefäßbereich. Mit doppelarmiertem Faden wird U-förmig normalerweise die Intima quer an Media und Adventitia angeheftet. Zusätzlich sorgen längsgestellte Fäden mit nur einmaligem Durchstich der Intima für besonders exakte Anlagerung

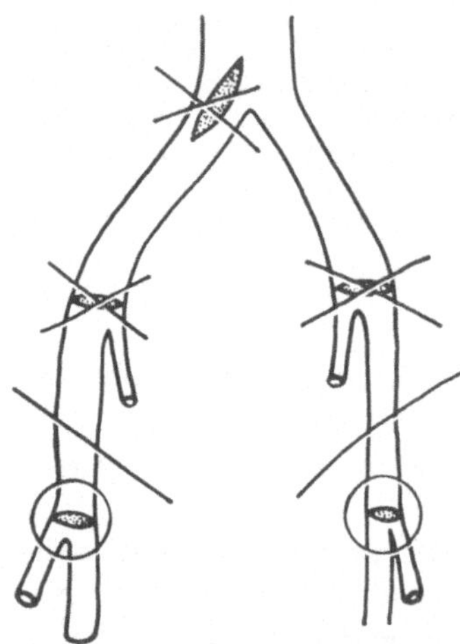

Abb. 3. Schnittführung für die Embolektomie am Ort der Wahl jeweils an der Femoralisgabel, gleichgültig ob der Embolus zentraler oder peripherer lokalisiert ist

bosierung vermieden wird. Nur ausnahmsweise verwenden wir einen Venenpatch – meist aus einem Nebengefäß der V. saphena. Die prä- und postoperative Heparinisierung nach Embolektomie mindestens bis zur Klärung des Ausgangsbefunds sollte die Regel sein. Bei den selteneren Embolien der oberen Extremitäten wird die A. brachialis oberhalb der Ellenbeuge aufgesucht, quer inzidiert und durch Fogarty-Kathetereinführung nach proximal und distal befreit.

Das *Gefäßtrauma* an den peripheren Arterien – meist mit einer Knochenverletzung kombiniert – stellt ebenfalls eine Notsituation dar, die allgemeinchirurgisch beherrscht werden muß. Selbstverständlich ist oberstes Gebot die Verhinderung oder Bekämpfung eines Schocks, um das Leben des Unfallpatienten zu retten. Bei der nachfolgenden Versorgung, bei der die Angiographie nicht obligat, sondern von der jeweiligen Situation abhängig gemacht werden muß, scheint es wichtig, darauf hinzuweisen, daß die Versorgung der Gefäßverletzung Vorrang vor einer endgültigen Versorgung von Frakturen haben muß. Dabei ist es sicher oft zweckmäßig, die Knochenrekonstruktion präliminar vorzunehmen, damit die endgültige Situation bei der Gefäßrekonstruktion bekannt ist. Es dürfte dann immer gelingen, die dauerhafte Stabilisierung unter Schutz der versorgten Gefäße vorzunehmen. Die umgekehrte Reihenfolge birgt die Gefahr in sich, daß unbemerkt die kritische 6-Stunden-Grenze der Ischämie, die vom Trauma und nicht vom Operationsbeginn an zählt, erreicht und postoperativ das Postischämiesyndrom in Kauf genommen wird.

Die Gefäßrekonstruktion kann bei elastischen Gefäßen ohne Verwendung von Transplantaten vorgenommen werden. Auf die Intimasituation ist besonders zu achten. Bei größeren Defekten müssen Veneninterpositionen oder Venenstreifenerweiterungen durchgeführt werden, die den allgemeinen gefäßchirurgischen Prinzipien folgen. Wichtig scheint an dieser Stelle der Hinweis auf das Postischämiesyndrom, das prophylaktische Maßnahmen bei bekannter langer Ischämie erfordert und andererseits lokal die Indikation zur subkutanen Fasziotomie geben muß (Tabelle 1). Die Bedeutung dieses Phänomens mag daraus hervorgehen, daß unter 75 versorgten Gefäßverletzungen 15mal das Postischämiesyndrom – zweimal mit tödlichem Ausgang – auftrat, jeweils bei 8 h nach der Verletzung möglicher Versorgung.

Gefäßverletzungen sind zwar auch bei größeren Bauchoperationen selten, können aber bei unübersichtlichen Verhältnissen auftreten und gelegentlich zu erheblichen Problemen führen, wenn entweder die Aorta selbst oder wichtige Organarterien betroffen sind. Für massive Blutungen aus größeren Gefäßen empfiehlt sich immer, den Aortenballonkatheter zur Vefügung zu halten (Abb. 4). Bei unübersichtlicher Situation kann durch Einbringung dieses Katheters, Auffüllen und Abblocken mittels eines entsprechenden Hahnsystems eine sofortige Blutstillung erreicht werden, die dann eine saubere Präparation der Verletzungsstelle ermöglicht.

Mit zunehmend höherem Lebensalter der Bevölkerung muß mit häufigerem Auftreten arteriosklerotischer *Bauchaortenaneurysmen* gerechnet werden. Hierbei kann der Allgemeinchirurg dadurch in eine schwierige Situation kommen, daß die Diagnose primär nicht richtig gestellt wurde, obwohl sie, wenn man an das Aneurysma denkt, durch Nachweis der expansiven Pulsation zumindest als Verdachtsdiagnose gar nicht so schwer ist. Wird unter der Fehldiagnose etwa einer Appendizitis ein Bauchaortenaneurysma mit beginnender Perforation operiert, muß von der Lokalsituation abhängig gemacht werden, ob Verschluß der Bauchhöhle und rasche Verlegung in ein gefäßchirurgisch ausgerichtetes Krankenhaus noch möglich ist, oder ob bei bereits eingetretener Blutung die Kompressionsblutstillung und Hinzuziehung eines gefäßchirurgisch erfahrenen Kollegen notwendig

Tabelle 1. Behandlungsprinzipien beim Postischämiesyndrom

A Allgemein
1. Volumenzufuhr bereits vor Eröffnung der Extremitätengefäße
2. Forcierte Diurese (Mindestmenge 100 ml/h)
3. Schnelldigitalisierung
4. Behandlung der Hyperkaliämie
5. „Alkalisierung"
6. Unterschwellige Heparinisierung

B Lokal
Subkutane Fasziotomie (Anteriorloge)

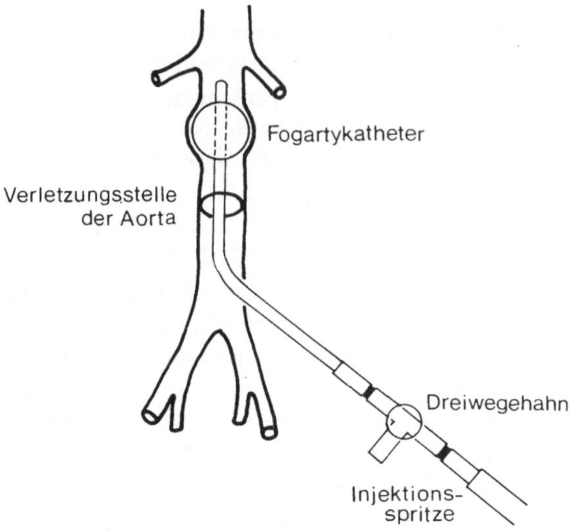

Abb. 4. Schematische Darstellung der Aortenblockade mit Fogarty-Kathetern und zwischen Katheter und Spritze geschalteten Dreiwegehahn

ist. Beim ausgedehnten perforierten Aneurysma muß als Notmaßnahme die Abklemmung der Aorta unterhalb des Hiatus aorticus zur vorläufigen Blutstillung erfolgen, mit den leider zu erwartenden postoperativen Komplikationen des Nierenversagens. Zur Verminderung der Gefahr kann aber auch hier der erwähnte Ballonkatheter bei unübersichtlicher Situation benutzt werden.

Die endgültige Versorgung durch eine Rohr- oder Bifurkationsprothese nach Teilresktion des Aneurysmas läßt sich immer dann ohne Problematik durchführen, wenn das Aneurysma unterhalb der Nierenarterien gelegen ist. Bei Verwendung der gestrickten Dacron-Prothese mit 4 x 0 Prolene-Naht läßt sich die Strombahn gut wiederherstellen. Die kritische Situation der Operation, wenn eine etwaige Blutung überstanden bzw. gut gestillt werden konnte, besteht dann bei der Wiedereröffnung der Strombahn, wo Blutdruckabfälle die Regel sind und durch intensive Kooperation zwischen Anästhesist und Chirurg gemeistert werden müssen.

Das weite Feld *arteriosklerotischer Veränderungen* kann hier kaum erörtert werden, zumal die Indikationsbereiche miteinbezogen werden müßten. Die grundsätzliche These sei allerdings noch einmal wiederholt, daß mit der Verwendung von prothetischem Material große Zurückhaltung geübt wird. Es sei dazu auf die nach Giessler (1975) modifizierte Zusammenstellung (Tabelle 2) verwiesen. Während im Aorta-Iliaca-Abschnitt die direkten und indirekten Verfahren zur Desobliteration ihren Anwendungsbereich haben, wird im Ober- und Unterschenkelbereich das Venentransplantat bevorzugt. Es sei deshalb auch noch einmal auf die Zurückhaltung bei Verwendung einer Venenpatchplastik hingewiesen, da insbesondere beim arteriosklerotischen Patienten die V. saphena als kostbare Gefäßersatzmöglichkeit geschont werden soll. Einen einfachen und schonenden Eingriff gerade auch im höheren Lebensalter kann die Profundaplastik darstellen, wenn die oberflächliche Femoralarterie ohnehin verschlossen ist und zunächst durch Desobliteration und hämodynamisch günstigen Anschluß der Profunda auch die Unterschenkelsituation über Kollateralen verbessert werden kann. Es bleibt dann immer noch die Mög-

Tabelle 2. Indikationen zum synthetischen Gefäßersatz

Unausweichlich	Alternativ
Aneurysmen Aorta und große Gefäße	Aneurysmorrhaphie (nur bei sackförmigen Aneurysmen)
Traumen Langstreckige Veränderungen	Veneninterponat (Zeitfaktor)
Verbrauch eigener Ersatzgefäße	
Extraanatomische Umleitung	

lichkeit zu einem späteren Venenbypass, wenn die verbesserte Durchblutung für den Unterschenkel nicht ausreicht.

Gleichsam als Übergang vom arteriellen zum venösen Gefäßsystem sei wegen der zunehmenden Bedeutung auf die Anlage der *A V-Fistel* für die Hämodialyse hingewiesen. Wir benutzen dabei nach wie vor die von Brescia et al. (1966) ursprünglich angegebene Form der Seit-zu-Seit-Anastomose zwischen A. radialis und V. cephalica oberhalb des Handgelenks. Nach Aufsuchen und ausreichender Mobilisation der A. radialis und der V. cephalica werden beide Gefäße an gegenüberliegenden Wandbereichen auf 6 mm längs inzidiert. Je nach Wanddicke und Kaliber der Arterie wird eine kleine ovaläre Exzision aus ihrer Wand vorgenommen, dann mit überwendlicher evertierender Naht die Hinterwand genäht und darauf die Vorderwand. Hier empfiehlt sich der Gebrauch einer 7 Prolene-Naht. Gegenüber anderen Methoden halten wir an der Seit-zu-Seit-Anastomose fest, weil wir meinen, daß angesichts der Tatsache, daß der Patient auf gute Shuntverhältnisse über Jahre hinaus angewiesen ist, nicht ohne Not Gefäßbereiche verschenkt werden sollten. Bei „Verbrauch" der Unterarmgefäße wird zunächst die Ellenbeuge von uns benutzt. Sind die Gefäße der oberen Extremitäten nicht mehr verfügbar, ist der Shunt mit einer Vena-saphena-Schlinge durchaus brauchbar. Bei arteriellen Problemen am Arm kann die Vene auch direkt am Oberschenkel benutzt werden, wobei die Unterbindung von Nebenästen der in ihrer Einmündung belassenen V. saphena wichtig ist.

Die Situation auf venöser Seite, die sofortiges gefäßchirurgisches Eingreifen erfordern kann, stellt die *akute tiefe Beinvenenthrombose* und das Paget-Schroetter-Syndrom an der oberen Extremität dar. Zweifellos überwiegt bei weitem die Situation an den unteren Extremitäten. Aufgrund der weniger eindeutigen Situation im Vergleich zur arteriellen peripheren Embolie hat die chirurgische Behandlung der Beinvenenthrombose sich noch nicht sehr verbreitet. Bei eindeutigem Befund und fehlenden Kontraindikationen handelt es sich bei der Thrombektomie um einen sehr dankbaren Eingriff. Aufgrund der Methode mit Fogarty-Kathetern mit beweglicher Spitze ist der Eingriff wesentlich erleichtert. Wir bevorzugen Allgemeinnarkose, die zusätzlich zur Anti-Trendelenburg-Lagerung bei Überdruckbeatmung ein entsprechendes Venendruckgefälle hervorruft und damit eine Sogwirkung auf Thrombenmaterial verhindern hilft. Bei Aufsuchen der Vene kann man – entweder von der V. saphena magna aus oder direkt – der V. femoralis nach Längsinzision den Katheter vorsichtig einführen und jeweils die Thromben vorsichtig ausräumen. Dabei scheint uns insbesondere das Abblocken von der Gegenseite ein unnötiges Manöver. Selbstverständlich sollte prä- und postoperativ die Vollheparinisierung erfolgen (Tabelle 3).

Sicher ist die sorgfältige Ausräumung der Thromben, insbesondere auch von peripher her mit Ausmelken der tiefen Beinvenen, die sicherste Prophylaxe gegen eine Lungen-*embolie*. Es bleiben aber immer wieder Problempatienten, die rezidivierende Embolien aus der unteren Körperhälfte erleiden, ohne eindeutigen Quellennachweis. Hier halten wir das Einbringen eines Mobin-Uddin-Filters von der V. jugularis aus für eine relativ wenig belastende Methode, vorausgesetzt, daß die Lokalisation unterhalb der Nierenvenen sorgfältig vorgenommen wird. Die Anbringung eines Vena-cava-Clips etwa nach de Weese scheint uns nur in Kombination mit einem ohnehin notwendigen abdominellen Eingriff sinnvoll (Tabelle 4).

Die Behandlung ausgeprägter *Varizen* durch die Venenexhärese ist sicher die gefäßchirurgisch am meisten verbreitete Methode. Ohne auf Indikationsprobleme weiter eingehen zu wollen, sei nur angemerkt, daß auch unter dem Gesichtspunkt etwaiger gerichtlicher Auseinandersetzungen m.E. die grundsätzliche Forderung zu einem Venogramm vor jeder Operation nicht gerechtfertigt ist. Die eingehende klinische und funktionelle Untersuchung sollte ganz im Vordergrund stehen. Im Zweifelsfall, insbesondere bei erheblicher Schwellneigung oder unklarer Vorgeschichte, sollte man allerdings die Indikation zur Venographie großzügig stellen. Für die Operation selbst scheinen einige in Abb. 5 aufgezeigte Punkte besonders wichtig.

Wir bevorzugen die primäre Freilegung der Saphena-Einmündung am Hiatus saphenus. Dabei benutzen wir einen bogenförmigen Hautschnitt etwa 2 Querfinger unterhalb des Leistenbands, der an der Innenseite des Oberschenkels herabgeführt wird. Sorgfältige Präparation von Anfang an ist wichtig, damit keine unnötigen Lymphgefäßirritationen hervorgerufen werden. Peinliche Präparation und Aufsuchen aller 7 einmündenden Venen ist entscheidend, um recht lästige „Rezidive" mit unschönen Varizenentwicklungen im Leistenbereich zu verhindern (Abb. 5). Wichtig ist natürlich auch die Erkennung einer V. saphena accessoria medialis oder lateralis, die je nach Größe auf eine längere Strecke auch entfernt werden muß. Bei den von oben herkommenden Venen begnügen wir uns hingegen mit der einfachen Unterbindung. Eine Selbstverständlichkeit sollte die Überprüfung sein, daß tatsächlich die Saphena präpariert wird und nicht die V. femoralis. Bei

Tabelle 3. Vorgehen bei venöser Thrombose

1. Heparinisierung
2. Allgemeinnarkose (Überdruckbeatmung)
   (Lokalanästhesie: Anti-Trendelenburg-Lagerung)
3. Ausräumung der Thromben mit Fogarty-Katheter ohne Blockade von der Gegenseite
4. Ausmassieren von der Peripherie
5. Gefäßverschluß durch fortlaufende Naht

Tabelle 4. Chirurgische Prophylaxe von Lungenembolien

	Indikation	Besonderheiten
1. Mobin-Uddin-Filter	Grundsätzlich bei rezidivierenden Embolien ohne lokale Sanierungsmöglichkeit	Genaue Lokalisation (Cave Nierenvenen)
2. Cava-Clip	In Kombination mit anderen Abdominaleingriffen	Exakte Identifizierung der Cava

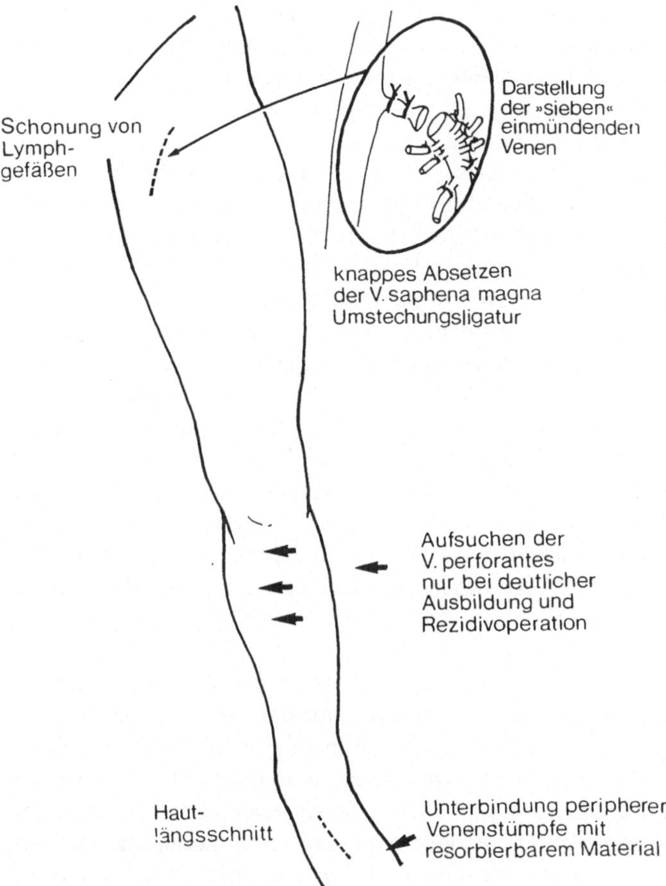

Abb. 5. Prinzipien der Venenexhärese

schlanken Patienten und Anomalien kann eine Verwechslung möglich sein. Vor allem aber muß die eindeutige Identifizierung der Vene gegenüber der A. femoralis superficialis erfolgen. Dieser Hinweis scheint eigentlich überflüssig. Die Tatsache, daß ich selbst einmal die Durchtrennung der A. femoralis bei Fehldeutung des Befundes verhindern konnte und die traurige Krankengeschichte eines jungen Mannes, bei dem außerhalb die A. femoralis durchtrennt und mit Injektionslösung verödet worden war, was selbstverständlich zum Verlust des Unterschenkels führte, lassen geraten erscheinen, auf diese Punkte noch einmal hinzuweisen.

Wenn die Einmündungsstelle der V. saphena in die V. femoralis eindeutig identifiziert ist, wird zunächst durch eine Längsinzision vor dem jeweiligen Innenknöchel der Beginn der V. saphena magna aufgesucht und mit dem Venenstripper kanüliert. Wichtig scheint mir insbesondere bei fehlendem Unterhautfettgewebe die Unterbindung des peripheren Gefäßstumpfes mit resorbierbarem Material, weniger zur Vermeidung von Wundheilungsstörungen als vielmehr aus ästhetischen Gründen. Beim Eingehen mit dem Venenstripper wird im übrigen schon die angezügelte V. saphena abgeklemmt. Zwar ist im eigenen Krankengut nie im Zusammenhang mit einer Venenexhärese eine Embolisierung erfolgt. Gelegentliche Hinweise auf ein solches Ereignis lassen diese Maßnahme jedoch empfehlen. Wenn die Saphena magna an ihrer Mündungsstelle bereits präpariert ist, kann ein irrtümliches Einfädeln der V. femoralis aufgrund einer Anomalie mit tiefer Einmündung eines Saphena-Astes in die Femoralis mit Sicherheit vermieden werden, da mit dem Stripper die Lage eindeutig identifiziert werden kann. Die Einmündungsstelle der V. saphena in die V. femoralis muß relativ knapp abgesetzt werden. Dabei wird zusätzlich zu einer Ligatur direkt an der V. femoralis eine Durchstechungsnaht etwas peripher angebracht. Das unbemerkte Lösen einer nicht ganz korrekt gelegten Unterbindung kann deletär auslaufen, wenn keine entsprechende Nachbeobachtung erfolgt, wie ja meist nach diesem relativ harmlosen Eingriff. Die Exhärese wird dann in gesamter Länge versucht. Verfängt sich insbesondere nach vorausgegangenen Injektionsbehandlungen der Stripper auf halbem Wege, so muß jeweils der entsprechende Punkt aufgesucht werden, wobei die Schnitte so gelegt werden sollten, daß etwaige größere Konvolute gleich mitentfernt werden können. Das Aufsuchen der Perforantes und die subfasziale Ligatur halten wir nur bei deutlicher Ausbildung und funktioneller Wirksamkeit sowie bei Rezidivoperationen für notwendig. Je nach Ausmaß der jeweiligen Konvolute oder der verbliebenen Varizenbereiche versuchen wir, durch Herausdrehen der Venen zurechtzukommen. Zusätzlich machen wir gerne Gebrauch von den Klappschen Umstechungsnähten, die durch Irritation und Kompression einen ähnlich obdurierenden Effekt wie die Injektionsbehandlung haben.

Bei der selteneren ausgeprägten Varizenbildung im Bereich der Vena saphena parva wird nach denselben Prinzipien vorgegangen. Ein Hinweis auf den Nervus peronaeus sollte sich eigentlich auch erübrigen. Am Ende der Operation, bei der möglichst atraumatisch die Haut verschlossen wird unter großzügiger Verwendung von Steristrip-Pflastern, werden die Beine nach möglichst weitgehender Exprimation von angesammelten Koageln mit einem breiten Pflasterverband versorgt. Die Patienten werden rasch mobilisiert und zwischen dem 3. und 6. Tag entlassen mit der Weisung, nach Entfernung des Pflasterverbands für ein halbes Jahr Stützstrümpfe zu tragen, insbesondere, wenn längeres Stehen nicht vermieden werden kann.

Zum Problem des *postthrombotischen Syndroms* scheint mir der Hinweis wichtig, daß das *Ulcus cruris venosum* immer einer sehr genauen Abklärung bedarf, wenn die konservative Therapie mit Hochlagerung und/oder besser zusätzlichem Kompressionsverband mit Schaumgummi nicht zu einer raschen Abheilung führt. Die genaue Untersuchung zusammen mit Venogramm läßt dann nicht selten als Ursache eine insuffiziente Perforansvene erkennen, deren gezielte Unterbindung erst eine Dauerheilung ermöglicht.

Fremdmaterialien für den Gefäßersatz

D. Rühland

Die intensive Suche nach Gefäßersatzmaterialien hält seit Beginn der rekonstruktiven Gefäßchirurgie unvermindert an. So sind heute zahllose unterschiedlich geeignete künstliche Gefäße verfügbar (Tabelle 1). Da sind zunächst als autologe Materialien die körpereigene Vene und Arterie, die als Gefäßersatz Verwendung finden. Weit verbreitet ist die Anwendung der V. saphena magna zum Ersatz kleinkalibriger Arterien, z.B. der A. femoralis (Abb. 1a, b). Es soll hier betont werden, daß die Verwendung der autologen Vene als Gefäßersatz für den Bereich der kleineren peripheren Arterien auch nach unserer Ansicht absoluten Vorrang vor Fremdimplantaten hat; bis heute zeichnet sich noch kein Material dahingehend aus, daß es die Vene von ihrer Vorrangstellung verdrängen könnte. Weniger gebräuchlich ist die Anwendung körpereigener Arterien als Gefäßersatz, da diese nur begrenzt und relativ kurzstreckig zur Verfügung stehen. Leider stehen körpereigene Gefäße nicht immer brauchbar zur Verfügung. Beim arteriellen Gefäßersatz großen Kalibers im Bauch- und Beckenbereich sind sie sogar wegen ihres kleineren Durchmessers ungeeignet. So ist man beim großkalibrigen arteriellen Gefäßersatz weitgehend auf Fremdmaterialien angewiesen.

Zur Zeit wird besonders intensiv an der Entwicklung homologer Ersatzgefäße (V. saphena magna und Nabelschnurgefäße), die auf besondere Weise behandelt und konserviert werden müssen, gearbeitet. Diese Materialien sind noch weitgehend in der Entwicklung, erste klinische Ergebnisse lassen jedoch relativ günstige Erfolge erwarten. Auch heterologe Gefäße sind z.Zt. auf dem Markt als denaturierte Kalbs- oder Rinderkarotis verfügbar. Die erste Euphorie nach Erscheinen dieser Prothesen ist wegen zahlreicher Komplikationen wie Infektionen, Aneurysmen (Immunreaktion?) und schlechter Langzeitergebnisse jedoch schnell geschwunden. Dennoch wird dieses Material von einigen Zentren weiter implantiert, insbesondere als Dialyseshunt.

Von größter Bedeutung für den Gefäßersatz sind heute alloplastische Materialien, und die Chirurgie der großen Arterien wäre ohne die weltweit gebräuchliche Dacron-Prothese

Tabelle 1. Gefäßersatz

I.	Autolog 1. Vene 2. Arterie
II.	Homolog 1. V. saphena magna 2. V. umbilicalis
III.	Heterolog Kollagenröhren (Kalbs- oder Rinderkarotis)
IV.	Alloplastik 1. Dacron-Velour 2. PTFE

kaum noch denkbar. Die Dacron-Prothese findet besonders als Aortenersatz und Ersatz der Iliaka-Arterien Verwendung. Sie hat sich jedoch auch im Bereich der supraaortalen Äste besonders bewährt. Nur von relativ wenigen Zentren werden Dacron-Prothesen als Ersatzmaterial auch im Oberschenkelbereich verwendet. Die Langzeiterfolge der Dacron-Prothese nach Einsatz im Bereich der großkalibrigen Arterien werden heute mit über 90 % angegeben und somit darf das Problem des Gefäßersatzes im Bereich der großkalibrigen Arterien doch weitgehend als gelöst betrachtet werden.

Das Problem des Kunststoffgefäßersatzes war eigentlich immer, ein Material zur Verfügung zu haben, mit dem man auch kleinere Arterien, wie die A. femoralis oder auch die Unterschenkelarterien, erfolgreich längerfristig rekonstruieren kann. Vor nunmehr etwa 5 Jahren wurde eine weitere alloplastische Kunststoffprothese auf Teflonbasis, das sog. hitzegedehnte Polytetrafluoroäthylen (PTFE), herausgebracht. Dieses Material erfüllt einige besondere Voraussetzungen, die an ein alloplastisches Ersatzmaterial gestellt werden müssen. Da ist zunächst die Porosität, die der Prothese die Verbindung mit dem umgebenden Gewebe ermöglicht und die bei diesem Material, das sich netzförmig aus feinen Fasern und Knötchen aufbaut, gegeben ist. Die Zwischenräume zwischen den einzelnen

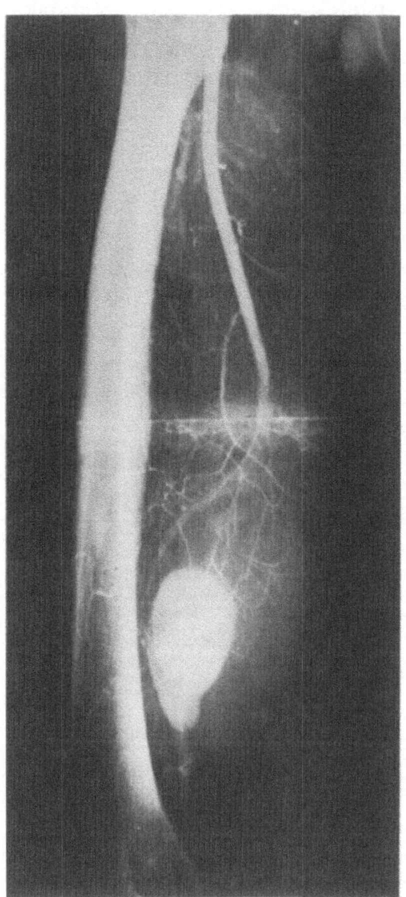

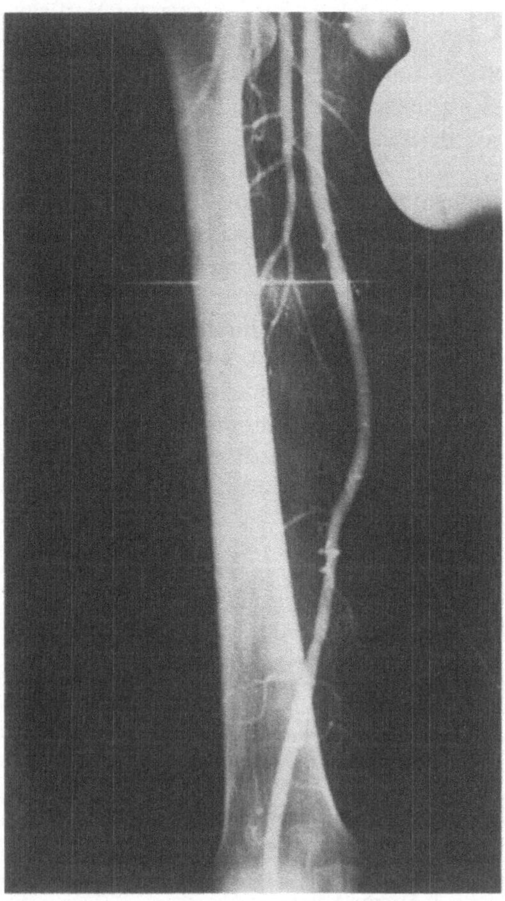

a b

Abb. 1.a Aneurysma der A. femoralis, **b** Zustand nach Rekonstruktion durch ein Veneninterponat

Fasern und Knötchen betragen max. 30 μ und eine weitere Forderung an eine Gefäßprothese wird erfüllt: die negative Oberflächenspannung. In der postoperativen Röntgenkontrolle lassen sich Unterschiede einer PTFE-Prothese mit einer körpereigenen Vene oder körpereigenen Gefäßen kaum nachweisen (Abb. 2). Die bisher mitgeteilten Ergebnisse

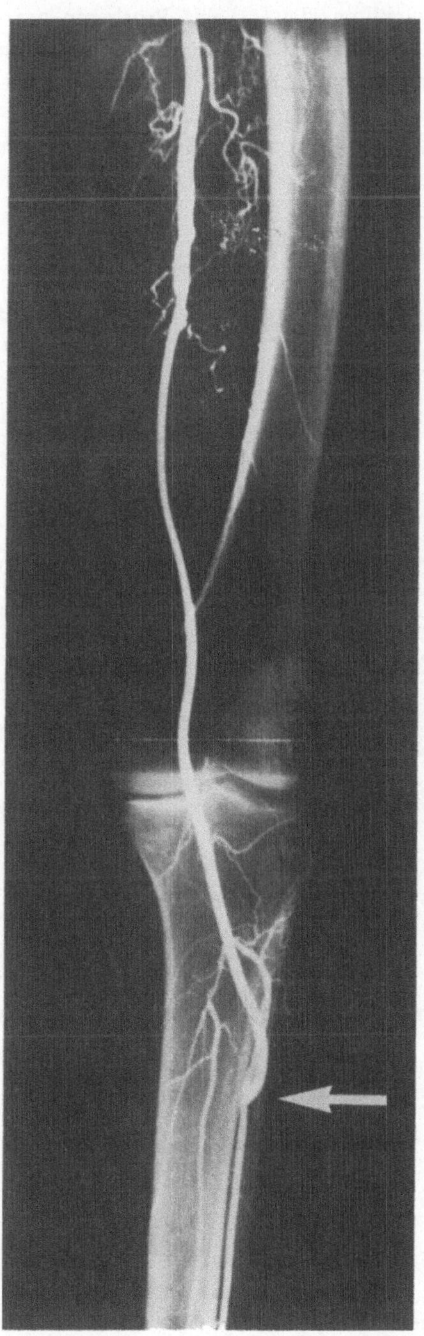

Abb. 2. Femorotibialer Bypass mit einer PTFE-Prothese *(Pfeil)*

nach Anwendung von PTFE-Prothesen im Oberschenkelbereich sind noch recht unterschiedlich, müssen jedoch mit einer in der Literatur zwischen 60–80 % angegebenen Durchgängigkeitsrate nach 1 Jahr (Extremerfolge einmal nicht berücksichtigt) als durchaus befriedigend angesehen werden. Diese Ergebnisse haben dazu geführt, daß PTFE-Prothesen an die zweite Stelle nach Anwendung körpereigener Gefäße gerückt sind.

Zur Zeit wird intensiv an der Weiterentwicklung dieser PTFE-Prothesen gearbeitet. So konnte kürzlich eine PTFE-Prothese mit einem Orientierungsstreifen entwickelt werden. Der blaue Orientierungsstreifen ist auf der Basis von Kobaltmetalloxyd in das Material eingearbeitet. Dieser Streifen ist besonders hilfreich bei der Verwendung der PTFE-Prothese als arteriovenöse Fistel zur chronischen Hämodialyse, wenn der Kunststoffschlauch loopförmig subkutan unter die Haut verlagert wird (Abb. 3). Hier soll

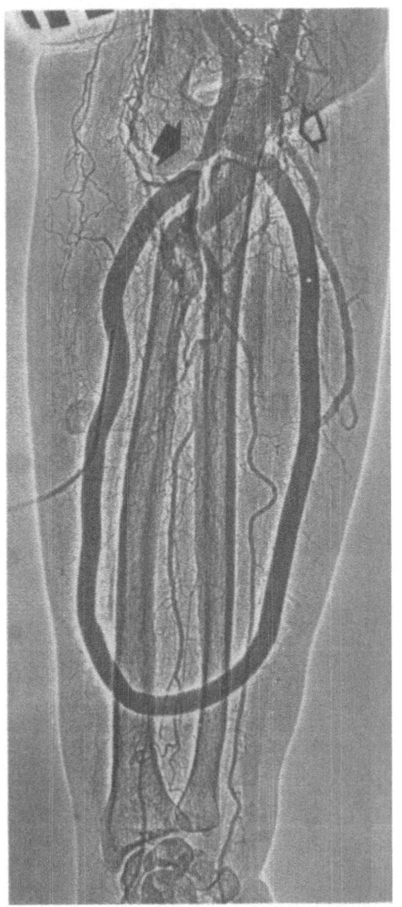

Abb. 3

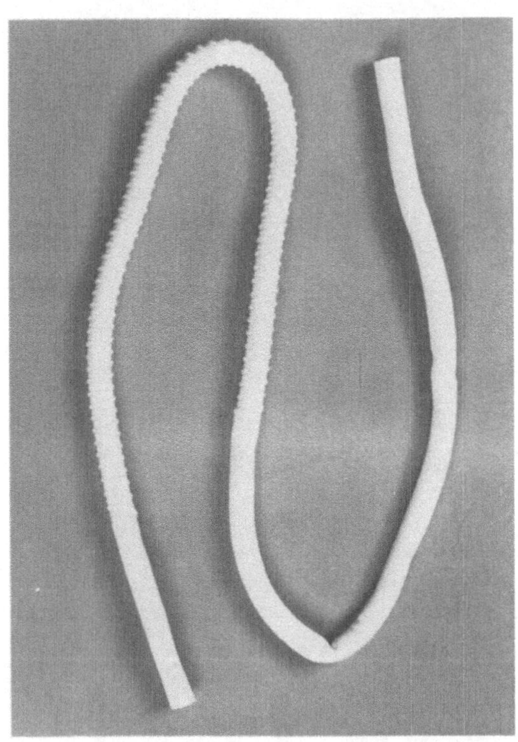

Abb. 4

Abb. 3. PTFE-Prothese mit Orientierungsstreifen nach Anlage als Dialysefistel am Unterarm (Xeroangiographie) *(Pfeile)*

Abb. 4. PTFE-Spezialprothese mit teilweiser Spiralumwicklung, hergestellt zur infraglenoidalen femoropoplitealen Implantation. Nur der gelenküberschreitende Anteil ist mit einer Spirale versehen

darauf hingewiesen werden, daß die Möglichkeit der Punktion dieses weichen PTFE-Materials die Anlage arteriovenöser Fisteln zur chronischen Hämodialyse bei Problempatienten wesentlich erleichtert hat.

Auch an einer anderen Neuentwicklung wird weiterhin intensiv gearbeitet. So wurde die PTFE-Prothese mit einer Teflonspirale versehen (Abb. 4). Dies hat den Vorteil, daß die Prothese von außen nicht mehr so leicht komprimiert werden kann, was besonders beim extraanatomischen subkutan verlagerten Bypass von Wert ist. Des weiteren hat die Spiralprothese den Vorteil, daß sie bei gelenküberschreitender Implantation durch die schützende Funktion der Spirale nicht mehr abknicken kann (Abb. 5a, b). So ist zu hoffen, daß durch diese Spiralprothese die schlechten Langzeitergebnisse nach Anwendung gelenküberschreitender femoropoplitealer Bypasses verbessert werden, zumal die hohe Verschlußrate (z.T. über 50 % nach 1 Jahr) insbesondere auch der Knickbildung im Gelenkbereich angelastet wird.

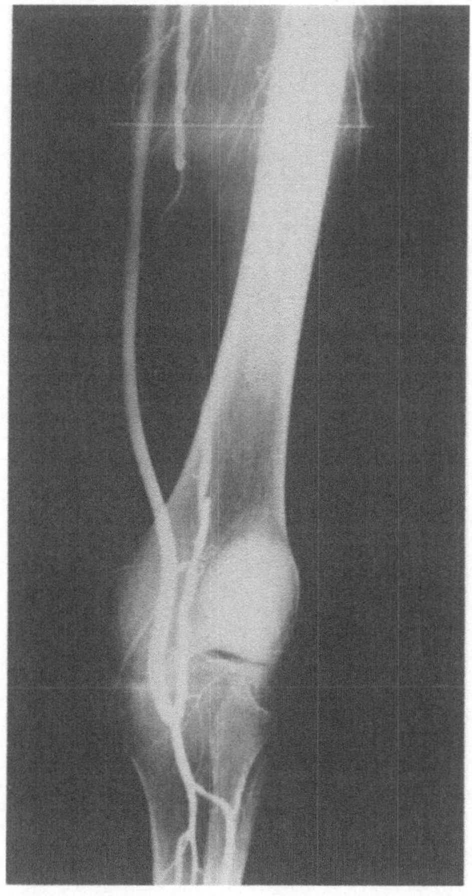

a

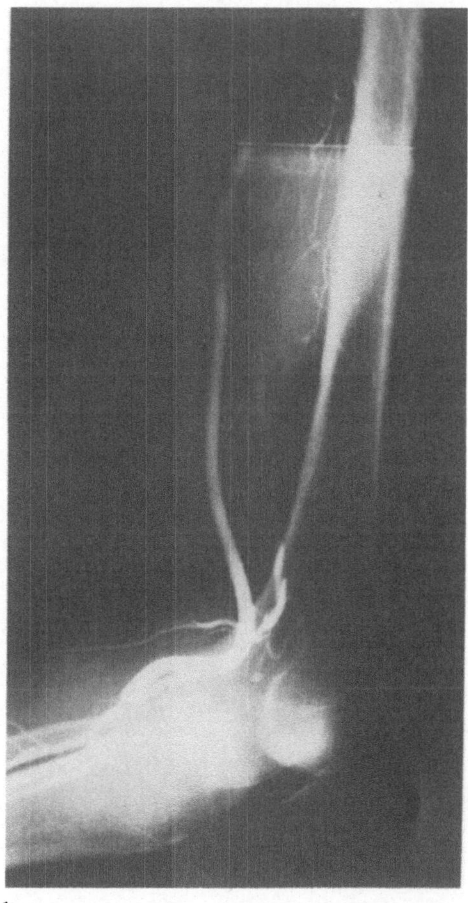

b

Abb. 5.a Zustand nach Implantation der femoropoplitealen PTFE-Spiral-Prothese; **b** in 90°–Funktionsstellung zeigt sich keinerlei Hinweis für Knickstenosen dieser Spiralprothesen im Gelenkbereich

Zum Schluß soll angemerkt werden, daß nicht alle Verschlüsse nach Anwendung eines Kunststoffbypass immer dem Material oder dem Operateur angelastet werden können. Zahlreiche Beobachtungen in den letzten Jahren deuten darauf hin, daß bei einer erneuten Angiographie wegen eines verschlossenen Bypass sich häufig auch andere zuvor noch „gesunde" Gefäße, die nicht operativ behandelt wurden, verschlossen haben. Diese Beobachtung stellt insbesondere auch die hochprozentigen Langzeiterfolgsstatistiken einiger Autoren in Frage.

Composite-graft. Technische Variationsmöglichkeiten und Ergebnisse

F. Franke, J.K. Husfeldt, R. Meister, F.P. Gall und D. Raithel

Für die Gefäßrekonstruktion femoropoplitealer (kruraler) Verschlüsse mit distaler Anastomose infragenual ist der autologe Venenbypass das standardisierte Verfahren.

Alloplastisches Material kann z.B. durch Knickung und Intimafragmentation im Kniegelenk zur Thrombose führen. Langzeitergebnisse verschiedener Transplantatmaterialien bestätigen diese Erfahrung.

Eine Alternative bei nicht ausreichendem Venensegment ist die Anastomosierung einer Gefäßprothese mit einem kurzen Venensegment, der sog. composite graft. Dabei wird die Oberschenkeletage mit einer Prothese und das Kniegelenk mit einem kurzen Venensegment überbrückt.

Es stehen uns prinzipiell 3 verschiedene Kombinationsmöglichkeiten (Abb. 1–4) zur Verfügung. Strömungstechnisch am besten ist die terminoterminale Anastomosierung

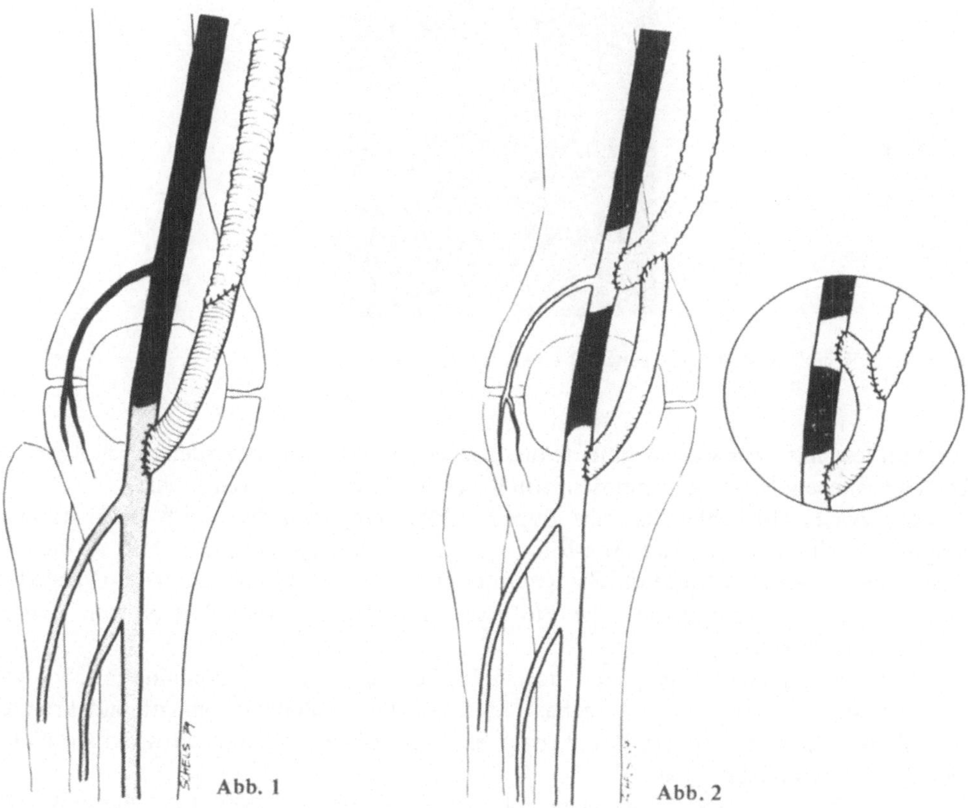

Abb. 1. Terminoterminale Anastomosierung der Prothese mit dem Venensegment
Abb. 2. Bypassverlängerung durch terminolaterale Anastomosierung eines kurzen Venensegments

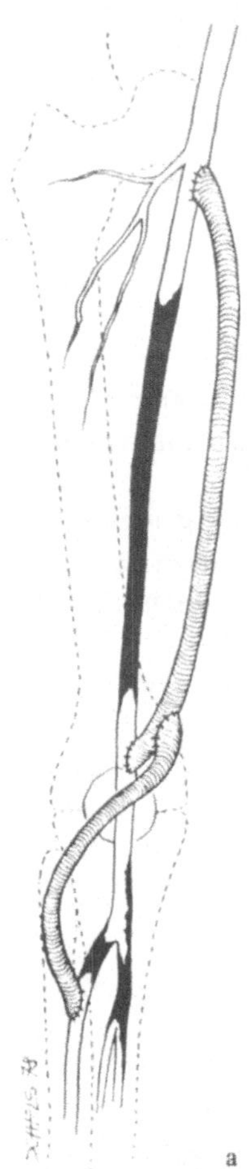

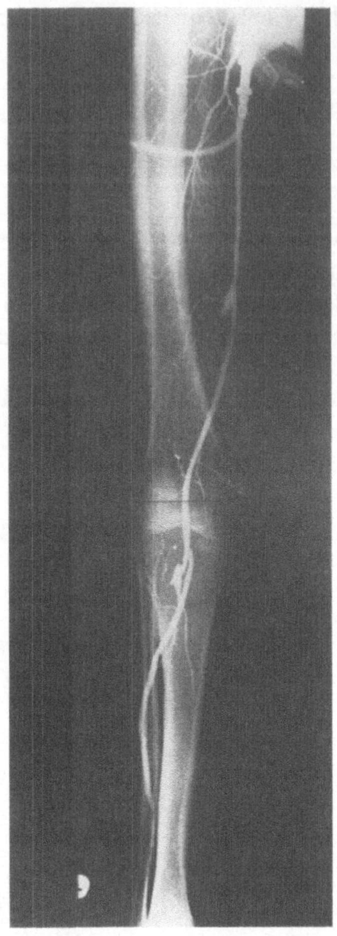

Abb. 3a, b. Krurale Revaskularisierung mit einem langen Venensegment

der Prothese mit dem Venensegment. Inkongruenzen der Lumina werden durch Anschrägen ausgeglichen. Diese Anastomosenform haben wir bevorzugt durchgeführt.

Die zweite Möglichkeit ist eine Bypassverlängerung nach distal, z.B. beim Rezidiveingriff, durch terminolaterale Anastomosierung eines kurzen Venensegments an die vorbestehende Gefäßrekonstruktion. Bei femoropoplitealem Bypass mit sekundärem Verschluß einer proximalen TEA erfolgt die Prothesenimplantation terminolateral vom Venenbypass nach proximal.

Weitere Kombinationsmöglichkeiten, Y-förmig ohne Prothesenkombination, wie wir sie 4mal vorgenommen haben, ergeben sich bei offenem Popliteasegment und kruraler Revaskularisation. Bei freiem Popliteasegment mit starker Kollateralentwicklung bietet sich der sog. jumping graft an.

Abschließend unsere Erfahrungen mit 120 composite grafts von 1972 bis Juni 1979 an der Chirurgischen Universitätsklinik Erlangen und am Städtischen Krankenhaus Fürth: Auf das distale Popliteadrittel haben wir 46, in die krurale Etage 74 composite grafts

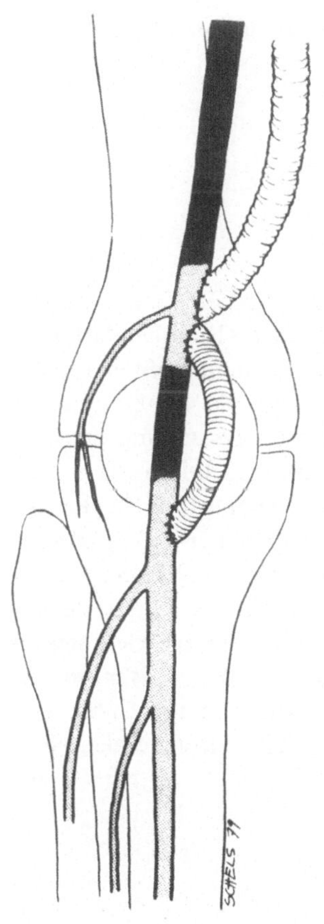

Abb. 4. „Jumping graft"

gesetzt. Die Operationsletalität war 1,7 %, die freie Durchgängigkeit zur Entlassung 94 %. Die Frühthromboserate sowie die Infektionshäufigkeit entsprechen den Mitteilungen der Literatur. Die Frühergebnisse unserer femorokruralen Rekonstruktionen in Abhängigkeit vom Transplantatmaterial zeigen für den composite graft ein mit dem Saphenabypass vergleichbares Resultat.

Ein offenes Transplantat 8 Monate bis 7 Jahre postoperativ fanden wir in 61,7 %, ein Ergebnis, das mit dem femoropoplitealen Saphenabypass vergleichbar ist.

Direkte Desobliteration und Naht zur Korrektur arteriosklerotischer Nierenarterienstenosen

G. Dostal, H.D. Jakubowski, H. Montag und F.W. Eigler

Unter den verschiedenen Verfahren zur Korrektur arteriosklerotischer Nierenarterienstenosen wird neben dem aortorenalen Bypass vor allem die direkte Thrombendarteriektomie mit und ohne Venenstreifenplastik angewandt. Wir haben bei dem größten Teil der abgangsnahe gelegenen arteriosklerotischen Nierenarterienstenosen die direkte Thrombendarteriektomie durchgeführt und in den meisten Fällen auf die Verwendung eines Venenstreifens bei Verschluß der Arteriotomie verzichtet. Letzteres wird durch die aortennahe Lokalisation der arteriosklerotischen Veränderungen in der Nierenarterie möglich.

In einem Zeitraum von 8 Jahren (September 1971 bis September 1979) wurden an der Abt. für Allgemeine Chirurgie des Universitätsklinikums Essen 202 Patienten wegen ein- oder beidseitiger fibrodysplastischer oder arteriosklerotischer Nierenarterienstenosen operiert. Davon wurden 118 arteriosklerotische Stenosen durch eine Gefäßrekonstruktion behandelt. Bei 70 Patienten mit abgangsnaher arteriosklerotischer Stenose kam die Thrombendarteriektomie mit direktem Nahtverschluß zur Anwendung. Unser Vorgehen ist folgendermaßen: unter Beachtung der Durchblutung der kontralateralen Niere

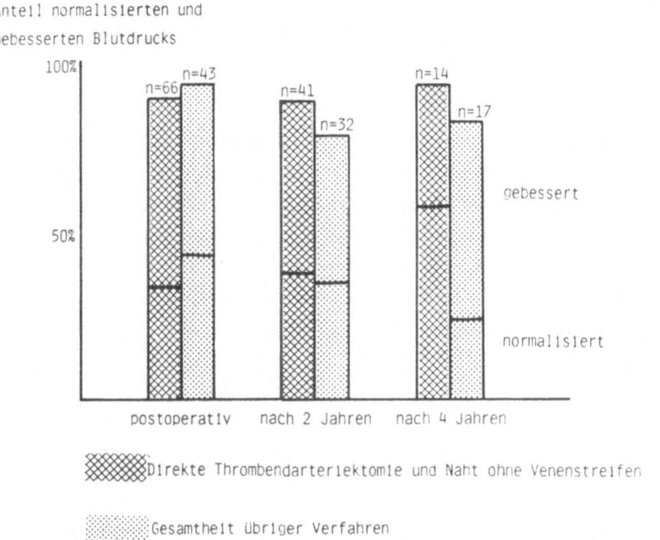

Abb. 1. Vergleich der Ergebnisse nach Art der Rekonstruktion bei arteriosklerotischer Nierenarterienstenose. 66 Patienten mit direkter Thrombendarteriektomie und Naht ohne Venenstreifen stehen 43 mit anderen Verfahren operierten Patienten gegenüber. Es zeigt sich, daß die Ergebnisse der ersten Gruppe nach 2 und 4 Jahren besser sind

wird die Aorta im Abgangsbereich der Nierenarterie tangential abgeklemmt. Durch eine aortorenale Arteriotomie wird das Gefäß eröffnet. Der verschließende zirkuläre arteriosklerotische Plaque wird von der Wand abgelöst. Wir verwenden dazu einen Dissektor oder bevorzugt eine Halsted-Klemme. Der Hauptanteil des arteriosklerotischen Materials findet sich in diesen Fällen in der Regel in der Aortenwand um den Abgangsbereich der Nierenarterie. Innerhalb der Nierenarterie läuft der Verschlußzylinder zumeist schon nach 1–2 cm aus. Nach der Endarteriektomie ist zunächst ein größeres als das normale Gefäßvolumen wiederhergestellt. Die Aorta wird durch Einzelnähte mit 5–0 Prolene und die Nierenarterie durch fortlaufende Naht mit 6–0 Prolene verschlossen. Dieses Vorgehen konnte nur in wenigen Fällen bei zu dünner Wand nach Desobliteration des Gefäßes nicht eingehalten werden. Hierbei ist ein Venenstreifen zu verwenden, um ein Einreißen der Gefäßwand oder eine Restenosierung zu vermeiden.

Einen Vergleich der Ergebnisse bei 66 mit dieser Art der Rekonstruktion operierten mit 43 durch andere Verfahren behandelten Patienten zeigt die Abb. 1, in der die Ergeb-

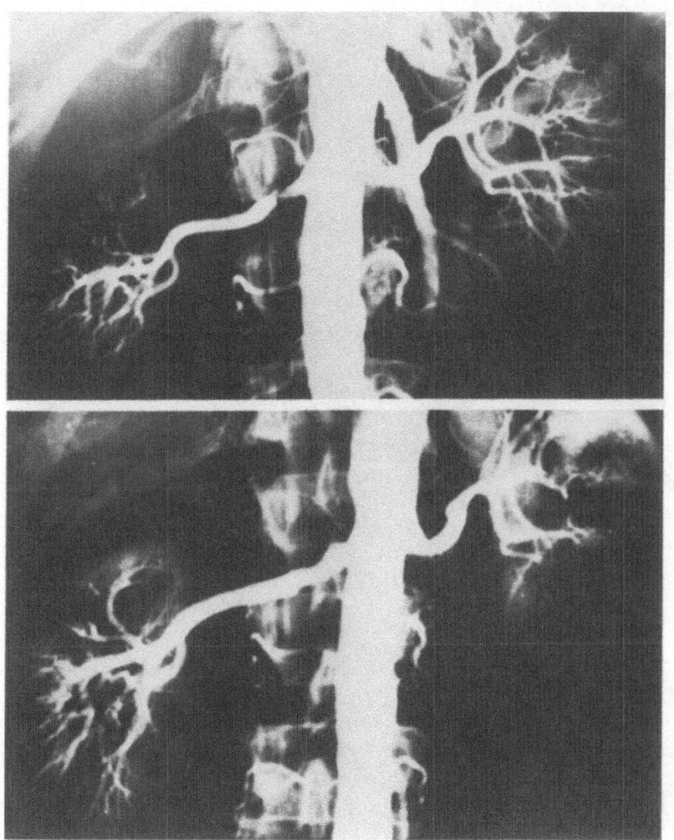

Abb. 2. *Oben:* Angiographischer Befund einer rechtsseitigen Nierenarterienstenose bei einer 54jährigen Patientin vor Rekonstruktion; *unten:* Angiographischer Befund nach Rekonstruktion durch direkte Thrombendarteriektomie und Naht ohne Venenstreifen

nisse unmittelbar postoperativ, nach 2 und nach 4 Jahren gegenübergestellt sind. Es ist zu ersehen, daß unmittelbar postoperativ der Prozentsatz normalisierten und gebesserten Blutdrucks in beiden Gruppen etwa gleich groß ist. Nach 2 und nach 4 Jahren sind die Ergebnisse in der Gruppe mit direkter Desobliteration und Naht ohne Verwendung eines Venenstreifens sogar geringfügig besser als bei der Gesamtheit der übrigen angewandten Verfahren. Die Ergebnisse entsprechen den in der Literatur mitgeteilten Erfolgsquoten, die mit dieser und anderen Operationsmethoden erreicht wurden.

An zwei Beispielen soll röntgenologisch (Röntgendiagnostisches Zentralinstitut, Direktor: Prof. Dr. Löhr, Universitätsklinikum Essen) das gute Ergebnis der Rekonstruktion belegt werden. Bei der 54jährigen Patientin S.J. (Abb. 2) wurde eine rechtsseitige Nierenarterienstenose operiert. Intraoperativ bestand zwischen systemischem und poststenotischem Bereich eine Druckdifferenz von 70 mm Hg, die vollständig beseitigt wurde. Postoperativ kam es zu einer anhaltenden deutlichen Blutdrucksenkung von präoperativ 250/110 auf 150/90 mm Hg ohne medikamentöse antihypertensive Therapie. Ähnliche

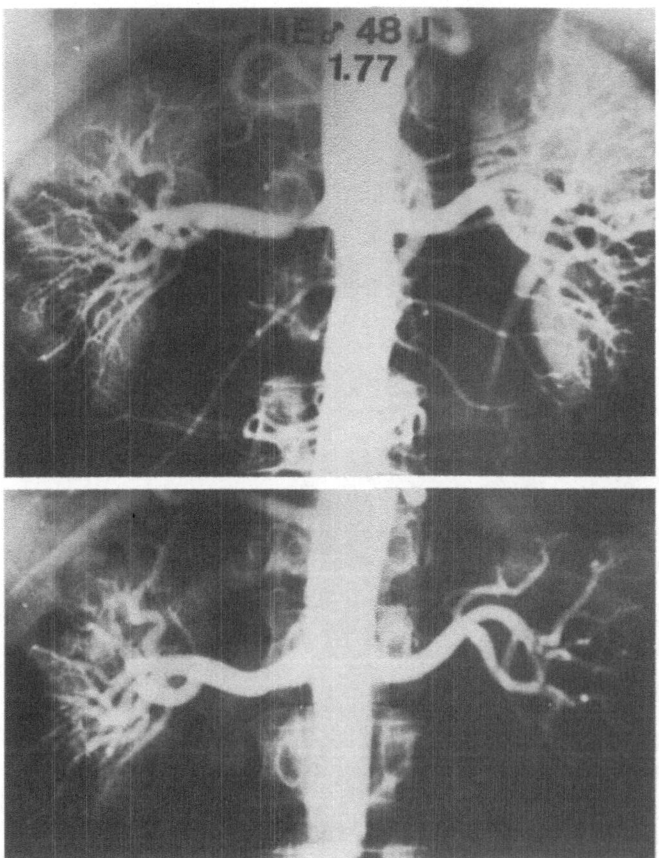

Abb. 3. *Oben:* Angiographischer Befund einer rechtsseitigen Nierenarterienstenose bei einem 48jährigen Patienten vor Rekonstruktion; *unten:* Angiographischer Befund nach Rekonstruktion durch direkte Thrombendarteriektomie und Naht ohne Venenstreifen

Verhältnisse bestehen bei dem 48jährigen Patienten M.E. (Abb. 3), bei dem nach Gefäßrekonstruktion ebenfalls kein Druckgradient zwischen Nierenarterie und systematischem Druck mehr nachgewiesen werden konnte. Der präoperative Blutdruck von 210/110 fiel auf 140/90 mm Hg postoperativ ohne jegliche weitere antihypertensive Medikation.

Die hier vorgelegten Ergebnisse zeigen, daß für die abgangsnahe arteriosklerotische Nierenarterienstenose die direkte Thrombendarteriektomie und Naht ohne Verwendung eines Venenstreifens ein geeignetes und wenig zeitaufwendiges Verfahren der Rekonstruktion darstellt.

Operationsmethoden bei der venösen Insuffizienz nach arteriovenöser Fistel zur Hämodialyse

V. Kindhäuser, F. Kottmann, G. Dostal und F.W. Eigler

In den Jahren 1971 bis 1979 wurden an der Abteilung für Allgemeine Chirurgie des Universitätsklinikums Essen 603 arteriovenöse Fisteloperationen zur Hämodialyse am Arm durchgeführt. Das Syndrom einer operationsbedürftigen venösen Insuffizienz nach arteriovenöser Fistel haben wir in dieser Zeit 24mal beobachtet.

Das Krankheitsbild ist gekennzeichnet durch eine schmerzhafte Schwellung der gesamten Hand (Abb. 1), durch eine variköse Dilatation der Handrückenvenen, durch eine livide bis intensiv rötliche Verfärbung der Haut und zuweilen durch Ulzerationen an Daumen und Zeigefinger. Eine gewisse Ähnlichkeit mit den Ulcera cruris bei der venösen Insuffizienz am Unterschenkel ist nicht zu verkennen. Gerade die schmerzhafte Schwellung und die intensive Rötung der Hand wird vom Unerfahrenen zuweilen als phlegmonöse Entzündung gedeutet und ohne Erfolg mit kühlenden Umschlägen und Antibiotikagabe behandelt. So groteske Ausmaße das Krankheitsbild an der Hand annehmen kann und so sehr es die Patienten zusätzlich zur ohnehin sie belastenden Hämodialyse beeinträchtigt, so schnell kann das Syndrom behandelt werden, wenn die richtige Diagnose gestellt wird.

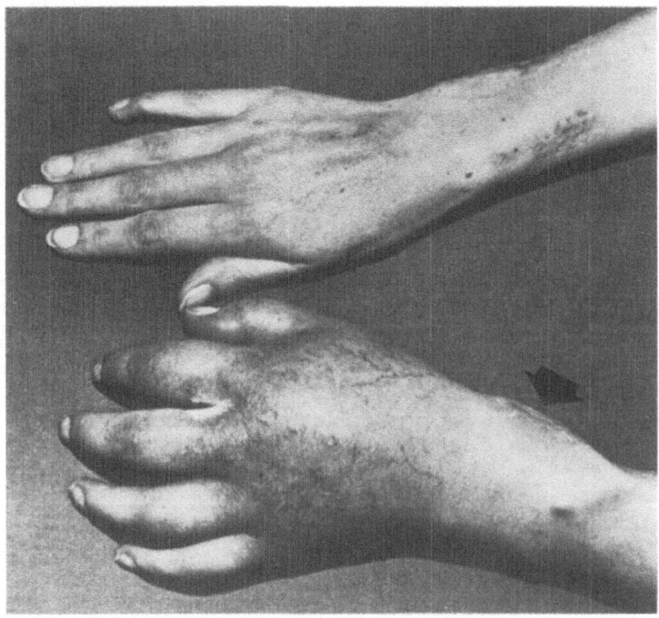

Abb. 1. Vergleichsaufnahme beider Hände einer Patientin (G.S., 36 J.) mit schmerzhafter Schwellung der linken Hand bei venöser Insuffizienz. Der *Pfeil* zeigt die Lokalisation des arteriovenösen Shunts an

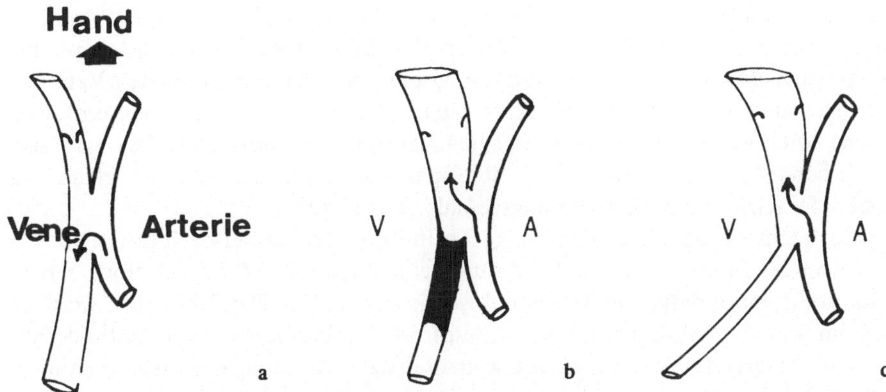

Abb. 2a–c. Ursachen der venösen Insuffizienz nach arteriovenösen Fisteloperationen am Arm. a Regelrechter Abfluß zum proximalen Venenschenkel (Pfeil); b venöse Insuffizienz (Pfeil) durch thrombotischen Verschluß des proximalen Venenschenkels; c venöse Insuffizienz durch operationstechnisch bedingte Einengung des proximalen Venenschenkels (Pfeil)

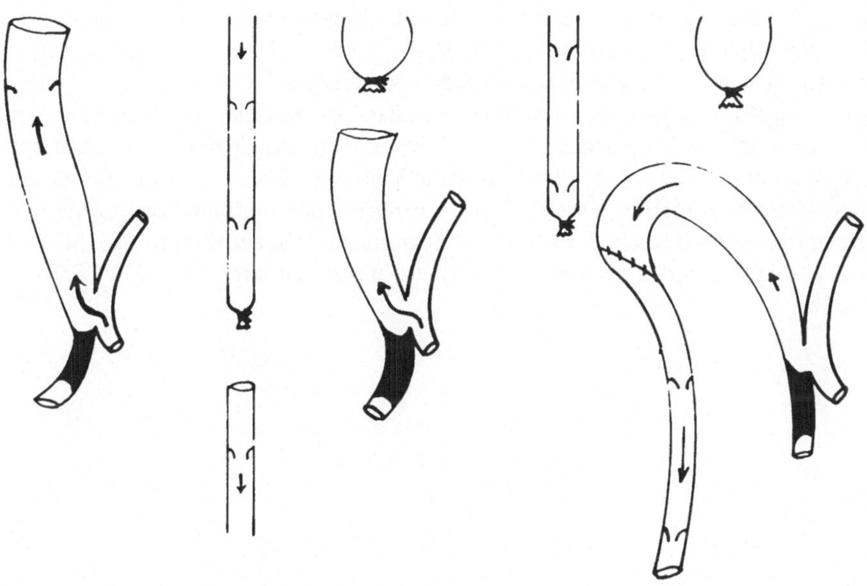

Abb. 3a–c. Operative Korrektur der venösen Insuffizienz nach Shuntoperationen. a Venöse Insutfizienz durch Thrombose im proximalen (Pfeil) Schenkel der Vene; b Ligatur der nach distal (Pfeil) führenden Shuntvene; Präparation einer shuntnahen subkutanen Vene; c Anastomosierung der nach distal erweiterten Shuntvene (Pfeil) mit einer nach proximal führenden subkutanen Vene

Die Ursache des Krankheitsbildes ist in jedem Fall der bessere Abfluß des Shuntblutes in die Peripherie (Abb. 2). Handelt es sich um eine peripher angelegte Fistel, so ist die einfachste operative Maßnahme die Unterbindung der nach distal abführenden Vene direkt an der Fistel in Lokalanästhesie. Voraussetzung ist natürlich, daß die nach proximal führende Vene offen ist. Bei diesen shuntnahen Ligaturen der peripheren Vene konnten wir mehrfach bereits wenige Stunden nach der Operation ein Abschwellen der Hand und ein Nachlassen des schmerzhaften Spannungsgefühls beobachten.

Liegt jedoch eine hochgradige oder völlige Abflußbehinderung der nach proximal laufenden Vene von der Fistel aus vor, so kann durch eine relativ einfache Operationsmethode einerseits die Symptomatik der venösen Insuffizienz an der Hand beseitigt werden, andererseits ein sofort punktierbarer neuer Shunt geschaffen werden. Die Methode besteht darin, die abführende Vene möglichst weit in distaler Richtung der Fistel freizupräparieren (Abb. 3) und mit einer von der Hand in Richtung Ellenbeuge wegführenden Vene zu anastomosieren. Falls eine solche Vene fehlt, haben wir in diesen Fällen eine PTFE-Prothese subkutan bis zur Ellenbeuge durchgezogen und mit einer kräftigen Vene im Ellenbeugenbereich bzw. auf der medianen Seite des Oberarms anastomosiert.

Obwohl wir fast ausschließlich die venöse Insuffizienz bei Seit-zu-Seit-Anastomosen im Handgelenksbereich vorfinden, haben wir bisher an der Seit-zu-Seit-Anastomose als Operationsmethode festgehalten, da sie gegenüber anderen arteriovenösen Anastomosen einige Vorteile bietet. Ihre Ausführung ist technisch relativ einfach, und sie hat schließlich den großen Vorteil, daß zwei Venenäste arterialisiert werden. Der proximale Venenschenkel mit deutlicher Dilatation wird in der Regel zur Punktion bei der Hämodialyse benutzt; dagegen füllt sich der zur Hand führende Venenschenkel aufgrund der Venenklappen in der Regel nur mäßig an, kann aber zuweilen zur Punktion bei Verschluß des proximalen Schenkels verfügbar sein, ohne daß eine venöse Insuffizienz der Hand entsteht. Andererseits kann dieser nach distal führende Venenast aber auch nach der von uns beschriebenen Umleitungsmethode wie bei der Korrektur der venösen Insuffizienz eine neue Shuntmöglichkeit bieten. Bei der insgesamt begrenzten Zahl der Shuntmöglichkeiten bei chronisch zu dialysierenden Patienten ist dies ein unbestreitbarer Vorteil der Seit-zu-Seit-Anastomose.

Gefäßchirurgische Aspekte der Nierentransplantation bei Kindern

H.D. Jakubowski, G. Dostal, K. Pistor und E. Schaller

Nach Untersuchungen der Arbeitsgemeinschaft für pädiatrische Nephrologie werden in der Bundesrepublik Deutschland jährlich etwa 80 Kinder bis zum 15. Lebensjahr terminal niereninsuffizient. Während noch vor ca. 10 Jahren alle diese Kinder starben, ermöglichen heute Dialyse und Transplantation das Überleben auch sehr junger Patienten. Dabei bietet speziell die Transplantation bei Kleinkindern dann operationstechnische Probleme, wenn große Organe an das kindliche Gefäßsystem angeschlossen werden müssen. Als atypische Transplantatlokalisation kann so z.B. die Anastomosierung der Gefäße an Bauchaorta und V. cava inferior notwendig werden. Außerdem ist, wie allgemein bei Gefäßoperationen im Kindesalter, die Einzelnahttechnik zu bevorzugen, um der wachstumsbedingten Größenzunahme der kindlichen Gefäße Rechnung zu tragen.

Krankengut

Seit Juli 1972 haben wir von 287 Nierentransplantationen 24 bei 23 Kindern im Alter zwischen 2,5 und 15 Jahren durchgeführt. Es handelte sich um 14 Mädchen und 9 Jungen, deren Körpergewicht zwischen 11 und 42 kg lag. Da wir für die kleineren Kinder ausschließlich Organe von kindlichen Spendern verwenden konnten, wurden alle Nieren an die Beckengefäße angeschlossen.

Anastomosenarten

Die Nierenvenen wurden in allen Fällen End-zu-Seit in die V. iliaca externa oder V. communis implantiert. Die Art der arteriellen Anastomose wurde gleichermaßen bestimmt durch die anatomischen Gegebenheiten des Organs wie auch des Organempfängers (Tabelle 1): In 18 Fällen ließ sich die auch bei Erwachsenen häufigste End-zu-End-Anastomose zwischen A. iliaca interna und A. renalis durchführen, da hinreichende Lumenkongruenz zwischen beiden Gefäßen bestand. Dabei wurde auf eine betont schräge Anastomosenführung geachtet, um einen großen Anastomosenquerschnitt zu erhalten, der

Tabelle 1. Nierentransplantation bei Kindern: Anastomosenarten (Abt. f. Allg. Chirurgie, Univ. Klinikum Essen) 1972–1979

Anastomose	N
End-zu-End-Anastomose	18
End-zu-Seit mit Aortenstreifen	4
End-zu-Seit mit Einzelarterie	2
Gesamt	24

eine Stenosierung wenig wahrscheinlich macht (Abb. 1). Drei Transplantate hatten 2, eines 3 Arterien, die in allen Fällen auf einem gemeinsamen Aortenstreifen lokalisiert waren, so daß in 4 Fällen dieser Streifen als End-zu-Seit-Anastomose in die A. iliaca communis bzw. A. externa implantiert werden konnte (Abb. 2). Bei zwei Kindern wurde eine Einzelarterie End-zu-Seit in die A. iliaca communis eingepflanzt, da die A. iliaca interna ein zu kleines Lumen aufwies (Abb. 3).

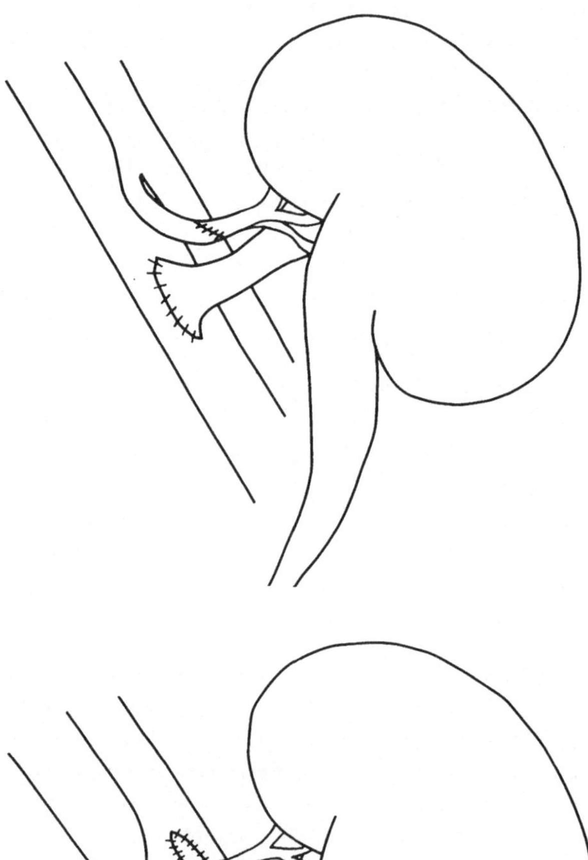

Abb. 1. Schräge End-zu-End-Anastomose zwischen A. iliaca interna und A. renalis

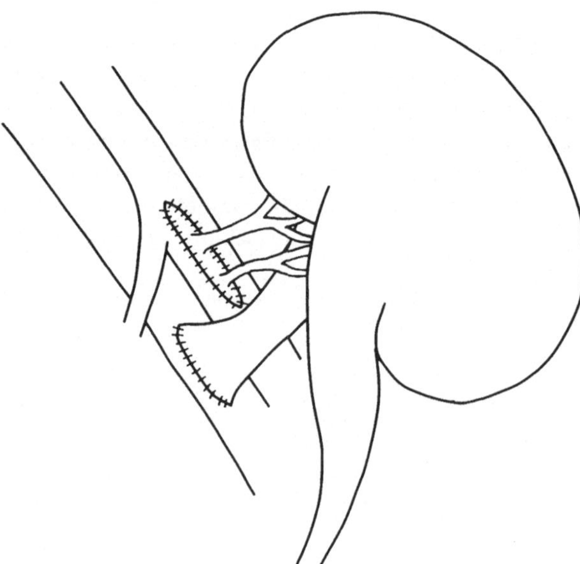

Abb. 2. Implantation eines Aortenstreifens in A. iliaca

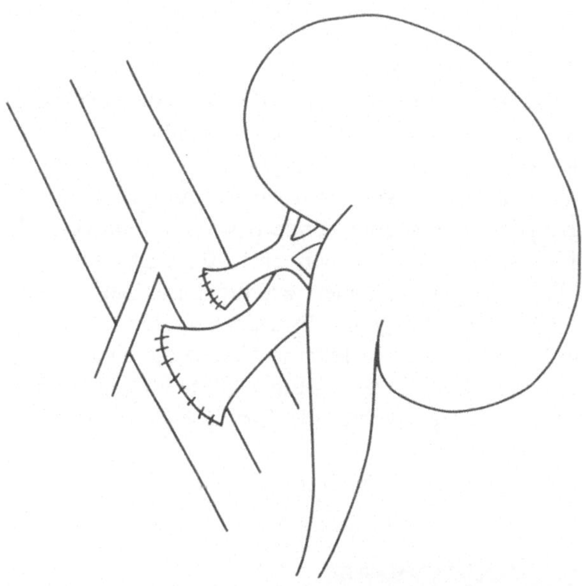

Abb. 3. End-zu-Seit-Anastomose zwischen A. iliaca und einzelner Nierenarterie

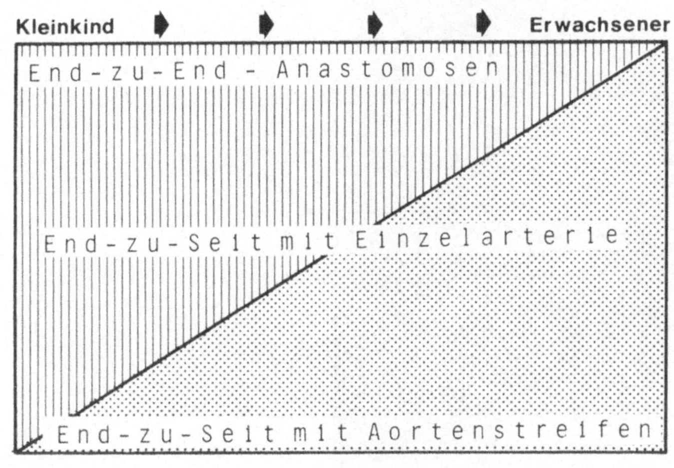

Abb. 4. Nahttechnik in Abhängigkeit vom Alter des Patienten und Anastomosenart

Nahttechnik

Die Nahttechnik richtete sich in erster Linie nach dem Alter des Kindes, daneben auch nach der Anatomie des Transplantats. Um der Größenzunahme der kindlichen Gefäße Rechnung zu tragen, wurden bei Patienten vor dem 10. Lebensjahr End-zu-End-Anastomosen generell in Einzelnahttechnik, End-zu-Seit-Anastomosen partiell in Einzelnaht und partiell in fortlaufender Technik angefertigt. Bei älteren Kindern wurden End-zu-End-Anastomosen vorwiegend einzeln, End-zu-Seit-Anastomosen mit Aortenstreifen ausschließlich fortlaufend angelegt. Die Prinzipien, nach denen wir nicht nur bei Kindernierentransplantation, sondern ganz allgemein bei gefäßchirurgischen Eingriffen im Kindes- und Jugendalter verfahren, sind in Abb. 4 dargestellt: je kleiner die Kinder und die Anastomosenverhältnisse, um so ausschließlicher werden Einzelnähte verwendet. Mit zunehmendem Lebensalter bis hin zum Erwachsenen tritt die fortlaufende Naht mehr und mehr in den Vordergrund.

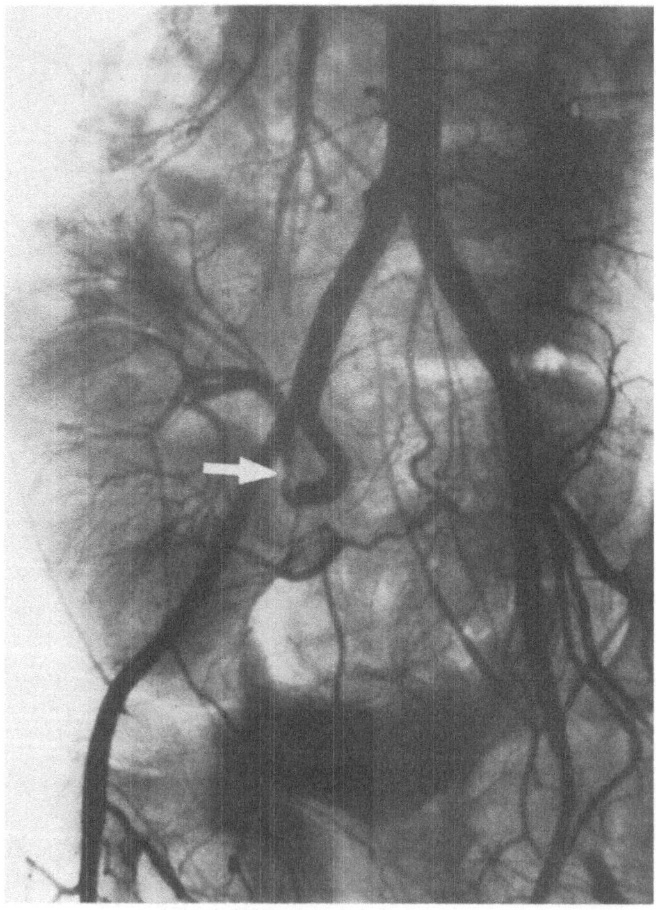

Abb. 5. Postanastomosenstenose in A. renalis (Pfeil) nach Nierentransplantation (Pat. A.B., 2,5 J.)

Gefäßchirurgische Komplikationen

Bei den nach diesen Kriterien operierten Kindern haben wir keine gefäßchirurgischen Komplikationen im direkten postoperativen Verlauf gesehen. Bei dem jüngsten Kind, das zum Zeitpunkt der Transplantation 2 Jahre und 5 Monate alt war, und bei einem 11jährigen Jungen entwickelte sich jedoch eine Nierenarterienstenose im Transplantat, so daß wir in beiden Fällen 5 Monate nach Transplantation zur operativen Revision gezwungen waren. Bei beiden Kindern war es etwa 2 Monate nach der Transplantation zu einer zunehmenden arteriellen Hypertonie mit Hochdruckkrisen gekommen, die den Verdacht auf eine Nierenarterienstenose nahelegte. Die Transplantatangiogramme zeigten, daß in beiden Fällen die Stenose jenseits der arteriellen Anastomose lag (Abb. 5). Als Ursache hierfür muß eine Intimaläsion angenommen werden, die bei der Organentnahme wahrscheinlich durch einen eingebundenen Perfusionsadapter zustandegekommen war. Aus diesem Grunde bevorzugen wir bei Organgewinnung von Leichennierenspendern die En-bloc-Entnahme beider Nieren mitsamt einem Aorten- und Kavazylinder, da dann die Perfusion der Organe durch den Aortenzylinder erfolgt, ohne die Nierenarterienabgänge zu tangieren. Bei beiden Kindern ließ sich die Nierenarterienstenose durch Venenstreifenplastik beheben.

Zusammenfassung

1. Bei Nierentransplantation sowie allgemein gefäßchirurgischen Eingriffen im Kindesalter sollte die Einzelnahttechnik bevorzugt werden, um die Größenzunahme der kindlichen Gefäße zu berücksichtigen.
2. Bei Organgewinnung von Leichennierenspendern ist die En-bloc-Entnahme beider Nieren mit Aorten- und Kavazylinder zu bevorzugen, da dann die Konservierungsperfusion über den Aortenzylinder möglich ist und sich ein Kanülieren der Nierenarterienabgänge erübrigt, als deren Folge sich sonst Arterienstenosen im Transplantat entwickeln können.

Literatur zum Abschnitt E

Becker HM (1976) Die Behandlung der Varicosis. Chirurg 47:105

Beersiek F, Dostal G, Eigler FW (1976) Sogenannte Sperroperationen zur Verhütung von Lungenembolien. Ergeb Angiol 14:155

Brescia MJ, Cimino JE, Appel K, Hurwich BJ (1966) Chronic hemodialysis using veinpuncture and a surgically created arteriovenous fistula. N Engl J Med 275:1083

Carstensen G, Balzer K (1980) Reinterventionen bei Infektionen nach rekonstruktiven Arterieneingriffen. Chirurg 51:19

Dippel J (1978) Das nierenkranke Kind. IV. Die Behandlung der chronischen Niereninsuffizienz (CNI) im Kindesalter. Monatsschr Kinderheilkd 126:66

Dongen van RJAM (1972) Renovaskuläre Hypertonie – Chirurgische Behandlung und Ergebnisse. Thoraxchirurgie 20:361

Dongen van RJAM, Schwilden ED (1980) Reinterventionen an den Visceral- und Nierenarterien. Chirurg 51:7

Eigler FW, Kindhäuser V (im Druck) Die venöse Insuffizienz bei iatrogenen arteriovenösen Fisteln. Hrsg. Schattauer, Ergeb Angiol 19

Fine RN, Edelbrock HH, Ridell H, Malekzadeh MH, Pennisi AJ, Ettenger RB, Uittenbogaart CH, Korsch BM (1977) Renal transplantation in children. Urology [Suppl] 9:61

Foster JH, Maxwell MH, Franklin SS, Bleifer KH, Trippel OH, Julian OC, De Camp PT, Varady PT (1975) Renovascular occlusive disease. Results of operative treatment. JAMA 231:1043

Giessler R (1975) Naht- und Ersatzmaterial in der Gefäßchirurgie. Chirurg 46:454

Heberer G (1971) Nierenarterienstenose. Chirurgische Indikationen und Möglichkeiten – Spätergebnisse. Munch Med Wochenschr 3:68

Kaufmann JJ (1979) Renovascular hypertension: the UCLA experience. J Urol 121:139

Kindhäuser V, Eigler FW (1979) Das Postischämie-(Tourniquet-)Syndrom nach arteriellen Gefäßverletzungen. Unfallheilkunde 82:275

Löbermann H, Medrano J (1979) Gefäßverletzungen im Kindesalter. Chir Prax 25:55

May R (Hrsg) (1974) Chirurgie der Bein- und Beckenvenen. Thieme, Stuttgart

McCaughan JJ, Young JM (1970) Intra-arterial-occlusion in vascular surgery. Ann Surg 171:695

Müller V, Reinschke P (1971) Die End-zu-Seit-Variante der arterio-venösen Fistel nach Brescia und Cimino mit gekerbter Venenvorderwand, Erfahrungen und Ergebnisse bei der intermittierenden Hämodialyse. Dtsch Gesundheitswes 26:917

Olcott C, Wylie EJ (1978) Renovascular hypertension. Year Book Medical, Chicago London, p 227

Pistor K, Bachmann HJ, Ringert-Kolb G, Olbing H (1979) Dialysebehandlung bei Kindern. Dtsch Aerztebl 76:1865

Quinton WE, Dillard DH, Scribner BH (1960) Cannulation of blood vessels for prolonged hemodialysis. Trans Am Soc Artif Intern Organs 6:104

Schäfer K (1979) Chronische Niereninsuffizienz bei Kindern. Dtsch Aerztebl 76:499

Schildberg FW, Denecke H (1979) Renovaskulärer Hochdruck. In: Heberer G (Hrsg) Aktuelle Fragen der rekonstruktiven Gefäßchirurgie. Straube, Erlangen S 81

Sperling M, Kleinschmidt W, Wilhelm A, Heidland A, Klütsch K (1967) Die subkutane arteriovenöse Fistel zur intermittierenden Hämodialyse-Behandlung. Dtsch Med Wochenschr 92:425

Stanley JC, Fry WJ (1977) Surgical treatment of renovascular hypertension. Arch Surg 112:1291

Starzl RE, Marchioro TL, Morgan WW, Waddell WR (1964) A technique for use of adult renal homografts in children. Surg Gynecol Obstet 119:106

Vollmar J (1979) Aktueller Stand des Arterienersatzes. In: Heberer G (Hrsg) Aktuelle Fragen der rekonstruktiven Gefäßchirurgie. Straube, Erlangen, S 145

Vollmar J (1980) Reinterventionen wegen Rezidivverschlüssen. Chirurg 51:1

Wylie EJ (1975) Endarterectomy and autogenous arterial grafts in the surgical treatment of stenosing lesions of the renal artery. Urol Clin North Am 2:351

Zehle A, Schulz V, Kottmann J, Schmitt N, Pichlmaier H (1979) Arterio-venöse Gefäßverbindungen für die Langzeitdialyse. Chirurg 50:345

F. Schädel-Hirn-Trauma

Diagnostische und therapeutische Prinzipien des Schädel-Hirn-Traumas

W. Walter

Wir möchten die grundsätzlichen Prinzipien der Diagnostik und Therapie beim Schädel-Hirn-Trauma darstellen, gleichzeitig aber auch die Bedeutung der optimalen Kooperation zwischen Chirurgen und Neurochirurgen hervorheben. In diesem Sinne sollte noch ein Satz zum Verhältnis der inzwischen autonom gewordenen Neurochirurgie zu ihren Vätern, den Chirurgen, gesagt werden. Der Separationsprozeß dieses Fachs hatte zunächst teilweise zumindest zur Folge, daß das Schädel-Hirn-Trauma, insbesondere die Diagnostik der Komplikationen, sehr zum Reservat der Neurochirurgie wurde. Die Kommunikation zwischen den Allgemeinchirurgen und den Neurochirurgen beschränkte sich nach meinen Erfahrungen nicht allzu selten darauf, den bewußtlosen Patienten möglichst schnell auf den Transport in die Neurochirurgische Klinik zu bringen. Inzwischen ist aber dieses Pendel sicher positiv zurückgeschwungen, was bedeutet, daß die Zusammenarbeit und Arbeitsteilung dieser Fächer wesentlich besser geworden ist.

Das gilt für die diagnostische Beurteilung einer evtl. Komplikation, z.B. des intrakraniellen Hämatoms, als auch für die optimale Art der Erstversorgung in der Sicherstellung der vitalen Funktionen, die fast immer zuerst im Allgemeinchirurgischen Krankenhaus durchgeführt wird. Ziel unseres therapeutischen und diagnostischen Handelns muß immer sein, die äußerst sensible zentralnervöse Substanz vor einer nicht mehr reparablen Schädigung zu schützen. Die Entwicklung zum Apalliker muß nicht immer Folge primärer Zerstörung von Hirngewebe, sondern kann auch Konsequenz sekundärer, evtl. zu verhütender Schädigung sein. Bei der Zertrümmerung vitaler Substanz des Hirn- oder Rückenmarkgewebes ist natürlich keinerlei erfolgreiche therapeutische Einwirkung mehr möglich. Unsere ganzen Anstrengungen müssen darauf gerichtet sein, nach dem Unfall und nach dem Eintritt der Schädel-Hirn-Verletzung zusätzliche Schäden durch sofortige Sicherstellung der vitalen Funktionen möglichst gering zu halten bzw. zu verhüten. Hier gilt zunächst beim ersten Eingreifen am Unfallort die alte Regel, daß jeder bewußtlose Patient als erstes intubiert werden sollte. Ist diese ideale Versorgung am Unfallort nicht möglich, sollte sie auf jeden Fall als erste Handlung im aufnehmenden Krankenhaus stattfinden. Damit ist die Atmung gesichert, eine Aspiration verhindert und bei Atemstörungen eine zusätzliche Beatmung möglich. Es besteht kein Zweifel, daß die Sicherstellung des Sauerstoffbedarfs des Hirns entscheidenden Einfluß auf die spätere Hirnödembildung hat. Wir wissen, daß wir sicher einen wesentlichen Anteil der Patienten durch das nicht beherrschbare und sich auf große Teile des Hirns ausdehnende Hirnödem verlieren. Dasselbe gilt für die sofortige Stabilisierung des Kreislaufs am Unfallort oder im aufnehmenden Krankenhaus. In der Reihenfolge der Erstversorgung hat die Sicherstellung der vitalen Funktionen für das Hirn Priorität. Anschließend werden dann Bewußtseinslage und neurologischer Status festgelegt. Selbstverständlich muß eine arterielle Blutung einer anderen Körperregion als erstes versorgt werden. Es sollte nicht vorkommen, daß ein Patient ohne diese primäre Versorgung etwa auf den Verlegungstransport gegeben wird. Weiterhin hat die Untersuchung des Kopfes zu erfolgen, wobei selbstverständlich alle Riß- oder Platzwunden sorgfältig inspiziert werden, um darunterliegende Frakturen, Impressionsfrakturen oder offene Hirnverletzungen nicht zu übersehen. Es kann vorkommen, daß wir einen Patienten aufnehmen mit sorgfältig genähter Platz- oder Rißwunde des Schädels, aus der dann doch der Liquor herausläuft. Die obligate Röntgenuntersuchung des Schädels hat keine Priorität vor den erwähnten Maßnahmen.

Für die Impressionsfraktur gilt die alte Regel: Bei kalottenbreiter Impression muß revidiert werden. Wir brauchen allerdings bei Fehlen neurologischer Hinweise nicht unbedingt sofort zu revidieren, falls die Impression geschlossen ist. Bei einer älteren Impression sollte dann auf jeden Fall revidiert werden, wenn hirnelektrische Veränderungen vorhanden sind. Hier ist in Einzelfällen doch immer die Gefahr der Entwicklung einer traumatischen Epilepsie gegeben.

Die offene Hirnverletzung muß grundsätzlich sofort wegen der Gefahr der Meningitis oder der Enzephalitis bzw. des Hirnabszesses versorgt werden. Ziel dieser Versorgung ist der wasserdichte Duraverschluß, den wir heute meistens durch Anwendung der lyophilisierten Dura erreichen. Man kann natürlich auch Faszie oder Periost dazu nehmen. Bei den umschriebenen Verletzungen, z.B. des Bolzenschusses, muß osteoplastisch trepaniert werden, die Hirnwunde muß versorgt und die Dura plastisch geschlossen werden. Dasselbe gilt für die große offene Hirnverletzung, wobei wir grundsätzlich alle Knochenfragmente herausnehmen, nach Duraplastik wird zunächst über dem Defekt geschlossen. Einige Monate später wird dann die Palacosplastik durchgeführt.

Die besondere Sorge gilt den Komplikationen der Schädel-Hirn-Verletzung, die durch die zunehmende Raumforderung die zentralnervöse Substanz sehr schnell zu einer irreparablen Schädigung und den Menschen in eine hochgradige vitale Bedrohung bringen können. Wir brauchen zur klinischen Diagnose einer solchen Raumforderung – sei es jetzt durch eine intrakranielle Blutung oder auch ein zunehmendes Hirnödem – keine feinste Detailneurologie. Wenn wir uns an die drei genannten Faktoren:

1. Veränderung der Bewußtseinslage
2. Veränderung der Pupillenmotilität
3. Halbseitenzeichen, die auf eine kontralaterale Schädigung hindeuten können, halten – eine Untersuchung, die auch jeder durchführen kann, der niemals in einer neurologischen oder neurochirurgischen Klinik gearbeitet hat –,

so ist jede einzelne dieser festgestellten Veränderungen ein Alarmsignal für eine derartige zerebrale Raumforderung. Weisen diese Veränderungen auf eine zunehmende Raumforderung hin und wird dieser klinische Hinweis auch noch durch einen entsprechenden echoenzephalographischen Befund gestützt, so verlieren wir keine Minute Zeit, um den Patienten sofort breit zu trepanieren.

Durch alle anderen Maßnahmen, die Zeit kosten, wird die Chance des eingeklemmten Mittelhirns im Tentoriumschlitz, bzw. der eingeklemmten Kleinhirntonsillen im Foramen magnum, sich wieder funktionstüchtig zu erholen, mit jeder Minute geringer. Um konkret zu werden, eine Angiographie halten wir bei einer derartigen Sachlage für nicht mehr vertretbar, es sei denn, der Patient verwirrt uns durch andere klinische Zeichen, die evtl. dann einer angiographischen Abklärung bedürfen. Viele Krankenhäuser sind stolz darauf, in der eigenen Radiologie auch selbstverständlich Karotisangiographien durchführen zu können. Es nützt aber sehr wenig, wenn uns der Patient mit der angiographisch exakt nachgewiesenen Diagnose eines epiduralen Hämatoms, aber bei bereits länger bestehender Einklemmung eingewiesen wird, da das Mittelhirn inzwischen seine irreparablen Schäden hat. Ähnliches gilt für die sicher schneller durchzuführende Maßnahme der Computertomographie. Muß hier ein längerer Transportweg und damit Zeitvergeudung einkalkuliert werden, so verzichten wir auch auf diese großartige Methode, die uns natürlich die Diagnostik sehr erleichtern würde. Bei breiter temporoparietaler Freilegung werden sie dann auch mehr nach frontal oder okzipital oder basal gelegene Hämatome erreichen.

Sind keine Hinweise für eine intrakranielle Blutung oder einen zunehmenden Hirndruck vorhanden, so werden wir aufgrund des vorliegenden klinischen Bildes die Hirnkontusion annehmen müssen, die uns eine computertomographische Untersuchung um so mehr anzeigt. In dieser Untersuchung können wir auch die Ausbreitungen und die Zahl der Kontusionsherde sehen, die uns dann schon eine Prognose erlauben. Auch hier ist selbstverständlich die ständige Kontrolle des Bewußtseins, der Pupillen und des neurologischen Status notwendig. Das Hirnödem einer Kontusion kann so massiv werden, daß es klinisch einem Einklemmungssyndrom gleicht und wir selbstverständlich dann auch breit operativ entlasten, da dies die einzige Chance für den Patienten ist. Zur konservativen Therapie setzen wir in variabelster Form die ganze Palette der entwässernden Maßnahmen ein. Die Rolle des massiven Dexamethason-Einsatzes ist für uns eigentlich unbestritten, wenn wir auch die besseren therapeutischen Wirkungen z.B. beim Hirnödem eines Hirntumors sehen. Der klinische Verlauf wird aber nicht nur durch das Hirnödem, sondern auch durch die primäre Zertrümmerung von Hirngewebe verschiedener Regionen bestimmt.

Die eben skizzierten klinischen Daten und die apparativen diagnostischen Möglichkeiten haben ihre Fehlerquellen. In Kollektiven, noch teilweise aus der Kölner und teilweise aus der Münsteraner Klinik, kann man erkennen, daß manches klinische Syndrom, welches auf eine Raumforderung hindeutet, durch die Angiographie bzw. durch andere apparative Maßnahmen nicht bestätigt wurde, andererseits auch durchaus bei einem großen Kollektiv von über 500 Hämatomen die klinische Symptomatologie einmal anders verlaufen kann, sei es im Bereich der Bewußtseinsveränderung, der Pupillenmotilität oder der neurologischen Störungen.

Ein besonderes Kapitel bilden die Hämatome seltener Lokalisation. Grundsätzlich kann man davon ausgehen, daß zwar die meisten epiduralen Hämatome temporal liegen und die meisten akuten subduralen Hämatome sich über die ganze Hemisphäre ausbreiten. Es gibt aber bei Anriß der frontalen oder okzipitalen Äste auch Hämatome dieser Region, die sich z.B. im Echo schwerer erfassen lassen. Eine weitere seltene Lokalisation, die sicherlich nicht immer erkannt wird, ist das Hämatom der hinteren Schädelgrube. Die früheren diagnostischen Schwierigkeiten, die wir bei diesen Hämatomen hatten, sind natürlich heute durch die Anwendung des CT ausgeräumt. Das Hämatom der hinteren Schädelgrube ist im CT sehr schön zu sehen. Die Klinik kann einerseits sehr dramatisch, andererseits aber auch durchaus subchronisch verlaufen. Ganz im Vordergrund stehen dann eine zunehmende Nackensteifigkeit, eine Spastizität der Beine mit positivem Babinski und nicht selten auch die Ausbildung einer Stauungspupille. Selbstverständlich muß hier sofort operiert werden, da jederzeit die Gefahr der akuten Einklemmung der Tonsillen in das Foramen magnum besteht, welches den sofortigen Tod zur Folge haben kann. Nicht zu vergessen sind auch die intrazerebralen Hämatome. Auch diese werden heute im CT sehr schön dargestellt und artspezifisch diagnostiziert. Man kann allerdings manchmal eine sog. Kontusionsblutung, wobei es zu einer Kolliquation in die Kontusion mit Sickerblutung gekommen ist, nicht unbedingt von einem reinen intrazerebralen Hämatom unterscheiden. Auch hier kann der Verlauf hochdramatisch mit schnell zunehmender Einklemmung und andererseits durchaus subchronisch im Sinne einer immer mehr zunehmenden Sickerblutung sich darstellen. Die operative Entleerung ist auf jeden Fall geboten, da jederzeit ein Einklemmungsmechanismus in Gang kommen kann.

Ein weiteres seltenes Bild, wenn auch wiederum nicht ganz so selten im Krankengut neurochirurgischer Zentren, bildet der schwere hämorrhagische Schock des Säuglings nach einem Sturz. Die Kinder sehen totenblaß aus. Die Hb-Werte sind dabei teilweise unter 50 % abgesunken. Auffällig ist allerdings, daß sie häufig noch eine relativ gute Bewußtseinslage zeigen. Das liegt natürlich daran, daß der kindliche Kopf noch elastisch ist und der Hirndruck sich nicht so massiv bemerkbar macht. Bei einem derartigen Bild verblutet sich das Kind praktisch in den intrakraniellen Raum, was bei dem geringen Blutvolumen ja auch nicht verwunderlich erscheint. Eine sofortige operative Entlastung mit gleichzeitiger Blutinfusion ist die notwendige Konsequenz. Man weiß, daß solche Schädeltraumen meistens beim Sturz vom Wickeltisch geschehen. Es sind besonders die Feiertage, die den Müttern derartige Schrecken bereiten. Wir haben einmal an einem Heiligen Abend drei solcher Kinder operieren müssen.

Zur operativen Methodik aller akuten intrakraniellen Hämatome, bei denen das begleitende Hirnödem neben der raumfordernden Blutung den Einklemmungsmechanismus bereits in Gang gesetzt hat: Wir sind der Meinung, daß bei diesen Fällen eine einfache osteoklastische Trepanation mit Ablassen der subduralen Blutung (wie es immer noch häufig gerade bei den akuten subduralen Hämatomen geschieht) nicht genügt. Sinn der Operation müssen folgende Faktoren sein:

1. Breitflächige osteoplastische Trepanation, um die Blutung im gesamten Bereich abzusaugen und die Blutungsstelle zu finden. Die Blutungen geschehen bei den akuten subduralen Hämatomen meistens aus abgerissenen Brückenvenen oder Kontusionen. Es hat also wenig Sinn, nur das subdurale Hämatom zu entlasten, während die Blutung weitergeht.
2. Breitflächige osteoplastische Trepanation, um den Hirninnendruck zu entlasten. Hierzu wird zusätzlich noch eine Duraplastik in die Dura eingearbeitet, um dem sich entwickelnden Hirnödem noch mehr Raum zu geben.

Ich bin sicher, daß nur diese Methode den akut bedrohten Patienten die notwendige Chance zum Überleben und vor allem zum lebenswerten Überleben gibt. Untersuchungen bei über 500 derartigen akuten oder subakuten subduralen Hämatomen haben ergeben, daß die geschilderte breite osteoplastische Freilegung der osteoklastischen Entleerung des Hämatoms eindeutig überlegen ist.

Fünf Forderungen des weiterbehandelnden Neurochirurgen sollen noch einmal auf Fehler aufmerksam machen, die immer wieder beobachtet werden:

1. Keine Liquorpunktion bei Verdacht auf raumfordernde Blutung, da die Einklemmung nur noch mehr begünstigt wird.
2. Keine Anwendung eines Mydriatikums, da die wichtige Anzeige der Pupillenmotilität uns damit verwehrt wird.
3. Festlegung der Bewußtseinslage und des neurologischen Status.

4. Keine sofortige massive Entwässerung, ohne vorher eine Diagnostik durchgeführt zu haben. Bei vorliegendem Hämatom kann der Tamponade-Effekt des Hirndrucks durch die Entwässerung aufgehoben werden, so daß das Hämatom sich noch weiter vergrößert.
5. Das Übersehen anderer Verletzungen beim Bewußtlosen; bei uns ist besonders das Übersehen von Wirbelsäulenverletzungen mit entsprechender neurologischer Symptomatik von Interesse.

Für mich gilt nach fast 25jähriger neurochirurgischer Tätigkeit – ich kann dies zwar nicht statistisch belegen –, daß wir im Rahmen der Intensivmaßnahmen eine Grenze erreicht haben, die sich wahrscheinlich nicht mehr wesentlich verbessern läßt. Größere Möglichkeiten des lebenswerten Überlebens bei der Schädel-Hirn-Verletzung liegen meiner Meinung nach in der verbesserten Kommunikation zwischen Neurochirurgen und Chirurgen, wobei zielgerechte und schnelle Durchführung moderner Diagnostik, sinnvoller Transport und moderne operative Methodik die Prognose der Schädel-Hirn-Verletzungen besser werden läßt.

Die wachsende Schädelfraktur im Kindesalter

H. Altenburg

Die kindliche wachsende Schädelfraktur ist neben Hirnödem, intrakraniellem Hämatom und Epilepsie eine bekannte und gefürchtete Komplikation nach Schädelverletzung.

Ätiologie und Pathogenese dieses Krankheitsbildes sind heutzutage weitestgehend geklärt. Es herrscht insbesondere Einigkeit darüber, daß als Ursache einer wachsenden Fraktur stets ein gedecktes Schädeltrauma mit meist parietaler Schädelfraktur und darunterliegender Durazerreißung anzusehen ist. Meist liegt im traumatisierten Bereich zusätzlich eine zunächst asymptomatische Verletzung der Hirnoberfläche vor. Zu den wesntlichen pathogenetischen Faktoren gehören schließlich noch der posttraumatisch reaktiv erhöhte Hirn- und Liquordruck.

Unter den genannten Voraussetzungen kann es durch Resorption bzw. Atrophie im Bereich der Frakturränder im Laufe von Wochen oder Monaten zu einer zunehmenden Erweiterung des Frakturspaltes bis hin zum Schädeldachdefekt kommen.

Die Tatsache, daß diese Komplikation nur im Säuglings- und frühen Kindesalter zu beobachten ist, beruht auf den in diesem Alter zusätzlich vorhandenen, begünstigenden Faktoren. Diese sind die Nachgiebigkeit und die geringere Dicke des kindlichen Schädelknochens, die geringere Resistenz der kindlichen Hirnhäute, das Gehirnwachstum und schließlich die beim Kind innigere Beziehung zwischen Dura und Schädelknochen, wodurch Duraverletzungen unter Schädelfrakturen besonders leicht auftreten können.

Bei jedem Schädeltrauma ab Schweregrad Commotio cerebri sollten stets Röntgenaufnahmen des Schädels, zumindest in 2 Ebenen, angefertigt und eine gewissenhafte Verlaufsbeobachtung, stationär oder ambulant, durchgeführt werden.

Die möglichst frühzeitige Diagnose einer wachsenden Fraktur erfolgt bei Kenntnis der Unfallanamnese und einer gestörten posttraumatischen Entwicklung des Kindes nach dem Aspekt, dem Toastbefund und dem Ergebnis der Röntgenkontrolluntersuchung, die eine Deshiszenz der Schädelfrakturränder zeigt.

Die Operationsindikation ist eine absolute; spontane Abheilungen nach konservativer Behandlung gibt es bei der beschriebenen Form der wachsenden Fraktur nicht.

Die Operation erfolgt zum einen aus kosmetischen Gründen, um hypersklerotischen Randwulstbildungen vorzubeugen, ferner zum Schutz für das im Defektbereich nur von Kopfschwarte bedeckte Hirngewebe. Die Hauptgründe dafür sind jedoch, einer posttraumatischen Epilepsie durch meningozerebrale Narbenbildung im Defektbereich sowie neuralgischen Ausfällen und psychischen Defekten vorzubeugen. Denn allein durch die operative Behandlung kann die sekundäre Schädigung von Hirnsubstanz durch Entwicklung von leptomeningealen Zysten, Porenzephalie und einseitige Ventrikeldilatation bis hin zur extrakraniellen Ventrikelerweiterung vermieden werden.

Ziel der Operation ist der wasserdichte Duraverschluß. Zusätzlich können gelegentlich die Exstirpation von zystisch degeneriertem oder narbig verändertem Hirngewebe sowie die Fixation der Frakturränder durch Draht oder Nahtmaterial erforderlich werden.

Diagnostik und operative Behandlung der Carotis-sinus-cavernosus-Fistel

M. Brandt

Eine spezielle Komplikation nach einem Schädel-Hirn-Trauma insbesondere nach Schädelbasisverletzung stellt die Carotis-sinus-cavernosus-Fistel dar. Dabei handelt es sich um einen arteriovenösen Kurzschluß mit Verletzung der A. carotis interna in ihrem intrakavernösen Abschnitt, also dort, wo sie – von dem gekammerten Sinus cavernosus umgeben – die Schädelbasis durchtritt. Das arterielle Blut ergießt sich aus der A. carotis in den umgebenden Sinus cavernosus und seine vielfachen venösen Verbindungen. Daher resultiert vor allem eine Arterialisierung der V. ophthalmica superior und inferior sowie der benachbarten venösen Blutleiter an der Schädelbasis. Über die Sinus intercavernosi können auch die kontralateralen Venae ophthalmicae und Hirnblutleiter mit in den Arterialisierungsprozeß einbezogen werden, so daß eine beidseitige und, in seltenen Fällen, kontralaterale Symptomatik auftreten kann.

Symptomatik

Kardinalsymptom ist ein pulssynchrones Geräusch, das den Patienten schwer beeinträchtigen und über dem Bulbus und über der Schläfe auskultiert werden kann (Tabelle 1). In der Regel sistiert dieses Geräusch nach Kompression der gleichseitigen A. carotis. Der pulsierende Exophthalmus mit konjunktivaler und ziliarer Injektion und Chemosis kann wenige Tage nach dem Trauma, aber auch erst nach Wochen oder Monaten auftreten, in 10–15 % der Fälle beidseits.

Durch Optikusschädigung droht der zunehmende Visusverfall bis zur Amaurose. Bei größeren Fisteln kann das Blut aus der A. carotis über den arteriovenösen Kurzschluß unmittelbar in die V. jugularis gelangen. Daraus resultiert eine Mangeldurchblutung der gleichseitigen Hirnhälfte, die zu neurologischen Halbseitenzeichen, hirnorganischen Anfällen und einer Hirnleistungsschwäche bis hin zur Demenz führen kann.

Diagnose

Die Diagnose erfolgt durch die Karotisangiographie, wobei insbesondere Subtraktionsaufnahmen eine gute Darstellung der Fistel im Bereich der Schädelbasis ermöglichen (Abb. 1).

Tabelle 1. Symptome der Carotis-sinus-cavernosus-Fistel

Pulssynchrones Geräusch (auskultierbar)
Pulsierender Exophthalmus
Optikusatrophie
Neurologische Ausfälle infolge zerebraler Hypoxie

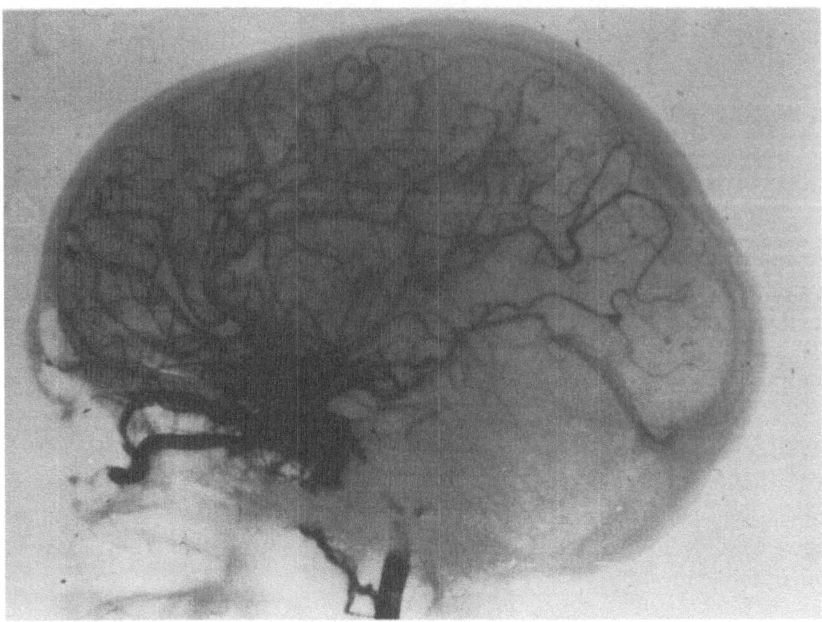

Abb. 1. Nachweis einer Carotis-sinus-cavernosus-Fistel durch Carotisangiographie (Subtraktionsaufnahme). Arterialisierung der Vena ophthalmica und Darstellung des Sinus rectus bereits in der arteriellen Phase als Folge des arteriovenösen Shunts

Auch die gegenseitige A. carotis muß dargestellt werden mit gleichzeitiger Kompression der betroffenen Karotis, um festzustellen, ob eine Kollateralversorgung der betroffenen Karotis über die A. communicans anterior von der Gegenseite her möglich ist. Dies ist die Voraussetzung für einen operativen Verschluß der Fistel, der in der Regel mit einem Verschluß der betroffenen A. carotis einhergeht. Die Carotis-sinus-cavernosus-Fistel kann auch im Hirnszintigramm und Computertomogramm nachgewiesen werden.

Operationsverfahren

Das klassische Operationsverfahren ist die zweizeitige Karotisligatur am Hals (Tabelle 2). Dabei genügt es nicht, die A. carotis communis oder A. carotis interna allein zu unterbinden, da es durch verschiedenartige Kollateralkreisläufe zu einem erneuten Füllen der Fistel kommen kann. Um möglichst eine Hemiparese zu vermeiden, wird zunächst die A. carotis communis ligiert und nach ein bis zwei Wochen die A. carotis interna.

Tabelle 2. Operationsmethoden bei Carotis-sinus-cavernosus-Fistel

Zweizeitige Carotisligatur am Hals
Intrakranielles Klippen von A. carotis und A. ophthalmica zusätzlich zur Carotisligatur am Hals („Trapping“)
Muskelembolisation
Ballonkatheter (Direktes transkavernöses Angehen der Fistel

Dennoch kann es über retrograde Füllung der A. ophthalmica oder auch von der Gegenseite über die A. communicans anterior zu einem erneuten Füllen der Fistel kommen. Deshalb ist in einem Teil der Fälle auch ein intrakranielles Ausschalten der A. carotis und der A. ophthalmica, zusätzlich zur Karotisligatur am Hals, das sog. Trapping, erforderlich. Darauf haben insbesondere Tönnis (1960) und Walter u. Bischof (1966) hingewiesen. Das intrakranielle Ausschalten der Karotis und der A. ophthalmica stellt eine erhebliche operative Belastung dar und kann in seltenen Fällen wegen intrakavernaler Anastomosen auch erfolglos sein.

Auf der Suche nach Operationsmethoden, die einen direkten Verschluß der Fistel ermöglichen, wurde von Brooks (1930) die Muskelembolisation angegeben. Krayenbühl u. Yasargil (1972) empfahlen, die Muskelstückchen an einem Faden zu fixieren, die sog. kontrollierte Muskelembolisation. Dadurch war die Gefahr, daß die Muskelstückchen nach intrakraniell in die wichtigen Hirngefäße eingeschwemmt werden, wesentlich geringer. Manche Autoren berichteten sogar darüber, daß es gelang, die Fistel unter Erhaltung des Lumens der Karotis zu schließen. Am elegantesten gelingt heute der Fistelverschluß am Ort der Fistel mittels eines Ballonkatheters, z.B. eines Fogarty-Katheters oder eines speziellen Latex-Gummikatheters nach dem Moskauer Neurochirurgen Serbinenko. Wir haben diese Ballonkathetermethode an unseren letzten fünf Fällen erfolgreich durchfüren können. Nach Abklemmen der A. carotis communis und externa wurde die A. carotis communis eröffnet und ein Fogarty-Katheter (Größe 4) in der A. carotis interna vorgeschoben. Unter Durchleuchtungskontrolle wurde die Katheterspitze in Höhe der Schädelbasis vorgeschoben, ein Kontrastmittel in den Ballon instilliert und der Ballon aufgefüllt (Abb. 2). Anschließend wurde der Katheter am Hals mit Klipps verschlossen und in der Karotis belassen. Die Karotis wurde verschlossen. Die sofortige Auskultation ergab das

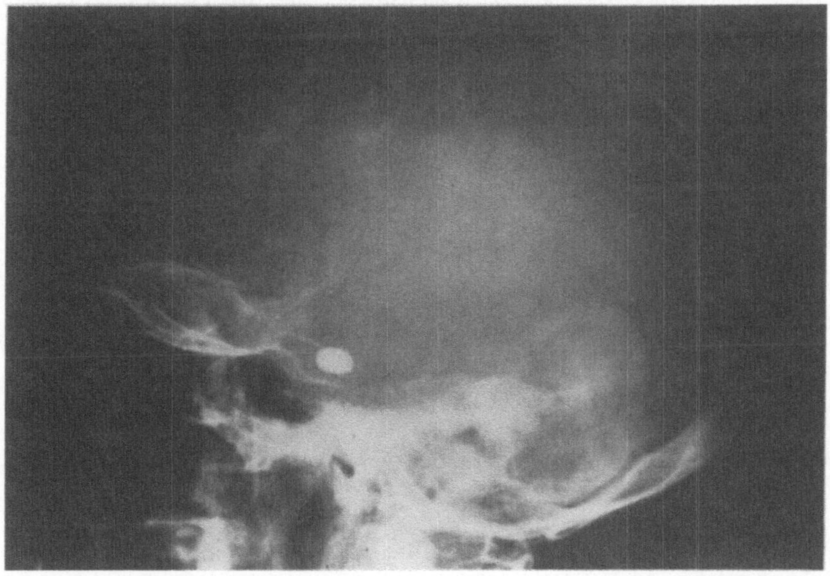

Abb. 2. Die postoperative Röntgenkontrolle des Schädels zeigt den mit Kontrastmittel gefüllten Ballon genau am Ort der Carotis-sinus-cavernosus-Fistel

Verschwinden des Gefäßgeräusches. Nur in einem weiteren Fall gelang es nicht, den Katheter weit genug vorzuschieben.

Bereits am nächsten Tag war ein Rückgang des Exophthalmus zu beobachten. Die Patienten fühlten sich subjektiv wohl und hatten keinerlei neurologische Ausfälle davongetragen.

Wir haben diese Ballonkathetermethode übrigens auch zur Behandlung der sog. supraklinoidalen Riesenaneurysmen verwendet, die bis vor kurzem noch als inoperabel galten. Durch Einführen des Ballonkatheters unmittelbar unterhalb des Aneurysmas und Auffüllen des Ballons kommt es zu einer Thrombosierung des Riesenaneurysmas, das sich dann in einem zweiten Eingriff mit wesentlich verringerter Gefahr einer Blutung entfernen läßt.

Nicht-traumatische Carotis-sinus-cavernosus-Fisteln sind selten. Meist sind sie auf arteriosklerotische Gefäßveränderungen zurückzuführen. Es muß jedoch auch an eine iatrogene Verursachung gedacht werden. Wir beobachteten kürzlich einen 18jährigen Patienten mit einem akuten, thrombotischen Karotisverschluß und kontralateraler Hemiparese. Bei einer auswärts durchgeführten gefäßchirurgischen Desobliteration wurde die A. carotis interna in Höhe des Sinus cavernosus perforiert, so daß es danach zu einer klassischen Carotis-sinus-cavernosus-Fistel kam. In diesem Fall genügte die zweizeitige Karotisligatur am Hals, um einen definitiven Fistelverschluß herbeizuführen, wie die beidseitige Kontrollangiographie der Karotis zeigte.

Das von dem kanadischen Neurochirurgen Parkinson (1965) angegebene direkte transkavernöse Angehen der Fistel unter Hypothermie und künstlichem Herzstillstand unter Verwendung der Herz-Lungen-Maschine kann wegen des hohen Operationsrisikos nicht als Routinemaßnahme angesehen werden.

Durch die besonders von Serbinenko verfeinerte Ballonkathetertechnik mit ablösbaren und besonders weichen Ballonkathetern dürfte es in Zukunft vielleicht möglich sein, die Fistel selektiv durch kleine Ballons zu verschließen und dabei jedoch das Lumen der A. carotis durchgängig zu halten.

Die frontobasale Schädel-Hirn-Verletzung

K.H. Krähling

Eine frontobasale Schädel-Hirn-Verletzung entsteht immer dann, wenn in der vorderen Schädelgrube eine Fraktur die angrenzenden pneumatisierten Höhlen eröffnet und gleichzeitig die Dura zerreißt. Es kann dann nämlich Liquor aus dem eröffneten Duralsack durch die Nasennebenhöhlen zur Nase hin abfließen. Umgekehrt können Luft und Bakterien von der Nase her auf die Hirnhäute und das Gehirn gelangen.

Wir haben also eine offene Schädel-Hirn-Verletzung vor uns mit einem hohen Risiko für Infektionen des Hirns und der Hirnhäute.

Aus diesem Grund muß eine solche Verletzung immer operativ versorgt werden. Nur in wenigen Fällen mit massivem Liquorverlust ist jedoch eine Operation unmittelbar nach dem Unfallereignis erforderlich. In der Regel kann unter ausreichender antibiotischer Abschirmung des Patienten in aller Ruhe die notwendige Diagnostik durchgeführt werden, an die sich dann der gezielte operative Verschluß der Liquorfistel anschließt. Leitsymptome dieser Verletzung sind erstens der Liquorabfluß aus der Nase und zweitens der röntgenologische Nachweis von Luft im Schädelinneren, die sog. Pneumatozele.

In solchen Fällen sowie bei Nachweis von Frakturen, die in eine der pneumatisierten Höhlen der vorderen Schädelbasis einstrahlen, sollte immer eine vollständige Diagnostik zum Ausschluß oder zum Nachweis von frontobasalen Verletzungen durchgeführt werden. Dazu muß der Patient ständig auf Liquorabfluß aus der Nase oder in den Rachen hinein kontrolliert werden. Den eindeutigen Nachweis von Liquor gibt die Bestimmung seines Zuckergehalts, der normalerweise ca. 50–80 % des Blutzuckerspiegels beträgt, während Nasensekret kaum Zucker enthält.

Als nächster Schritt ist die ausgiebige Röntgendiagnostik der vorderen Schädelbasis erforderlich, dazu gehören Übersichtsaufnahmen des Schädels in zwei Ebenen, eine Schädelbasisaufnahme sowie evtl. Spezialaufnahmen zur Darstellung der Nasennebenhöhlen. Der wichtigste Schritt ist aber die Anfertigung von Schichtaufnahmen der vorderen Schädelbasis, die meistens den Defekt eindeutig erkennen lassen. Außerdem kann im Szintigramm der Weg des radioaktiv markierten Liquors dargestellt werden.

Während die Diagnostik durchgeführt wird, muß der Patient unbedingt ausreichend antibiotisch abgedeckt werden, da man davon ausgehen kann, daß mindestens ein Drittel aller Patienten mit unversorgter frontobasaler Schädel-Hirn-Verletzung eine Meningitis durchmachen müssen. Auch Meningitisrezidive sind sehr häufig.

Bei einzelnen Patienten konnten viele beschwerdefreie Jahre nach einer unversorgten frontobasalen Schädel-Hirn-Verletzung mit Liquorabfluß entzündliche Komplikationen beobachtet werden.

Die operative Versorgung der frontobasalen Schädel-Hirn-Verletzung sollte nach abgeschlossener Diagnostik, etwa nach Ablauf einer Woche, durchgeführt werden. Zu diesem Zweck wird auf der Seite der Liquorfistel eine frontale osteoplastische Trepanation durchgeführt, woraufhin man gewöhnlich die vordere Schädelbasis nach hinten bis etwa zur Sella einsehen kann. Die meisten Defekte von Knochen und Dura finden sich im Bereich der Olfaktoriusrinne und an der Hinterwand der Stirnhöhlen. Die Abdeckung erfolgt durch Auflegen von Muskelfaszie oder durch das Aufkleben von lyophilisierter Leichendura. In seltenen Fällen kann man größere Defekte auch nur durch Palacos decken.

Die Komplikationen dieses Eingriffs sind in der Regel gering, gelegentlich muß wegen der Lage der Liquorfistel ein Riechnerv geopfert werden.

Die seltener auftretenden otogenen Liquorfisteln mit Abfluß des Liquors aus dem äußeren Gehörgang müssen nur selten operativ versorgt werden, weil es hier fast immer zu spontanen und dauerhaften Verklebungen der Dura kommt.

Die Bedeutung der Lokalisation einer Schädelfraktur für Komplikationen

U. Niemierski

Jede Schädelfraktur, die röntgenologisch oder klinisch eindeutig verifiziert worden ist, gehört in die klinische Überwachung. Komplikationen bei Frakturen im Bereich der Kalotte – bis zu 80 % handelt es sich hier um Fissuren – sind in erster Linie epidurale Blutungen, die aus den Frakturrändern durch Diploevenen oder aus abgerissenen Meningealgefäßen entstehen. Klinisch ist dann die sekundäre Bewußtseinstrübung in den meisten Fällen ein typisches Zeichen für das Epiduralhämatom. Die häufigste Lokalisation der Epiduralhämatome ist temporal, und entsprechend dieser Lokalisation ist die Blutungsquelle die A. meningea media.

Bei Frakturen der Kalotte hochparietal, parasagittal bzw. im Bereich des Sinus sagittalis superior oder Sinus sigmoideus ist die Gefahr einer venösen intrakraniellen Blutung gegeben. Durch die scharfen Frakturränder der Tabula interna kommt es zu Läsionen der Dura und der Brückenvenen, vor allem im Bereich der Pacchioni-Granulationen, und in seltenen Fällen auch zu direkten Verletzungen des Sinus selbst.

Im Kindesalter ist besonders auf die Schädelnähte zu achten. Hier ist bei direkter physikalischer Gewalteinwirkung die schwächste Stelle. Bei Nahtsprengungen ist die Gefahr von Duraverletzungen gegeben, da die Dura im Kindesalter vor allem im Bereich der Koronarnaht und der Sagittalnaht adhärent ist. Häufige Komplikationen bei Nahtsprengungen ist das Epiduralhämatom.

Eine weitere häufig übersehene Kalottenfraktur, die auf den normalen Schädelaufnahmen (a.p. und seitlich) nicht zu erkennen ist, ist die Fraktur der Hinterhauptschuppe. Durch eine halbaxiale Hinterhauptsaufnahme läßt sich die Okzipitalschuppe einwandfrei beurteilen. Eine seltene, aber klinisch schon einige Male beobachtete Komplikation ist dann das Epiduralhämatom der hinteren Schädelgrube.

Bei Kalottenfrakturen, wo die Frakturlinie bis in den Bereich pneumatischer Räume nachweisbar ist, z.B. in den Stirnhöhlenbereich oder in die Mastoidzellen, muß in jedem Fall das Vorliegen einer Liquorfistel diagnostisch abgeklärt werden.

Auch wenn es nicht zu einer Liquorrhö kommt, weil die Dura intakt geblieben ist, ist das Risiko einer aufsteigenden Infektion gegeben, da die Nebenhöhlen nur selten keimfrei sind und die Schleimhäute bei Frakturen in diesem Bereich oft mit lädiert werden.

Häufigste Komplikation bei Schädelbasisfrakturen ist die Gefahr der aufsteigenden Infektion, wenn pneumatische Räume eröffnet sind. Bei Frakturen in der Nähe der Eintrittsstelle der Carotis interna kann es zur Ausbildung arteriovenöser Fisteln – sog. Sinuscavernosus-Fisteln – kommen.

Abschließend möchte ich betonen, daß die Voraussetzung für die Beurteilung und adäquate Behandlung einer Schädelfraktur eine exakte röntgenologische Diagnose ist. Bei röntgenologisch nachgewiesener frischer Fraktur ist die stationäre Beobachtung des Patienten geboten, selbst wenn es sich nur um eine ganz kleine Fissur handelt.

HWS-Trauma

A. Karimi-Nejad

Die Erfahrungen mit einer in den letzten Jahren rasch zunehmenden Anzahl von HWS-Verletzungen haben gezeigt, daß die Verletzungen bunt und vielfältig gestaltet sind. Genauso bunt wie die Verletzungen müssen auch die operativen Maßnahmen gestaltet und am Ort der stärksten Schädigung angesetzt sein.

Indikation

Die Indikation zur operativen Behandlung der HWS-Verletzungen muß unter dem Gesichtspunkt einer *frühzeitigen Stabilisierung* der HWS in Normalstellung mit gleichzeitiger Entlastung des neurogenen Anteils bzw. des Rückenmarks gestellt werden.

Aufgrund der anatomischen Gegebenheiten und dementsprechend der traumabedingten pathomorphologischen Veränderungen muß eine Unterteilung der „operationspflichtigen" HWS-Verletzungen in 2 Gruppen vorgenommen werden:

1. Verletzungen der oberen HWS (oberhalb C 3)
2. Verletzungen der unteren HWS (C 3 und tiefer).

Nach den bisherigen Erfahrungen müssen von den Verletzungen der oberen HWS die *Hangman's fracture* und die *mobilen Densfrakturen* als operationspflichtig angesehen werden.

Bei der typischen Hangman-Fraktur liegt eine Verletzung der Bogenwurzel des 2. Wirbels mit einer Dislokation des 2. gegenüber dem 3. Wirbel vor. Besteht gleichzeitig eine Verletzung des Achsiskörpers bzw. des Dens, so kippt der Dens mit dem Atlas und dem darauf ruhenden Schädel nach vorne ab. Hier ist die Aufgabe der Operation, den Achsiskörper und somit den Dens und den Atlas zurückzuholen und in die normale Stellung zu stabilisieren. Dieses Ziel haben wir – wie in Abb. 1 schematisch dargestellt – durch den jeweils seitlichen Zug an dem Arcus dorsalis vom Atlas erreicht. Danach werden jeweils ebenso seitlich unter den Bögen des 2. und 3. Wirbels Drähte durchgezogen und dann die Stellung durch die 2 Tibiaspäne, die als Balken benutzt werden, fixiert.

Abb. 2 zeigt eine Hangman's fracture mit zusätzlicher Verletzung des Achsiskörpers. Postoperativ ist die obere HWS aufgerichtet. Die Tibiaspäne sind schon nach ca. 6 Monaten weitgehend resorbiert. In dieser Zeit ist aber die Fraktur voll konsolidiert, so daß in verletzten und auch nicht verletzten Segmenten keine Bewegungsbehinderung mehr vorliegt.

Bei der *typischen Hangman-Fraktur* liegt nur eine Verletzung der Querbögen des 2. Halswirbels mit einer Dislokation des 2. gegenüber dem 3. Wirbel vor. Der Achsiskörper oder der Dens ist in der Regel unverletzt. Bei dieser Verletzung genügt es, nur unter die Querbögen des 1. und 3. Wirbels Drähte durchzuziehen und somit durch die Zerklage des 1. mit dem 3. Wirbel die frakturierten Segmente aneinanderzupressen.

Die Abb. 3 zeigt den Befund einer Patientin mit einer typischen Hangman-Fraktur ohne zusätzliche Verletzung des Achsiskörpers. Trotz primärer Ruhigstellung mit einem

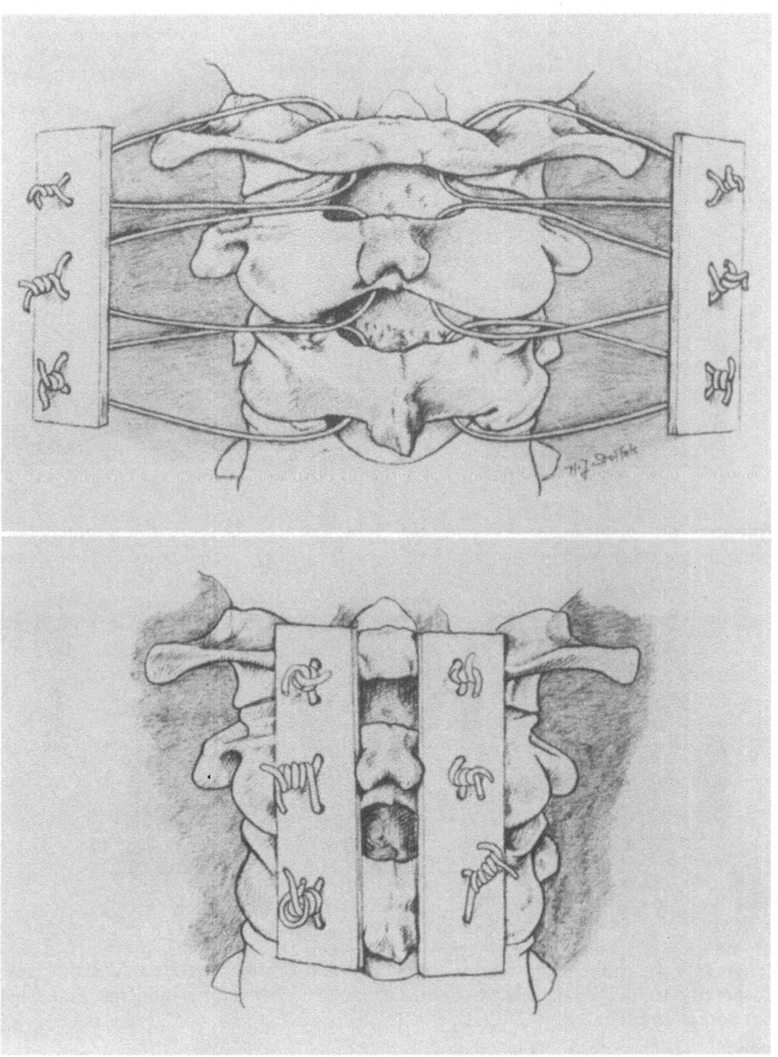

Abb. 1. Schematische Darstellung der dorsalen Fixierung bei Verletzungen der oberen HWS

Fixateur externe ist es im weiteren Verlauf zu einer zunehmenden Dislokation des 2. gegenüber dem 3. Wirbel gekommen. Nach der Operation und insbesondere im weiteren Verlauf ist aber die Dislokation weitgehend aufgehoben, und der Frakturspalt ist ebenso nicht mehr erkennbar. Auch hier – wie erkennbar – sind die Späne weitgehend resorbiert, so daß eine zusätzliche Bewegungsbehinderung nicht mehr vorliegt.

Als weitere operationspflichtige Form der oberen HWS-Verletzungen sind die *mobilen Densfrakturen* zu erwähnen. Bei Densfrakturen ohne erkennbare Dislokation sind durch externe Ruhigstellungen gute Ergebnisse erzielt worden (Böhler 1977; Braakman u. Penning 1976; dort auch weitere Literatur). Hingegen ist die Gefahr der Spätkomplikationen (Pseudarthrose, Heilung in Fehlstellung mit spät auftretenden neurologischen Ausfällen) bei Frakturen mit Dislokation sehr erheblich. Bei den Densfrakturen ist eine dor-

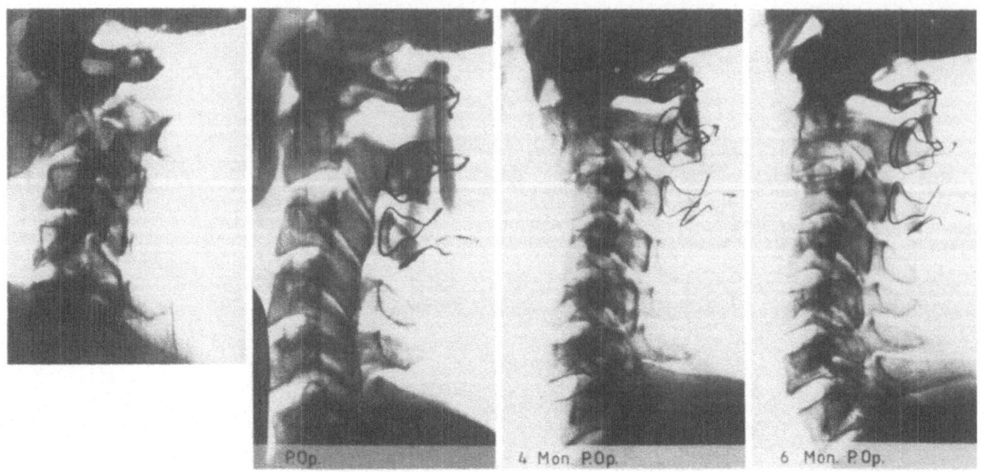

Abb. 2. Hangman's fracture mit zusätzlicher Fraktur des Achsiskörpers. Beachte die weitgehende Resorption der Tibiaspäne im weiteren Verlauf

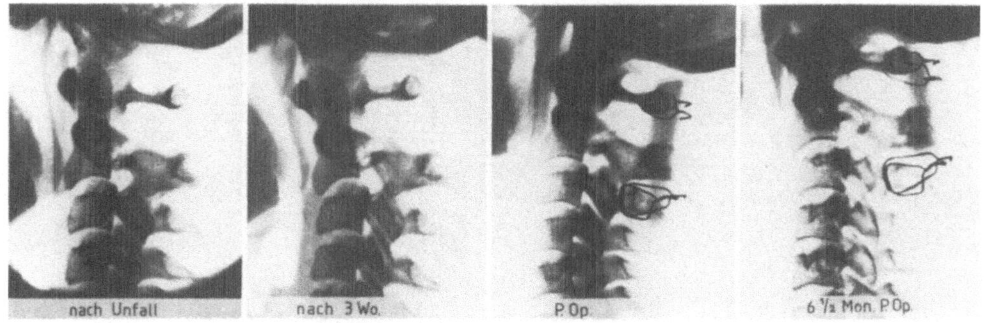

Abb. 3. Typische Hangman's fracture mit zunehmender Dislokation im weiteren Verlauf trotz Fixateur externe. Postoperativ ist der Frakturspalt kaum erkennbar. Hier wurde nur eine Fixierung des 1. mit dem 3. Wirbel vorgenommen

sale Fixierung, wie für die Hangman-Frakturen angegeben, erforderlich. Hier reicht jedoch eine Fixierung des 1. und 2. Wirbels.

Nur vollständigkeitshalber sollen hier die isolierten unilateralen und die bilateralen Atlasfrakturen erwähnt werden. Sie heilen in der Regel auch ohne jegliche äußere Ruhigstellung aus. Eine operative Behandlung ist unseren Erfahrungen nach in der Regel nicht erforderlich.

Verletzungen der unteren HWS (C 3 und tiefer)

Nach den bisherigen Erfahrungen müssen als operationspflichtige Verletzungen im Bereich der unteren HWS

1. Bandscheibenvorfall,
2. Achsenknickung,

3. Luxation,
4. Luxationsfraktur,
5. Kompressionsfraktur mit transversaler Dislokation,
6. schwere Kompressions- und Stückbrüche

genannt werden.

Akuter traumatischer Bandscheibenvorfall

Nach eigenen Ergebnissen sind die akut nach einem Trauma auftretenden schweren neurologischen Ausfälle bis zu einer Tetraplegie offenbar kaum oder fast nie durch einen reinen isolierten traumabedingten Bandscheibenvorfall ohne sonstige erkennbare HWS-Verletzungen bedingt. Diese schweren neurologischen Ausfälle sind in der Regel Folge einer Contusio spinalis. Hier sind aber nicht die Bandscheibenvorfälle berücksichtigt, die möglicherweise im weiteren Verlauf als Folge eines Traumas bei einer normalen oder vorgeschädigten HWS vorkommen.

Achsenknickung

Ein traumabedingter Bandscheibenschaden mit *Gefügelockerung* liegt in der Regel aber dann vor, wenn primär oder im weiteren Verlauf infolge der Gefügelockerung eine zunehmende Achsenknickung mit oder ohne Entwicklung von neurologischen Erscheinungen erkennbar wird.

Luxationen

Wie bei Achsenknickungen als Folge einer Gefügelockerung, so liegt bei Luxationen, Luxationsfrakturen und Kompressionsfrakturen stets ein Bandscheibenschaden vor. Hierbei kommt es auch in der Regel zu einem Vorfall der Weichteile in den engen Spinalkanal der unteren HWS. Deshalb ist bei Verletzungen im unteren Bereiche der HWS grundsätzlich ein ventraler Zugang unerläßlich. Kommt es bei Luxationen sowie Luxationsfrakturen unter einer Extension zu keiner spontanen Reposition der Fehlstellung bzw. der Luxation, so muß aus eigener Erfahrung ausdrücklich vor einer blinden manuellen Reposition gewarnt werden. Die operative Behandlung erfolgt stets unter der präoperativ angelegten Extension. Hierbei wird zunächst der Zwischenwirbelraum ausgeräumt und anschließend unter mikroskopischer Sicht der Epiduralraum von Weichteilen befreit. Erst dann wird unter mikroskopischer und radiologischer Sicht die Luxation reponiert. Anschließend erfolgt eine Fusion des Zwischenwirbelraumes. Bei Achsenknickungen und bei Luxationen genügt in der Regel eine einfache ventrale Fusion. Hierzu verwenden wir den heterologen Kieler Knochenspan, der seitlich mit Palacos ummauert wird. Bei einfacher Fusion ohne innere Fixation ist jedoch eine längere äußere Fixierung unerläßlich.

Luxationsfrakturen

Bei unruhigen Patienten sowie bei Patienten mit schweren neurologischen Ausfällen, aber auf jeden Fall beim Vorliegen von zusätzlichen Frakturen des Wirbelkörpers und der Wirbelgelenkanteile, genügt die einfache ventrale Fusion nicht. Hierbei kommt es in der Regel trotz einer externen Ruhigstellung erneut zu einer Reluxation. Deshalb muß bei unruhigen Patienten oder beim Vorliegen schwerer neurologischer Ausfälle, aber auf jeden Fall bei Luxationsfrakturen, stets zusätzlich zu der ventralen Fusion eine innere stabile Fixation durchgeführt werden. Nach einer zusätzlichen stabilen inneren Fixation ist eine langanhaltende äußere Fixierung nicht mehr erforderlich. Es genügt in der Regel nur das Tragen einer Halskrawatte für die Dauer von 6 bis 8 Wochen. Die innere Fixation bei Luxationsfrakturen der unteren HWS führen wir mittels einer Verdrahtung der benachbarten Wirbelkörper durch. Hierzu wird jeweils durch beide benachbarte Wirbelkörper ein Draht durchgezogen, wobei der Draht ebenso durch das Fusionat durchgeleitet wird. Bei diesen Fällen wird als Fusionat ebenso ein autogener Tibiaspan benutzt. Die benachbarten Wirbelkörper mit dem Fusionat werden durch die Drähte mit einem als Balken benutzten und fest an die Vorderfläche der Wirbelkörper verankerten Tibiaspan fixiert.

Die Abb. 4 zeigt den Verlauf bei einem Patienten mit einer Luxationsfraktur (Fraktur der Gelenkfortsätze). Wie die weitere Verlaufskontrolle erkennen läßt, werden die Tibiaspäne voll resorbiert, so daß auch keine zusätzliche Bewegungsbehinderung mehr vorliegt.

Eine primäre reine Dorsalfixierung bei Verletzungen der unteren HWS ist nicht ausreichend, da insbesondere die ventrale Raumforderung nicht beseitigt wird. Liegt hingegen in mehreren Segmenten eine Gefügelockerung vor, so wird zunächst in der Höhe der stärksten Schädigung mit der Dislokation eine ventrale Fusion durchgeführt. Danach kann in gleicher Sitzung eine, wie für die obere HWS angegeben, dorsale Fixierung der gesamten verletzten Segmente angeschlossen werden.

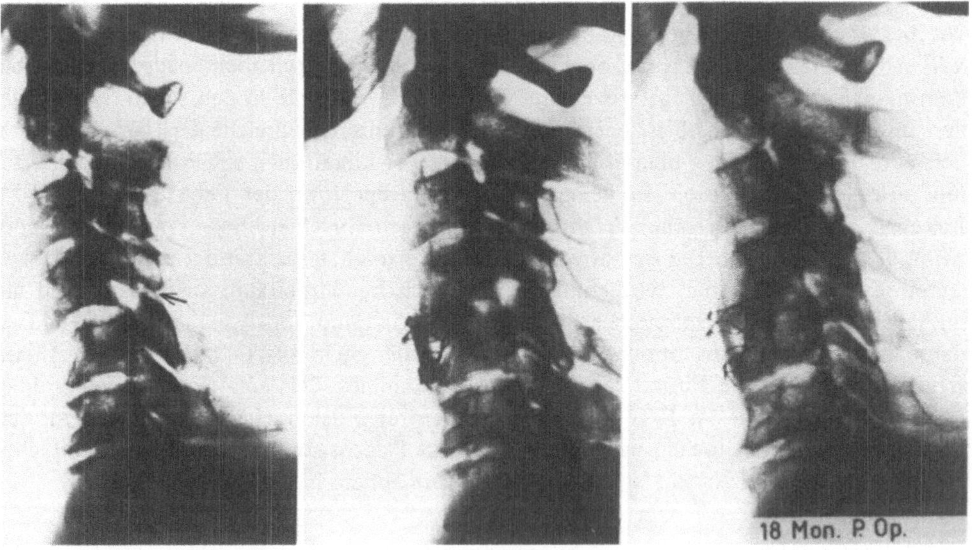

Abb. 4. Luxationsfraktur bei C 4/5, operative Reposition mit einer Fixation. Beachte die weitgehende Resorption des als Balken benutzten Tibiaspans

Kompressionsfrakturen

Eine weitere Form der operationspflichtigen HWS-Verletzungen ist die transversale Kompressionsfraktur. Hierbei liegen in der Regel schwere neurologische Ausfälle vor. Der Wirbelkörper ist meist an der Bogenwurzel frakturiert und nach dorsal disloziert. Die Aufgabe der Operation bei diesen Fällen besteht darin, den komprimierten Wirbelkörper nach ventral zurückzuholen und in die Normalstellung zu fixieren. Das operative Vorgehen ist in diesen Fällen mühsam, zeitaufwendig und erfordert viel Geduld und Erfahrung. Der zurückgeholte Wirbelkörper wird dann durch einen epidural durchgezogenen Draht mit einem wiederum als Balken benutzten Tibiaspan fest fixiert (Abb. 5). Auch bei diesen Fällen mit dieser stabilen inneren Fixierung ist postoperativ eine äußere Fixierung nicht erforderlich. In der Regel genügt das Tragen von einer Halskrawatte für 8 bis 10 Wochen.

Schwere Kompressions- und Stückbrüche

Als schwerste Form der Verletzungen sind die schweren Stückbrücke zu erwähnen. Die Knochenstücke liegen teils ventral und teils dorsal. Hier muß zusätzlich der zersplitterte Wirbelkörper teilweise ersetzt werden. Wie beim einfachen Kompressionsbruch wird der noch vorhandene hintere Teil des Wirbelkörpers zurückgeholt und der Körper teils mit autogenem Tibiaspan und teils mit formbarem Palacos ersetzt und ebenso mit 2 epidural liegenden Drähten und einem Tibiabalken fixiert.

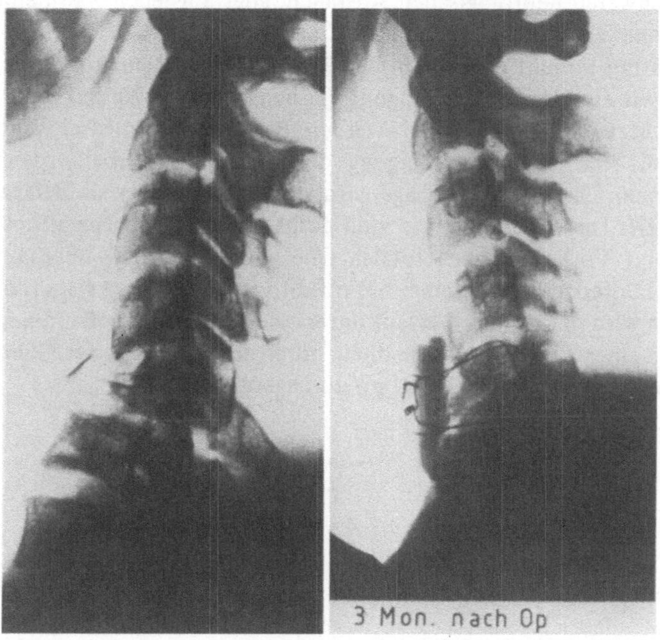

Abb. 5. Kompressionsfraktur bei C 5 mit dorsaler Dislokation. Der Wirbelkörper wurde zurückgeholt und durch epidural liegenden Draht an einem Tibiaspan fest fixiert

Die voraufgehend aufgeführten Verletzungen der oberen und unteren HWS würden wir als *bedingt* operationspflichtig ansehen, weil die Verläufe bei einer anhaltenden totalen Querschnittlähmung bei C 4 und höher sowohl bei konservativer wie auch operativer Behandlung in der Regel tödlich sind. Bei diesen Patienten ist nach den bisherigen Ergebnissen eine Indikation zur operativen Behandlung nur dann gegeben, wenn die Querschnittshöhe unter einer Extensionsbehandlung im weiteren Verlauf unterhalb C 4 absinkt.

Zusammenfassung

Ausgehend von den operativen Konsequenzen muß eine Einteilung der HWS-Verletzungen in 2 Gruppen vorgenommen werden: Verletzungen der oberen HWS (oberhalb C 3) und Verletzungen der unteren HWS (C 3 und tiefer). Als operationspflichtig der oberen HWS sind die Densfrakturen und die Hangman-Frakturen verschiedener Formen zu nennen. Hierbei wird eine dorsale Fixierung, die entsprechend der Verletzung modifiziert wird, vorgeschlagen. Bei Verletzungen der unteren HWS sind Bandscheibenvorfälle, Achsenknickungen, Luxationen, Luxationsfrakturen, Kompressionsfrakturen mit transversaler Dislokation und die schweren Stückbrüche als operationspflichtig anzusehen. Bei Verletzungen im Bereich der unteren HWS mit engem Spinalkanal ist grundsätzlich ein ventraler Zugang zu empfehlen, da hierbei in der Regel verlaufsbestimmende Vorfälle von Weichteilen in den Spinalkanal vorliegen. Bei Bandscheibenvorfällen, Achsenknickungen und Luxationen genügt in der Regel eine einfache ventrale Fusion. Hierbei muß aber nach der Operation eine externe Ruhigstellung gewährleistet sein. Bei unruhigen Patienten sowie beim Vorliegen von schweren neurologischen Ausfällen, aber auf jeden Fall beim Vorliegen einer Luxation, muß zusätzlich eine innere Fixation durchgeführt werden. Ohne eine stabile innere Fixation kommt es sonst in der Regel zu einer Reluxation. Zur inneren Fixation verwenden wir eine Drahtumschlingung der benachbarten Wirbelkörper, die mit einem als Balken benutzten Tibiaspan fixiert werden. Bei Kompressionsfrakturen und bei Stückfrakturen wird eine Drahtumschlingung des zerstörten Wirbelkörpers, die epidural liegt, vorgenommen. Diese Drahtcerclage wird ebenso mit einem als Balken benutzten Tibiaspan fest fixiert. Diese Verletzungen sind deshalb als *bedingt* operationspflichtig anzusehen, weil beim Vorliegen eines totalen Querschnittsyndroms oberhalb C 4 die Verläufe sowohl bei konservativer wie auch bei operativer Behandlung stets tödlich sind. Bei diesen Patienten wird der weitere Verlauf unter einer Extensionsbehandlung abgewartet. Kommt es unter einer Extensionsbehandlung zu einem Absinken der Querschnitthöhe, so kann im weiteren Verlauf eine Operation durchgeführt werden.

Literatur zum Abschnitt F

Böhler J (1977) Verletzungen der Halswirbelsäule und ihre Behandlung. Chirurg 48:4893

du Boulay GH, Moseley IF (eds) (1977) Computerised axial tomography in clinical practice. Springer, Berlin Heidelberg New York

Braakman R, Penning L (1976) Injuries of the cervical spine. In: Vinken PJ (ed) Handbook of clinical neurology. North-Holland, Amsterdam Oxford, p 227

Brandt M, Walter W (1980) Der zerebrale Notfall. peri-med, Erlangen

Brooks B (1930) Treatment of traumatic arteriovenous fistula. South Med J 23:100

Frowein RA, Reichmann W, Herhany D, Rosenberger J (1978) Die Schädelhirnverletzungen beim Polytraumatisierten. Chirurg 49:663

Gobiet W (1978) Intensivtherapie nach Schädel-Hirn-Trauma. Springer, Berlin Heidelberg New York

Karimi-Nejad A (1978) Ergebnisse der operativen Behandlung der HWS-Verletzung. Hefte Unfallheilk 132:325

Krayenbühl H, Yasargil MG (1972) Der Hirnkreislauf. Klinik der Gefäßmißbildungen und Gefäßfisteln. Thieme, Stuttgart

Parkinson D (1965) A surgical approach to the cavernous portion of the carotid artery. J Neurosurg 23:474

Pöschl M, Keller HL (1977) Röntgendiagnostik bei Verletzungen der Wirbelsäule. Chirurg 48:506

Reichmann W (1978) Zeitplan zur Versorgung von Extremitätenfrakturen bei schweren Hirntraumen. In: Frowein RA, Wilcke O, Karimi-Nejad A, Brock M, Klinger M (Hrsg) Head injuries. Springer, Berlin Heidelberg New York (Advances in neurosurgey, Bd 5, S)

Schmidt K (1974) Schädel-Hirntraumen. In: Rehn J (Hrsg) Unfallverletzungen bei Kindern. Springer, Berlin Heidelberg New York, S 88

Tönnis W (1960) Zur Entstehung der Rezidive bei der Behandlung des Carotis-Sinus-cavernosus-Aneurysmas und ihre Verhütung. Langenbecks Arch Klin Chir 295:186

Walter W, Bischof W (1966) Die Durchblutungsstörungen des Gehirns bei Sinus cavernosus-Aneurysma. Zentralbl Neurochir 27:3

G. Intensivbehandlung

Intensivbehandlung

P. Lawin

„Technik und technische Hilfsmittel in der Allgemein- und Unfallchirurgie" als Leitthema allein auf die Intensivmedizin bezogen ist von einer solchen Vielfältigkeit, daß nur *einige ausgewählte* Teilaspekte angesprochen werden. Die große Zahl der Beiträge zu diesem auf die Technik in der Medizin ausgerichteten Thema läßt dem Intensivmediziner die Eindrücke besonders unangemessen erscheinen, die mit „Intensivbehandlung" jahrelang einseitig verbunden waren, wie „technisierte inhumane Medizin", „Apparatemedizin", „Folterkammer" oder gar „Materialschlacht gegen den Tod", wie es ein Politiker kürzlich formulierte. Technik und technische Hilfsmittel haben in der Intensivmedizin den gleichen Stellenwert wie in der Chirurgie: sie sind Mittel zum Zweck, nämlich Mittel der ärztlichen Behandlung. Die neuen technischen Entwicklungen der *Diagnose- und Überwachungsverfahren* in der Intensivmedizin waren es, die zum wesentlichen Fortschritt beigetragen und erst die gezielte Behandlung gestörter Funktionen ermgöglicht haben, die vor kurzem klinisch überhaupt noch nicht erfaßbar waren. Einen wesentlichen Fortschritt brachten die invasiven Verfahren zur Beurteilung der hämodynamischen Situation. Neue Labor- und Diagnoseverfahren zur Beurteilung der Lungenfunktion vor, während und nach Langzeitbeatmung haben zu strengerer Indikation dieser aggressiven Behandlungsmethode und ihrer besseren Steuerbarkeit geführt, sowie Richtwerte für den richtigen Zeitpunkt ihrer Beendigung geliefert. Ich möchte zunächst versuchen, anhand einer intensiv-therapeutischen Technik darzulegen, wie komplex die Beziehungen zwischen neuen Techniken, neuen Erkenntnissen und klinischer Relevanz sind.

Neue, auf elektronischen Prinzipien arbeitende Beatmungsgeräte und neue Beatmungstechniken wurden in die Klinik eingeführt. Hierzu zählen: intermittent mandatory ventilation (IMV), continuous positive airway pressure (CPAP) und positive endexpiratory pressure (PEEP). IMV bietet dem Patienten die Möglichkeit, neben der künstlichen Beatmung auch spontan zu atmen. CPAP bedeutet, daß der Patient spontan atmet bei ständigem Überdruck. Die Beatmung mit positiv-endexspiratorischem Druck (PEEP) zur symptomatischen Behandlung beim akuten Lungenversagen wurde ein anerkanntes Behandlungsprinzip. Die günstige Beeinflussung der pathologischen Lungenfunktion durch PEEP ist zurückzuführen auf eine Normalisierung der eingeschränkten funktionellen Residualkapazität, auf eine Verbesserung der verminderten Compliance der Lunge und auf einen Ausgleich der Ventilations-Perfusions-Mißverhältnisse, d.h. auf eine Reduzierung des erhöhten intrapulmonalen Shunts. Gleichzeitig mit diesen erwünschten Effekten mußte jedoch eine komplexe Beeinflussung des kardiozirkulatorischen Systems in Kauf genommen werden. Ursache hierfür ist eine Erniedrigung der transmuralen Füllungsdrucke, woraus eine Abnahme des Herzzeitvolumens resultiert. Preload und Afterload des Herzens erfahren unter der Beatmung typische Veränderungen. Die Veränderungen des Afterload für den rechten Ventrikel treten hauptsächlich durch Beeinflussung des Widerstands im peripheren pulmonalen Gefäßsystem auf. Auch wenn sich der erhöhte Atemwegsdruck nur zu ungefähr 1/3 auf Pulmonalarteriendruck und zentralvenösen Druck auswirkt, so wird doch der Widerstand im pulmonalen Kreislauf durch die Beatmung mit steigenden endexspiratorischen Drücken meßbar erhöht. Der Mechanismus für die Widerstandserhöhung im Lungenkreislauf wird in der Kompression und Dehnung der intraalveolaren Kapillaren bei zunehmender Inflation der Lungen gesehen. Die typischen Veränderungen des pulmonalen Interstitiums beim akuten Lungenversagen führen zu einer weiteren Steigerung des schon durch die Beatmungstechnik elevierten Drucks in der pulmonalen Strombahn.

Ausnahmen von diesen negativen hämodynamischen Beeinflussungen sind pathologische Veränderungen, bei denen die Anwendung von PEEP zu einer gezielten Verbesserung der Herzfunktion führt: Das sind

1. Linksherzversagen mit primär erhöhtem Linksvorhofdruck. Die durch Beatmung erzielte Erhöhung des intrathorakalen Drucks führt prompt zur Verminderung des Preload und des Afterload des linken Ventrikels und verringert so das Lungenödem.
2. Bei erniedrigter funktioneller Residualkapazität führt eine Erweiterung der interstitiellen Gefäße im Lungenparenchym zu einer Verminderung der Nachbelastung für den rechten Ventrikel am Anfang der Langzeitbeatmung, bevor es durch weitere Dehnung der Lungen und Kompression der intraalveolaren Kapillaren vorwiegend zur Widerstandserhöhung kommt.
3. Bei primär dilatiertem Rechtsventrikel und Erhöhung des Preload durch relative Volumenüberlastung führt eine Reduktion des venösen Rückflusses durch PEEP-Beatmung zur Rekompensation des rechten Ventrikels, da die Druckvolumenbeziehung für diesen Ventrikel dann aus dem Bereich des absteigenden Schenkels der Frank-Starling-Kurve auf einen günstigen Punkt für die Herzarbeit verlagert wird.

Durch die Beatmung mit PEEP erreicht man zwar eine Verbesserung der Sauerstoffaufnahme in der Lunge. Dadurch ist es möglich, mit einem niedrigeren inspiratorischen Sauerstoffgehalt zu beatmen; gleichzeitig können aber die Hauptreserven im Sauerstofftransportsystem, das Herzzeitvolumen reduziert werden. Es muß also – präzise kalkuliert – durch Volumen vermehrt werden. Die Überdruckbeatmung führt sonst zu einer deutlich reduzierten Urinausscheidung, wobei die Verminderung des intrapulmonalen Shuntvolumens um den hohen Preis eines Nierenversagens erkauft würde. Diese komplizierten pathophysiologischen Zusammenhänge sollte man sich immer vor Augen führen, zumal es keine *leicht meßbaren* Parameter für die richtige Höhe und Dauer des erhöhten endexspiratorischen Drucks gibt. Die Wahl der korrekten Beatmungseinstellung, insbesondere der Höhe des PEEP-Niveaus, muß den hämodynamischen Verhältnissen des Patienten angepaßt sein. Sie kann sich nur an den Daten für den intrapulmonalen Shunt, dem arteriellen Sauerstoffdruck, dem arteriellen und dem gemischtvenösen Sauerstoffgehalt, dem Herzzeitvolumen und der Urinausscheidung orientieren. Die üblichen Kreislaufgrößen, wie Herzfrequenz und arterieller Blutdruck allein, sind somit zu wenig aussagekräftig geworden.

Durch die klinische Routineanwendung invasiver Diagnose- und Überwachungsverfahren, wie Druckmessungen im großen und kleinen Kreislauf, wurde die Beurteilung des Funktionszustandes auch des linken Herzens möglich sowie Messung und Berechnung von für die medikamentöse Therapie unerläßlichen Parametern, wie pulmonaler Gefäßwiderstand, Sauerstoffverbrauch, Sauerstoffangebot, Herzindex und viele andere mehr. Zur Beurteilung des Effekts einer differenzierten und unter Umständen gleichzeitigen Gabe von vasodilatatorisch und positiv inotrop wirkenden Substanzen erhält man über die Errechnung des rechts- und linksventrikulären Pre- bzw. Afterload eine unerläßliche Information auch über den Therapieerfolg.

Innerhalb kürzester Zeit ist es heute in der klinischen Routine möglich, alle diese wichtigen Parameter zu bestimmen und vom Computer errechnet ausgedruckt zu erhalten. Dabei darf die Aussagekraft eines Parameters nicht überschätzt werden. Lediglich der ganze hämodynamisch-respiratorische Status bietet die Möglichkeit zu einer sicheren Aussage über die Prognose sowie zur Beurteilung des Ausmaßes der Instabilität und des Therapieerfolges. Die Anwendung der immer aufwendiger werdenden Techniken und die Umsetzung ihres großen Nutzens in die Therapie setzt aber zwangsläufig auch immer höhere Maßstäbe an das Verständnis für die pathophysiologischen Abläufe. So gesehen wird die oft verschrieene „Apparatemedizin" ihres negativen technischen Image entkleidet; Intensivmedizin bedeutet dann vielmehr die gezielte Umsetzung pathophysiologischer Erkenntnisse in die Behandlung. Für jeden technischen Fortschritt ist ein hoher Preis zu zahlen. Es ist zu fragen, wie hoch das Risiko dieser Techniken ist und welche Antworten wir dem Patienten im Rahmen unserer immer strenger werdenden Aufklärungspflicht geben können. Hierzu soll im folgenden anhand einiger Beispiele aus dem technischen Rüstzeug Stellung genommen werden.

Die mechanische Ventilation ist eine der bedeutsamsten intensivmedizinischen Behandlungsverfahren. Die Techniken haben sich in den letzten Jahren geändert: die negativen Einflüsse der Beatmung mit erhöhtem PEEP auf die Hämodynamik wurden erkannt, Beatmung und Hämodynamik unter „Optimum-PEEP"-Bedingungen gesteuert. Die Beatmungstechnik basiert dabei auf der Anwendung hoher Atemzugvolumina, niedriger Atemfrequenz, inspiratorischem hold und PEEP. Dieses Prinzip hat sich vielfach bewährt; eindrucksvolle Therapieerfolge waren zu verbuchen, wenn die Ursache der ventilatorischen Insuffizienz rein pulmonaler oder zentralnervöser Natur war, insbesondere dann, wenn keine schwerwiegenden Störungen im oberflächenaktiven System vorlagen (Benzer et al. 1979). Mit seiner Feststellung „Die künstliche Beatmung mit dieser Technik gilt als hervorragendes und differenziertes therapeutisches Instrument" drückt Wolff (1977) den allgemein vorherrschenden positiven Eindruck aus.

Klinische Beobachtungen, kritische Veröffentlichungen und Sammelstatistiken aus jüngster Zeit lassen aber die Frage stellen, ob nicht durch neue Techniken höhere Überlebensraten erreicht werden können. Vor der Ära der Respiratortherapie – und das sollte nicht vergessen werden – war das Krankheitsbild des „akuten Lungenversagens" unbekannt. Die Patienten verstarben an „Pneumonie". In der Tat weisen aber auch die heutigen Behandlungsergebnisse bei differenzierter Aufschlüsselung eine deprimierend hohe Mortalitätsrate immer dann auf, wenn dem ARDS (acute respiratory distress syndrome) schockinduzierende Erkrankungen vorausgehen, wie Sepsis, Peritonitis, Pankreasnekrose, traumatische Hämorrhagie etc. (Tabellen 1 und 2). Die positiven Behandlungsergebnisse reduzieren sich immer dann auf fast 0, wenn eine oder mehrere Organfunktionen zusätzlich versagen. Im eigenen Krankengut entspricht der Prozentsatz der Verstorbenen zwischen 63 und 96 % den Ergebnissen einer multizentrischen Studie von Bartlett (1979), wo die Mortalität 42–100 % betrug. Bei Patienten, die länger als 24 Stunden bei Ausschöpfung aller beatmungstechnischen Möglichkeiten mit einem $F_IO_2 > 0,5$ – bei Bestehen

Tabelle 1. Ergebnisse in der Behandlung des acute respiratory distress syndrome (ARDS) 1975, (Zusammenstellung von H. Benzer 1979)

Reference	No of patients	No of survivors	percent survivors	percent mortality
Bone	12	4	33	67
Bone et al.	30	7	23	77
Benzer et al.	96	32	33	67
Lamy et al.	45	15	33	67
Lashminarayan	55	23	42	58
Zapol u. Snider	30	6	20	80
Bartlett et al.	674	229	34 %	ℓ = 66 % (42 %– 100 %)

Tabelle 2. Ergebnisse der Beatmungsbehandlung (Klinik für Anästhesiologie und operative Intensivmedizin Universität Münster)

Intensivstation 1978			
		Patienten	n = 1550
Beatmung bei			n = 880 (56 %)
Beatmung bei			n = 880
Davon:	<24 h		n = 732 (83,2 %
	Überlebende	n = 675 (92,2 %)	
	Verstorbene	n = 57 (7,8 %)	
Beatmung bei			n = 880
Davon:	>24 h		n = 148 (16,8 %)
	Überlebende	n = 55 (37 %)	
	Verstorbene	n = 93 (63 %)	
Davon:	>24 h + F_1O_2 >0,5		n = 50 (5,7 %)
	Überlebende	n = 2 (4 %)	
	Verstorbene	n = 48 (96 %)	

mehrerer Organfehler – beatmet wurden, betrug die Mortalität im eigenen Krankengut 96 %; ein Resultat, das den detaillierten Ergebnissen der Bartlett-Studie entspricht. Diese Ergebnisse haben die bisher verwendeten Beatmungstechniken teilweise in Frage gestellt, so daß die Forschung neue Wege beschritten hat, um die Risiken der Beatmung zu vermindern. Die von Benzer vorgeschlagene „respiratorische Beatmung" hat eine „Ruhigstellung des erkrankten Organs" zum Ziel, indem die maschinelle Ventilation noch im Bereich des statischen Alveolarvolumens bei möglichst geringem Verlust an Surfactant erfolgt. Voraussetzungen für dieses neue Konzept haben Sjöstrand (1977) in Schweden und Klain u. Smith (1977) in USA mit der Technik der high-frequency-ventilation mit positivem Druck oder mittels einer Jet-Ventilation geschaffen. Dabei werden Atemfrequenzen von 60–3000/m angewendet.

Eine Komplikation bei Überdruckbeatmung mit PEEP ist das *Barotrauma* der beatmeten Lunge. Diese Komplikation steht nicht in direktem Zusammenhang mit der Höhe des PEEP-Niveaus, sondern ist Ausdruck für bereits geschädigtes Lungengewebe (Kumar et al. 1970). Im allgemeinen liegt die Häufigkeit zwischen 10 und 20 % (Kirby et al. 1975). Neben dem technischen Risiko, das in jeder Maschine liegt, erfährt das Risiko des Therapieverfahrens „Beatmung“ eine weitere Steigerung durch Trachealschädigungen bei prolongierter Intubation oder Tracheotomie. Akute Komplikationen wie Tubusverlegungen oder Blutungen sind von Langzeitschäden wie subglottischen Stenosen, ösophagotrachealen Fisteln etc. zu unterscheiden. Wenngleich auch große Sammelstatistiken aus den letzten Jahren fehlen, kann festgehalten werden, daß diese Komplikationen unter Voraussetzung der Anwendung von Low-pressure-high-volume-cuff-Tuben

1. als krankheitsimmanent einzustufen sind und daß
2. diese Schädigungen im Zusammenhang stehen mit verminderter Gewebsperfusion nach anhaltenden Schockphasen und infektiösen Komplikationen.

Zu einigen technischen Hilfsmitteln

Risikofaktoren des Arterienkatheters sind in Tabelle 3 zusammengestellt. *Anlagebedingte* Faktoren erhöhen das Risiko. Eine hypoplastisch angelegte A. ulnaris ist nicht eindeutig durch den Allen-Test zu diagnostizieren. *Funktionelle Risikofaktoren* werden aber nur wirksam bei „labilem Anlagesystem“. Bei ausgeprägter Vasokonstriktion können diskrepante Drucke in Aorta und kanülierter peripherer Arterie zu Fehlmessungen und damit zu falschen therapeutischen Entscheidungen führen. Die intraarterielle Applikation von Medikamenten hat meist den teilweisen oder vollständigen Verlust der betroffenen Gliedmaßen zur Folge und beruht überwiegend auf organisatorischen Mängeln und menschlichem Versagen. Kanülendurchmesser und -Material sowie die Einführungstiefe haben Einfluß auf Häufigkeit und Ausmaß von Arterienverschlüssen. Thromboembolische Verschlüsse wurden 1973 von Bedford (1978) bei 18-G-Kanülen aus Argyl-Polypropylen noch mit 38 % angegeben (Tabelle 4). Sie betrugen nach neueren Angaben mehrerer Autoren nach Anwendung von 20-G-Teflonkanülen in dem Zeitraum von 1974 bis 1978 nur noch 16,5–19,3 %. Die Auswirkungen dieser Komplikation sind aber gering (Tabelle 5). Mit

Tabelle 3. Risiken der intraarteriellen Kanüle

Risikofaktoren	
Anlagebedingte:	
Durchmesser der Arterien	
Cave: Hypoplasie der A. ulnaris	
Funktionelle:	
Lokale Stase durch:	*Fehlinformation:*
Vasokonstriktion	Diskrepanz RR Aorta – RR art.
Hypotonie	bei Vasokonstriktion
Hypovolämie	
Hypothermie	
Medikamentöse:	
Intraarterielle Applikation	
Technische:	
Kanülendurchmesser	
Kanülenmaterial	
Diskonnektion	
Fehlmessung	
Zeitliche:	
Verweildauer	

Tabelle 4. Risiken der intraarteriellen Kanüle

Komplikationen	
Thromboembolischer Verschluß:	
16,5 % n = 114	(Bedford 1978)
23 % n = 104	(Downs 1973)
Partieller Verschluß:	
19,3 % n = 280	(Gardner 1974)
Kompletter Verschluß:	
0,56 % n = 536	(Gardner 1974)
Retrograde Embolie durch Intraflo-Injektionen:	
0,96 % n = 104	(Downs 1973)
1,76 % n = 114	(Bedford 1978)

Tabelle 5. Risiken der intraarteriellen Kanüle

Auswirkungen der Komplikationen	
Klinische Symptome:	
1,92 % n = 104	(Downs 1973)
Hautnekrose:	
1,76 % n = 114	(Bedford 1978)
Thrombektomie:	
0,56 % n = 531	(Gardner 1978)
Amputation:	
Fingerendglieder	
0,03 % n = 3500	(Lawin 1979)
Unterarm	
0,03 % n = 3500	(Lawin 1979)
Keine Amputationen:	
0 % n = 4000	(Gardner 1974)

Tabelle 6. Risiken der intraarteriellen Kanüle

Risikominderung	
Voruntersuchung:	Allen-Test Ultraschall-Doppler
Punktionstechnik:	Kanülendurchmesser 20 G versus 18 G Häufigkeit der Punktionsversuche
Punktionsort:	Rechtshänder: Linke Arterie Linkshänder : Rechte Arterie A. radialis A. femoralis A. dorsalis pedis A. temporalis A. axillaris
Liegedauer:	So kurz wie notwendig

partiellem Verschluß ist nach allen Arterienkanülierungen zu rechnen, ebenso aber mit einer meist vollständigen Rekanalisierung. Zur Beurteilung der Wiederherstellung der Durchgängigkeit sind Nachuntersuchungen zu empfehlen. Im eigenen Krankengut kam es in 3 Jahren und 3 Monaten bei über 3500 arteriellen Kanülierungen bei 1 Kind zu einer Amputation der Fingerendglieder bei durch Freilegung bewiesener Hypoplasie der A. ulnaris, und bei 1 älteren Patienten zur Amputation der Hand. Genaue Voruntersuchung, Punktionstechnik und Wahl des geeigneten Punktionsortes, die Bevorzugung einer kurzen (± 3 cm) Teflonkanüle mit 20 G Durchmesser ohne schrägen Anschliff tragen entscheidend zur Risikominderung bei (Tabelle 6).

Es bleibt dem Ergebnis einer langfristigen Studie vorbehalten, ob die von Chr. Brian-Brown favorisierte Kanülierung der A. axillaris mit der Seldinger Technik tatsächlich die Methode der Wahl wird. Die Liegedauer einer arteriellen Verweilkanüle sollte beschränkt werden auf die absolute Notwendigkeit. Eine Beziehung zwischen Liegedauer und Komplikationsrate läßt sich aber nicht herstellen. Zusammenfassend ist der Schluß erlaubt: Die Kanülierung einer Arterie – Indikation und Beachtung der Möglichkeiten der Risikominderung vorausgesetzt – ist eine unerläßliche und aussagekräftige Methode, die mit einem minimalen und zumutbaren Risiko belastet ist.

In seiner 1974 veröffentlichten Schrift „Das Monitoring des zentralvenösen Druckes ist eine altmodische Prozedur von begrenztem praktischen Wert" stellt Swan das Diktum auf: „Wenn man an einen zentralvenösen Katheter denkt, sollte ein Swan-Ganz gelegt werden." Die Vorstellung, einen „Herzkatheter" über mehrere Tage zur Diagnostik und Überwachung eines kritisch Kranken zu benötigen, war für viele aber ein „Diktum horribile". Die Angst vor Komplikationen ließ die Methode nur zögernd Eingang in die Klinik finden. Die *Risiken des Pulmonaliskatheters* (Tabellen 7 und 8) sind in zahlreichen Einzelpublikationen beschrieben, große Sammelstatistiken fehlen bis jetzt. Einer Zu-

Tabelle 7. Pulmonaliskatheter

Indikationen
Patient ist oder wird respiratorisch und/oder hämodynamisch instabil
Ein Patient ist instabil bei folgenden Bedingungen: – PEEP $>$5 und F_IO_2 $>$0,4 länger als 24 h – Positiv inotrop wirkende Medikamente werden benötigt – Afterload-Reduktion bewirkende Medikamente werden benötigt – Anhaltender Volumenverlust

Tabelle 8. Risiken des Pulmonaliskatheters

1. Lungeninfarkt
2. Lungenarterienruptur
3. Thrombose – Embolie
4. Infektion
5. Knotenbildung
6. Ballonruptur
7. Fehlerhafte Messung wegen defekter Spülung des Katheters
8. Schädigung des Endokards

sammenstellung von Pace (1977) aus 32 Veröffentlichungen ist zu entnehmen, daß es bei 62 katheterbedingten Komplikationen zu 7 Todesfällen kam. Vinocour et al. (1979) berichtet über 250 Implantationen ohne Komplikationen. Gezielte Maßnahmen zur Risikominderung sind im klinischen Bereich zu regeln. Das Risiko kann bei Beachtung aller Vorsichtsmaßnahmen und strenger Indikationsstellung als so gering eingestuft werden, daß diese Methode wegen ihres außerordentlichen Wertes im Konzept der Behandlung von kritisch Kranken einen festen Platz hat. Die Liegedauer des Swan-Ganz-Katheters ist zu limitieren auf den für die Therapie unbedingt notwendigen Zeitraum. Alle invasiven Methoden bieten die Voraussetzung zu Komplikationen und haben ihr definiertes Risiko. Bisher gibt es jedoch keine vergleichbar aussagekräftigen nicht-invasiven Methoden. Hier liegt eine wichtige Zukunftsaufgabe für die Forschung.

Trotz strenger Flüssigkeitsbilanzierung kann im Rahmen der Intensivtherapie – besonders bei beginnendem Nieren- und Herzversagen – eine sog. Überwässerung des Patienten, das Einlagern von Wasser in Gewebe und Organe, insbesondere in die Lunge auftreten. Zur Behandlung dieser Therapiekomplikation wird die Hämofiltration als ein geeignetes technisches Hilfsmittel angewandt. Die Dia- bzw. Ultra-Filtration ist ein Verfahren, bei dem mit Hilfe eines Dialysegeräts, das besonderen Druckbelastungen ausgesetzt werden kann, ein Filtrat hergestellt wird, das exakt dem Primärfiltrat im Glomerulum entspricht. Bei diesem Verfahren sind bisher wegen fehlender Verschiebungen der Osmolalität keine kreislaufwirksamen Nebenwirkungen beobachtet worden. Es gestattet, bis zu 2 l Flüssigkeit innerhalb 1 Stunde dem Organismus zu entziehen. Es ist damit bei allen Fällen einer akuten Überwässerung als hervorragendes technisches Hilfsmittel geeignet. Bei bestehenden Kontraindikationen gegen eine Heparinisierung kann diese entfallen.

Das technische Risiko mindert sich immer dann, wenn die Indikationen zur speziellen Behandlung sorgfältig und nach den Regeln der Kunst abgewogen sind. Risiken, die einer Behandlung immanent sind und trotz größter ärztlicher Sorgfalt nicht beherrscht werden können, müssen als schicksalhaft hingenommen werden. Diese Unterscheidung ist von forensischer Bedeutung.

Die technischen Fortschritte verlangen aber auch noch in anderer Hinsicht ihren Preis. Neben ihren eigentlichen Kosten erfordern sie auch einen größeren organisatorischen und personellen Aufwand. Es gibt kaum noch Grenzen für die Durchführung einer Operation; Vorschädigung des Patienten und Alter finden meist unter dem Hinweis der Möglichkeit einer „guten Intensivbehandlung" kaum noch Berücksichtigung. Patienten nach ausgedehnten Operationen und schwerem Polytrauma gelangen immer häufiger zur Intensivbehandlung. Dieser ständigen Zunahme der Anforderungen an die Intensivmedizin sind in den letzten Jahren von seiten der verantwortlichen Krankenhausträger keine entsprechenden Voraussetzungen in personeller und räumlicher Hinsicht entgegengesetzt worden. In erschreckender Weise klaffen Aufgaben und technische und ärztliche Möglichkeiten der modernen Intensivmedizin auf der einen, und eine auch nur annähernd entsprechende Ausstattung auf der anderen Seite auseinander. Fehlende Sicherungsmaßnahmen und Organisationsmängel zählen aber zu „provozierten Risiken" und gehören in den Bereich des objektiv begrenzbaren Ermessens (Tabellen 9 und 10). Mit anderen Worten: sie sind reduzierbar. Wo das nicht der Fall ist, sind sie leicht kalkulierbar. Der hohe technische Standard erfordert einen ebenso hohen Standard der Hygiene (Tabelle 11). Verbindliche und vom Personal befolgte Hygienerichtlinien können dazu beitragen, einen akzeptablen hygienischen Standard zu schaffen. Überall, wo für einen Beatmungspatienten eine Schwester pro Schicht zur Verfügung steht und eine sinnvolle bauliche Kon-

Tabelle 9. Objektiv begrenzbare Risiken

Organisationsmängel
Bauliche Konzeption – erforderlich – 1-Bett-Einheit 10 m^2/Bett Funktionsräume Lagerkapazität Trennung von Ver- und Entsorgung

Tabelle 10. Objektiv begrenzbare Risiken

Organisationsmängel	
Personelle Ausstattung – erforderlich – 1 Schwester/Patient/Schicht d.h. 4:1 1 Arzt/4 Patienten/Schicht d.h. 3:4	
Pro Schicht:	Ausreichend Reinigungspersonal Ausreichend Personal zur Geräteaufbereitung

Tabelle 11. Objektiv begrenzbare Risiken

Hospitalismus
Hygienischer Standard wird erreicht durch: Verbindliche Hygienerichtlinien Konsequente Disziplin durch das Personal Handscnuhe Händedesinfektion nach jeder Tätigkeit am Patienten Scheuer- und Raumdesinfektion Invasive Maßnahmen unter OP-Bedingungen

Tabelle 12. Risiken durch Hospitalismus

Bettenausnutzung:
Maximal 75 % Cave: „Pferchungssyndrom“

zeption realisiert wurde, ist das Problem der Kreuzinfektion weitgehend gemindert. Die Bettenausnutzung sollte aus bekannten Gründen auf max. 75 % limitiert werden; Intensivstationen, die unter dem „Pferchungssyndrom“ zu leiden haben („schieb doch noch ein Bett dazwischen“), müssen als Gefahrenquelle erster Ordnung für den Patienten gelten (Tabelle 12). Den leitenden Ärzten und Schwestern ist zu raten, den Krankenhausträger und alle einweisenden Ärzte darauf hinzuweisen, daß die Bettenausnutzung strikt nur nach dem jeweiligen Personalschlüssel vorgenommen wird. Kompromisse gehen stets zu Lasten des Patienten und setzen den leitenden Arzt schließlich dem Vorwurf des sog.

Tabelle 13. Risiken durch Zwischenfälle

Wodurch?	*„Menschliches Versagen"* (Grenvik 1979; 50 %)	
	Warum?	Überarbeitung
		Ungenügende Ausbildung
		Fehlerhafte Information
		Motivation
Wodurch?	*Technische Fehler:*	
	Warum?	Defekte Therapiegeräte (Verschleiß und Überalterung)
		Mangelhaftes Check-up
		Unterbrechung der Alarmfunktion
Wodurch?	*Kritische Zeitpunkte:*	
	Wann?	Schichtwechsel
		Visiten
		Unterrichtsveranstaltungen
		Personalmangel
		„Crowding"

„Übernahmeverschuldens" aus. In einer Station, wo vital bedrohte Patienten mit hohem technischem Aufwand, immer komplizierter werdenden Überwachungsgeräten und komplexem therapeutischen Management ärztlich und pflegerisch betreut werden, ist mit unvorhersehbaren, aber auch kalkulierbaren *Zwischenfällen* zu rechnen. Wie in allen Bereichen moderner Technik steht auch hier menschliches Versagen im Vordergrund (Tabelle 13). 50 % aller erfaßten Zwischenfälle auf Intensivstationen wurden von Grenvik (persönliche Mitteilung 1979) hierauf zurückgeführt. Personalmangel, Überarbeitung, ungenügende Ausbildung, fehlerhafte Information und Mangel an Motivation sind die Voraussetzungen hierfür. Technische Fehler können in ihrem Ausmaß nur durch regelmäßige und gewissenhafte Kontrolle der Geräte durch geschultes Fachpersonal, Techniker und Bio-Ingenieure vermieden werden. Auf die strikte Einhaltung der DIN-Vorschriften, insbesondere der VDE 0750 bei Anwendung von invasiven Methoden, ist zu achten. Weitere Voraussetzungen für Zwischenfälle, denen nur durch konsequente Organisation begegnet werden kann, sind Schichtwechsel, akut eintretender Personalmangel und alle – den Intensivmedizinern verhaßte – „Crowding-Situationen".

Die Anwendung und Anerkennung neuer technischer Methoden setzt die kritische Prüfung voraus, ob „Altbewährtes" fallengelassen werden soll oder nicht, und ob das Neue erfolgversprechender ist. Wenn das der Fall ist, müssen zum Wohl des Kranken manche alte Zöpfe abgeschnitten werden, d.h. sog. „altbewährte Methoden" müssen verlassen werden, „jahrzehntelange Erfahrung" muß auf Up-to-date-Niveau gebracht werden. Einige Beispiele seien genannt: Die ärztliche Anordnung, „der Patient kann extubiert werden", darf nicht gegeben werden auf Grund des klinischen Eindrucks, sondern sie setzt Messungen voraus und die Beantwortung der Frage, ob der Patient genügend kooperativ ist. Die Entscheidung „Reduzieren des PEEP-Niveaus und Beendigung der Beatmung" darf ebenfalls nicht aufgrund eines klinischen Eindrucks erfolgen, sondern setzt mehrmalige hämodynamische und respiratorische Messungen voraus, um objektiv beurteilen zu können, ob dem Patienten die Umstellung auf Spontanatmung schon zugemutet werden kann. Eine voreilig getroffene Entscheidung zur Beendigung der Beatmung, die einen erneuten Anschluß an den Respirator zur Folge hat, ist für den Patienten stets von außerordentlich deprimierender Wirkung.

Die Verwendung von Antibiotika und Kortikosteroiden im Rahmen der Inhalationstherapie hat sich als ineffektiv erwiesen und ist wegen der Nebenwirkungen wie Sensibilisierung und Provokation von Bronchospastik nicht anzuwenden.

Die technischen Fortschritte der letzten Jahre haben für den kritisch Kranken einen großen Nutzen gebracht. Es sollte aber nicht vergessen werden, daß die Anwendung dieser modernen Techniken für den Patienten eine ungeheuerliche psychische Belastung bedeutet. Das Gefühl, „der Technik ausgeliefert zu sein", muß durch psychische Führung und persönliche Hinwendung, ggf. durch medikamentöse Sedierung, erleichtert werden. Der technische Fortschritt stellt an alle, an den Patienten, Ärzte, Pflegepersonal und auch an die Krankenhausträger höchste Anforderungen. Diesen gerecht zu werden, ist unsere Aufgabe. Hierzu zählen Beherrschen der Techniken, strenge Indikationen in der Anwendung, Einschätzung des zumutbaren Risikos und das Erträglichmachen der technischen Hilfsmittel.

Technik und Komplikationen des Kavakatheters

U. Hartenauer

Was Forssmann (1929) vor 50 Jahren noch Mißbilligung und Ablehnung eintrug, hat heute seinen festen Platz in der Intensivmedizin: die Sondierung großer herznaher Venen, des rechten Herzens und der Lungenstrombahn. *Drei* anerkannte *Verfahren* stehen heute zur Verfügung, einen Kunststoffkatheter in die obere Hohlvene zu plazieren:

1. Die Punktionstechnik mittels *Braunülen-Prinzip,*
2. die *Seldinger-Technik,* die den Katheter über eine Metallspirale in die Vena cava gleiten läßt,
3. die *Venae sectio* – nur in der pädiatrischen Intensivmedizin noch ein gleichrangiges Verfahren neben der perkutanen Punktion.

Eine neue Technik wird von Solassol u. Jouyeux (1976) besonders bei der langfristigen parenteralen Ernährung von Tumorpatienten empfohlen. Wesentlich an diesem Verfahren ist die End-zu-Seit-Verbindung eines Teflon-Silikon-Katheters mit einer operativ freigelegten Vene, so daß kein Fremdkörper im Gefäß flottiert (Thromboserisikominderung) und der lange Weg von 15 bis 20 cm zur Körperoberfläche (Infektionsrisikominderung). In der operativen Intensivmedizin ist unseres Wissens dieses Verfahren noch nicht angewandt worden. Anatomische, physiologische und pathophysiologische Gesichtspunkte sowie Erfahrung und äußere Bedingungen (geplante oder Notfallpunktion) entscheiden bei der *Wahl des Zugangsweges* (Tabelle 1). Für die kurzfristige *perioperative Verweilzeit* bis max. 48 h und vor allem für den Ungeübten ist die *V. basilica* als Zugang zu wählen. In der *Notfallmedizin* hat sich bei primärer Indikation oder Unmöglichkeit des Zugangs über Extremitätenvenen die *infraklavikuläre Subklaviapunktion* nach Aubaniac (1973) als vor allem schnellster Zugang bewährt. Bei *geplanter Einbringung* herznaher Katheter gilt die *V. jugularis interna* als komplikationsärmster Zugang. Der zentralvenöse Katheter birgt eine Reihe von *Risiken,* deren Grad auf Grund von Seriendarstellungen *kalkulierbar* ist. Die Art und Häufigkeit der *Komplikationen* (Tabelle 2) sind z.T. vom *gewählten Zugang* abhängig. So gilt der *Pneumothorax* als typische Komplikation des *Subklaviakatheters.* Die häufige Thrombose bei Punktion der *V. femoralis,* unter Umständen mit Todesfolge, hat dazu geführt, diesen Zugangsweg völlig zu verlassen. Neben den häufigeren und vorhersehbaren Komplikationen gibt es solche, die als seltene Ereignisse nur durch

Tabelle 1. Zugangswege zum Hohlvenensystem

Periphere Zugänge:
Vena basilica
Vena cephalica
Vena jugularis externa
(Vena femoralis)
Zentrale Zugänge:
Vena subclavia
Vena anonyma
Vena jugularis interna

Tabelle 2. Komplikationen beim Kavakatheter (Seriendarstellungen)

Komplikationen	Häufigkeit in %
Fehllage	0,85–25
Arterienpunktion	0,51– 1,39
Pneumothorax	0,05– 1,08
Hydrothorax	0,02–
Embolie	0 – 1,8
Thrombose	0,34–16,55
Phlebitis	0,01–12,7
Sepsis	0 – 8
Tod des Patienten	0 – 4,16

Tabelle 3. Seltene Komplikationen beim Kavakatheter

Gefäßperforation
Herzperforation
Luftembolie
Embolisation
Plexus-brachialis-Schädigung
Tracheaverletzung
Venotracheale Fistel
Arteriovenöse Fistel
Horner Syndrom
Osteomyelitis
Phrenikusparese
Verwechseln von Magensonden oder Redon-Drains mit Kava-Katheter

Einzelbeobachtungen bekannt geworden und somit in ihrer Häufigkeit nicht kalkulierbar sind (Tabelle 3). Komplikationen, wie Fehllage, arterielle Fehlpunktion, Pneumo- und Hydrothorax finden ihre Erklärung durch vorgegebene anatomische und topographische Bedingungen und lassen sich durch die Wahl des richtigen Zugangswegs reduzieren. Zum anderen stellt sich die *Komplikation* als gleichartige unspezifische Veränderung auf Venenpunktion und den in der oberen Hohlvene flottierenden Katheter dar; man kann sogar von einer quasi „*physiologischen Reaktion*" auf den eingebrachten Fremdkörper sprechen. So zeigten rasterelektronenmikroskopische Untersuchungen von Katheteroberflächen z.B. erhebliche Strukturunterschiede zwischen originärer Katheteroberfläche und den Zonen eingebrachten Wolframpulvers für den Röntgennachweis (Abb. 1). Die *unspezifische Reaktion* der *Gefäßintima* bei Verletzung durch diese rauhe Katheteroberfläche wird immer dieselbe sein. Insbesondere während *parenteraler Ernährung* steht das Infektionsrisiko neben den schon genannten spezifischen Gefahren im Vordergrund. Die klinischen Zeichen infektiöser Komplikationen nach Kavakatheterisierung lassen sich mit den pathologisch-anatomischen Befunden folgendermaßen in Korrelation bringen: Der Venenwandentzündung im histologischen Präparat entspricht klinisch die Phlebitis mit den klassischen Zeichen einer Entzündung, wie tumor, rubor, calor und dolor. Die Thrombophlebitis sieht der Pathologe als puriforme Erweichung, der Kliniker registriert neben den lokalen Symptomen auch Fieber und eine Leukozytose. Mikroskopisch zeigt sich eine massiv verbreiterte Gefäßwand mit den entzündlichen Reaktionen von Zellen und Bindegewebe. Streut ein infizierter, eitrig erweichter Thrombus, so sieht der Pathologe

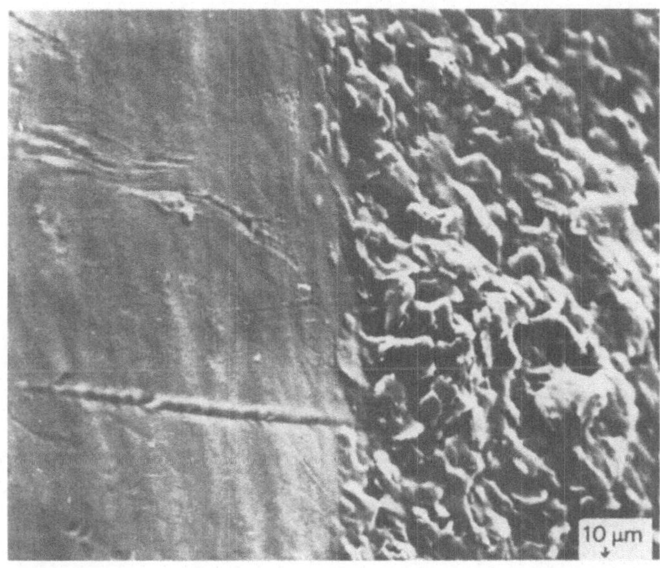

Abb. 1. Glatte Oberfläche eines Venenkatheters aus Polyäthylen (links) mit mikrorauhem Röntgenkontraststreifen (rechts). REM-Aufnahme (Bildschirmvergrößerung 570:1)

hämatogen abgesiedelte septische Metastasen in den Organen, der Kliniker die katheterinduzierte Sepsis. Sie ist die auf der Intensivstation am meisten gefürchtete Langzeitkomplikation der zentralvenösen Verweilkatheter. Die Angaben über ihre Häufigkeit schwanken zwischen 0 und 8 %. Die katheterbedingte *Infektion* auf Grund äußerer *Kontamination* kann folgenden verschiedenen Quellen entspringen:

– der patienteneigenen Hautflora
– kontaminierten Händen des medizinischen Personals
– kontaminierten Desinfektionslösungen
– einer Selbstinfektion des Katheters, bzw. einer bakteriellen Besiedlung der Fibrin- oder thrombotischen Auflagerung auf der Katheteroberfläche durch einen septischen Streuherd von einer anderen Stelle des Körpers
– kontaminierten Infusionslösungen.

In einer eigenen Untersuchung an 50 parenteral ernährten Patienten der operativen Intensivstation wurden die möglichen Quellen einer mikrobiellen Verunreinigung des Infusionssystems untersucht (Abb. 2). Mit abnehmender Entfernung zur Kathetereintrittsstelle nimmt die Kontaminationsrate im gesamten Infusionssystem sprunghaft zu. Die höchsten Kontaminationsraten (~50 %) fanden sich am intrakutanen-intravasalen Kathetersegment, am katheterseitigen 3-Wege-Hahn, an der Katheterspitze sowie an der Konnektionsstelle des ZV-Katheters zum Infusionsschlauch. 27 aller Systeme (54 %) waren an irgendeiner Stelle der Schiene Infusionslösung – Infusionssystem – Katheter bakteriell verunreinigt. Die Kontaminationsrate entlang der Strecke 3-Wege-Hahn-Katheterspitze schwankte zwischen 32 und 50 %. Als objektiver Nachweis für eine katheterinduzierte Sepsis gilt nur das gleichzeitige Wachstum identischer Keime von der Katheterspitze und im strömenden Blut. Wir fanden nur bei 40 % aller Patienten mit klinischem Verdacht auf katheterabhängige Sepsis eine positive Katheterspitzenkultur. Nur in einem Fall

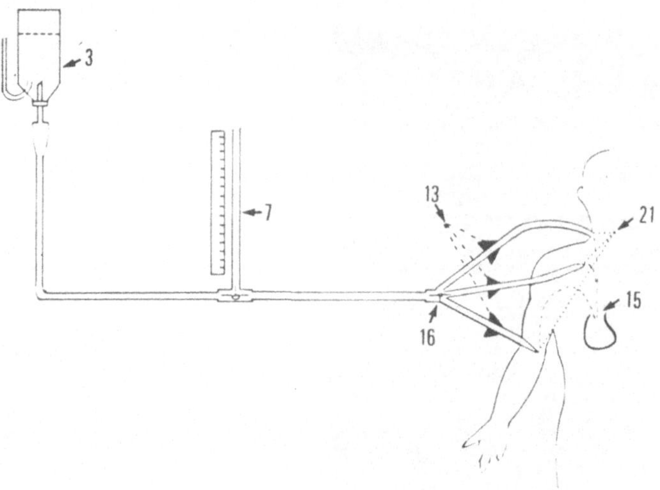

Abb. 2. Kontaminierte Stellen im Infusionssystem parenteral ernährter Patienten (n = 50) der Intensivstation unter Berücksichtigung der Mehrfachkontamination (Klinik für Anästhesie und operative Intensivmedizin der Universität Münster)

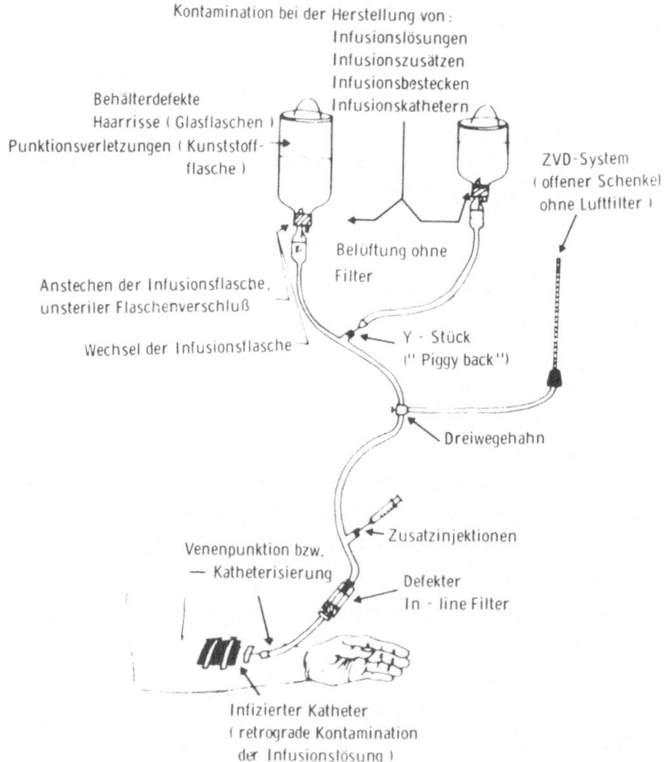

Abb. 3. Mögliche Quellen der Kontamination von Infusionslösungen

unserer prospektiven Studie an 50 Patienten gelang der Nachweis identischer Erreger im strömenden Blut und am intravasalen Kathetersegment. Nach Ryan et al. (1974) werden in 75 % der Fälle fälschlicherweise die Katheter für den septischen Zustand des Patienten angeschuldigt.

Die Eintrittspforten für Keime, die die Infusionslösung auf ihrem Weg von der Flasche bis zur Katheterspitze bakteriell verunreinigen können, zeigt die letzte Darstellung (Abb. 3). Dieser Kontaminationsmöglichkeit durch Zwischenschalten endständiger Inline-Filter zu begegnen, ist – neben vielen anderen Maßnahmen – ein z. Zt. von uns untersuchter möglicher Ansatz, das Risiko infektiöser Komplikationen zu senken.

Der Vena-subclavia-Katheter bei Früh- und Neugeborenen

K. Littmann, H. Montag und L. Hanssler

Die Vena-subclavia-Katheterung ist eine weithin bekannte Methode, einen zentralen Venenkatheter zu etablieren. Sie wird seit 1952 nach Aubaniac durch eine infraklavikuläre Punktion durchgeführt. Burri und Gasser legten (1971) eine multizentrische Katheterstudie vor, in der sie diesen Zugang zur oberen Hohlvene als besonders günstig herausstellten. Neben dem Zugang durch die V. jugularis interna bringt dieses Verfahren die meisten Vorteile. Insbesondere sind die schweren Komplikationen, nämlich die Spätkomplikationen wie Thrombosen und Septitiden, viel seltener als bei peripher gelegten zentralen Kathetern. Die Methode der Vena-subclavia-Katheterung wurde bisher bei Kindern nur selten, bei Früh- und Neugeborenen nur ganz vereinzelt angewendet. Für diese kleinen Patienten fehlen bisher größere Serien, so daß die Komplikationen, die durch zentrale bzw. periphere Zugänge bedingt sind, bisher nicht verglichen werden konnten. Jedenfalls ist bis heute der zentrale Venenkatheter beim Kleinstkind umstritten, da die Rate der Spätkomplikationen, insbesondere der Septitiden, erheblich ist. Die meisten dieser Katheter wurden aber unter den schlechtesten Bedingungen, nämlich als Venae sectio oder Punktion von peripher gelegt.

Wir haben deshalb seit Oktober 1973 zu klären versucht, ob der von einer zentralen Vene gelegte Cava-superior-Katheter ähnlich komplikationsarm ist wie beim Erwachsenen. Unser methodisches Vorgehen unterscheidet sich in einigen Punkten von dem beim Erwachsenen. Fünf Besonderheiten sollten beachtet werden:

1. Die Kinder sollten gut sediert werden.
2. Die Patienten sollen exakt gelagert werden.
3. Die V. subclavia sollte beim Setzen der Lokalanästhesie bereits anpunktiert werden, um das Gefäß ohne größeres Trauma zu lokalisieren.
4. Nur solche Ärzte sollten die Punktion durchführen, die ausreichend Erfahrung mit dieser Methodik beim Erwachsenen haben.
5. Der Katheter sollte durch eine Naht fixiert werden.

Seit Oktober 1973 wurden 445 Subclavia-Katheterungen einschl. Versuchen bei 341 Kindern mit einem Gewicht bis 5.000 g durchgeführt (Tabelle 1). 104 Kinder, also fast 1/4, hatten 2 bis 5 Katheter in Reihenfolge. Nur bei 8 Kindern (0,5 %) gelang die Katheterung überhaupt nicht. 32mal gelang die Katheterung entweder rechts oder links nicht (7 %). Die meisten Kinder hatten ein Gewicht zwischen 2500 und 4000 g. Die Katheterung wurde dann durchgeführt, wenn zu erwarten war, daß ein Zugang für mehr als 3 Tage benötigt wurde. Die meisten unserer Kinder lagen auf der Intensivstation und waren zum Zeitpunkt der Katheterung in mäßigem bis sehr schlechtem Allgemeinzustand. Die Liegedauer der Katheter reichte bis 48 Tage, wobei wir in den letzten 2 Jahren dazu übergegangen sind, die Katheter auf einer Seite nicht länger als höchstens 14 Tage zu belassen.

Die Rate der Frühkomplikationen lag unter der von Burri und Gasser angegebenen Rate für Erwachsene (Tabelle 2). 6mal wurde die A. subclavia anpunktiert, ohne daß es dadurch zu weiteren Komplikationen gekommen wäre. Bei 2 Patienten entstand ein Pneumothorax, der durch eine Bülau-Drainage schnell behoben wurde. Ein Kind verstarb je-

Tabelle 1. Vena-subclavia-Katheterung bei Früh- und Neugeborenen (1.10.1973 bis 31.8.1979)

Gewichtsverteilung bei 341 Kindern

Gewicht (g)	Anzahl der Kinder
760 – 1000	12
– 2000	53
– 3000	127
– 4000	105
– 5000	44
	341

Tabelle 2. Vena-subclavia-Katheterung bei Früh- und Neugeborenen (1.10.1973 bis 31.8.1979)

Frühkomplikationen (445 Katheterungen)	
Pneumothorax[a]	2 (0,4 %)
A. subclavia anpunktiert	6 (1,2 %)
	8 (1,6 %)

[a] Ein Kind verstorben

Tabelle 3. Vena-subclavia-Katheterung bei Früh- und Neugeborenen (1.10.1973 bis 31.8.1979)

Spätkomplikationen (413 liegende Katheter)	
Blutung aus Einstichstelle	1 (0,2 %)
Dysrhythmie	1 (0,2 %)
Eintrittstelle infiziert	4 (1,0 %)
Sepsis (klinisch)	2 (0,5 %)
	8 (1,9 %)

Tabelle 4. Vena-subclavia-Katheterung bei Früh- und Neugeborenen (1.10.1973 bis 31.8.1979)

Bakteriologie von 272 Katheterspitzen

Bakteriologisches Ergebnis	Anzahl	
Steril	261	
E. coli	2	11
Staphylococcus aureus	2	
Klebsiellen	3	
Enterokokken	1	
Staphylococcus epidermidis	3	
	272	

doch 6 h nach Anlage der Thoraxdrainage. Das Kind war in sehr schlechtem Allgemeinzustand, es bestand eine Transposition der großen Gefäße. Das andere Kind mit Pneumothorax erhielt ebenfalls sofort eine Bülau-Drainage. Der weitere Verlauf war komplikationslos. Auch für die Spätkomplikationen ergab die Auswertung des Krankenguts eine sehr niedrige Komplikationsrate (Tabelle 3). Klinisch manifeste Thrombosen wurden nicht beobachtet. Die bakteriologische Auswertung von 272 Katheterspitzen ergab 261mal kein Wachstum von Bakterien (Tabelle 4). 4 % der Katheterspitzen waren bakteriologisch kontaminiert. Nur eines der Kinder zeigte klinisch die Zeichen einer Sepsis.

Wir meinen, daß bei Früh- und Neugeborenen der Vena-subclavia-Katheter unter Einhaltung der erwähnten Besonderheiten ein komplikationsarmes Verfahren ist. Seit Einführung dieser Methode ist die Betreuung und Pflege dieser kleinen Patienten auf unserer Intensivstation ganz entscheidend vereinfacht und erleichtert worden.

Indikation und Technik des Pulmonaliskatheters

M. Wendt

Druckmessungen in den verschiedenen Abschnitten des Niederdrucksystems sind von unterschiedlicher Aussagekraft. Der Venendruck in der V. cava superior ist als zentralvenöser Druck eine etablierte Methode zur Bestimmung des Füllungszustandes des Gefäßsystems. Ein solches standardisiertes Meßverfahren, bezogen auf die Herzhöhe beim flach liegenden Patienten, repräsentiert jedoch nur den enddiastolischen Füllungszustand des rechten Herzens.

Die isolierte Betrachtung der Füllung des rechten Herzens muß wegen der deutlich verschiedenen Auswurfdrücke und der unterschiedlichen Funktionszustände beider Ventrikel unbefriedigend für die Beurteilung des linken Ventrikels bleiben (Abb. 1). Die Ventrikelfunktionskurven des rechten und des linken Herzens repräsentieren diesen Unterschied. Bei diesen differenten Funktionen haben Blutmenge und Druckverhalten zwischen Pulmonal- und Aortenklappe die Funktion als Füllungswindkessel des linken Ventrikels. Die Verschiebung einer Ventrikelfunktionskurve nach links und oben repräsentiert eine bessere, eine Verschiebung nach rechts und unten eine schlechtere Ventrikelfunktion, z.B. bei einer myokardialen Insuffizienz. Ein ähnliches Verhalten sieht man im Schock.

Folgende Einschränkungen sind zu beachten:

1. Die eigentliche Starling-Beziehung zwischen Faserlänge des Herzmuskels und Kontraktilität wird – hier vereinfacht – durch den intrakardialen Druck statt der Faserlänge ausgedrückt.
2. Änderungen der Ausdehnung eines Ventrikels täuschen eine geänderte Kontraktilität vor.

Trotzdem ist die Messung der Drücke in der A. pulmonalis die klinisch beste Methode zur Beurteilung der Funktion des linken Ventrikels.

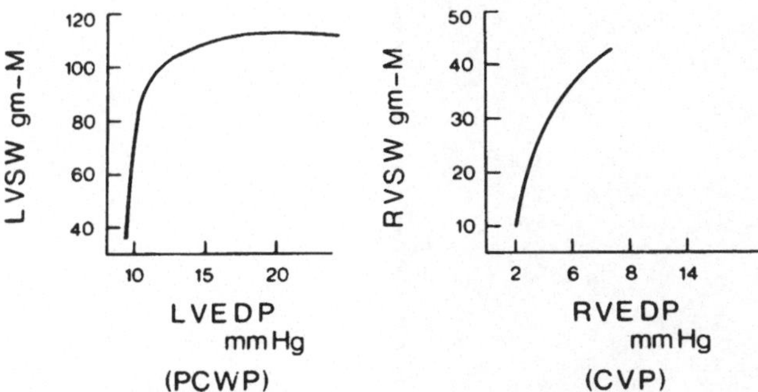

Abb. 1. Beispiel für die unterschiedlichen rechten und linken Ventrikelfunktionskurven. Man beachte auch die unterschiedlichen Größenordnungen der Parameter. *LVSW* Linksventrikuläre-Schlagarbeit; *RVSW* Rechtsventrikuläre-Schlagarbeit; *LVEDP* Linksventrikulärer enddiastolischer Druck; *RVEDP* Rechtsventrikulärer enddiastolischer Druck; *PCWP* Pulmonalisverschlußdruck; *CVP* Zentraler Venendruck (Berk et al. 1976)

Die Messung des pulmonalarteriellen Drucks erfolgte ursprünglich über einen einlumigen Einschwemmkatheter (Grandjean 1967). Da ihm ein größerer Widerstand für den Blutstrom fehlte, war seine Plazierung ein aufwendiges und zeitraubendes Verfahren. Heute hat sich in der intensivmedizinischen Diagnostik der Ballonkatheter von Swan und Ganz durchgesetzt (Abb. 2). Er besteht aus einem mindestens zweilumigen Katheter, wovon ein Lumen der Druckmessung an der Katheterspitze dient und das zweite Lumen einen kleinen Ballon kurz hinter der Katheterspitze füllt, der nicht nur einen großen Einströmungswiderstand darstellen kann, sondern auch bei Lage des Katheters in der A. pulmonalis zu einem reversiblen Verschluß der A. pulmonalis genutzt werden kann. In einem so verschlossenen Ast der A. pulmonalis fällt der Druck auf das Niveau des linken Vorhofs ab und repräsentiert damit den linksventrikulären Füllungsdruck. Dieser linksventrikuläre Füllungsdruck ist ein entscheidender Parameter für die Funktion des linken Ventrikels und damit für die Hämodynamik in der arteriellen Strombahn. Die Aussagekraft der Messung des pulmonalen Verschlußdrucks kann bei Beatmung mit erhöhtem endexspiratorischen Druck und in Abhängigkeit der Lage der Katheterspitze eingeschränkt sein. Mehrlumige Varianten des Pulmonaliskatheters ermöglichen zusätzlich die Messung des Herzzeitvolumens nach der Kälte- oder Farbstoffverdünnungsmethode. Die Methode der Farbstoffverdünnung beinhaltet die Möglichkeit der kontinuierlichen Messung der Sättigung des gemischt-venösen Blutes. das Verfahren der Thermodilution läßt eine nahezu beliebig häufige Messung des Herzzeitvolumens in kürzesten Abständen zu. Mit diesen Verfahren ist eine wesentlich differenziertere Beurteilung der Hämodynamik möglich. Mittels eines Pulmonaliskatheters lassen sich also folgende Meßwerte direkt erfassen: der Druck in der A. pulmonalis, der Pulmonalarterienverschlußdruck, Herzzeitvolumen und gemischt-venöse Sättigung. Zusätzlich ermöglicht der Katheter die Pulmonalisangiographie. Da die gemischt-venöse Sättigung das Ausmaß der Sauerstoffausschöpfung im Organismus aufzeigt, ist sie ein wichtiger Parameter zur Beurteilung der zirkulatorischen Situation. Aus so gewonnenen Werten läßt sich in Verbindung mit den klassi-

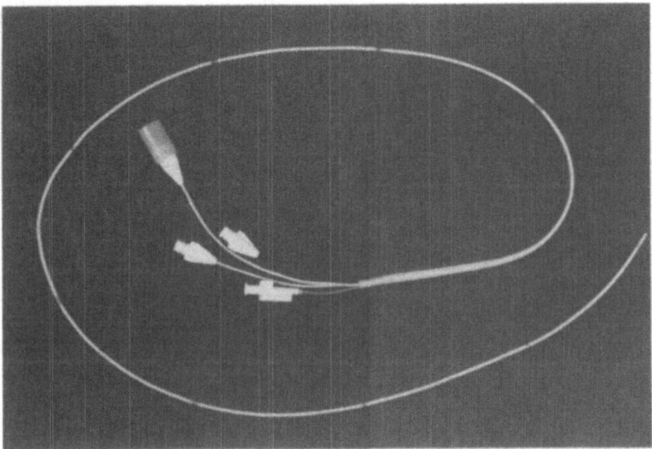

Abb. 2. Vierlumiger Swan-Ganz-Katheter (Edwards). 1 Lumen zur Druckmessung an der Katheterspitze; 1 Lumen zur Blähung eines Ballons 1 cm von der Katheterspitze entfernt; 1 Lumen zur Injektion des Indikators, Katheteröffnung 30 cm von Spitze entfernt entspricht bei korrekter Lage dem rechten Vorhof; 1 Lumen für die elektrischen Anschlußleitungen des Thermistors

Tabelle 1. Notwendiges Monitoring zur Ermittlung des beschriebenen hämodynamisch-respiratorischen Profils

EKG	ZVD	4lumiger Pulmonaliskatheter	arterielle Kanülierung
Gewicht/BSA	HZV-Rechner	Hämoglobingehalt	FiO_2
Mechanoelektrische Druckwandlung mit elektrischer Mittelwertbildung			
Blutgasanalysen arteriell – $\bar{v}$			
Programmierter Taschenrechner			

$\bar{v}$ = gemischt-venös

Tabelle 2. Hämodynamische Parameter, die mit dem genannten Monitoring ermittelt werden können

Schlagvolumen, Schlagindex
Herzindex
Rechts – Ventrikuläre – Schlag – Arbeit (Index)
Rechts-Ventrikuläre – Schlag – Arbeit/ZVD
Links – Ventrikuläre – Schlag – Arbeit (Index)
Links – Ventrikuläre – Schlag – Arbeit/Pulmonalisverschlußdruck
Peripherer Gefäßwiderstand
Pulmonaler Gefäßwiderstand
Myokardialer Sauerstoffverbrauch
Herz – Insuffizienz – Produkt

Tabelle 3. Respiratorische Parameter, die mit dem genannten Monitoring ermittelt werden können

Pulmonal – Kapillärer – Sauerstoffgehalt
$\bar{v}$ – Sauerstoffgehalt
a – Sauerstoffgehalt
a – $\bar{v}$ – Sauerstoffgehaltsdifferenz
Sauerstoffangebot
Sauerstoffverbrauch
Prozentuale Sauerstoffausschöpfung
Intrapulmonaler Shunt

Tabelle 4. Die Indikationen des Pulmonaliskatheters sollten großzügig gestellt werden, da der Informationsgewinn beim kritisch Kranken in keiner Relation zur potentiellen Gefährdung durch den Katheter steht

Pulmonaliskatheter

Indikationen

Patient ist oder wird respiratorisch und/oder hämodynamisch instabil

Ein Patient ist instabil bei folgenden Situationen:
- PEEP >5 und $FiO_2 > 0{,}4$ über mehr als 12 h
- Es werden positiv-inotrope oder vasoaktive Medikamente kontinuierlich benötigt
- Anhaltender Volumenverlust und Schocksituation

schen Parametern, wie arterieller Druck, zentraler Venendruck, Puls, EKG, Blutgasanalysen, Hämatokrit etc., ein hämodynamisch-respiratorisches Profil des Patienten erstellen (Tabellen 1–3). Schließlich läßt sich aus den genannten Werten eine große Zahl von rechnerischen Parametern ermitteln, von denen nur der periphere und pulmonalarterielle Gefäßwiderstand, der Sauerstofftransport, der Sauerstoffverbrauch, der Shunt sowie die rechte und die linke isolierte Herzarbeit genannt seien. In Anbetracht dieser Möglichkeiten kann die Indikation für einen Pulmonaliskatheter heute großzügig bei all den Patienten gestellt werden, die in einer Krankheitsphase instabiler Vitalfunktionen sind, in sie kommen werden und eine aggressive Therapie benötigen (Tabelle 4). Insbesondere ist der Katheter indiziert bei folgenden Situationen:

1. Bei einer respiratorischen Insuffizienz, die mit einem PEEP von mehr als 5 cm H_2O und einem F_I0_2 größer als 0,4 über mehr als 12 h behandelt werden muß.
2. Es müssen positiv-inotrope oder vasoaktive Medikamente kontinuierlich verabreicht werden.
3. Es besteht ein anhaltender Volumenverlust oder eine anhaltende Schocksituation.

Bei Wahrung sorgsamer Asepsis während des Legens und des Verweilens des Katheters sowie täglicher Röntgenkontrolle zur Lagebestimmung der Katheterspitze sind die Komplikationen des Katheters selten. Die Komplikationen umfassen die Ballonruptur, den Lungeninfarkt, Lungenarterienruptur, Knotenbildung, Rhythmusstörungen, Thromboembolie und Infektionen. Ein derartiger Katheter erfordert ein auf jeder Intensivstation vorhandenes Routine-Monitoring in Form der mechanoelektrischen Druckwandler sowie ein Oszilloskop. Den geeignetsten Zugangsweg stellt die rechte V. jugularis interna dar. Ein Seldinger-Set bietet auch dem Nichtroutinierten die Möglichkeit der gefahrlosen Punktion der V. jugularis interna (Abb. 3). Auf dem großflächig steril abgedeckten Arbeitsfeld wird nun der Pulmonaliskatheter nach Füllung seiner Lumina mit physiologischer Kochsalzlösung an die kontinuierliche Druckmessung angeschlossen und unter fortlaufender Beobachtung der Druckwerte vorgeschoben. Der Ballon wird bei Erreichen der oberen Hohlvene gefüllt und ermöglicht so das komplikationslose Einschwemmen des Katheters in die A. pulmonalis (Abb. 4). Sobald beim Vorschieben die pulmonale Druck-

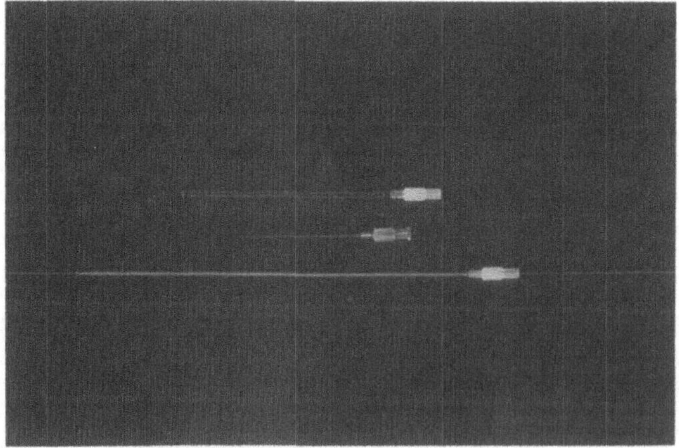

Abb. 3. Seldinger-Set. Es enthält eine Punktionsnadel, eine Metallspirale, einen Dilatator sowie eine Einführungskanüle

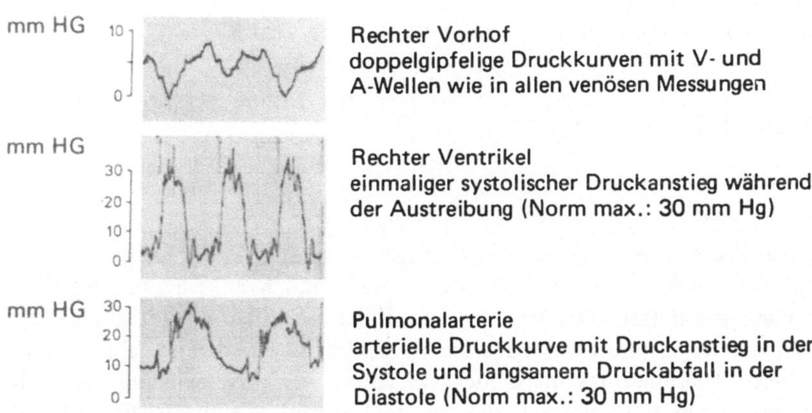

Abb. 4. Druckkurven, die man beim Verschieben des Pulmonaliskatheters beobachten kann. Schiebt man den Katheter in der A. pulmonalis aufgeblasen weiter vor, sinkt der Druck auf das Niveau des linken Vorhofs ab, die Druckkurve entspricht einer Vorhofdruckkurve entsprechend dem des rechten Vorhofs

kurve auf das Niveau des pulmonalen Verschlußdrucks abfällt, wird nicht mehr weiter vorgeschoben und durch wiederholtes Füllen bzw. Entlüften des Ballons die mit der korrekten Lage wechselnde Druckkurve kontrolliert. Zur Beurteilung der im Gefäßbett freiflottierenden Katheterspitze muß die Druckkurve kontinuierlich auf einem Oszilloskop geschrieben werden. Der Pulmonaliskatheter bietet für den Erfahrenen bei einfacher Technik eine sehr differenzierte Aussage über den hämodynamisch-respiratorischen Funktionszustand eines Patienten. Er ermöglicht die Einleitung und Kontrolle einer differenzierteren Therapie und stellt damit den größten Fortschritt in der Intensivüberwachung eines Patienten der letzten 15 Jahre dar.

Ein neues Verfahren zur therapeutischen Anwendung von Kälte

P. Effenhauser und J. Port

Die Anwendung von Kälte in jeder Form zur Therapie ist so alt wie die Medizin. In den letzten Jahren hat sich die Kältetherapie in Traumatologie und Krankengymnastik einen immer größeren Platz geschaffen. Die Wirkung von Kälte läßt sich physiologisch exakt definieren. Die Art der Applikation war jedoch noch immer unbefriedigend gelöst, so daß die Effektivität dieser Therapieform meist nicht gesichert war: „Nasse Kälte" in Form von Umschlägen mit kalten Flüssigkeiten ist unangenehm und nur kurzfristig wirksam. Die Haut wird mazeriert, Wundheilungsstörungen werden begünstigt, Keimwachstum beschleunigt. Besser sind Kältebeutel, die im Kühlschrank eingefroren werden. Sie sind jedoch nicht bequem am Patienten zu fixieren und drücken durch ihr Eigengewicht, das zur Kältespeicherung möglichst groß sein muß, auf Wunden. Der Patient wird behindert. Der notwendige häufige Wechsel ist eine Belastung für das Pflegepersonal und zudem ein Weg der Keimverschleppung. Das neueste Modell auf dem Markt, das sogar durch die Tagespresse ging, erzeugt zwar Kälte sehr elegant auf chemischem Weg, hält aber nur höchstens 30 min und ist somit für die Dauertherapie ungeeignet.

Wir haben deshalb in der Chirurgischen Abteilung des Krankenhauses Bethesda in Wuppertal ein neues Verfahren entwickelt, das alle genannten Nachteile mit einfachem technischem Aufwand vermeidet. Das Prinzip: durch am Patienten angebrachte Kühlmanschetten pumpt ein kleines Aggregat gekühlte Flüssigkeit (Abb. 1). Die Manschetten be-

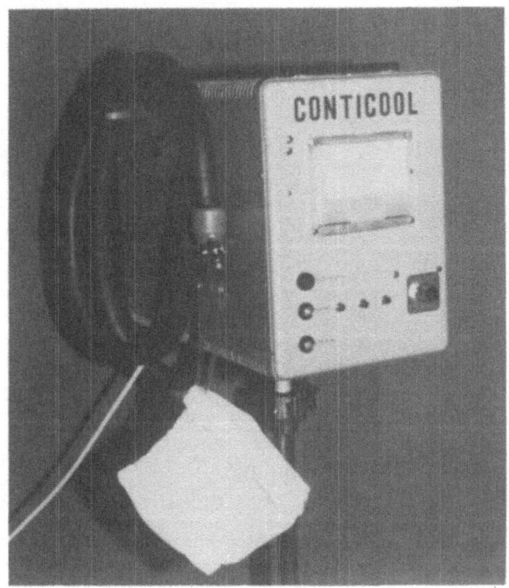

Abb. 1. Kühlaggregat mit Manschette

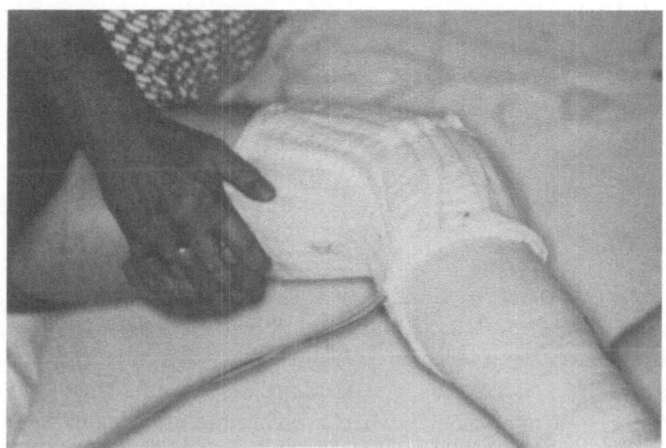

Abb. 2. Liegende Kühlmanschette

stehen aus hautfreundlichem Gewebe mit eingearbeitetem Schlauchsystem. Die Fixation am Patienten erfolgt durch Klettverschlüsse, so daß sie leicht vom Patienten angelegt und abgenommen werden können (Abb. 2). Der Pflegeaufwand wird auf ein Minimum reduziert. Die Kühlmanschetten werden steril geliefert und sind resterilisierbar. Eine Integrierung in Verbände ist deshalb möglich. Da die Manschetten unabhängig von der Temperatur hochflexibel bleiben, behindern sie den Patienten nicht. Intensive Übungsbehandlung, ja sogar Gehversuche können mit angelegter Manschette gemacht werden. Das Gewicht der Kühlmanschette beträgt z.B. in der Ausführung für das Kniegelenk 90 g, im Vergleich zu 600 g bei Verwendung von Kühlbeuteln. Hygienische Probleme treten nicht auf, da jeder Patient seine eigene, sterilisierte Manschette bekommt. Die Keimflora wurde unter kontinuierlicher Kühlung sogar reduziert. Der Versorgungsteil enthält ein Kompressorkühlaggregat, einen Tank für das zirkulierende Kühlmittel und eine Umwälzpumpe. Die Anordnung läuft geräuschlos und entspricht den Sicherheitsbestimmungen. Das Kühlmittel ist ein elektrischer Nichtleiter mit hohem Flammpunkt und bakterizider Wirkung. Die Temperatur der Kühlmanschette kann stufenlos von –10°C bis Zimmertemperatur geregelt werden. Ein genaues Meßinstrument ermöglicht eine zusätzliche Kontrolle. Nach Therapieende ist ein Ausschleichen der Kältetherapie zur Vermeidung eines Reboundeffekts möglich.

Wir haben dieses Verfahren ein Jahr lang an 150 Patienten erprobt. Indikationen und Kontraindikationen entsprachen denen herkömmlicher Kältetherapie. Die kontinuierliche Kälte zeigte dabei sehr positive Eigenschaften. Trockene Kälte wird von nahezu allen Patienten als angenehm empfunden und beliebig lange Tag und Nacht toleriert. Unsere längste Anwendung lief über 3 Wochen. Der therapeutische Effekt wurde nicht durch Adaptation oder Gewöhnung reduziert. Die analgetische Wirkung setzte schon nach durchschnittlich 10 min ein und ließ sich über beliebig lange Zeit aufrechterhalten. Die Wirkung begann bei einer Temperatur von etwa + 15°C. Der optimale Effekt war bei Temperaturen um den Nullpunkt zu erzielen. Das Verfahren der kontinuierlichen Kälteabwendung zeigte sich damit allen herkömmlichen Verfahren in Effektivität, Bequemlichkeit für den Patienten und minimalem Pflegeaufwand überlegen.

Lungenfunktionsprüfung am Intensivpatienten

E. Götz

Die technischen Möglichkeiten der Überwachung der Lungenfunktion während Intensivobservation und -therapie erlauben heute eine präzise Erfassung der pulmonalen Situation und ihrer Entwicklung. Dadurch lassen sich Indikationen für therapeutische Maßnahmen klarer formulieren und der therapeutische Effekt kann objektiv beurteilt werden. Am spontan atmenden Patienten kann der pulmonale Gasaustausch über die arterielle Blutgasanalyse und die ventilatorische Leistung über die Messung der Atemmechanik erfaßt werden. Hierzu stehen einfach zu handhabende mechanische und auch modernere elektronische Spirometer zur Verfügung. Mit ihnen können Vitalkapazität, Atemzugvolumen, inspiratorische Kraft, Atemfrequenz und Atemminutenvolumen am Krankenbett gemessen werden (Tabelle 1). Auf diese Weise können Grenzwerte der Lungenfunktion erfaßt und eine beginnende oder manifeste respiratorische Insuffizienz früher erkannt und objektiviert werden, als dies mit der Blutgasanalyse allein möglich ist. Besteht gleichzeitig eine Gasaustauschstörung, gibt die Blutgasanalyse allein nicht genügend Auskunft; erst die Ermittlung der alveoloarteriellen Sauerstoffdifferenz ($AaDO_2$) erlaubt eine Beurteilung des Schweregrades.

Während einer Respiratorbehandlung, darunter sind die kontrollierte und assistierte Beatmung, IMV und CPAP zu verstehen, ist die $AaDO_2$ der wichtigste Parameter zur Beurteilung der Lungenfunktion, während die Messung der Atemmechanik in den Hintergrund tritt. Allerdings geben uns neuere technische Entwicklungen inzwischen die Möglichkeit, die statische Compliance und den respiratorischen Totraumquotienten durch den Einsatz von Meßgeräten und Kleinrechnern in Verbindung mit dem Respirator kontinuierlich zu erfassen. Diese Werte sind zur Beurteilung der Entwicklungstendenz einer erkrankten Lunge von Interesse. Die Bestimmung von Grenzwerten der Atemmechanik und des Gasaustausches ist wesentliche Grundlage zur Indikation der Respiratorbehandlung, zur Beurteilung des Behandlungsergebnisses und zur Bestimmung des Zeitpunktes der Entwöhnung vom Respirator (Tabelle 2). Im nachfolgenden Beispiel soll daher der Zusammenhang zwischen Lungenfunktionsprüfung und Respiratorbehandlung demonstriert werden.

Eine 22jährige Patientin entwickelte am 7. postoperativen Tag nach abdomineller Hysterektomie das typische Bild einer eitrigen Peritonitis mit Ileus und septischen Tem-

Tabelle 1. Lungenfunktionsprüfung während Spontanatmung

Vitalkapazität	VK
Atemzugvolumen	V_T
Inspiratorische Kraft	IF
Atemfrequenz	AF
Atemminutenvolumen	AMV
Respiratorischer Totraumquotient	V_D/V_T
Blutgasanalyse	
Alveoloarterielle Sauerstoffdifferenz	$AaDO_2$

Tabelle 2. Zeichen der respiratorischen Insuffizienz

VK	<10 ml/kg
V_T	<5 ml/kg
IF	<-20 cm HO
AF	>30/min
V_D/V_T	$>0,6$
PaO_2 (F_{IO_2} = 1,0)	<300 torr
$PaCO_2$	>50 torr
$AaDO_2$ (F_{IO_2} = 1,0)	>350 torr

Tabelle 3. Meßwerte der Atemmechanik, des Gasaustausches und der Hämodynamik bei einer 22jährigen Patientin. Zustand nach abdomineller Hysterektomie, Zeichen der Peritonitis mit Ileus und septischen Temperaturen am 7. postoperativen Tag. Meßwerte unmittelbar von Relaparatomie

22 J. 98 kg, 7. Tag postoperativ		
VK		800 ml
V_T		400 ml
IF		-19 cm H_2O
AF		30/min
PH	7,48	HF 120/min
PCO_2	34	BP 100/60 torr
PO_2	61	ZVD + 11 cm H_2O
HCO_2	26	CI 4,6
BE	+ 2,8	

peraturen. Schon vor der Relaparatomie zeigte die Lungenfunktionsprüfung eine respiratorische Insuffizienz (Tabelle 3). Die Vitalkapazität betrug 800 ml und war damit unter 10 ml/kg KG, das Atemzugvolumen betrug 400 ml und somit weniger als 5 ml/kg KG. Die inspiratorische Kraft war mit – 19 cm Wassersäule ebenfalls unter den Grenzwert abgefallen, die Atemfrequenz betrug 30/min. Die arterielle Blutgasanalyse ließ eine geringgradige Hyperventilation sowie einen erniedrigten Sauerstoffdruck erkennen. Die Herzfrequenz betrug 120/min, der Blutdruck war mit 100/60 mmHg erniedrigt, ebenso der Kardiaindex, während der zentralvenöse Druck eher leicht erhöht war. Am deutlichsten objektivierte die Prüfung der Atemmechanik die Ateminsuffizienz. Die Patientin wurde intubiert und künstlich beatmet. Unmittelbar nach Beginn der Beatmung betrug der arterielle Sauerstoffdruck unter der Einatmung von 100 % Sauerstoff 300 Torr, woraus sich eine $AaDO_2$ von 388 Torr errechnete. Die Herzfrequenz war leicht abgefallen, aber immer noch hoch, was bei einer Körpertemperatur um 39°C verständlich ist. Der Blutdruck war angestiegen und der Kardiaindex hatte sich sprunghaft gebessert. Der zentralvenöse Druck war normal. Während sich also die Hämodynamik sofort nach der Beatmungsbehandlung gebessert hatte, zeigte die erhöhte $AaDO_2$ einen intrapulmonalen Shunt von über 50 % (Tabelle 4). Die $AaDO_2$ wird am einfachsten unter der Einatmung von 100 % Sauerstoff auf folgende Weise ermittelt: Vom aktuellen Luftdruck wird der Wasserdampfdruck – im vorliegenden Falle der Respiratorbehandlung bei 100 % Luftfeuchtigkeit 47 Torr – subtrahiert, ebenso der arterielle Kohlensäuredruck. Man erhält

Tabelle 4. Meßwerte des Gasaustausches und der Hämodynamik der Patientin (Tabelle 3) nach Beginn einer kontrollierten Überdruckbeatmung mit einem endexspiratorischen Überdruck von 5 cm H_2O

Beginn der Respiratorbehandlung		
PaO_2	(F_{IO_2} = 1,0)	300 torr
$AaDO_2$	(F_{IO_2} = 1,0)	388 torr
	HF 110/min	
	BP 130/80 torr	
	ZVD + 9 cm H_2O	
	CI 6,0	

Tabelle 5. Berechnung der $AaDO_2$ (F_{IO_2} = 1,0)

Luftdruck	760 torr
– Wasserdampf Druck	47 torr
– $PaCO_2$	35 torr
Alveolärer PO_2:	688 torr
– PaO_2	300 torr
$AaDO_2$:	388 torr

Tabelle 6. Meßwerte der Lungenfunktion und der Hämodynamik bei derselben Patientin (s. Tabelle) 2 Tage Respiratorbehandlung nach Relaparatomie. Atemfrequenz (*AF*) pro Minute, Atemminutenvolumen in l und inspiratorische Kraft in *cm* H_2O während Spontanatmung und bei liegendem Tubus gemessen. Herzfrequenz (*HF*) pro Minute und Blutdruck (*BP*) in mmHg. Blutgasanalyse und Werte des Kreislaufs 30 min nach Beendigung der Respiratorbehandlung

2 Tage Respiratorbehandlung		
PaO_2	(F_{IO_2} = 1,0)	400 torr
$AaDO_2$	(F_{IO_2} = 1,0)	252 torr
	(Tubus)	
AF 32	HF 115	
AMV 12	BP 150/80	
IF – 28	CI 5,8	
Nach 30 min		
PH 7,4	HF 115	
PCO_2 35	BP 150/80	
PO_2 77 (61 O_2)		
HCO_2 23	CI 5,6	
BE 0		

Tabelle 7. Indikation zur Entwöhnung von der Respiratorbehandlung

$AaDO_2$	(F_{IO_2} = 1,0)	$<$300 torr
IF		$>$–20 cm H_2O
V_D/V_T		$<$0,6

Tabelle 8. Unterbrechen der Entwöhnung

HF > 120/min
Arterieller Mitteldruck steigt 15 torr und mehr in 10 min
$AaDO_2$ (F_{IO_2} = 1,0) > 400 torr in 10 min
$PaCO_2$ steigt 2 torr oder mehr pro min

dann den alveolären Sauerstoffdruck. Subtrahiert man von diesem den arteriellen Sauerstoffdruck, verbleibt die alveoloarterielle Sauerstoffdifferenz (Tabelle 5).

Die Patientin wurde mit PEEP und erhöhtem inspiratorischen Sauerstoffanteil beatmet. Unter dieser Therapie besserte sich die $AaDO_2$ deutlich und PEEP sowie inspiratorische Sauerstoffkonzentration konnten schrittweise reduziert weden. Am 2. Behandlungstag betrug der arterielle Sauerstoffdruck unter Einatmung von 100 % Sauerstoff 400 Torr und die $AaDO_2$ 252 Torr (Tabelle 6). Daraufhin wurde die Respiratorbehandlung unterbrochen. Die Patientin atmete bei liegendem Tubus mit einer Atemfrequenz von 32/min und einem Atemminutenvolumen von 12 l gut spontan; dabei muß wiederum berücksichtigt werden, daß die Patientin zu diesem Zeitpunkt immer noch Temperaturen um 39°C entwickelte. Die inspiratorische Kraft betrug –28 cm H_2O, die Kreislaufverhältnisse waren gut. Nunmehr war die Entwöhnung vom Respirator indiziert, da die $AaDO_2$ unter 300 Torr und die inspiratorische Kraft stärker als –20 cm H_2O war (Tabelle 7).

Eine endgültige Beendigung der Respiratortherapie war jedoch zu diesem Zeitpunkt noch nicht gesichert. In der Phase der Entwöhnung ist es erforderlich, sowohl die Lungenfunktion als auch das Kreislaufverhalten regelmäßig zu überprüfen. Steigt die Herzfrequenz über 120/min und der arterielle Mitteldruck um 15 Torr und mehr innerhalb von 10 Minuten, nimmt – ebenfalls in diesem Zeitraum – die $AaDO_2$ deutlich zu oder steigt der arterielle Kohlensäuredruck rapid an, muß die Entwöhnung unterbrochen werden (Tabelle 8). Im geschilderten Falle war dies jedoch nicht nötig. 30 Minuten nach Beendigung der Respiratorbehandlung war das Kreislaufverhalten unverändert gut. Die Blutgasanalyse ließ eine geringgradige Hyperventilation erkennen, der Sauerstoffdruck war bei einer Insufflation von 6 l/min ausreichend. Die respiratorische Insuffizienz war überwunden und die Patientin konnte extubiert werden.

Die Prüfung der Lungenfunktion allein reicht sicherlich nicht aus, um pulmonale Veränderungen umfassend zu beurteilen und zu behandeln. Klinische Beobachtung des Patienten, Röntgenuntersuchung sowie Auskultation und Perkussion haben ihren notwendigen Stellenwert. Die Prüfung der Lungenfunktion am Intensivpatienten gestattet jedoch am sichersten, Funktionsstörungen exakt zu erfassen und Indikationen zu objektivieren.

Literatur zum Abschnitt G

Adler DC, Bryan-Brown CW (1973) Use of the axillary artery for intravascular monitoring. Crit Care Med 1:148

Aubaniac R (1952) L'injection intraveneuse sous-claviculaire. Presse Med 60:1456

Bartlett R (1979) Panel: ARDS – support or treatment? The Eighth Annual Scientific and Educational Symposium of the Society of Critical Care Medicine. San Francisco, May 27–30

Baumann W, Greinacher J (1975) Der Cava-Katheter in der pädiatrischen Intensivpflege. Anaesth Prax 10:109

Bedford RF (1978) Long-term radial artery cannulation: effects on subsequent vessel function. Crit Care Med 6:64

Benumof JL, Saidmann LJ, Arkin DB, Diamant M (1977) Where pulmonary arterial catheters go. Anesthesiology 46:336

Benzer H, Coraim F, Mutz N, Geyer A, Pauser G (1979) Probleme der „respiratorischen" Beatmung bei der Schocklunge. In: Mayrhofer-Krammelo, Schlag G, Stoeckel H (Hrsg) Akutes progressives Lungenversagen Thieme, Stuttgart (Intensivmedizin, Notfallmedizin, Anästhesiologie, Bd 16, S. 263)

Berk JI, Hagen JF, Tong RK, Maly G (1977) The use of dopamine to correct the reduced cardiac output resulting from positive endexpiratory pressure. – A two-edged sword. Crit Care Med 5:269

Berk JL, Sampliner JE, Artz JS, Vinocur B (1976) Handbook of critical care. Little Brown, Boston

Berndt V, Götz E, Schönleben K, Langhans P (1978) Das Streßulkus: derzeitiger Stand von Pathogenese, Klinik, Prophylaxe und Therapie. Prakt Anaesth 13:108

Buchanan N, Cane RD (1978) Drug utilization in a general intensive care unit. Intensive Care Med 4:75

Burri C, Ahnefeld FW, (1977) Cava-Katheter. Springer Berlin Heidelberg New York

Burri C, Gasser D (1971) Der Vena-Cava-Katheder. Springer, Berlin Heidelberg New York

Cullen DJ, Caldera DL (1979) The incidence of ventilator-induced pulmonary barotrauma in critically ill patients. Anesthesiology 50:185

Dangel P (1975) Die Technik der Infusionsbehandlung und der parenteralen Ernährung bei Neugeborenen und Säuglingen. Infusionstherapie 2:34

Deutsche interdisziplinäre Vereinigung für Intensivmedizin (DIVI) (1979) Besetzung von Intensiveinheiten mit Pflegepersonal – Stellungnahme der DIVI. Prakt Anaesth 14:271

DIN-Vorschrift (1968) VDE 0750. VDE-Verlag, Berlin

Foote A, Schabel SI, Hodges M (1974) Pulmonary complications of the flow-directed balloon-tipped catheter. N Engl J Med 290:927

Forssmann W (1929) Die Sondierung des rechten Herzens. Klin Wochenschr 8:2085

Geissler H (1978) Ökonomische und sozialpolitische Aspekte der Intensivmedizin. In: Eid V, Frey R (Hrsg) Sterbehilfe oder Wie weit reicht die ärztliche Behandlungspflicht? Grünewald, Mainz

Grandjean T (1967) Une microtechnique du cathéterisme cardiaque droit practicable. Cardiologie 51:184

Hale M, Koss N, Kerstein M, Camp K, Barash P (1977) Psychiatric complications in a surgical ICU. Crit Care 5:199

Heitmann D, Regler G (1976) Die Vena jugularis interna als Zugangsweg für den Cava-Katheter. Klinikarzt 5:331

Just OH (1977) Praxis der klinischen Hygiene in Anästhesie und Intensivpflege. Thieme, Stuttgart (Intensivmedizin, Notfallmedizin, Anästhesiologie Bd 9)

Kirby RR, Perry JC, Calderwood HW, Ruiz BC, Lederman DS (1975) Cardiorespiratory effects of high positive end-expiratory pressure. Anesthesiology 43:533

Klain M, Smith RB (1977) High frequency percutaneous transtracheal jet ventilation. Crit Care Med 5:280

Kumar A, Falke K, Geffin B, Aldredge CF, Laver MB, Lowenstein E, Pontoppidan H (1970) Continuous positive pressure ventilation in acute respiratory failure. N Engl J Med 283:1430

Lahsminarayan S, Standford RE, Petty TL (1976) Prognosis after recovery from adult respiratory distress syndrome. Am J Rev Resp Dis 113 (1976) 7

Lawin P (1974) Eigenständige Komplikationen der Intensivtherapie. Langenbecks Arch Chir 337:281

Lawin P (1976) Spezielle Risiken der Reanimation und Intensivtherapie. Anaesth Inform 17:448

Leith DE (1976) Barotrauma in human research. Crit Care Med 4:159

Löhnert J, Littmann K, Stockmann N, Medrano J (1976) Die Anwendung des Vena-subclavia-Katheters bei Neu- und Frühgeborenen. Z Kinderchir 19:217

Müller KM, Blaeser B (1976) Tödliche thrombembolische Komplikationen nach zentralem Venenkatheter. Dtsch Med Wochenschr 101:411

Müller KM, Blaschke R, Steinmaier F (1977) Oberflächenstrukturen von Venenkathetern. Med Welt 28:2055

Nichols WW, Nichols MA, Barbour M (1978) Hemodynamic monitoring with thermodilution flow directed catheters. J Cardiovasc Pulmonary Technol Oct 1978:13

Pace NL (1977) A critique of flow-directed pulmonary arterial catheterisation. Anesthesiology 47:455

Ryan JA, Abel RM, Abbott WH, Hopkins CC, McChesney C, Colley R, Phillips K, Fischer IF (1974) Catheter complications in total parenteral nutrition. A prospective study of 200 consecutive patients. N Engl J Med 290:757

Shoemaker WC, Montgomery ES, Elwyn DH, Levine H, Rosen AL (1977) Early prediction of death and survival by prospective analysis of cardiorespiratory variables in postoperative shock patients. Karger, Basel. Current topics in critical care Medicine, vol 2

Sjörstrand U (1977) Experimental and clinical evaluation of highfrequency positive-pressure ventilation. Acta Anaesthesiol Scand [Suppl] 64

Skillman JJ (1975) Respiratory insufficiency. In: Skillman JJ (ed) Intensive care. Little Brown, Boston, p 514

Solassol U, Jouyeux H (1976) A compact portable prosthesis for total parenteral nutrition (T.P.N.): Ambulatory parenteral feeding in the hospital and home. Acta Chir Scand [Suppl] 466:78

Stellpflug H (im Druck) Indikationen, Grenzen und Komplikationen der intravenösen und intraarteriellen Kunststoffkanülen. In: Lawin P, Hartenauer U (Hrsg) Der intravasale Katheter – Indikation, Technik, Komplikationen. Thieme, Stuttgart (Intensivmedizin, Notfallmedizin, Anästhesiologie)

Suter M (1979) Lungenfunktionsprüfungen bei der akuten Lungeninsuffizienz: Techniken und therapeutische Konsequenzen. In: Mayrhofer-Krammel O, Schlag G, Stoeckel H (Hrsg) Acute respiratory failure. Thieme, Stuttgart (Intensivmedizin, Notfallmedizin, Anästhesiologie, Bd 16, S 206)

Suter P, Fairley HB, Isenberg MD (1975) Optimum endexpiratory airway pressure in patients with acute pulmonary failure. N Engl J Med 292:284

Swan HJC (1974) Centralvenous pressure monitoring is an outmoded procedure of limited practical value. In: Ingelfinger Fi, Ebert RV, Finland M, et al. Controversy in internal medicine vol II (eds) Saunders, Philadelphia, p 185

Swan HJC, Ganz W (1975) Use of balloon flotation catheters in critically ill patients. Surg Clin North Am 55:501

Tomlin PJ (1977) Psychological problems in intensive care. Br Med J 2:441

Vinocur B, Artz, JS, Sampliner JE (1979) Beurteilung und Überwachung der Lungenfunktion In: Berk JL, Sampliner JE, Artz IS, Vinocur B (Hrsg) Handbuch der Intensivmedizin. Karger, Basel München, S 53

Weissauer W (1976) Die Organisation der Intensivmedizin aus rechtlicher Sicht. Anaesth Inform 17:11

Wolff G (1977) Die künstliche Beatmung auf Intensivstationen, 2. Aufl. Springer, Berlin Heidelberg New York

Yang SS, Bentivoglio LG, Maranhao V, Goldberg H (1978) From cardiac catheterisation. Data to hemodynamic parameters. Davis, Philadelphia

Zapol WM, Snider MT (1977) Pulmonary hypertension in severe acute respiratory failure. N Engl J Med 296:476

H. Operative Knochenbruchbehandlung

Operationstechnik und technische Hilfsmittel bei der Osteosynthese

J. Rehn und B. Katthagen

Für den Erfolg aller Osteosynthesen sind folgende drei Grundprinzipien als Voraussetzung eines guten funktionellen und anatomischen Resultats zu beachten:

1. Die richtige *Indikation* bei der Wahl des Behandlungsverfahrens in Abhängigkeit von der vorliegenden Fraktur.
2. Die folgerichtige Konzeption für die *Technik* der Durchführung der Osteosynthese mit Erhaltung einer *bestmöglichen Durchblutung.*
3. Die Berücksichtigung der jeweiligen *biomechanischen* Verhältnisse als Grundlage zur Erlangung der immer anzustrebenden Übungsstabilität der Osteosynthesen.

Vor der Erläuterung der operationstechnischen Prinzipien mit entsprechenden Beispielen sollten einige allgemeine Überlegungen im Zusammenhang mit der operativen Frakturbehandlung angestellt werden (Abb. 1):

Das Ziel einer jeden Osteosynthese muß die dauerhafte *Übungsstabilität* sein. Die Wahl des Verfahrens – Plattenosteosynthese, Verschraubung, Markraumosteosynthese, Fixateur externe oder Zuggurtungsfixation – richtet sich nach der jeweiligen biomechanischen Situation sowie nach den lokalen und allgemeinen Verhältnissen. Daraus ergibt sich bereits die Indikation für das anzuwendende Verfahren. In Umkehrung des alten Sprichworts führen bei der operativen Frakturbehandlung *nicht* „viele Wege nach Rom“, son-

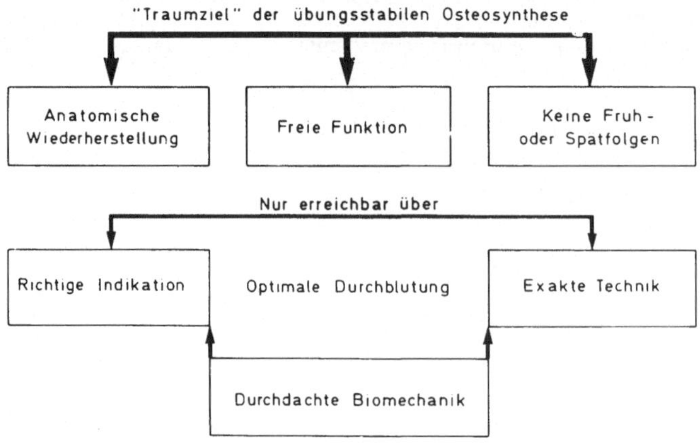

Abb. 1. „Traumziel“ der übungsstabilen Osteosynthese

dern die verschiedenen Methoden haben ihre ganz bestimmten, eng umrissenen Indikationsbereiche. So sind auch die Küntscher-Nagelung und die Plattenosteosynthese nicht konkurrierende Verfahren, sondern ihre Anwendung richtet sich, abgesehen von Grenzsituationen, nach der Frakturlokalisation und der Form der Fraktur (Abb. 2).

Ein Faktor, der zur Heilung jeglicher Gewebedurchtrennungen, um so mehr des bradytrophen Knochengewebes, entscheidendes Gewicht hat, ist die nach dem Trauma in unterschiedlichem Ausmaß vorgeschädigte Durchblutung des Knochens. Sie sollte keinesfalls durch unser operatives Vorgehen noch weiter entscheidend verschlechtert werden. Unter diesem Aspekt sollten wir unsere Osteosynthesen auch einmal kritisch betrachten.

Die bekanntesten *Zugangswege* zu den Frakturen verschiedenster Lokalisationen vermeiden Irritationen oder Verletzungen von Nerven und Gefäßen. Der Zugangsweg sollte möglichst den natürlichen Muskellücken folgen. Wenn das nicht möglich ist, werden die Muskelfasern ihrem Verlauf entsprechend in Längsrichtung stumpf auseinandergedrängt. Wenn eine Umgehung nicht möglich ist, müssen Strukturen, wie beispielsweise der Nervus radialis am Oberarm, im Operationsbereich vollständig dargestellt und beiseite gehalten werden. Bei Reoperationen mit unübersichtlichen Verhältnissen kann ein Nervenreizgerät die Auffindung dieses Nerven erheblich *erleichtern.* Müssen Muskeln abge-

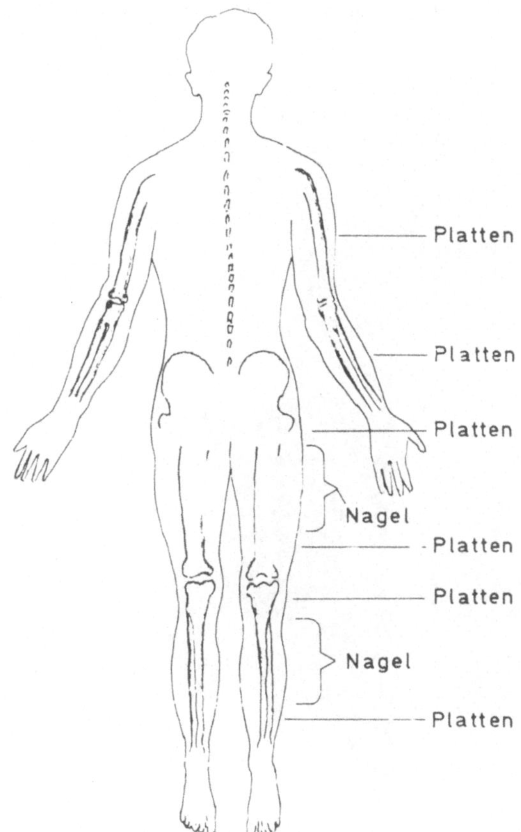

Abb. 2. Indikationen für Nagel-Platte bei den verschiedenen Lokalisationen der Schaftfrakturen

Tabelle 1. Grundsätze für den „Zugangsweg" zum Knochen

Anatomie	Übersicht	Kosmetik	Weichteilgedeckte Implantate
Nerven Gefäße Muskeln Sehnen Bänder	Kein Quetschen der Gewebe Kein „Devastieren"	der Narbe	
Varianten bei offenen Frakturen Weichteilschäden			

löst werden, so erleichtert die Durchtrennung im sehnigen oder im knöchernen Ansatz die Sicherheit der Reinsertion und gewährleistet damit Übungsstabilität (Tabelle 1).

Die *Freilegung des Knochens* hat so zu erfolgen, daß eine ausreichende Übersicht gewährleistet ist. Andererseits muß aber darauf geachtet werden, daß die Durchblutungsverhältnisse des Knochens, die bereits durch das Trauma geschädigt sind, nicht noch durch die Darstellung zusätzlich beeinträchtigt werden. Die Freilegung des Knochens darf, z.B. für eine Verplattung, nur so weit erfolgen, wie es für die anatomische Reposition und die sichere Plazierung des Implantates unumgänglich ist. Eine zirkuläre Freilegung ist fast nie erforderlich und sollte vermieden werden. Zwei einander gegenüberliegende Platten müssen zu einer zirkulären Devaskularisierung führen (Abb. 3a, b). Die 2. Platte im Sinne

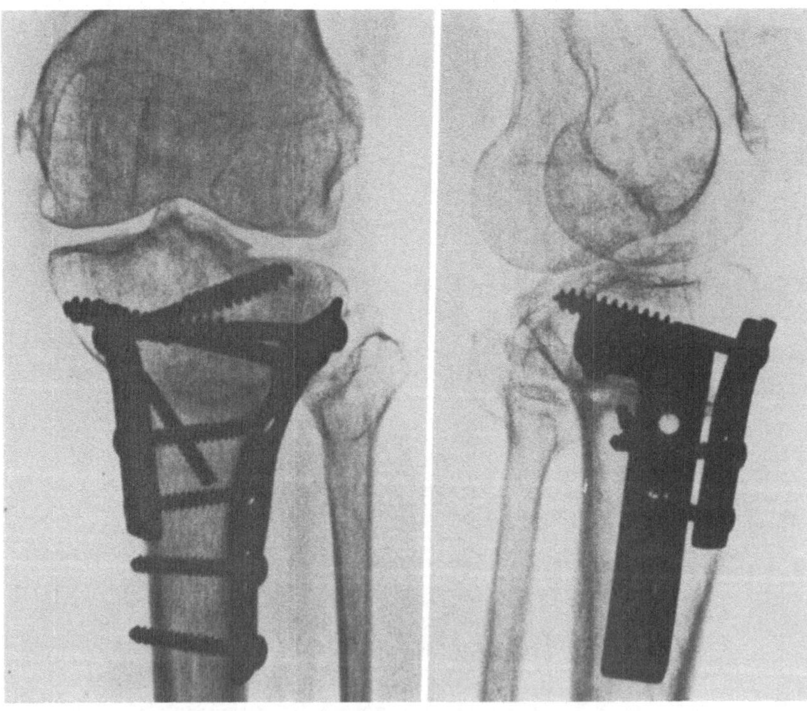

a b

Abb. 3.a Laterale Schienbeinkopfimpressionsfraktur, **b** L-Platte und 2. Zuggurtungsplatte

einer Zuggurtung ist extrem selten indiziert. Das Einsetzen der Hohmann-Hebel sollte auf das unbedingt erforderliche Maß beschränkt werden. Ein gewaltsames Beiseitehalten der Weichteile mit dem Hohmann-Hebel führt zu Quetschungen unter der schmalen Auflagefläche des Instruments. Außerdem wird das lockere Periost unnötig abgeschält. Meist leisten Roux- oder andere Weichteilhaken ebenso gute Dienste. – Grundsätzlich sollte bei der Freilegung nach dem alten chirurgischen Grundsatz verfahren werden: „Soviel wie nötig, so wenig wie möglich".

Die von Schweiberer (1977) beschriebene sogenannte *Nekrosepseudarthrose* ist in vielen Fällen die Folge einer trauma- und/oder vor allem operationsbedingten Schädigung der Durchblutung des Knochens, deren Ursache aus dem Röntgenbild nicht immer gut erkennbar ist (Abb. 4a, b). Vor allem ist darauf zu achten, daß jedes metallische Implantat von einwandfrei durchbluteten Weichteilen, möglichst Muskulatur, bedeckt wird. Das gilt besonders für die drittgradig offenen Frakturen, die in hohem Maße als infektions- und nekrosegefährdet zu betrachten sind.

Bei allen *mechanischen Arbeitsgängen am Knochen,* wie z.B. dem Aufbohren der Markhöhle, dem Bohren von Schraubenlöchern und dem Gewindeschneiden, werden die Weichteile mit den dafür vorhandenen Vorrichtungen geschützt. Jede durch mangelhaften Schutz verursachte Weichteilnekrose mit Verschlechterung der Durchblutung kann Ausgangspunkt einer Infektion sein. Durch das schnelle, maschinelle Bohren entsteht Hitze,

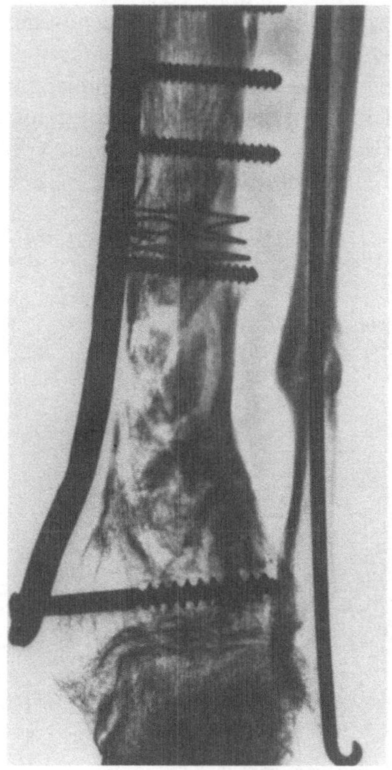
a

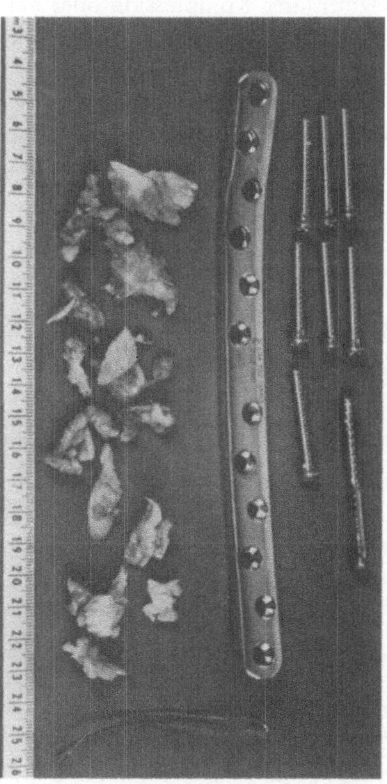
b

Abb. 4.a Aseptische Nekrosepseudarthrose bei Trümmerfraktur der Tibia oberhalb des oberen Sprunggelenks; **b** entfernte Sequester und Metall des gleichen Patienten

die Nekrosen des Knochengewebes zur Folge hat. Diese Hitzenekrosen lassen sich durch Berieselung des Bohrers mit kühlender Ringer-Lösung weitgehend vermeiden. Stumpfe Bohrer erzeugen vor allem bei verstärktem Druck größere Hitze.

Das Kriterium der Wahl, z.B. einer bestimmmten *Platte für einen bestimmten Knochen,* ist die ausreichende Dimensionierung und die Anpassung des Implantates an die lokalen anatomischen Gegebenheiten, wobei auch hier die geringstmögliche Fremdkörpergröße die Durchblutung am wenigsten beeinträchtigt. Bei Frakturen langer Röhrenknochen müssen proximal und distal der Fraktur jeweils mindestens drei Schrauben, die also mindestens 6 x die Kortikalis fassen, festen Halt finden. Die *Schrauben* dürfen keinesfalls *sperrend im Bruchspalt* liegen, da sie sonst eine knöcherne Überbrückung verhindern. Dieser Fehler ist besonders bei Schrägfrakturen nicht ganz leicht zu vermeiden, da der mehrdimensionale Bruchspalt schwer in seinem Verlauf zu erkennen ist (Abb. 5).

Die metallischen Implantate dürfen auf keinen Fall nach Art der leider nicht selten zu beobachtenden *Adaptationsosteosynthesen* die Fragmente nur locker miteinander verbinden. Die ständigen Mikrobewegungen zerstören die aussprossenden Gefäße und damit die knöcherne Überbrückung der Fraktur. Nur eine optimal reponierte Fraktur kann unter möglichst gleichzeitiger interfragmentärer Kompression durch die gebräuchlichen metallischen Implantate in anatomiegerechter Stellung als Verbundsystem bis zur Heilung retiniert werden. Die Dimensionierung und die physikalischen Eigenschaften des Metalls sind längerdauernden Wechselbiegebeanspruchungen, wie sie bei fehlender interfragmentärer Kompression oder bei fehlender medialer Abstützung zwangsläufig am Metall auftreten müssen, nicht gewachsen. Früher oder später kommt es zum Ausriß oder Bruch des Osteosynthesematerials.

Die *Küntscher-Nagelung* ist ein so weit verbreitetes Verfahren, daß ich mich hier auf einige kurze Bemerkungen zur Technik beschränken kann. Wir selbst benutzen den sog. AO-Nagel, eine Weiterentwicklung des Küntscher-Nagels, der nach unserer Meinung Vor-

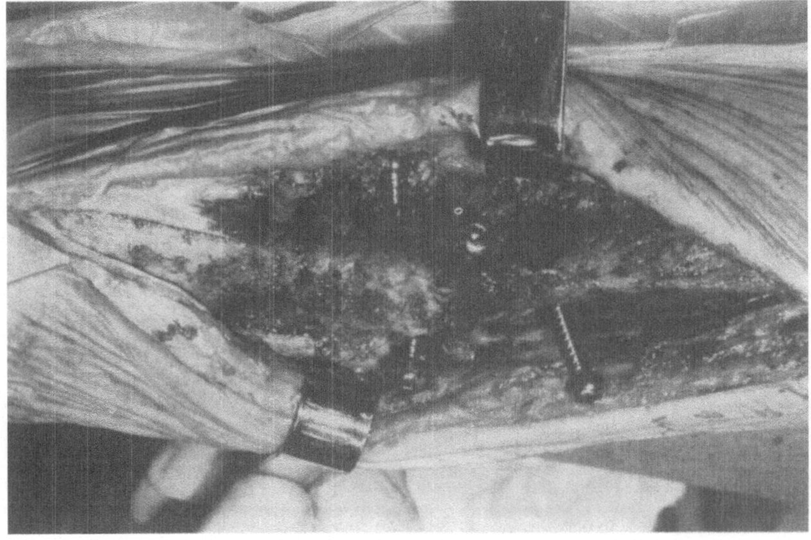

Abb. 5. Nekrosezone: Schrauben *im* Bruchspalt (Op.-Foto)

teile beim Ein- und Ausschlagen aufweist und den biomechanischen Verhältnissen gerecht wird. Die in Deutschland bevorzugte geschlossene Nagelung ohne Darstellung der Fraktur hat als Vorteil die kurze Operationsdauer ohne Freilegung des Bruchs. Als Nachteile sind die Möglichkeiten der Gefährdung der Asepsis durch den erforderlichen Bildverstärker und die Möglichkeiten der Strahlenbelastung der beteiligten Personen anzuführen. Außerdem kann die geschlossene Reposition bei Interposition von Weichteilen und bei zusätzlichen Längsfissuren schwierig und nur gewaltsam möglich sein. Wir bevorzugen daher in solchen Fällen die offene Reposition und temporäre Fixation mit einer Platte, die sich durch zwei Verbrügge-Zangen halten läßt. Dieses Vorgehen vermeidet auch das beim Aufbohren der Markhöhle oder beim Einschlagen des Nagels gelegentlich auftretende Auseinanderbrechen der Hauptfragmente, wie z.B. bei röntgenologisch nicht erkennbaren Längsfissuren (Abb. 6).

Für die richtige und stabilitätsgewährleistende Plazierung eines Marknagels sollte die Markhöhle nur so weit aufgebohrt werden, daß der Marknagel proximal und distal der Fraktur auf einer Strecke von 4 bis 6 cm wandschlüssig liegt. Diese Forderung ist jedoch nur bei den klassischen Indikationen, d.h. bei den Quer- und kurzen Schrägfrakturen im mittleren Drittel des Femur oder der Tibia, zu erfüllen. Dies ist für uns auch die klare Indikation für die intramedulläre Stabilisierung.

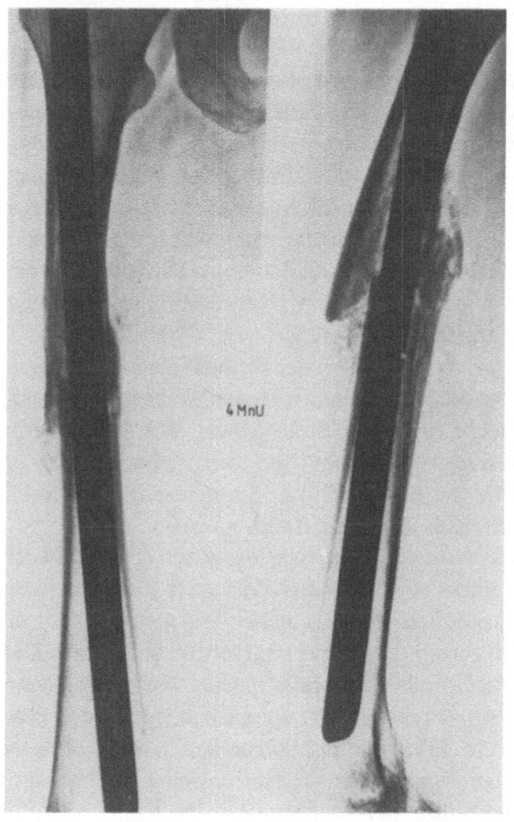

Abb. 6. Aufgebrochenes proximales Fragment bei Oberschenkelmarknagelung (*4MnU* 4 Monate nach Unfall)

Bei richtiger Indikation und Technik bietet die Markraumosteosynthese als einzige Methode den Vorteil der frühzeitigen Belastbarkeit. Es ist jedoch zu berücksichtigen, daß die intramedulläre Stabilisierung nur dann auch die erforderliche Rotationsstabilität gewährleistet, wenn der Nagel der Markhöhle proximal und distal weit genug anliegt und insgesamt eine ausreichende Länge hat. Aus diesem Grund ist das Aufbohren der Markhöhle unumgänglich.

Die *Plattenosteosynthese* ist an den langen Röhrenknochen der oberen Gliedmaßen bei gegebener Indikation die Methode der Wahl. Wir verwenden sie aber auch häufig an den unteren Extremitäten.

Die *Anlage der Platte* sollte grundsätzlich auf der *Zugspannungsseite* erfolgen. Nur auf diese Weise läßt sich unter Ausnutzung der biomechanischen Verhältnisse eine gleichmäßige interfragmentäre Kompression erzeugen. Da sich dieser Effekt am besten durch die zusätzliche Anwendung des Plattenspanners erzielen läßt, muß die gerade Platte etwas vorgebogen werden, damit ein Auseinanderklaffen der Fraktur im Bereich der plattenfernen Kortikalis vermieden wird. Alle sog. selbstspannenden Platten haben nur einen sehr begrenzten Spannweg. Der mit dem Plattenspanner ausgeübte Druck läßt sich verstärken, wenn nach dem Spannen das bruchspaltnahe Schraubenloch der DC-Platte exzentrisch besetzt wird.

Für das *Festdrehen der Schrauben* wie auch für das Anziehen des Plattenspanners gilt, daß diese Vorgänge unter Kraftanwendung, aber nicht ohne Gefühl zu erfolgen haben. Das *behutsame Eindrehen des Gewindeschneiders* und der Schraube und die genaue, gleichbleibende Wahrung der Achse des Bohrloches sind von wesentlicher Bedeutung, wenn das Schraubengewinde im Knochen festen Halt finden soll. Wenn Gewindeschneider und Schraube gefaßt haben, drehen sie sich im Selbstvortrieb ohne jeden Druck selbst ein. Auf keinen Fall darf das maschinelle Schneiden des Gewindes für eine sog. Zugschraube eingesetzt werden, weil es dabei auf besondere Präzision ankommt, wenn die Zugschraube die gegenüberliegende Kortikalis sicher fassen und damit interfragmentäre Kompression ausüben soll. Da diese Schrauben im allgemeinen nicht senkrecht zum Knochen eingebracht werden und außerdem die Lage einer evtl. erforderlichen Neutralisationsplatte berücksichtigt werden muß, ist hier die Wahrung der durch das Bohrloch vorgegebenen Achse beim Gewindeschneiden besonders wichtig, da durch Verkanten des Gewindeschneiders ein minderwertiges Gewinde geschnitten wird.

Jeder *Knochendefekt im Bereich des Bruchs,* vor allem der plattenfernen Frakturzone, muß primär mit Spongiosa aufgefüllt werden, um die erwähnten Wechselbiegebeanspruchungen zu vermeiden. Das gilt auch, wenn an dieser Stelle kleine, aber völlig denudierte Kortikalisfragmente vorliegen, die besser zu entfernen und durch Spongiosa zu ersetzen sind. Die Revaskularisation geht schneller im Bereich der Spongiosa im gut durchbluteten Lager vor sich, als in einem sequestrierten Kortikalisfragment (Abb. 7a–c).

Die Erzielung eines stabilen Verbunds wird bei *Trümmerfrakturen,* die wir häufig wegen der erst nach 4 bis 6 Wochen zu erwartenden Revaskularisation der Einzelfragmente verzögert operativ angehen, nicht immer möglich sein. In solchen Fällen ziehen wir die Adaptation der Trümmerzone unter Stabilisierung der Hauptfragmente über eine überbrückende Platte der mosaikartigen Reposition und Verschraubung aller Einzelfragmente vor, da ein solches Vorgehen wegen der unumgänglichen zirkulären Freilegung der Fragmente zu avaskulären aseptischen Sequestern führen muß. Solche nicht durchbluteten Kortikalisfragmente müssen, wie bei einer autologen Transplantation, über den langdauernden vollständigen Umbau in den Knochen reintegriert werden (Abb. 8a, b).

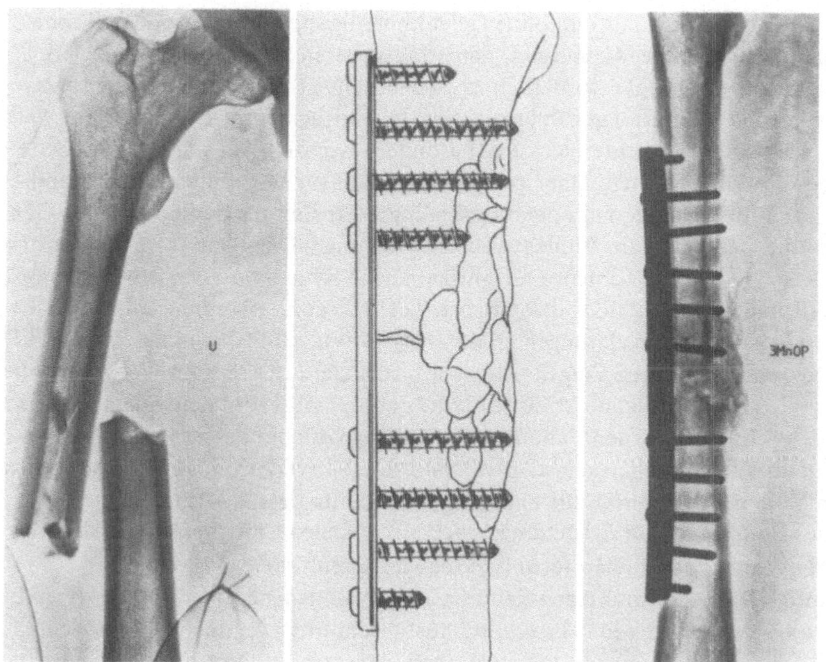

a–c

Abb. 7.a Oberschenkelschafttrümmerbruch im proximalen Drittel, **b** Schemazeichnung mit Verplattung und Spongiosa gegenüber der Platte, **c** Röntgenbild (*U* Unfall, *3 MnOp* 3 Monate nach Operation)

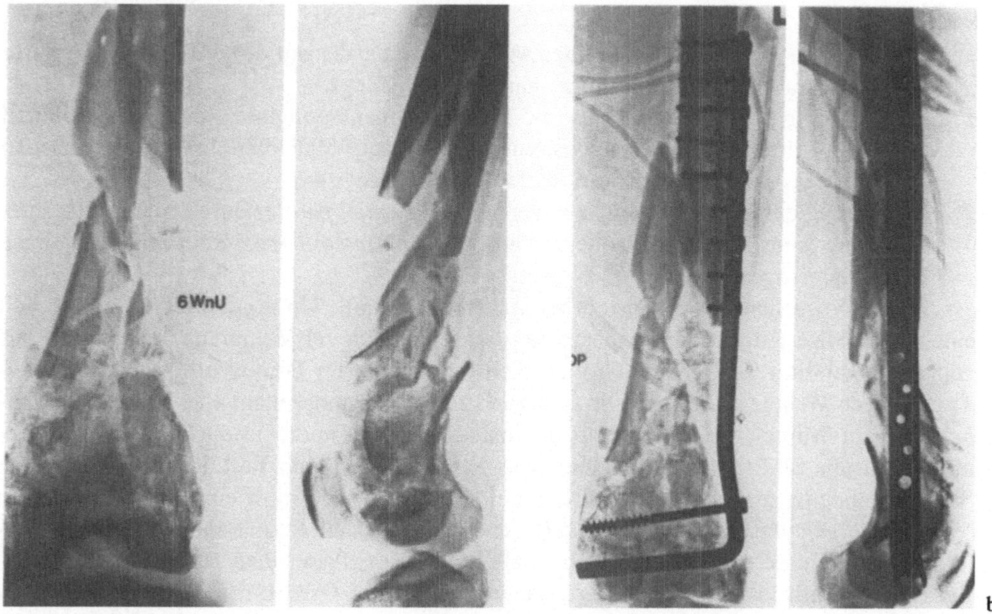

a b

Abb. 8.a Suprakondyläre Trümmerfraktur des Oberschenkels 6 Wochen nach Unfall (*6WnU*) und Extension (ohne Gelenkfraktur); **b** Versorgung mit Kondylenplatte 6 Wochen nach Unfall und reichlich Spongiosa (*OP* Operation)

Die *gelenknahen Frakturen* mit und ohne Gelenkbeteiligung bieten besondere Probleme. Gerade hier gilt als oberster Grundsatz, den Frakturbereich nicht mehr freizulegen, als es für die Übersicht unbedingt erforderlich ist. Außerdem ist in Gelenknähe die sparsame Verwendung metallischer Fremdkörper aus dem Kleinfragmentinstrumentarium wegen der häufig erschwerten Weichteildeckung besonders wichtig. Auf der anderen Seite muß aber gerade die Osteosynthese einer gelenknahen Fraktur unbedingt Übungsstabilität gewährleisten, da die trauma- und operationsbedingte Einsteifung des betroffenen Gelenks über intra- und periartikuläre Bindegewebsentwicklung sowie über vor allem narbige Kontrakturen der beteiligten Sehnen und Muskeln sehr schnell vor sich geht. Eine zusätzliche äußere Ruhigstellung ist hier deletär. Die Technik der Versorgung solcher Frakturen stellt besonders hohe Anforderungen an den Ausbildungs- und Trainingszustand des Operateurs. Wegen der oft fatalen Folgen, die eine insuffiziente Osteosynthese einer solchen Fraktur zur Folge haben kann, ist zu fordern, daß der Arzt, der sich einem solchen Eingriff nicht gewachsen fühlt, den Patienten nach bestmöglicher geschlossener Reposition der Fraktur und Ruhigstellung im Gipsverband dorthin verlegt, wo die personellen und technischen Voraussetzungen für die endgültige Versorgung gegeben sind.

Ein typisches Beispiel ist der Stauchungsbruch der distalen Tibiametaphyse, des sog. Pilon tibial, dessen Versorgung zu den technisch schwierigsten Osteosynthesen zählt.

Zu den häufigsten Gelenkfrakturen gehören die verschiedenen *Verrenkungsbrüche des oberen Sprunggelenkes,* deren Versorgung technisch meist einfach ist und einen Standardeingriff darstellen. Die Erfahrung zeigt aber, daß gerade hier durch Nichtbeachtung des technischen und biomechanischen Konzepts schwere Fehler gemacht werden. Wir ziehen die Sofortversorgung innerhalb der 6-Stunden-Grenze der Operation nach einer Woche nach Rückgang des postoperativen Ödems vor. Aus der Einschätzung der Bedeutung der einzelnen Knöchelgabelabschnitte ergibt sich die Reihenfolge des operativen Vorgehens:

1. *Anatomische Wiederherstellung des Außenknöchels,* die mit der AO-Drittelrohrplatte und Zugschrauben praktisch immer einwandfrei gelingt.
2. *Stabilisierung des Innenknöchels* mit 2 Kleinfragmentspongiosaschrauben, die einmal auf Grund ihrer geringen Dimensionierung der sog. Malleolarschraube vorzuziehen sind und zum anderen die Rotationsstabilität sichern.
3. Versorgung des ganz oder teilweise zerrissenen *Bandapparates* durch Adaptionsnähte.
4. Fixierung eines evtl. vorhandenen großen *Volkmann-Dreiecks* durch zusätzliche Kleinfragmentschrauben.

Dieses Vorgehen gewährleistet bei richtiger Technik Übungsstabilität. Findet sich eine vollständige Ruptur der Syndesmose – einschließlich der Membrana interossea – mit völliger Instabilität der Gelenkführung nach durchgeführter Osteosynthese im Sinne des Typs C nach Weber, so bringen wir zusätzlich zur Syndesmosennaht eine sog. *Stellschraube* in einem Winkel von 30° knapp oberhalb der Syndesmose in die Fibula ein. Es genügt, wenn die Stellschraube die fibulanahe Kortikalis der Tibia faßt. Keinesfalls soll eine Stellschraube nur zur Sicherung der Naht der vorderen Syndesmose eingebracht werden.

Die *hüftgelenknahen Oberschenkelfrakturen,* bei denen es sich überwiegend um Verletzungen des höheren Lebensalters handelt, stellen im allgemeinen eine absolute Indikation zur operativen Versorgung dar. Dabei sind für die Osteosynthese beim biologisch Jüngeren einige Besonderheiten zu beachten: Die medialen oder lateralen Schenkelhalsfrakturen werden so – am besten offen – reponiert, daß die Frakturflächen über die Teil- und muskuläre Belastung unter axiale Kompression gebracht werden. Bei sehr steil ver-

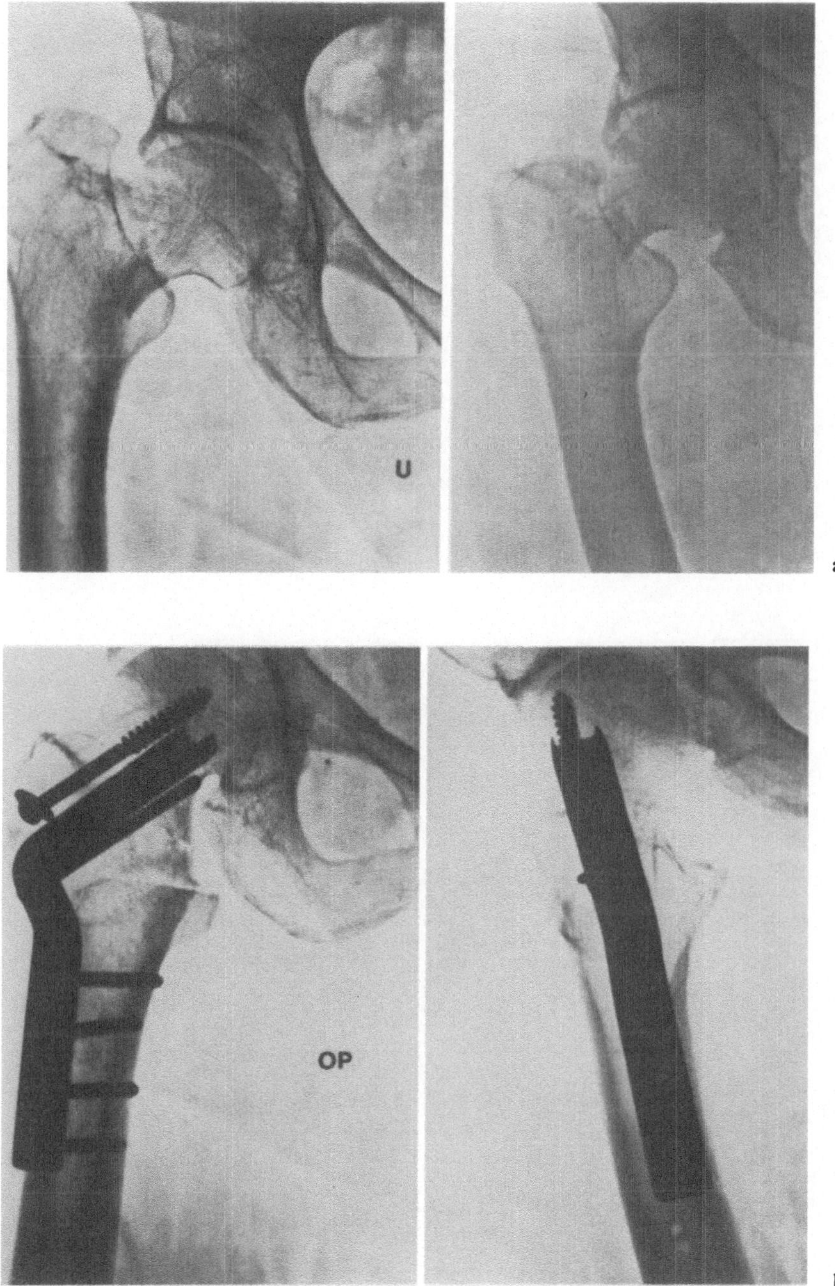

Abb. 9.a Laterale Schenkelhalsfraktur Pauwels III bei 59jährigem; **b** Primäre Valgisierung durch Osteotomie und Verplattung mit Verschraubung

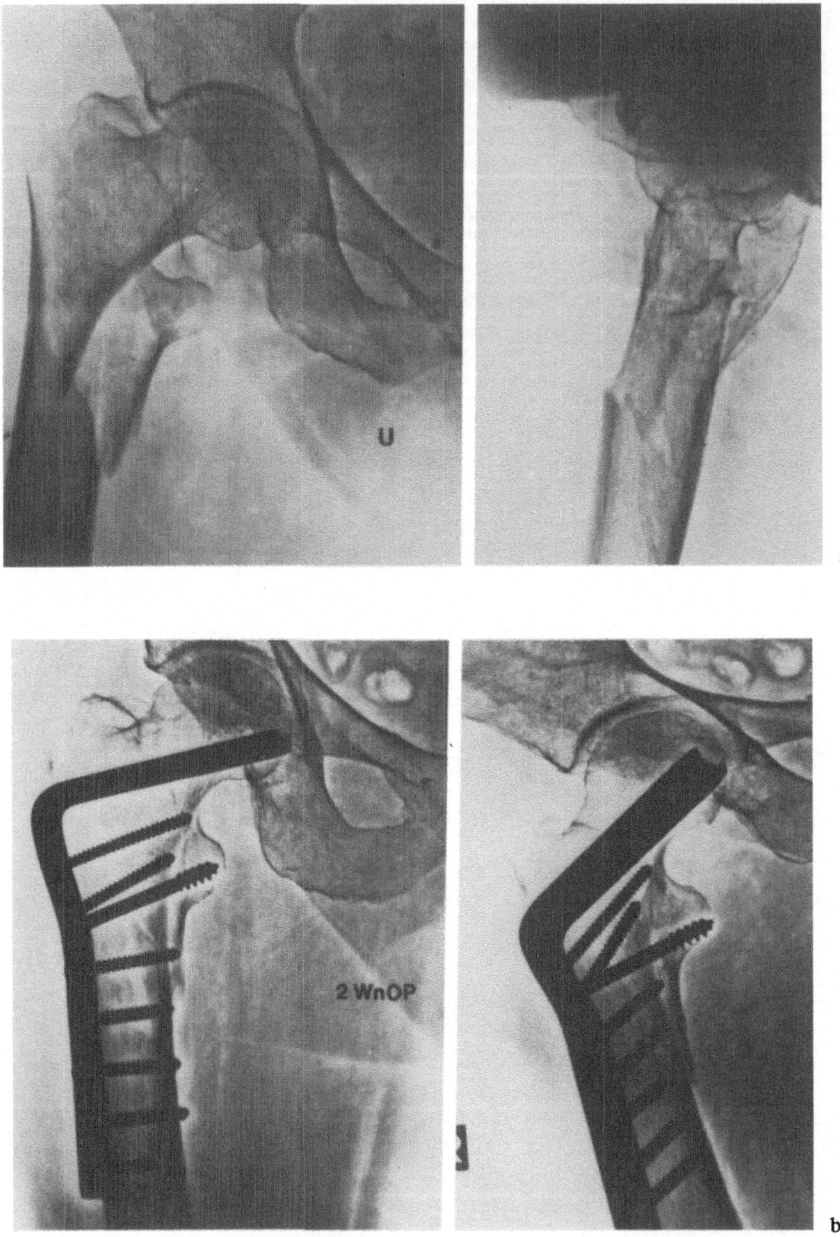

Abb. 10. **a** Pertrochantäre Fraktur mit ausgesprengtem Trochanter minor; **b** nach Versorgung mit Kondylenplatte und Anschraubung des Trochanter minor (*2WnOP* 2 Wochen nach Operation)

laufenden Bruchlinien kann dieser zur Heilung unabdingbare Effekt entsprechend der Einteilung der verschiedenen Frakturtypen nach Pauwels nur durch eine primäre, intertrochantäre valgisierende Umstellung erreicht werden (Abb. 9a, b).

Die traumabedingte, schicksalsmäßige Kopfnekrose kann durch keines der verschiedenen Verfahren verhindert werden. Bei den *pertrochantären Frakturen* fehlt nicht selten auf Grund einer Kortikalistrümmerzone oder dem ausgesprengten Trochanter minor die mediale Abstützung. In solchen Fällen ist eine primäre Spongiosaplastik oder die Stabilisierung des Trochanter minor angezeigt, wenn nicht durch eine Überkorrektur im Sinne einer primären Valgisierung ausreichende Stabilität erreicht werden kann. Als Osteosynthesematerial verwenden wir bei den Schenkelhalsfrakturen die 130°-Platte und bei den pertrochantären Frakturen, die gleiche Platte sowie zunehmend die Kondylenplatte (Abb. 10a, b).

Bei sehr alten Patienten mit einer *hochgradigen Osteoporose* wie auch bei Tumoren kann bei ausgedehnten pertrochantären Trümmerfrakturen in seltenen Fällen eine *Verbundosteosynthese* mit Palacos oder eine Totalendoprothese angezeigt sein. Verbundosteosynthesen führen wir nur bei absolut zwingender Indikation und niemals bei nichtpathologischen Frakturen jüngerer Menschen durch (Abb. 11a–d).

Bestimmte Formen der pertrochantären Frakturen und die subtrochantären Frakturen ausschließlich lassen sich vorteilhaft mit der Kondylenplatte versorgen. Gegenüber der 130°-Winkelplatte bietet die Kondylenplatte den Vorteil, daß eine interfragmentäre Kompression ausgeübt werden kann.

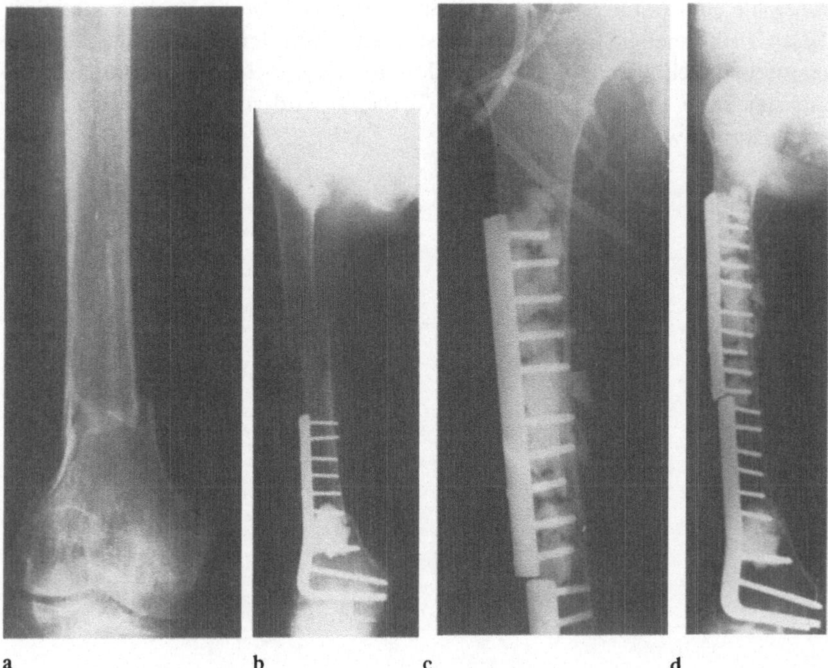

a b c d

Abb. 11.a 56jähriger Mann. Spontanfraktur suprakondylär am Oberschenkel. Hochgradige Altersosteoporose (*vOp* vor Operation); **b** Verbundosteosynthese mit Kondylenplatte (*6Wn1.Op* 6 Wochen nach 1. Operation); **c** weitere Schaftfraktur mit Platte und Verbundosteosynthese und Spongiosa. Histologie s. o. (*2.OP* 2. Operation); **d** 5 Monate nach 2. Operation. Volle Belastbarkeit (*5Mn2.Op*)

Die heute zahlreichen *Mehrfachfrakturen* mit mehreren Brüchen an einer Gliedmaße oder mit verschiedener Lokalisation erfordern eine immer wieder individuelle Entscheidung in der Dringlichkeit ihrer Versorgung, denen aber einige Grundsätze voranzustellen sind:

Offene Frakturen 3. Grades sind sofort zu versorgen und mit einer stabilen Osteosynthese – häufig, vor allem an der Tibia, mit dem Fixateur externe – zu versehen. Wenn an einer Gliedmaße eine Osteosynthese durchgeführt wird, so müssen auch die übrigen Frakturen übungsstabil versorgt werden, um den Vorteil der operativen Behandlung – mit den bekannten Risiken – nutzen zu können. Dies kann auch in mehreren Etappen erfolgen. Die Gelenkfrakturen, vor allem Hüftpfannenfrakturen, stehen in der Dringlichkeit ihrer Versorgung obenan. Die Stabilisierung von Schaftfrakturen kann gleichzeitig oder in einem Zweiteingriff erfolgen. Eine Osteosynthese darf aber niemals zu einer Gefährdung des Polytraumatisierten führen.

Zusammenfassung

Die Osteosynthese bedarf wie jeder chirurgische Eingriff einer klaren Indikation. Hierbei wird nicht nur die Technik und das Vorgehen der Operation am Knochen festgelegt, sondern auch und vor allem die Art der Stabilisierung bestimmt. Die Indikation und die Technik der Osteosynthese müssen sich nach biomechanischen Gesichtspunkten richten. Dies gilt in gleicher Weise für die Art der Stabilisierung, wie z.B. Nagel oder Platte. Erstrebt wird immer die übungsstabile Osteosynthese. Nur diese läßt die Vorteile erreichen, die wir mit diesen risikoreichen Operationen erstreben. Nach der Technik des Eingriffs kommt der gesamten Durchblutung der Weichteile und des Knochens schon bei der Indikation eine entscheidende Bedeutung zu. Diese Tatsache wird vor allem bei der Freilegung des Knochens immer wieder vernachlässigt.

Osteosynthesemöglichkeiten bei Stabilisierungsverfahren im Bereich der Halswirbelsäule

A. Skuginna und E. Ludolph

Operative Stabilisierungsverfahren im Bereich der Halswirbelsäule – sei es zur Behebung anlagebedingter Veränderungen oder nach Verletzungen – haben in den vergangenen Jahren an Bedeutung gewonnen. Bevorzugt werden dabei immer mehr Fusionsverfahren, die vom ventralen Zugang her durchgeführt werden. Die gebräuchlichsten Techniken sind dabei die Verfahren nach Robinson (1975), Cloward (1963) sowie Bailey (1974). Im Idealfall findet der Span dabei eine feste Verankerung, so daß eine zusätzliche Sicherung gegen ein Abrutschen nicht erforderlich ist. Dies gilt sowohl für Knochenrundblocks (Dübel) als auch für Knochenlangblocks, die für die Überbrückung von mehreren Bandscheibenräumen Verwendung finden. Insbesondere nach knöchernen Verletzungen mit Instabilität besteht jedoch die Möglichkeit, daß eine sichere interkorporale Stabilisierung eines Wirbelzwischenraumes nicht gewährleistet ist. Allein in diesen Fällen, bei denen der Chirurg schon während der Operation von dem dauerhaften Sitz des eingebrachten Knochenspans nicht überzeugt ist, sollte ein zusätzliches Fixationsverfahren zur Anwendung kommen.

Von Cloward (1963) wurde in derartigen Fällen die Drahtfixierung beschrieben, wobei der Draht durch vorgebohrte Löcher des eingelegten Knochenspans geschoben und um die Rückwand des Wirbelkörperrestes geschlungen wird. Dieses Verfahren birgt jedoch einige wesentliche Gefahren in sich, da es zur Einreißung von periduralen Venen und der Dura selbst kommen kann. Eine gefahrlose Anwendung der Drahtfixierung ist dagegen bei dorsalen Stabilisierungsverfahren im Bereich der Halswirbelsäule möglich. Von Junghanns (1973) wurde die interkorporale Verankerung einer Lochplatte empfohlen, die gebogen eingebracht und durch Aufbiegen verankert wird. Durch eine Drahtumschlingung wird der ventral der Platte eingebrachte Knochenspan fixiert.

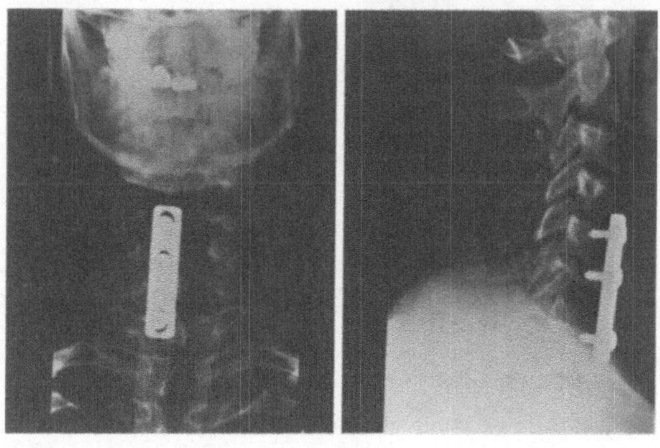

a b

Abb. 1a und b. Spondylodese C5/7. **a** Überdimensionierte Platte, **b** zu kurze Schrauben

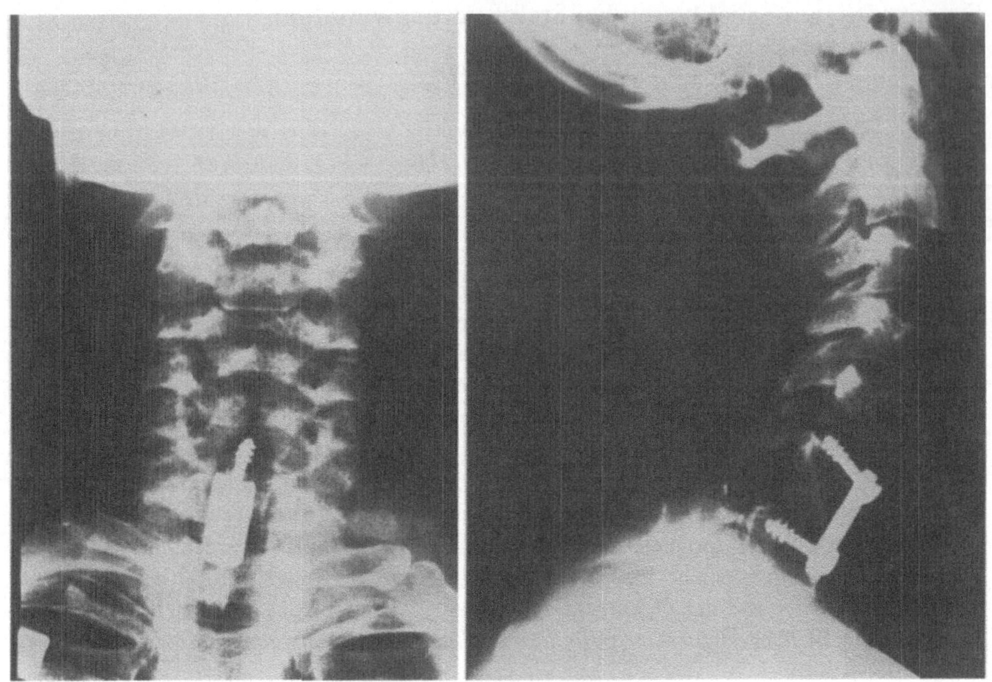

Abb. 2a, b Spondylodese C6/7. Kleinfragmentinstrumentarium der AO

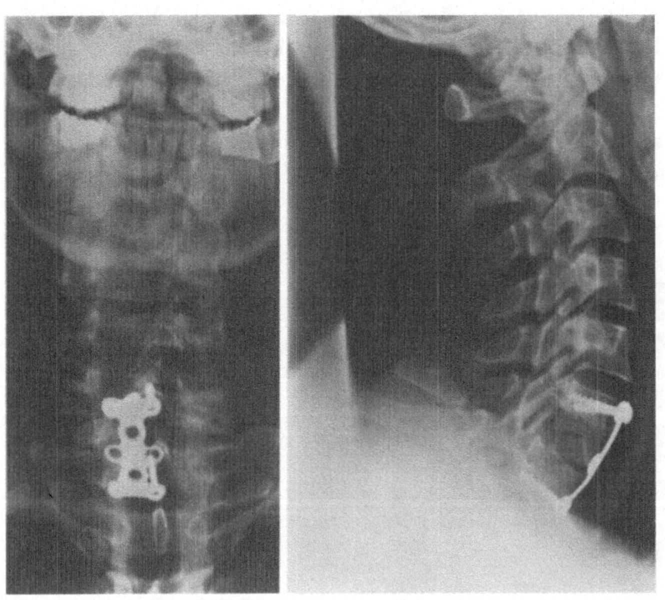

a

Abb. 3a, b. Spondylodese C6/7. Spezielle, H-förmige Platte der AO. a Postoperative Kontrolle, b Ausheilungsbild nach 14 Monaten

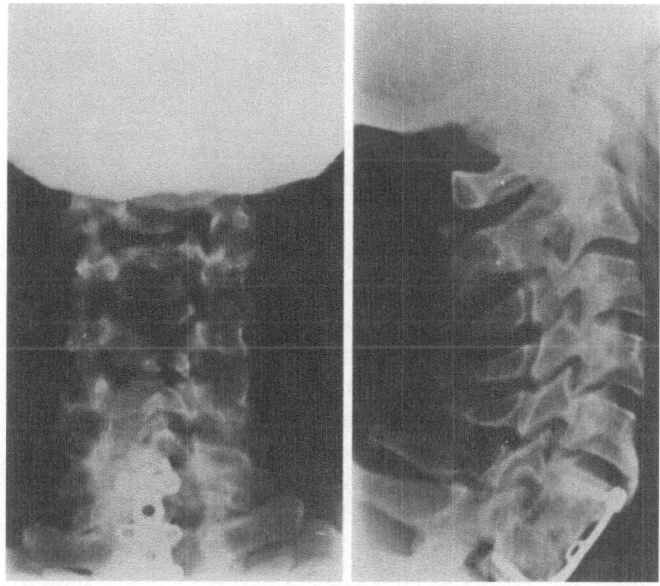

Abb. 3b

Die Anbringung von Osteosynthesematerial unmittelbar von ventral an den verletzten Halswirbelsäulenbereich wird von verschiedenen Autoren generell abgelehnt. Es wird dabei die Gefahr der Einengung des prävertebralen Raumes mit den entsprechenden anatomischen Strukturen hervorgehoben. Weiterhin wird auf die ungünstigen Auswirkungen von Narben- und Schwielenbildungen hingewiesen. Bei in Relation zu Halswirbelkörpern überdimensionierten Osteosynthesematerialien sind derartige Einwände durchaus verständlich (Abb. 1a, b). Wir verwenden in unserer Klinik das Kleinfragmentinstrumentarium der Arbeitsgemeinschaft für Osteosynthese (AO), das derartig dimensioniert ist, daß die oben angegebenen Nachteile entfallen (Abb. 2a, b). Dies gilt insbesondere für die speziell für die Halswirbelsäule konstruierte H-förmige Platte der AO. Abschließend möchten wir nochmals betonen, daß unserer Erfahrung nach die zusätzliche Metallfixation bei ventralen Fusionsverfahren im Bereich der Halswirbelsäule nur selten erforderlich ist (Abb. 3a, b).

Technik der Weiss-Feder-Operation bei Wirbelbrüchen

U. Bötel

Die Wirbelsäule ist als stark bewegliches Achsenorgan mit einer Vielzahl von Bewegungssegmenten ausgestattet, weshalb Osteosynthesen an der Wirbelsäule nur schwer ausgeführt werden können. Bei einer Stabilisierung der Wirbelsäule müssen immer Gelenke überbrückt werden. Wegen der starken Hebelkräfte sind starre Osteosynthesematerialien erheblichen Belastungen an den Endpunkten ausgesetzt, wodurch es bei Frühbelastungen zu Materiallockerungen und Ausrissen kommt. Besonders wünschenswert ist deshalb ein Verfahren, das einerseits eine Frühmobilisation durch ausreichende Stabilisation ermöglicht, andererseits der Dynamik der Wirbelsäulenbeweglichkeit besser entgegenkommt. Dies hat Weiss (1975) zur Entwicklung einer dynamischen Spondylodese mit Hilfe von Spiralfedern, die an den Wirbelbögen verankert werden, geführt. Das Verfahren ist geeignet vor allem für Kompressionsverrenkungsbrüche des thorakolumbalen Übergangs, bei denen die Wirbelkörperhinterkante noch intakt ist. Besonders gute Ergebnisse sind dann zu erzielen, wenn es sich um Verrenkungen mit Vorderkantenabscherungen handelt, da sich gerade diese Verletzungen anatomiegerecht reponieren lassen.

Ziel der operativen Wirbelsäulenstabilisierung ist:

1. Wiederherstellung einer physiologischen Wirbelsäulenachse
2. Frühzeitiges Verlassen des Bettes durch Stabilisierung
3. Frühzeitige Aufnahme von Geh- und Stehübungen
4. Sicherung der bestmöglichen Rückbildung bei unvollständigen Querschnittlähmungen
5. Frühzeitiger Beginn des Selbsthilfetrainings
6. Vermeidung von Harnstauungen und Venenkomplikationen durch Frühmobilisation.

An OP-Instrumentarium ist neben einer Auswahl von Federn verschiedener Länge und großen und kleinen Befestigungshaken ein Spanngerät für die Feder sowie ein Hakenhalter erforderlich. Zusätzlich müssen 2 kleine Knochenfaßzangen, Knochenstanzen und schmale Lambotte-Meißel vorhanden sein. Bewährt hat sich auch ein scharfer Hakensetzer aus dem Knodt-Instrumentarium. Der Patient wird in Bauchlage auf dem Operationstisch gelagert. Dabei ist eine Kyphosierung zweckmäßig, um bei verhakten Gelenkfortsätzen eine Reposition zu erleichtern. Der Zugang erfolgt über einen Median- oder Paramedianschnitt nach Markierung der Verletzungshöhe. Die Rückenstreckmuskulatur wird von den Dornfortsätzen und Wirbelbögen abgeschoben, das Ligamentum interspinosum bleibt erhalten. In den meisten Fällen ist das verletzte Wirbelsegment gut an der Fehlstellung der Dornfortsätze sowie der vollständigen Zerreißung des Ligamentum interspinosum zu erkennen. Nach Darstellung der Verletzung erfolgt die schonende Reposition mit Hilfe von 2 kleinen Knochenfaßzangen, wodurch sich in der Regel die verhakten Gelenkfortsätze lösen und die Reposition schonend durchführen läßt (Abb. 1). Hierbei kann auch Einblick in den Markkanal gewonnen werden. Falls erforderlich, kann auch eine sparsame Laminektomie durchgeführt werden. Dies war in unserem Patientengut nur in einem Fall notwendig. Nach erfolgter Reposition werden die Kanäle für die Aufnahme der Federhaken vorbereitet. In der Regel werden die Haken 2 Wirbelbögen oberhalb und

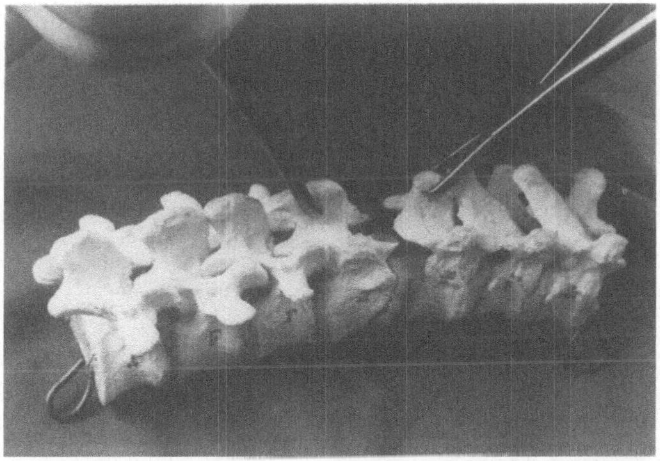

Abb. 1. Reposition der Verrenkung zwischen BWK 11 und 12 mit Hilfe von 2 kleinen Knochenfaßzangen

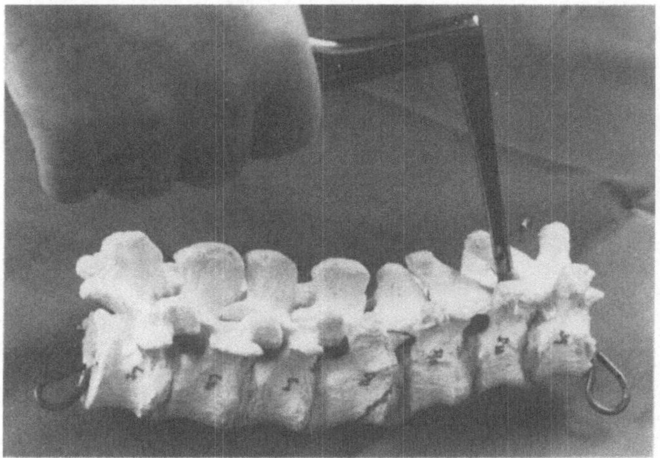

Abb. 2. Vorbereitung des Aufnahmelagers an der BWS mit der Knochenstanze

2 Wirbelbögen unterhalb der Verletzung verankert. Manchmal ist es jedoch notwendig, die Verankerungsbögen in anderer Höhe zu wählen, da darauf zu achten ist, daß der Drehpunkt der Verletzung auch im Mittelpunkt der Federstrecke liegt. An der Brustwirbelsäule wird der Aufnahmekanal dadurch vorbereitet, daß auf der Unterseite der Lamina oberhalb des Aufnahmebogens dornfortsatznah eine Nute ausgestanzt wird. Das Ligamentum flavum darunter wird scharf inzidiert und möglichst exzidiert. Die Vorbereitung des Aufnahmelagers im Bereich der Lendenwirbelsäule ist wesentlich einfacher, da knöcherne Resektionen hier nicht erforderlich sind (Abb. 2). Bei uns hat sich bewährt, das Ligamentum flavum scharf durch Einsetzen des Knodt-Hakensetzers zu durchtrennen (Abb. 3). In dieser Weise werden beiderseits der Dornfortsatzreihe die Kanäle vorbereitet. Jetzt kann die Feder eingesetzt werden. Es erscheint dabei günstiger, nur den Hakenhalter zu

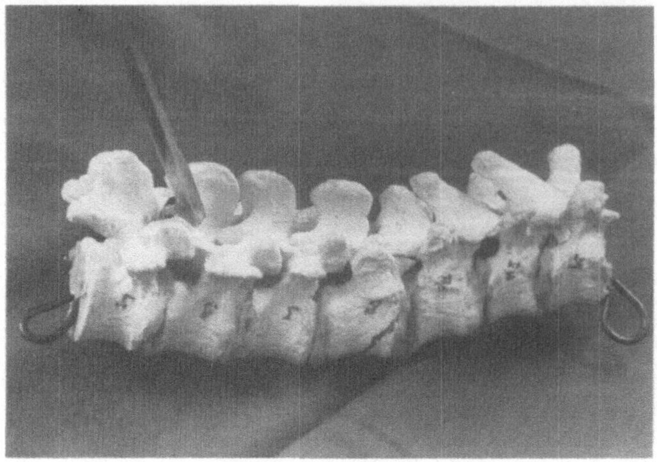

Abb. 3. Scharfe Durchtrennung des Ligamentum flavum mit Knodt-Hakensetzer

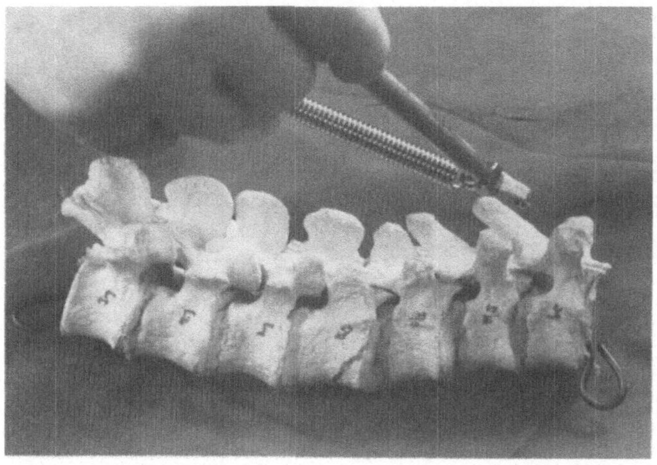

Abb. 4. Verankern des oberen Federhakens mit dem Hakenhalter

benutzen und die Feder von Hand zu spannen, da das Manipulieren mit dem Federspanner nur bei Benutzung kurzer Federn gelingt (Abb. 4). Müssen längere Wegstrecken überwunden werden, reicht die Aufspreizbarkeit des Spanners nicht aus. Die Federn sollen nicht überspannt werden, um eine extreme Lordosierung zu vermeiden. Abschließend wird der feste Hakensitz durch Fingerdruck überprüft (Abb. 5). Nach Einlegen ausreichender Redon-Drainagen erfolgt dann schichtweiser Wundschluß.

Abweichungen von diesem Standardoperationsverfahren sind dann erforderlich, wenn es zur einseitigen oder doppelseitigen Zertrümmerung der Bögen und kleinen Wirbelgelenke gekommen ist. Die Federspannung würde in solchen Fällen entweder zu einer Skoliose oder zu einer vermehrten Lordose führen. In diesen Fällen hat es sich bei uns bewährt, die der Fraktur am nächsten gelegenen Wirbelbögen durch Distraktionsstäbe (Harrington oder Knodt) zu stützen. Es kann dann über den liegenden Distraktionsstäben

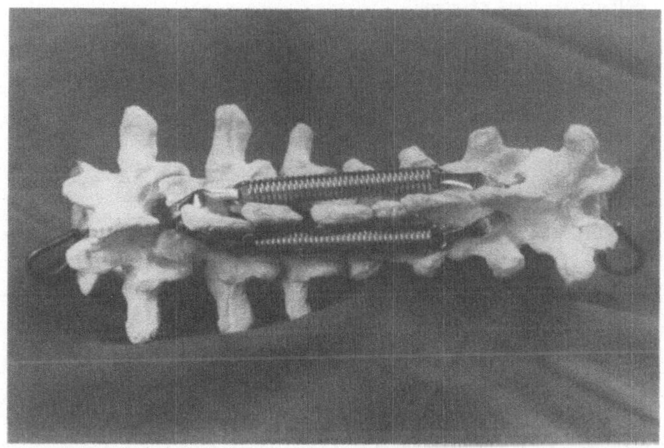

Abb. 5. Fertige Montage der Weiss-Federn am Beispiel eines Verrenkungsbruches des BWK 12

zusätzlich mit der Feder verspannt werden. Teilresektionen der Gelenkfortsatzspitzen sind dann notwendig, wenn sich die Verhakung der verrenkten Gelenkfortsätze nicht in der oben beschriebenen Weise lösen läßt. Die Hauptlast bei axialer Belastung liegt auf der intakten Wirbelhinterkante, weshalb eine axiale Frühbelastung erfolgen kann. Wir beginnen deshalb am 3. Tag nach der Operation mit Stehübungen auf dem Kipptisch und setzen unsere Patienten 14 Tage nach der Operation erstmals in den Rollstuhl unter Fortführung von Stehübungen im Stehbarren. Bei unvollständigen Lähmungen können zu diesem Zeitpunkt auch Gehübungen im Parallelbarren aufgenommen werden.

In der vorbeschriebenen Form haben wir im Verlauf von 2 Jahren 34 Patienten mit Verrenkungsbrüchen der Rumpfwirbelsäule operativ behandelt. Die Mehrzahl der Operationen erfolgte wegen Verletzungen des BWK 12 (12 Fälle) und des LWK 1 (11 Fälle). Je 4mal wurden Verrenkungsbrüche des BWK 11 und des LWK 2 operativ angegangen, 2mal der BWK 9 und einmal der BWK 7. Brüche der mittleren oder oberen Brustwirbelsäule sind nur dann operativ zu behandeln, wenn erhebliche Instabilitäten oder vollständige Verrenkungen vorliegen. Kompressionsteilverrenkungsbrüche der Brustwirbelsäule oberhalb von BWK 10 sind in der Regel durch den knöchernen Brustkorb so gut abgestützt, daß auch bei konservativer Behandlung eine relativ frühe Belastung möglich ist.

Operative Behandlung der Skapulafrakturen

J. Müller-Färber

Die Skapula ist durch einen Muskelmantel vor Läsionen gut geschützt und kann durch ihre Beweglichkeit auf der Thoraxoberfläche den traumatischen Kräften innerhalb gewisser Grenzen ausweichen. Die Skapulafrakturen sind daher selten. Ihre Häufigkeit beträgt weniger als 2 % sämtlicher Frakturen. In der Zeit von 1966 bis 1978 wurden in der Chirurgischen Klinik Bergmannsheil Bochum 75 Patienten mit Skapulafrakturen behandelt, von denen 67 nachuntersucht werden konnten. 63 wurden konservativ, 4 operativ behandelt. Die funktionellen Spätergebnisse waren überwiegend gut oder befriedigend. Die Indikation zur operativen Behandlung ist selten und nur bei Frakturen der Gelenkpfanne und des Skapulahalses mit erheblicher Dislokation gegeben, wobei das Alter der Patienten mitberücksichtigt werden muß. In diesen Fällen kommt es nach funktioneller Behandlung wegen der fehlenden Abstützung der Halsfragmente am lateralen Skapularand meist zu einer Verschiebung der Gelenkfragmente mit Störung des funktionellen Gleichgewichts der Schulterarmmuskulatur. Die dislozierte Pfannenfraktur führt häufig zur Arthrose.

Operatives Vorgehen: Der Patient befindet sich in Bauchlage. Bei der Schnittführung bieten sich 2 Zugänge an:

1. Der Zugang zwischen M. infraspinatus und teres minor. Er ist schonungsvoll und genügend bei lokalisierten Verletzungen. Kranial ist auf die Arteria und den Nervus suprascapularis zu achten.
2. Der Zugang nach Judet. Er ist übersichtlicher und erlaubt eine Gesamtdarstellung der Skapula. Dabei werden der M. deltoideus und infraspinatus von der Spina und vom medialen Skapularand 1 cm vom Ansatz durchtrennt und mit dem M. teres minor von der Skapula abgelöst und mitsamt der Haut nach lateral und distal beiseite gehalten. Nach Eröffnung der Gelenkkapsel von dorsal erfolgt die Reposition. Die Fixation gelingt im allgemeinen mit einer Drittelrohrplatte, die am wulstähnlichen lateralen Skapularand im Sinne einer Abstützung meist guten Halt findet. Nach einer 1–2wöchigen Ruhigstellung im Desault-Verband kann mit der funktionellen Bewegungstherapie begonnen werden (Abb. 1a, b).

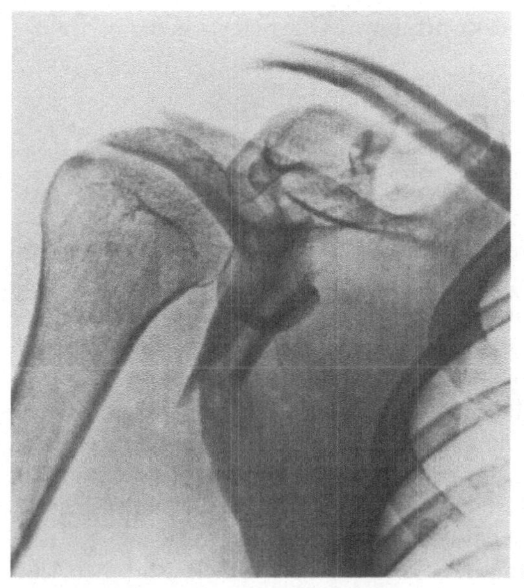

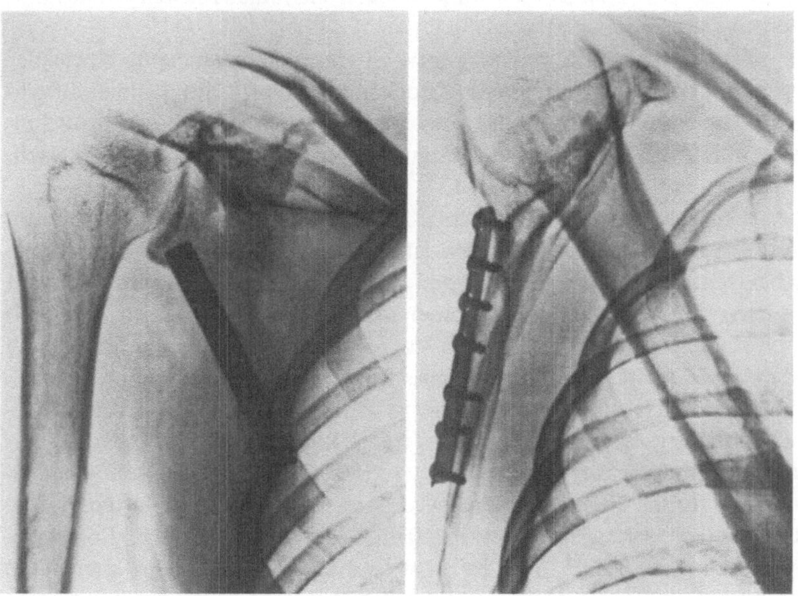

Abb. 1a, b. H.P., 21 Jahre. Erheblich verschobene Schulterblattpfannenfraktur und Schulterblatthalsfraktur. **a** Unfallbild. Stückbruch am Halsansatz. Die verschobenen Pfannen- und Halsfragmente sind nach medial eingestaucht; **b** Skapula in 2 Richtungen 4 Wochen nach der operativen Versorgung. Exakte Wiederherstellung der Gelenkpfanne durch Reposition der Kollumfragmente und Fixation mit einer Drittelrohrplatte am lateralen Skapularand im Sinne einer Abstützung

Operative Versorgung der per- und suprakondylären Oberarmfraktur

I. Scheuer und S. Decker

Per- und suprakondyläre Humerusbrüche treten beim Erwachsenen selten auf. Die intraartikuläre distale Humerusstückfraktur beim Erwachsenen stellt auch heute noch ein therapeutisches Problem dar. Grundsätzlich führt eine langdauernde, ruhigstellende, konservative Therapie zur Ausheilung dieser Brüche, da im gutdurchbluteten metaphysären Oberarmbereich günstige Voraussetzungen zur Knochenbruchheilung vorliegen.

Pseudarthrosen sind bei konservativer Behandlung seltener als bei insuffizienter operativer Therapie distaler Oberarmbrüche. Die lange Ruhigstellung im Gips sowie nicht exakt beseitigte Dislokationen der Ellenbogengelenkfläche führen meist zu hochgradigen Gelenkeinsteifungen und verbliebene Fehlstellungen im Bruchbereich haben häufig unschöne Varusdeformitäten am distalen Oberarm zur Folge.

Die geforderte exakte Wiederherstellung der Gelenkfläche bei Gelenkbrüchen läßt sich nur auf operativem Wege erreichen. Nur mit einer übungsstabilen Osteosynthese in Verbindung mit einer möglichst frühzeitigen funktionellen Therapie läßt sich ein besseres Endergebnis erzielen als durch konservative Maßnahmen.

Der kurze Hebelarm des distalen metaphysären Oberarmhauptfragments sowie der anatomisch vorgegebene, querovaläre schmale Knochenquerschnitt mit kleinen Bruchkontaktflächen erschweren die Osteosynthese. Zusätzlich ergeben sich operationstechnische Schwierigkeiten durch den vorgegebenen Platzmangel sowie der anatomischen Nachbarschaft des Ellenhakens und des Nervus ulnaris.

Wir bevorzugen den dorsalen Oberarmzugang in Bauchlage des Patienten bei freihängendem Unterarm. Aus Gründen der besseren Übersichtlichkeit kann der Sehnenspiegel des M. triceps beidseits seitlich eingekerbt oder auch V-förmig durchtrennt und nach distal geklappt werden. Grundsätzlich sollte immer der N. ulnaris dargestellt und, falls notwendig, nach ventral verlagert werden. Dieses Vorgehen empfiehlt sich besonders bei Bruchverläufen, die im Bereich der Nervus-ulnaris-Rinne liegen, da bekannt ist, daß Nervus-ulnaris-Irritationen auch nach Jahren aufgrund von knöchernen und narbigen Umbauvorgängen im Ellennervenrinnenbereich noch auftreten können.

Die gelenktragenden Fragmente werden zuerst reponiert und mit Zugschrauben fixiert. Das so gewonnene distale Hauptfragment wird dann mit geeigneten Platten im Sinne einer Druckplattenosteosynthese mit dem proximalen Fragment vereinigt. Cerclagen, Schrauben, rush-pins sowie zu kurze und zu schwache Platten sind keine geeigneten Osteosynthesematerialien, da sie die Instabilität nicht sicher beseitigen, zusätzlich eine lange Ruhigstellung im Gips erfordern und dennoch mit einer hohen Pseudarthroserate belastet sind.

T-Platten der AO sind bei suprakondylären Brüchen nur bedingt geeignet, da durch ihren großen Schrauben-Loch-Abstand bei kurzem distalem Fragment nicht genügend Raum zur ausreichenden Plattenfixierung bleibt. Der Plattenprofilquerschnitt von 2 mm scheint bei kräftigen Oberarmen zu schwach dimensioniert zu sein. Zwei seitlich angebrachte Drittelrohrplatten der AO bieten bei frischen per- und suprakondylären Brüchen meist die zur Ausheilung notwendige Stabilität. Bei vorbestehender Pseudarthrose ist eine

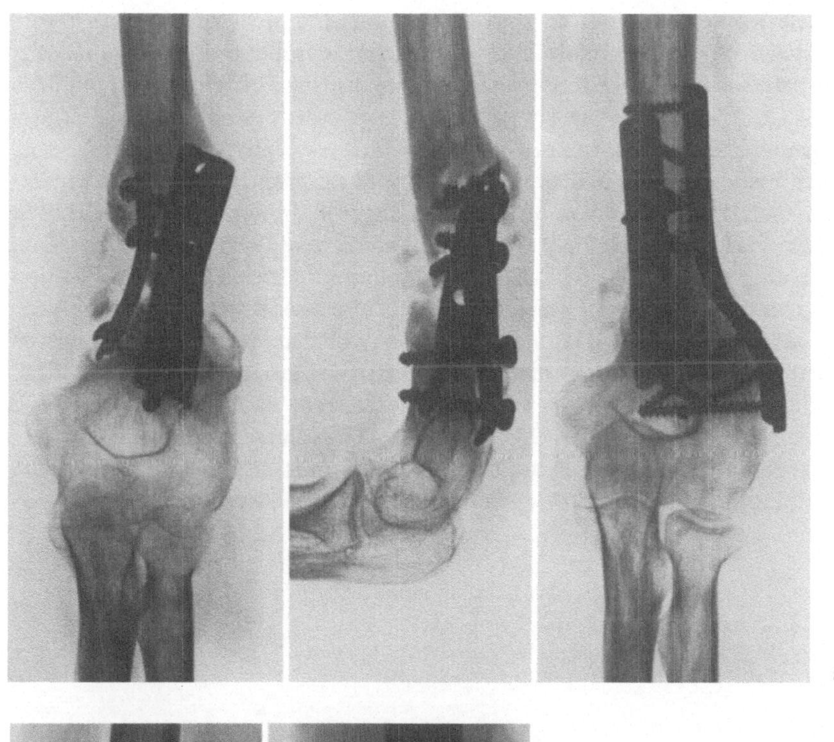

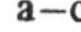

a–c

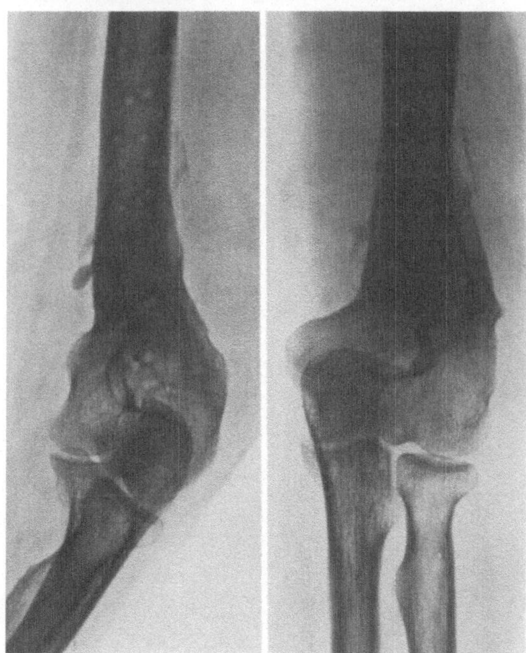

d, e

Abb. 1a–e. 21jährige Frau mit suprakondylärem Oberarmstückbruch nach Sportunfall auswärts mit 2 zu kurzen Platten versorgt. **a,b** Die Patientin kommt 1 Jahr nach dem Unfall mit atropher, belastungsinstabiler Pseudarthrose zur Behandlung; c 4 Monate nach Resektion der Pseudarthrose und Neuverplattung mit 2 kleinen Spanngleitlochplatten lateral und dorsolateral gelegen und zusätzlicher Spongiosaplastik; **d,e** Ausheilungsbild 2 Jahre nach dem Unfall

ausreichende axiale Kompression mit diesen Drittelrohrplatten nicht zu erreichen. Trotz ausgiebiger autologer Spongiosaplastik und zusätzlicher Gipsbehandlung können bei fortbestehender Mikrobeweglichkeit im Pseudarthrosenspalt Drittelrohrplattenbrüche auftreten.

Wir sind dazu übergegangen, grundsätzlich supra- und perkondyläre Oberarmbrüche, insbesondere auch Pseudarthrosen in diesem Bereich, mit zwei kleinen Spanngleitlochplatten der AO mit einer Profilstärke von 3 mm zu versorgen (Abb. 1a–e). Biomechanisch günstig liegen diese Platten, wenn eine Platte lateral und die zweite Platte dorsolateral am distalen Oberarm angelegt wird. Beide Platten werden immer gleichzeitig, nach Fixation am distalen Fragment nach proximal gespannt, um so durch zusätzliche axiale Kompression Stabilität zu erreichen. Bei den meist operativ vorbehandelten suprakondylären avitalen Pseudarthrosen ist es empfehlenswert, zur Schaffung großer durchbluteter Knochenkontaktflächen, den Pseudarthrosenbereich zu resezieren, da Längenverluste von 2 bis 3 cm funktionell am Oberarm unerheblich sind. Die Ausheilung dieser schmerzhaften, belastungsinsuffizienten Pseudarthrosen am distalen Oberarm ist in Verbindung mit einer ausgedehnten autologen Spongiosplastik, auch noch nach Jahren zu erreichen.

Neukonzipiertes Op-Set mit Drahtseilen, Seilspanner und Seilschloß für Zuggurtungsosteosynthesen

R. Labitzke

Die Forderung nach unbedingter Stabilität ist für Plattenosteosynthesen bei Beachtung biomechanischer Regeln erfüllbar geworden; die Verwendung von Draht setzt ihrer Realisierung hingegen Grenzen, die klinisch immer wieder offenbar werden. So ist wohl jedem von uns wiederholt bei Anlegung einer Zuggurtung gerade in dem Moment, da die Anspannung des Cerclagedrahts gelungen schien, der Zwirbel gebrochen. Die mühsam erreichte Reposition ging verloren, die Osteosynthese mußte erneuert werden. Um überhaupt Spannung auf den Draht zu bringen, wird er doppelt verzwirbelt. Trotzdem ist die Lockerung der Osteosynthese während der funktionellen Nachbehandlung die Hauptgefahr und Ursache vielfältiger Heilungsstörungen, wie sekundäre Dislokation mit Stufenbildung und nachfolgender Inkongruenzarthrose oder Ausbildung einer Pseudarthrose, geblieben.

Schuld an allem ist, obwohl der Operateur geschickt zu Werke geht, die Widerspenstigkeit des handelsüblichen Cerclagedrahts, der im technischen Sinn Bindedraht darstellt.

Durch ein normiertes Implantat mit passendem Werkzeug[1] werden diese Ärgernisse und die aus ihnen resultierenden verschlechterten Behandlungsergebnisse der Vergangenheit angehören. Das Entscheidende der Neueinführung sind konfektionierte Draht*seile*

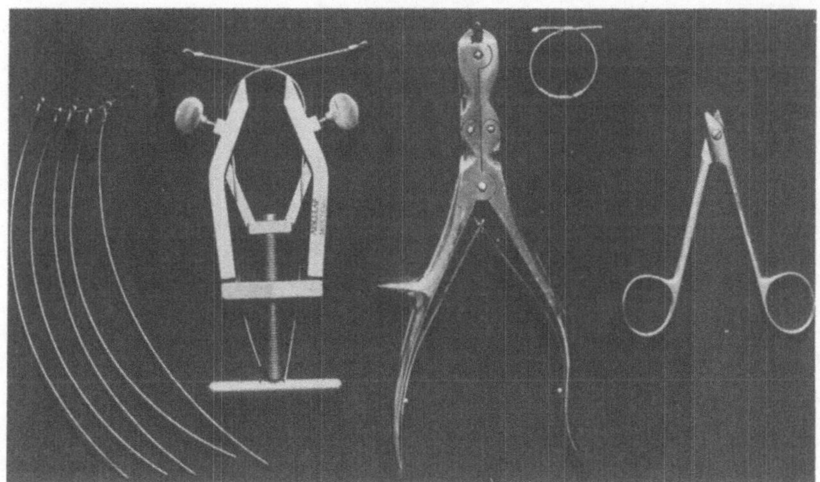

Abb. 1. Neu konzipiertes Op-Set mit Drahtseilen, Seilspanner, Plombenzange und Seilschere. Die Seile werden mittels ihrer Ösen an Kirschner-Drähten bzw. an Schrauben verankert und in gespanntem Zustand verplombt. Vorteile: einfache Handhabung und schwundsichere Verspannung

1 Hersteller Aesculap-Werke AG, Tuttlingen

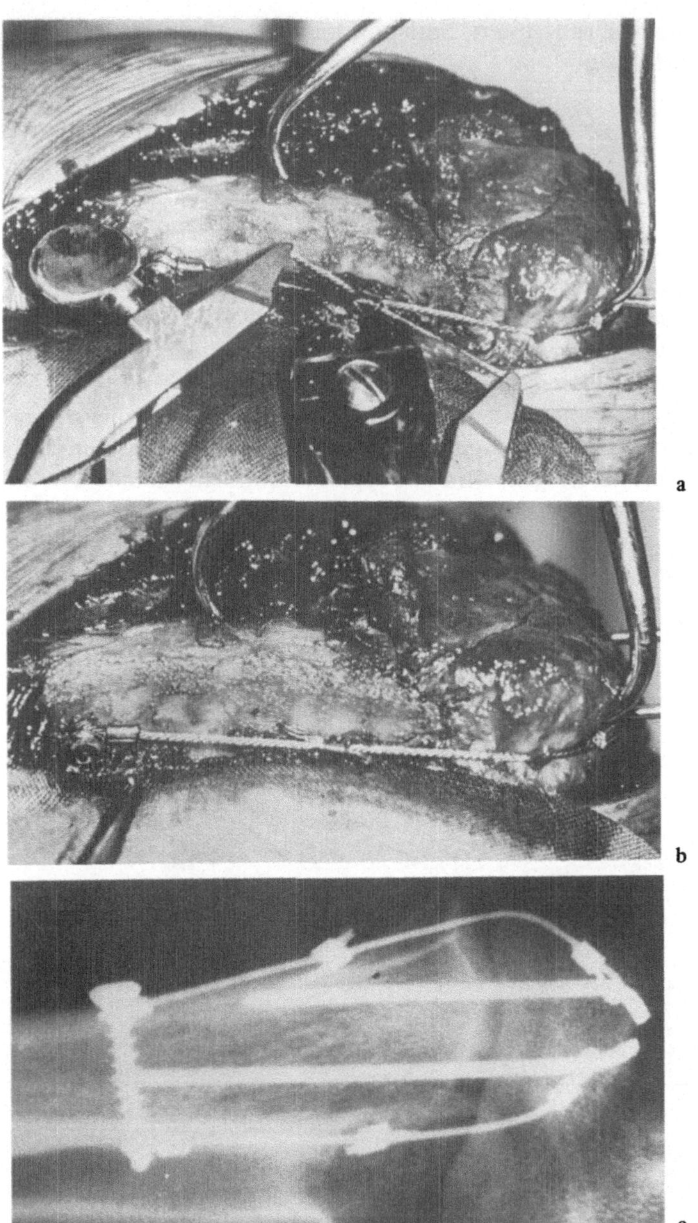

Abb. 2a–c. Osteosynthese einer Olecranonfraktur mit normierten Drahtseilen. **a** Verplombung zwischen den Branchen des geöffneten Seilspanners; **b** Osteosynthese einer Seite beendet, die starke Anspannung des Seils ist deutlich erkennbar; c Röntgenaufsicht

aus ca. 50 Einzeldrähten, deren Öse „spielend" über Kirschner-Drähte und Schraubengewinde paßt. Ihre Zugbelastbarkeit beträgt über 70 kg. Sie werden über ein Spanngerät unter Zug gesetzt und mit kleinen Plomben durch Zangendruck verplombt.

Der Vorteil der wesentlich einfacheren Handhabung des neu entwickelten Materials und die feste, schwundsichere Verspannung geht aus Abb. 1 und 2a–c deutlich hervor.

An der Unfallchirurgischen Abteilung des Universitätsklinikum Essen werden Patella- und Olecranonfrakturen nur noch mittels *lateraler* Zuggurtung versorgt, einem Verfahren, das hohe Stabilität gewährleistet und einer ersten klinischen Überprüfung standhielt:

Die Nachuntersuchung von 45 Patella- und Olecranonfrakturen nach Versorgung mit lateraler Zuggurtung (zum überwiegenden Teil noch mit dem üblichen Osteosynthesematerial), zeigte in allen Fällen knöchernen Durchbau und in über 90 % freie Funktion, obwohl knapp 2/3 der frischen Frakturen Mehrfragmentbrüche waren und außerdem 5 Pseudarthrosen und 4 sekundäre Distraktionen nach 1–3maliger konventioneller Voroperation das Krankengut kompliziert hatten.

Osteosynthesen bei Speichenköpfchenfrakturen

S. Decker und I. Scheuer

Das Speichenköpfchen spielt im Bereich des Ellenbogengelenks für die Unterarmdrehfähigkeit eine wichtige Rolle; es ist gleichzeitig für die Stabilisierung der Gelenkachsen mitverantwortlich.

Isolierte und mit anderen Verletzungen des Ellenbogengelenks kombinierte Läsionen des Radiusköpfchens sind relativ häufig (10 % der Ellenbogenverletzungen), und verbleibende Fehlstellungen nach dislozierten Frakturen haben eine ungünstige Prognose in funktioneller Hinsicht.

Speichenköpfchenbrüche im Sinne von Rand- oder Meißelfrakturen ohne oder mit nur geringer Dislokation sollten konservativ frühfunktionell behandelt werden. Die funktionellen Resultate der konservativen Behandlung sind in diesen Fällen gut, wie 1978 eine Nachuntersuchung von 44 Patienten mit Radiusköpfchenfrakturen aus unserer Klinik zeigen konnte.

Rekonstruktionsversuche bei Trümmerfrakturen des Radiusköpfchens sind nicht sinnvoll, da sie häufig von schweren sekundärarthrotischen Veränderungen mit schmerzhafter Einschränkung der Beweglichkeit gefolgt sind.

In solchen Fällen ist es besser, das Radiusköpfchen primär oder sekundär zu resezieren. Wir bevorzugen in unserer Klinik das sekundäre Vorgehen bei der Speichenköpfchenresektion, da nach der Durchführung einer 2–3wöchigen Übungstherapie das Ausmaß einer evtl. verbleibenden Funktionsbehinderung besser beurteilt werden kann. Die funktionellen Resultate der Radiusköpfchenresektion sind beim Erwachsenen im allgemeinen befriedigend; bei Kindern dagegen sollte das Speichenköpfchen niemals entfernt werden.

Die Indikation zur operativen Therapie im Sinne der anatomiegerechten Rekonstruktion des Speichenköpfchens ist nach unserer Auffassung dann gegeben, wenn die Fragmentdislokation oder -einstauchung bei Meißelfrakturen bzw. Randbrüchen eine spätere Funktionseinbuße erwarten läßt. In diesen Fällen sind von einer übungsstabilen Osteosynthese mit Kleinfragmentschrauben nach exakter Reposition bessere Spätergebnisse zu erwarten als von der konservativen Behandlung oder der Teilresektion.

Nach der Reposition unter Sicht können die Fragmente temporär durch feine Kirschner-Drähte stabilisiert werden.

Die Verschraubung sollte in Abhängigkeit von der Fragmentgröße mit Kleinfragmentschrauben oder sog. „Minischrauben“ vorgenommen werden. Bei der Verwendung von Kortikalisschrauben ist zur Erzielung einer interfragmentären Kompression die Erweiterung des Bohrkanals im schraubenkopfnahen, freien Fragment zum „Gleitloch“ erforderlich.

Bei Speichenköpfchenrandbrüchen mit Einstauchung kann nach Anhebung der Rand mit 2 versetzt eingebrachten „Minischrauben“ oder mit 2 feinen, umgebogenen Kirschner-Drähten ausreichend sicher abgestützt werden. Eventuell ist eine Unterfütterung mit einem kortikospongiösen Span erforderlich (Abb. 1a–d). Die operative Behandlung einer

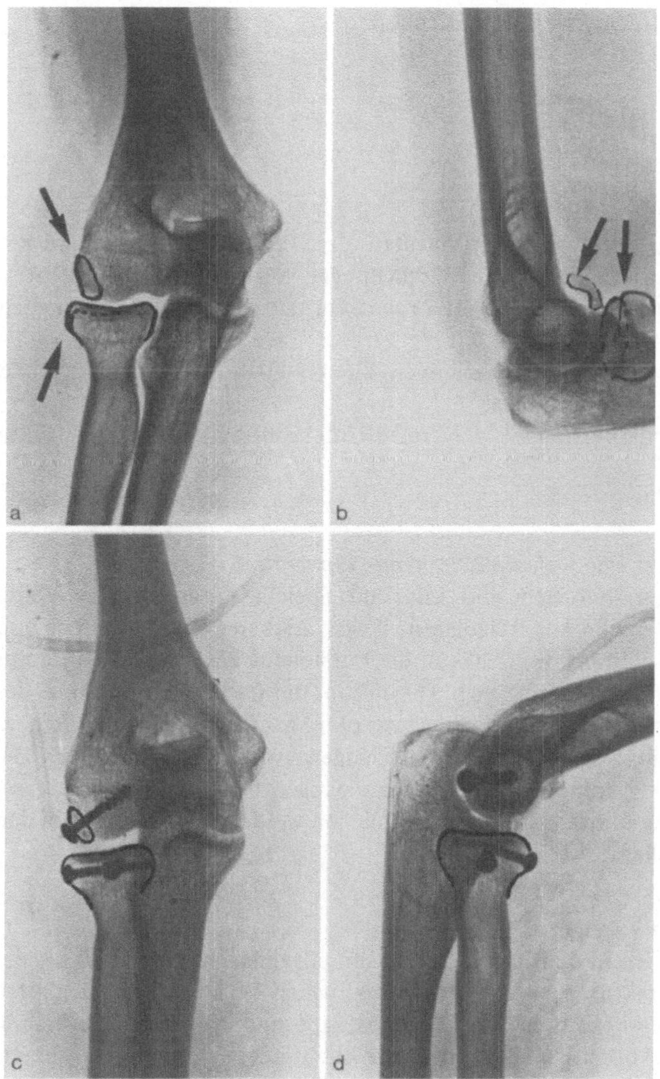

Abb. 1a–d. F.D. weibl. 30 Jahre. **a, b** Randfraktur des Radiusköpfchens mit Einstauchung und Ausriß des Lig. collaterale radiale mit knöcherner Absprengung vom Epicondylus radialis (Pfeile); **c, d** Reposition der Speichenköpfchenrandfraktur und Abstützung mit 2 Kleinfragment-Kortikalis-Schrauben und Reinsertion des Lig. collaterale radiale mit einer Kleinfragment-Spongiosa-Schraube. Sehr gutes funktionelles Resultat

Speichenköpfchenfraktur kann jedoch nur dann zu einem guten funktionellen Ergebnis führen, wenn die erreichte Stabilität eine frühzeitige krankengymnastische Übungsbehandlung erlaubt.

Operative Technik bei Unterarmschaftfrakturen

B. Katthagen und J. Müller-Färber

Das Behandlungsprinzip bei Unterarmschaftfrakturen des Erwachsenen ist heute die übungsstabile Plattenosteosynthese. Bei Nachuntersuchungen von 139 frischen Unterarmschaftfrakturen, die in unserer Klinik durch Plattenosteosynthese versorgt wurden, fanden sich 3 schlechte funktionelle Ergebnisse (2,2 %).

Wegen ihrer hohen Pseudarthroserate kommen die konservative Behandlung und Markraumosteosynthese nicht mehr in Frage.

Voraussetzung einer Wiederherstellung der freien Unterarmfunktion ist eine exakte operative Technik.

Hierzu gehören im einzelnen:

1. Geeignete Zugangswege, und eine weichteilschonende Präparation
Bei Frakturen beider Unterarmknochen sind Elle und Speiche durch zwei getrennte Längsinzisionen von der Streckseite her freizulegen. Wegen stärkerer Muskeldeckung und Gefährdung des Ramus profundus nervi radialis ist die Darstellung des proximalen Radius schwieriger. Hier wählen wir den Zugang nach Thompson, der nach distal im Sinne des Boyd-Thompsonschen Übersichtszugangs erweitert werden kann. Die dünne Weichteildeckung von Ulna und Radius begünstigen Verwachsungen zwischen Haut und Faszie. Sie beeinträchtigen die Muskelfunktion und führen zu lästigen Bewegungseinschränkungen. Eine Weichteilschädigung durch Haken muß vermieden werden – es ist streng in den Intermuskularsepten vorzugehen.

2. Die anatomische Rekonstruktion
Die exakte Reposition eines Ellenschaftbruchs gelingt im allgemeinen leichter als die des Speichenbruchs. Bei Schaftfrakturen beider Unterarmknochen beginnen wir nach Freilegung und Inspektion beider Frakturen mit der Reposition und provisorischen Stabilisation der Elle. Oft muß die vorläufige Fixation an der Elle wieder gelöst werden, ehe die Reposition der Speiche in maximaler Supinationsstellung gelingt. Bei Trümmerfrakturen sollte man den einfacher zu rekonstruierenden Unterarmknochen zuerst reponieren und provisorisch stabilisieren. Durch intraoperative Röntgenkontrollen mit Einbeziehung des Handgelenks können Achsenfehler und Verkürzungen rechtzeitig erkannt und beseitigt werden.

3. Die Wahl eines geeigneten Implantates und

4. seine Plazierung auf der Zugspannungsseite
Wir bevorzugen heute sowohl bei Frakturen des Radius als auch der Ulna die schmale DC-Platte für Kleinfragmentschrauben. Ist ein spannungsfreier Wundverschluß erschwert, bietet sich am Radius die Halbrohrplatte an, die sich raumsparend besonders gut dem Radiusprofil anpaßt.

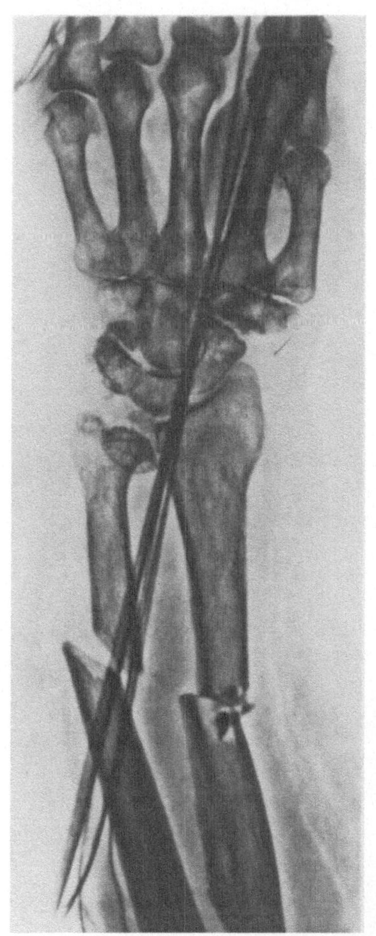

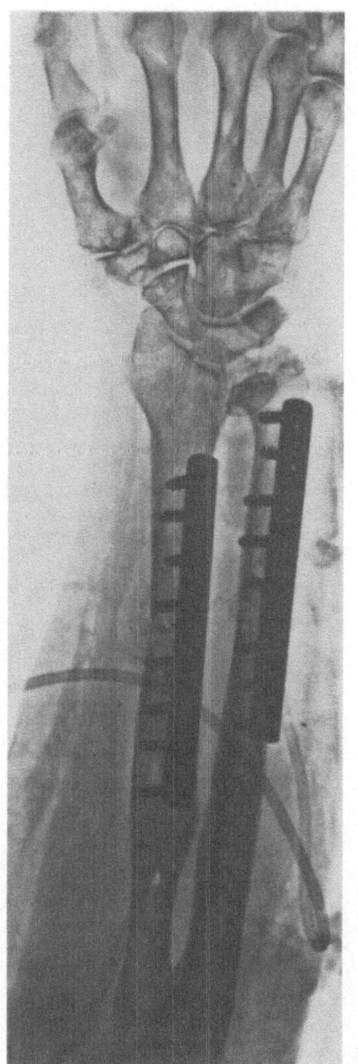

Abb. 1a–c. B.F., 85 Jahre **a** Unterarmschaftbruch mit Defekt der Speiche, **b** postoperative Röntgenkontrolle; der Defekt wurde mit Spongiosa gefüllt, Wiederherstellung von Länge und Achse, Stabilisation mit Kleinfragment-DC-Platte, vorgeschädigtes Handgelenk, c Kontrolle 3 Monate postoperativ

Beidseits der Bruchzone sollten drei Schrauben in beiden Kortikales festen Halt finden. In der Regel kommen 6-Loch-Platten zur Anwendung; distal kann eine 5-Loch-Platte ausreichend sein.

Die Zugspannungsseite liegt am Unterarm dorsal; wir legen die Platte deshalb dorsoradial bzw. -ulnar an.

5. *Interfragmentäre Kompression* und

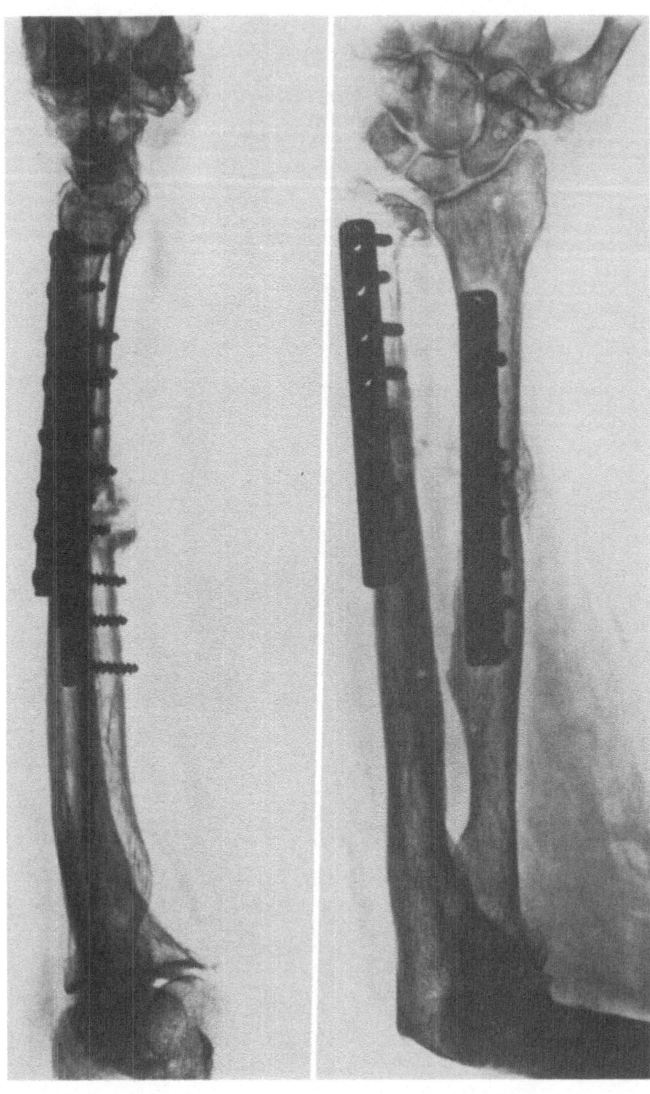

Abb. 1c

6. Spongiosaanlagerung

Auf die Notwendigkeit einer axialen Kompression durch Plattenspannung und die Vorteile einer interfragmentären Kompression durch eine Zugschraube soll hier nicht näher eingegangen werden.

Bei mangelhafter Abstützung an der plattenfernen Kortikalis, bei Trümmerbrüchen und Defekten lagern wir immer primär autologe Beckenkammspongiosa an. Wegen der Gefahr einer Brückenkallusbildung darf die Spongiosa keinen Kontakt zur Membrana interossea bekommen.

Als häufigste technische Fehler, die zu einer Pseudarthrose führten, wurden zu kurze Platten, schlechte Reposition mit mangelhafter Stabilität und Defekte ohne primäre Spongiosaplastik gefunden (Abb. 1a–c).

Technik der Unterarmbündelnagelung

F. Albrecht und E. Brug

Seit 6 Jahren verwenden wir zur Versorgung einfacher, geschlossener Unterarmschaftfrakturen die Bündelnagelung (Abb. 1).

Der Hauptvorteil der Bündelnagelung am Unterarm ist der der geschlossenen Nagelung überhaupt: Fernab von der Fraktur können ohne Frakturfreilegung die Nägel von kleinen Hautschnitten aus eingebracht werden. Eine Verletzung des Nervus radialis ist nicht zu befürchten.

Eine Denudierung der Fragmente für den Plattensitz ist nicht erforderlich. Zur Versorgung von Polytraumatisierten erscheint uns auch die Zeitersparnis gegenüber der Plattenosteosynthese von Bedeutung.

Nicht unwesentlich ist der kosmetische Effekt kurzer, kaum sichtbarer Narben am Ellenbogen und über dem Radiusstyloid gegenüber den langen Narben im muskulären Unterarmbereich nach Verplattung.

Der erzielte Stabilitätsgrad ist – wenn Heildauer und Kallusmenge als Kriterien dienen – nach unserer klinischen Erfahrung ausreichend, d.h. dem der Plattenosteosynthese nicht wesentlich unterlegen.

Bei mindestens zwei sich verspreizenden Bündelnägeln pro Unterarmknochen ist bei Einspaltfrakturen des mittleren Schaftdrittels immer mit Übungs- und sogar Gebrauchsstabilität zu rechnen.

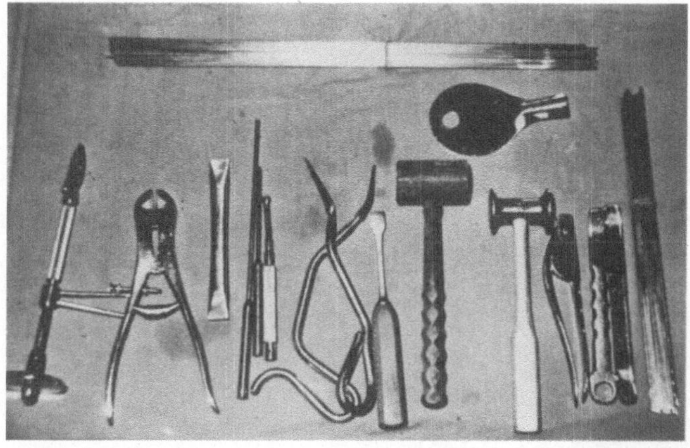

Abb. 1. Die Unterarmbündelnagelung erfordert nur ein bescheidenes Instrumentarium. Außer den Bündelnägeln, der Amboßzange und den Biegeeisen (*rechts*) und dem Extraktionsgerät handelt es sich um gängiges Knocheninstrumentarium

Operationstechnik

Wir operieren in Blutleere auf dem handchirurgischen Zusatztisch, ohne das von Hacketal angegebene Repositionsgerät.

Unter Bildwandlerkontrolle wird reponiert. Praktisch geschieht das so, daß zuerst eine von beiden Frakturen durch kräftigen Zug an der Hand und Gegenzug am Ellenbogen grob gestellt wird, danach erfolgt Reposition der anderen Fraktur. Ist bei veralteten Brüchen eine geschlossene Entstauchung nicht mehr möglich, wird noch vor Anlegen der Hautschnitte über den Einschlagstellen die Fraktur freigelegt und offen reponiert. Eine langstreckige Freilegung ist auch jetzt nicht erforderlich, da für den Nagelungsakt eine vorübergehende Plattenschienung nicht erforderlich ist.

Die Hautschnitte über den Einschlagstellen sind ca. 3 cm lang (Abb. 2). Der Zugang zum Radius erfolgt distal zwischen den Extensoren der Langfinger und des Daumens einerseits und der radialen Handgelenkstrecker und des M. abduktor pollicis longus andererseits. Intra- oder postoperative Verletzungen der Sehnen haben wir nie beobachtet. Das Knochenfenster von etwa 7 x 10 mm Größe wird mit kleinen Meißeln angelegt.

An der Elle beginnt der Schnitt in Höhe der Olecranonprominenz und zieht nach distal. Das Fenster meißeln wir auf der ulnaren Seite.

Wir verwenden die 2 mm dicken sog. „Mikrobündelnägel", die mit dem Biegeeisen kufenartig vorgebogen werden. Unter Bildwandlerkontrolle wird der erste Nagel über die durch Zug und Gegenzug und evtl. unterstützende Querreposition grob reponierte Fraktur gesteuert, wobei die Nagelkufe das Auffädeln erleichtert. Der Nagel wird bis in das Radius- bzw. Ellenköpfchen vorgetrieben. Der zweite Nagel darf dann nicht mehr so stark gekrümmt werden, um ihn in das jenseitige Fragment zu bringen. Er wird an entgegengesetzter Stelle der Spongiosa plaziert. Nur selten gelingt es, einen dritten Nagel über die Fraktur zu steuern. Gelingt das nicht, wird der dritte Nagel als sog. „Verkeilungsnagel" so weit wie möglich eingeschlagen.

Auch findet im Gegensatz zu anderen Markraumosteosynthesen am Unterarm hier nicht die „Zwangsbegradigung" der Unterarmknochen statt.

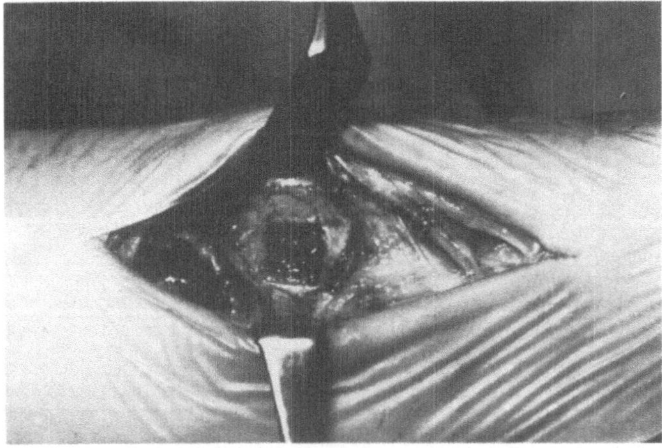

Abb. 2. Das Einschlagfenster soll möglichst klein und glattrandig sein, um eine Verklemmung der Nägel zu ermöglichen

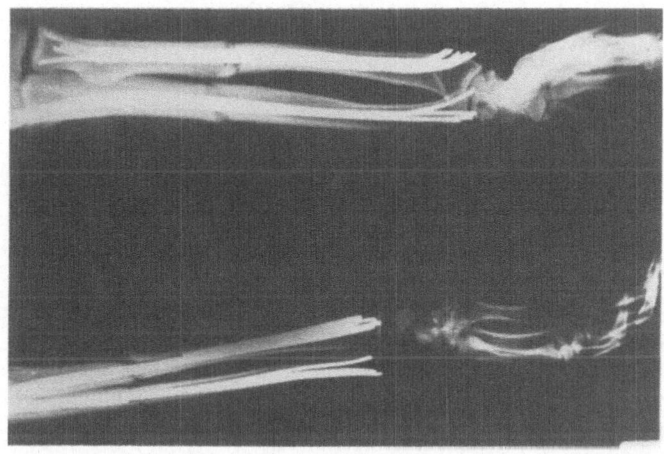

Abb. 3. Postoperative Kontrolle nach Unterarmbündelnagelung. Rotationsgerechte Stellung; die normale Krümmung der Knochen ist erhalten. Die bündige Auffüllung garantiert sofortige Übungsstabilität

Eine Schwierigkeit ergibt sich beim Abkneifen der Nagelenden, da sich die Proportion zwischen Hautschnitt und dem für das Nagelkappen erforderlichen Seitenschneider oft recht hinderlich auswirkt.

Der Nagel wird hierzu etwas angebogen und mit der Spitze des Seitenschneiders ganz nah am Knochen abgezwickt. Die Nagelenden werden anschließend mit einem Vorschlag bis etwa 1 mm über das Fensterniveau vorgeschlagen. Da dies bei strammer Nagelung, d.h. Ausnutzung des Schnüreffekts an der Diaphysentaille und des Verkeilungswinkels des Kurznagels oft nicht mehr möglich ist, müssen die Nägel so knapp wie möglich abgeschnitten werden.

Vor der Hautnaht sollte der Hammerschlagdetritus ausgespült und evtl. entstandene Quetschzonen des Haut- und Unterhautgewebes exzidiert werden.

Eine zusätzliche Gipsimmobilisierung für etwa 3 Wochen ist nur dann erforderlich, wenn wider Erwarten nur ein Nagel pro Knochen untergebracht wurde.

Abschließend sei noch darauf hingewiesen, daß die Nagelung des nur einmal „nagelungsgünstigst" gebrochenen Knochens durchaus mit der Verplattung des anderen z.B. mehrfach oder metaphysennah gebrochenen möglich ist.

Die bei guter Indikation genagelten Unterarmfrakturen zeigen in der Regel nur geringe Kallusbildung und beweisen den Stabilitätswert des Verfahrens (Abb. 3).

Ein zuverlässiges Ein- und Ausschlaginstrumentarium für Bündelnägel – „Modell Grevenbroich"

H.R. Willmen und F. Krips

Die Entscheidung über Erfolg und Mißerfolg eines theoretisch wie klinisch überzeugenden Operationsverfahrens liegt vielfach im technischen Detail. So hat z.B. das Spektrum der Bündelnagelung zur Versorgung auch sog. Problemfrakturen zunehmende Verbreiterung erfahren, doch fehlt es im Gegensatz zu anderen Osteosyntheseverfahren an einem brauchbaren Instrumentarium; insbesondere jedoch zur Entfernung der Bündelnägel, wodurch sicherlich der Einsatz dieser leicht praktikablen, schonenden und zeitsparenden Methode noch verzögert ist.

Wir sahen uns hierdurch motiviert, ein stabiles Einschlaginstrumentarium, insbesondere jedoch ein Extraktionswerkzeug zu entwickeln, das auch bei festem Sitz der Bündelnägel eine zuverlässige und gewebeschonende Materialentfernung ermöglicht. In Zusammenarbeit mit der Firma Paul Meyer, Solingen, wurde eine Extraktionszange geschaffen, die im wesentlichen aus einem gedrungenen, sehr kräftigen Maul und 2 kräftigen Branchen besteht, die durch eine starre Spannklaue zusammengehalten werden (Abb. 1). Hieran läßt sich nach Bedarf eine Ausschlagstange mit einem entsprechenden Ausschlageisen fixieren. Hat man einmal das Ende des von uns primär umgebogenen Nagelendes gefaßt, reißt eher der Nagel, als daß die Zange abrutscht. Selbstverständlich bewährt sich dieses Instrumentarium gleichermaßen bei Bündelnägeln aller Stärken, aber auch zur Entfernung von Ender-Nägeln, Kirschner-Drähten und Rush pins.

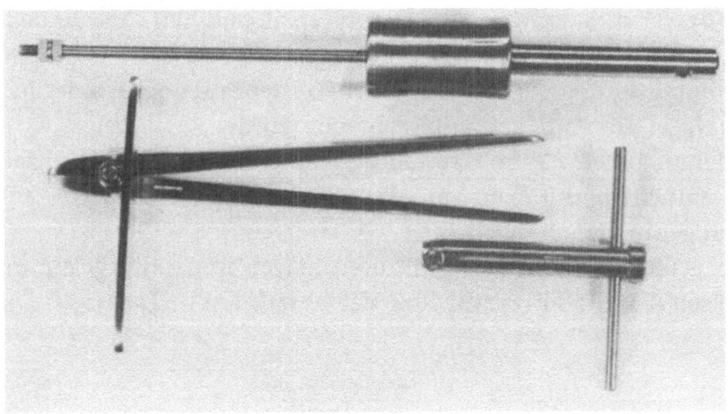

Abb. 1. Ein- und Ausschlaginstrumentarium

Technik der operativen Behandlung von handgelenknahen Speichenbrüchen

J. Pallesen

Das Ziel der Behandlung des handgelenknahen Speichenbruchs ist wie bei jedem anderen Knochenbruch die anatomische und funktionelle Wiederherstellung. Bei der Reposition ist neben der längengerechten Einstellung besonders die physiologische Neigung der Speichengelenkfläche zur Elle von ca. 25° und zur Beugeseite von ca. 10° zu beachten. Auf konservativem Wege läßt sich diese Wiederherstellung häufig nicht erreichen. Bei mißglückter konservativer Behandlung zeigt sich das typische Bild der Verkürzung und Dorsalabkippung des distalen Speichenfragments. Da diese Fehlstellung mit einer schmerzhaften Funktionseinschränkung einhergeht, die sich nur durch eine entsprechende aufrichtende Osteotomie beseitigen läßt, sollen die handgelenknahen Speichenbrüche, die sich auf konservativem Wege nicht einrichten und halten lassen, operativ behandelt werden.

Wenn eine geschlossene Reposition möglich ist, nehmen wir diese nach Aushängen des Arms unter Gewichtszug vor. Die Spickung des Speichenbruchs erfolgt danach in der Regel perkutan. Für diese Art der Versorgung eignen sich sowohl isolierte Abbrüche des Griffelfortsatzes wie auch die typischen Querbrüche unterhalb der Gelenkfläche. Sogar bei starker Verlagerung kann diese Behandlung erfolgreich sein, wie die Abb. 1a–e zeigt. Eine zusätzliche Verankerung eines Spickdrahtes in der Elle erhöht hier die Stabilität. Bei y-förmigen Brüchen sowie hinteren und vorderen Kantenabbrüchen führen wir die offene Reposition durch. Je nach Art der Verlagerung der Bruchstücke erfolgt der Zugang von dorsal oder ventral. Die Fixation der Bruchstücke erfolgt dann mit einer kleinen T-Platte der AO, häufig ergänzt durch eine autologe Spongiosaplastik und weitere Spickdrähte.

Den Vorteil der operativen Behandlung des handgelenknahen Speichenbruchs sehen wir neben der besseren anatomischen und funktionellen Wiederherstellungsmöglichkeit im übrigen in einem frühen Rückgang der posttraumatischen Anschwellung sowie in einer fast immer beobachteten raschen Rückbildung des subjektiven Traumatisierungsgefühls.

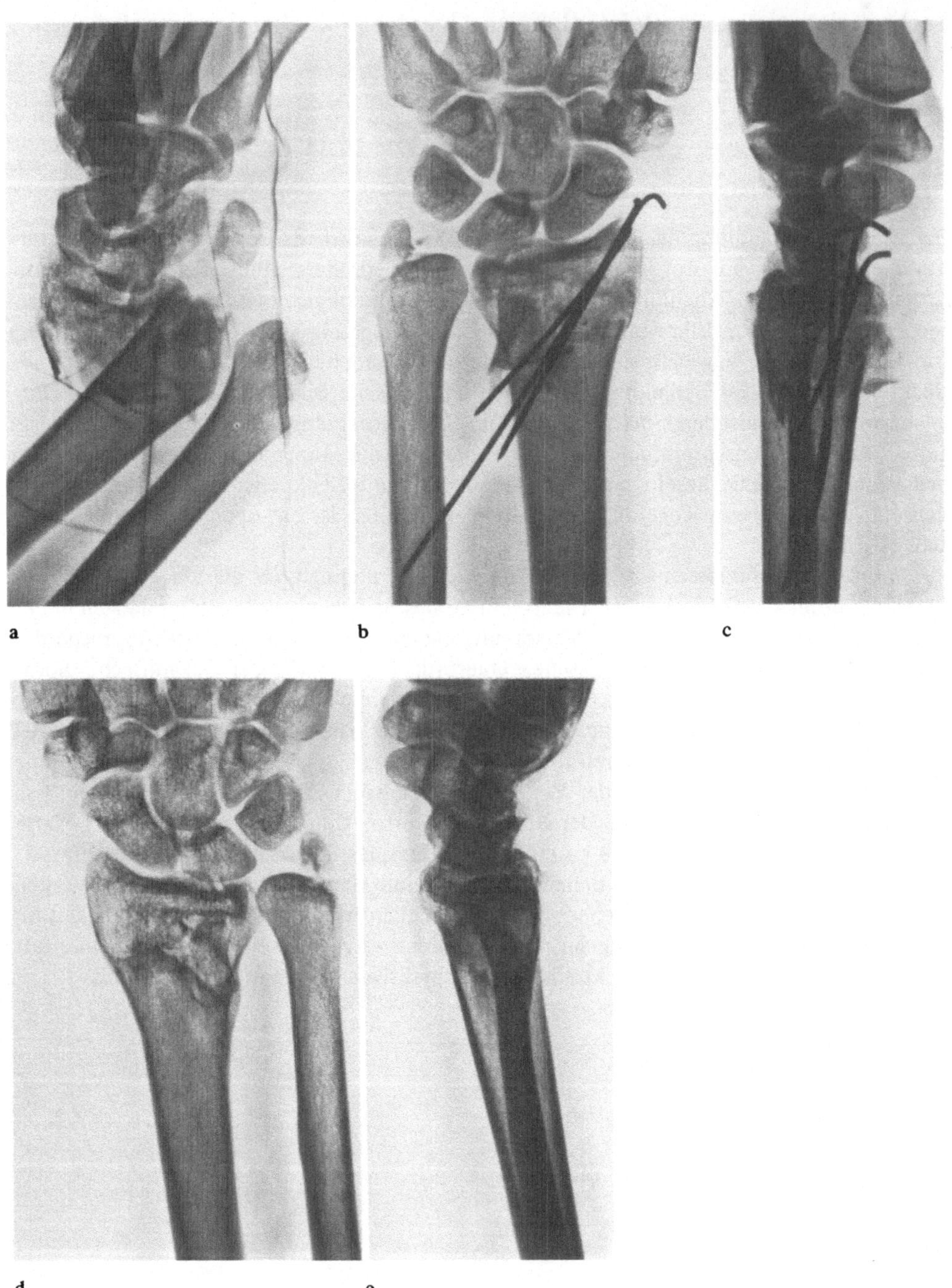

Abb. 1a–e. Patient W.P., 25 Jahre. **a** Offener stark verschobener handgelenknaher Speichenbruch, **b, c** nach Einrichtung und Versorgung mit Spickdrähten, **d, e** 5 Monate nach dem Unfall

Zur Technik der Behandlung von Trümmerfrakturen am Oberschenkel

H. Hasert

Bei der Behandlung von Trümmerfrakturen an der unteren Extremität ist die Erhaltung der Beinlänge in anatomisch korrekter Achsenstellung sowie eine baldige Wiederherstellung der Funktion anzustreben. Devitalisierte Knochenfragmente sollten frühzeitig ausgeräumt und durch Spongiosaplastik ersetzt werden. Bei der Spongiosaanlagerung ist dem Aufbau einer medialen Abstützung besonderer Wert beizumessen, da sonst die Platte auf Biegung beansprucht wird und eine frühzeitige Instabilität bzw. ein Plattenbruch die Folge ist.

Die Stabilisierung des Oberschenkeltrümmerbruchs kann auf verschiedene Weise erfolgen:

a) Extension konservativ
b) Fixateur externe bzw. Wagner-Apparat (Abb. 1a–c).
c) Plattenosteosynthese bzw. Winkelplatte im meta- und diaphysären Bereich (Abb. 2a–c und Abb. 3a–c).

Bei der von uns vorzugsweise angewendeten Plattenosteosynthese sollte der laterale Standardzugang unter Einbeziehung von Wunden bei offenen Frakturen bevorzugt werden. Eine exakte Reposition ist anzustreben, große vitale Fragmente können interfragmentär nach dem Zugschraubenprinzip fixiert werden, avitale Fragmente sind zu entfernen. Die Winkelplatte wird im meta- und diaphysären Bereich angewendet, der Fixateur externe bzw. der Wagner-Apparat wird vorzugsweise bei drittgradig offenen Frakturen und septischen Komplikationen benutzt.

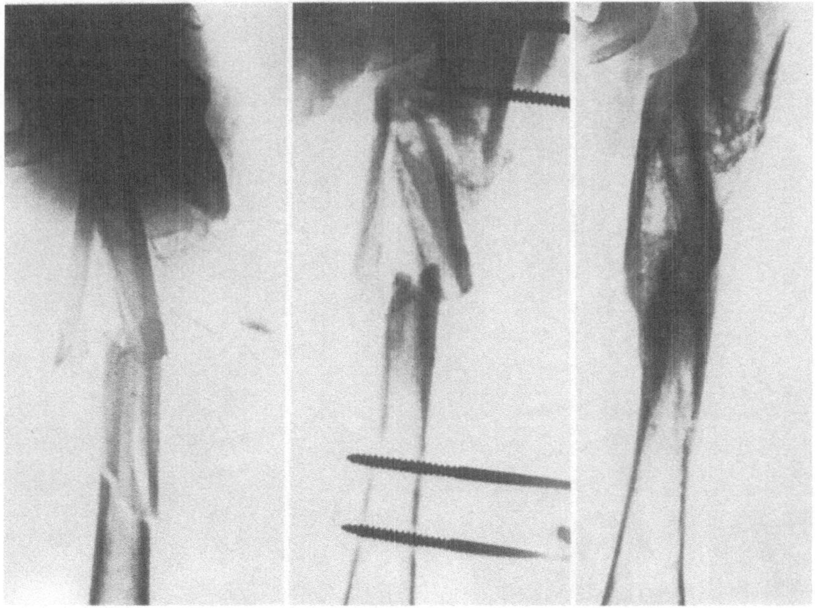

a–c

Abb. 1a. 44jähriger Patient mit drittgradig offenem Oberschenkeltrümmerbruch und septischen Komplikationen. **b** Fixation mittels Wagner-Apparat, **c** Ausheilungsergebnis nach 3 Jahren

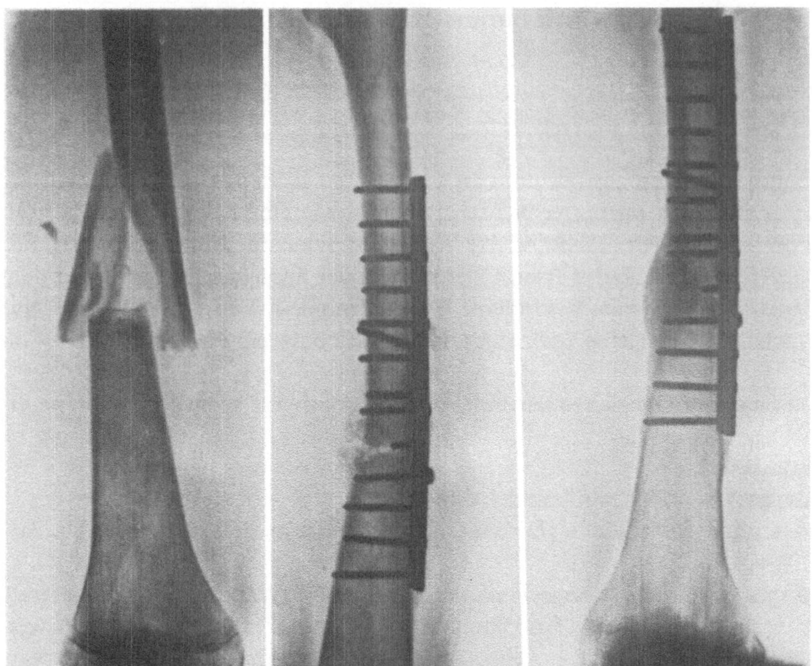

Abb. 2a–c. 18jähriger Patient (Motorradunfall). **a** Geschlossener Oberschenkelstückbruch in Schaftmitte, **b** postoperative Kontrolle mit deutlich sichtbarer Spongiosaanlagerung, **c** knöchern fest verheilter Oberschenkelschaft nach 8 Monaten

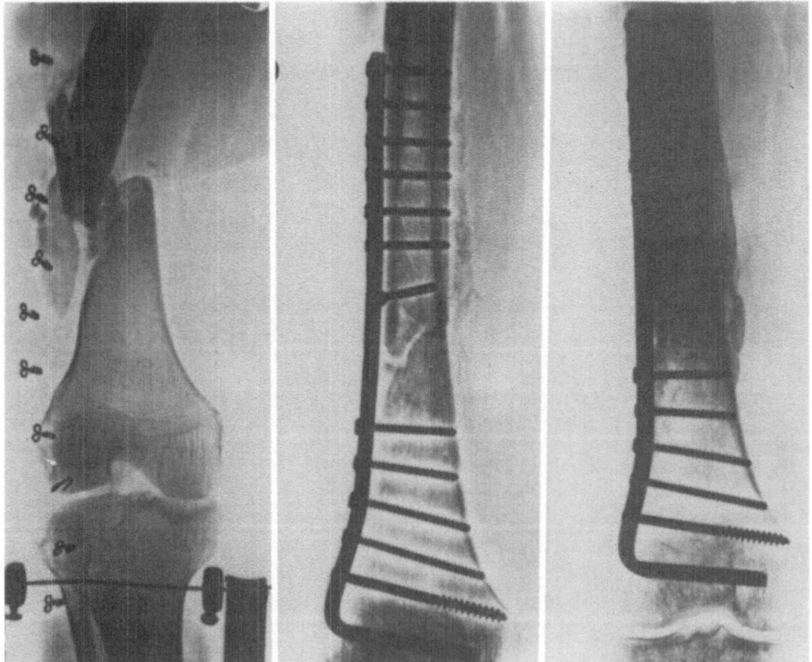

Abb. 3a. 24jähriger Patient mit kniegelenknahem Oberschenkeltrümmerbruch, **b** Fixierung durch Winkelplatte, wobei nach 6 Wochen noch deutlich medial die angelagerte Spongiosa zu erkennen ist, **c** knöchernes Ausheilungsergebnis 7 Monate nach Unfall

Die Bedeutung der medialen Abstützung der Plattenosteosynthese

A. Lies

Nach operativ mit einer Plattenosteosynthese versorgten Knochenbrüchen treten nicht selten Schraubenlockerungen, plastische Verformungen oder Frakturen des Osteosynthesematerials auf. Neben klinischen Beobachtungen haben auch experimentelle Untersuchungen ergeben, daß diesen operativen Mißerfolgen ursächlich eine fehlende mediale Abstützung zugrundeliegt. Sowohl bei technisch nicht einwandfreien Osteosynthesen als auch bei osteosynthetisch versorgten Brüchen mit knöchernem Defekt wird ein Fehlen der medialen Abstützung beobachtet. Der Heilerfolg bei Anwendung einer Plattenosteosynthese wird einmal durch die Wahl des Osteosynthesematerials in Abhängigkeit der verschiedenen Extremitäten, andererseits aber auch von der Art und Weise der technischen Durchführung weitgehend vorausbestimmt. Als zu berücksichtigende, maßgebliche Faktoren sind in diesen Fällen der Knochenquerschnitt, die Dicke der Kortikalis, der äußere und innere Knochendurchmesser, der Elastizitätsmodul sowie die Materialeigenschaften und die Dimension der Platten anzuführen und aufeinander abzustimmen. Perren u. Hayes (1972) fanden bei biomechanischen Untersuchungen, daß es auch bei genau der Knochenoberfläche konform angepaßten Platten nach dem Spannen stets zu einem Aufklaffen des plattenfernen Bruchspalts kam. Osteosynthesen sollen bewegungsstabil sein, um eine Frühmobilisation zu ermöglichen. Bei fehlender medialer Abstützung liegt jedoch Instabilität vor und es tritt hierdurch eine erhebliche Unruhe im Frakturbereich auf. Es kommt immer wieder zur Zerstörung des neu gebildeten Gefäßsystems des Knochengewebes, so daß eine knöcherne Durchbauung bei Frakturen ausbleibt. Auf Dauer ist das Osteosynthesematerial derartigen Wechselbiegebeanspruchungen nicht gewachsen. Die Folge ist eine Schraubenlockerung, der Schraubenausriß oder gar der Plattenbruch. Wie experimentelle Untersuchungen ergeben haben, sind nicht einmal überdimensionierte Platten oder gar Doppelplatten in der Lage, solche Biegebeanspruchungen infolge fehlender medialer Abstützung zu kompensieren. Um nun eine gleichmäßige Verteilung der Spannkräfte im gesamten Frakturbereich zu erreichen, wird von verschiedenen Autoren (Perren u. Hayes 1972, Bagby u. Janes 1958; Diehl 1974, Mittelmeier [im Druck]) eine Hohlauflage der Platte gefordert. Das AO-Manual spricht von „winkliger Verbiegung“.

Nach Anbringen der vorgespannten Platte kommt es zu einer Abwinkelung der Fragmente im Bruchbereich, wodurch zunächst nur die Gegenkortikales unter Kompression geraten.

Sowohl bei der Verwendung der selbstspannenden Platten wie auch bei Verwendung eines Plattenspanners wird dann infolge der Federwirkung die gesamte Frakturfläche unter Druck gesetzt. Man erzielt hierdurch dann eine derartige interfragmentäre Reibung, so daß die im Frakturbereich auftretenden Dreh- und Biegekräfte besser neutralisiert werden können. Das Resultat ist eine maximale Stabilität im Bruchbereich. Mittelmeier (im Druck) fand durch biomechanische Experimente eine optimale Abwinkelung von 3,5°, was einer Hohlauflage von 5 mm entspricht. Nach den theoretischen Berechnungen beträgt der Abstand 3–4 mm.

Das Osteosynthesematerial hat während der frühen postoperativen Phase nach einer Fraktur die Aufgabe, einen ausreichenden interfragmentären Druck zu erhalten. Dies wird neben einer ausreichend starken Dimensionierung nur durch zusätzliche Vorbiegung der Platte erreicht.

Ähnliche Biegebeanspruchungen des Osteosynthesematerials treten an einer Platte auf, welche einen Schaftstückbruch mit entsprechendem knöchernem Defekt stabilisieren soll. Auch hier fehlt die Abstützfunktion der Gegenkortikalis. In derartigen Situationen besteht eine absolute Indikation zur Anlagerung autologer Beckenkammspongiosa im Defektbereich. Hierdurch kommt es zur schnelleren knöchernen Überbrückung, so daß sekundär infolge einer entsprechenden Knochenneubildung die unbedingt erforderlich mediale Abstützung ermöglicht wird.

Verbundosteosynthesen

W. Heydenreich

Knochenzement als technisches Hilfsmittel kann nicht nur zur Verankerung von Alloarthroplastiken verwandt werden, sondern auch in Verbindung mit Osteosynthesen, wenn es aufgrund der Knochenbeschaffenheit nicht gelingt, den Knochen allein durch das Osteosynthesematerial zu stabilisieren. 3 Indikationen rechtfertigen eine Verbundosteosynthese:

1. die hochgradige Osteoporose, z.B. bei alten Menschen oder als Folge eines Strahlenschadens,
2. die Überbrückung von reseziertem, tumorös verändertem Knochengewebe und
3. die Frakturversorgung im Bereich von implantierten Prothesen.

Der Knochenzement dient wie das Osteosynthesematerial nur der vorübergehenden Schienung der Bruchfragmente und soll die Frakturheilung selbst nicht negativ beeinflussen. Dies kann man dadurch erreichen, daß man lediglich den Markraum mit Zement ausfüllt, die Außenfläche des Knochens jedoch im Verband mit den Weichteilen läßt und wie bei den üblichen Osteosyntheseverfahren möglichst wenig denudiert. Knochendefekte sollten durch eine Spongiosaplastik ersetzt werden.

Unter den 35 Verbundosteosynthesen, die seit 1974 im „Bergmannsheil" in Bochum durchgeführt wurden, entfällt fast ein Drittel auf die typische Fraktur des alten Menschen, die pertrochantäre Fraktur (Abb. 1a–c). Unter den 10 Verbundosteosynthesen anderer Lokalisation finden sich 2 Oberarmschaftfrakturen nach mehrmaliger operativer Vorbehandlung und 8 Oberschenkelfrakturen, davon 2 nach Strahlenschäden. In 6 Fällen wurden Verbundosteosynthesen bei Knochentumoren bzw. Metastasen durchgeführt, und in 8 Fällen war es zu einer Fraktur bei liegender Hüft- oder Kniegelenkstotalprothese gekommen. Bei den hüftgelenknahen Frakturen des alten Menschen, die in unserer Klinik das Hauptkontingent der Verbundosteosynthese stellen, ist es wichtig, daß die Platte vom Knochenzement abgestützt, bzw. im Zement eingebettet liegt. Da die durchschnittlich über 80jährigen Patienten kräftemäßig nicht in der Lage sind, das frakturierte Bein zu entlasten, muß der Verbund die auftretenden Biegekräfte neutralisieren können. Wenn die periostale Durchblutung erhalten bleibt, kann mit einer knöchernen Durchbauung dieser Frakturen gerechnet werden.

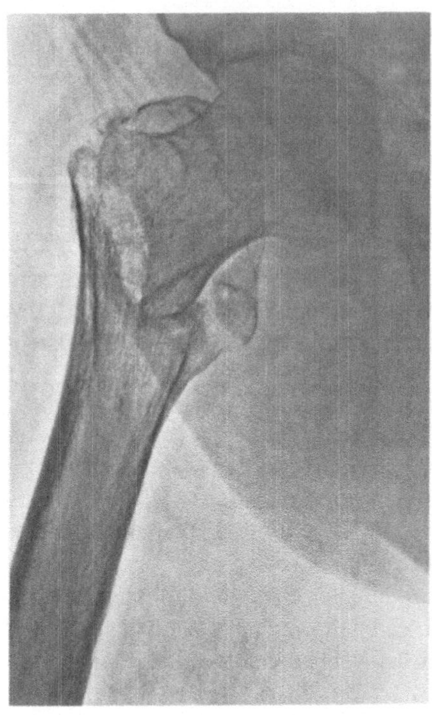

a

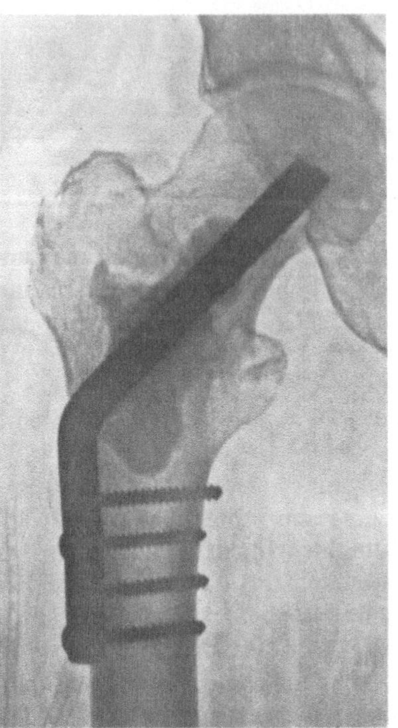

b

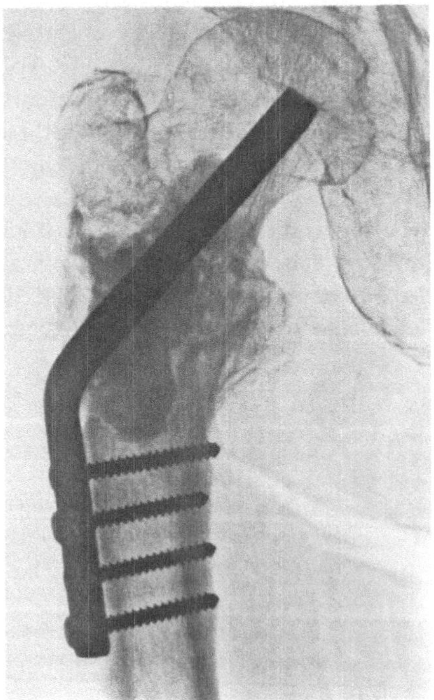

c

Abb. 1a–c. E.M., weibl., 77 Jahre. **a** Pertrochantäre Femurfraktur rechts; **b** Versorgung mit einer 130°-Winkelplatte. Die Winkelplatte wurde wegen der starken Osteoporose durch einen intramedullären Knochenzementblock abgestützt; **c** das Kontrollbild 6 Monate nach der Operation zeigt eine knöchern feste Durchbauung der Fraktur

Erfahrungen mit der Pilonplatte nach E. May

St. Thaiß und E. May

Ausgangspunkt war die Entwicklung einer Platte für die operative Versorgung distaler Tibiafrakturen mit Sprunggelenkbeteiligung. Basierend auf Untersuchungen von May an Leichentibiae wurde in Zusammenarbeit mit der Firma Link, Hamburg, eine Platte entwickelt, die nach Modellabgüssen standardisiert so vorgebogen und geschränkt ist, daß sie der Form der distalen Tibia angepaßt die Reposition wesentlich erleichtert. Durch Nachahmung der physiologischen Krümmungen der distalen Tibia konnte die Platte ohne Stabilitätsverlust relativ dünn gehalten werden und gleichzeitig durch ihre Profilgebung der Weichteilbedeckung der medialen Tibia Rechnung tragen. Auf Grund eigener Erfahrungen hat sich gezeigt, daß sich dieses Prinzip der Formstabilität mit gering korrigierten Pilonplatten auch am Tibiakopf, am distalen Femur und am proximalen Humerus anwenden läßt, da hier die gleichen Probleme der unterschiedlichen Stabilitätsverhältnisse zwischen spongiöser und meta- bis diaphysärer Kompaktknochenstruktur berücksichtigt werden müssen.

Die wichtigsten Konstruktionsmerkmale der Platte sind:

1. Ideale Paßform an die distale Tibia
2. Keulenförmige Verbreiterung distal zur sicheren Fixierung mit 3 Spongiosaschrauben am meist kleinen distalen Fragment
3. 2 Bohrungen für Kirschner-Drähte und ein Gleitloch zur vorläufigen Fixation.

Im eigenen Krankengut haben wir eine Pseudarthrose bei ausgedehntem Trümmerbruch, keinen Plattenbruch und keine Osteomyelitis beobachtet. Metallosereaktionen traten analog anderen Osteosyntheseverfahren in 5– 7 % auf, eine vorzeitige Implantatentfernung war in keinem Fall erforderlich.

Stabilisierung gelenknaher Frakturen und Knochendefekte mit dem Fixateur externe

H. Wissing und K.P. Schmit-Neuerburg

In der Extremitätenchirurgie hat sich die Stabilisierung des Knochens durch den Fixateur externe bei Frakturen mit schwerem Weichteilschaden, Knochendefekten, akuten und chronischen Knocheninfektionen mit knöcherner Instabilität sehr bewährt. Während das Vorgehen an der Diaphyse durch Verwendung des Rohrspanners der AO, des Hoffmann-Instrumentariums oder des Distraktors nach Wagner weitgehend standardisiert wurde, erfordern gelenknahe Instabilitäten vom Operateur ein hohes Maß an Improvisation, um auf beschränktem Raum eine stabile Fixation zu schaffen:

1. *Bei gutem Fragmentkontakt* genügt auch im Bereich der Metaphyse eine einfache Rahmenkonstruktion aus je 2 Steinmann-Nägeln, die paarweise beidseits der Fraktur angeordnet gegeneinander verspannt werden, so daß an der Fraktur Kompression ausgeübt wird. An der Tibia wird größtmögliche Stabilität erzielt, wenn die Steinmann-Nägel in der Mitte des sagittalen Knochenquerschnitts und die Rohrstange dorsal davon liegen. Durch Verwendung schwenkbarer Einzelbacken als Verbindung zwischen Rohrstangen und Steinmann-Nägeln können außerdem alle Fehlstellungen korrigiert werden.

Beispiel: Bei einem 18jährigen Patienten mit geschlossener, distaler metaphysärer Unterschenkelquerfraktur mit schwerem Weichteilschaden entstand bei konservativer Therapie im Gipsverband eine ausgedehnte Hautnekrose. Durch Anwendung der Rahmenkonstruktion konnte die Fraktur ohne Freilegung achsengerecht reponiert und stabilisiert werden. Die Fraktur heilte ohne Wechsel des Stabilisierungsverfahrens zeitgerecht ab, der Hautdefekt ließ sich nach Abtragung der ausgedehnten Nekrose durch Hauttransplantation in der Meshgrafttechnik problemlos decken.

2. *Beim Knochendefekt ohne Fragmentabstützung* bietet die Rahmenkonstruktion nur dann ausreichende Stabilität, wenn die beiden Steinmann-Nägel in jedem Fragment beidseits des Knochendefekts noch so viel Abstand voneinander haben, daß sie gegeneinander verspannt werden können. Durch die gegenseitige Verspannung der Steinmann-Nagel-Paare beidseits des Knochendefekts wird dieser neutralisiert.

Bei kurzem metaphysärem Fragment muß jedoch meist auf den 2. Steinmann-Nagel in der Horizontalebene verzichtet werden. Vergleichbare Stabilität wird dann dadurch erzielt, daß der 2. Fixpunkt durch eine beidseits möglichst defektnah in der Sagittalebene eingebrachte Schanz-Schraube geschaffen und die Verbindungsstange der beiden Schanz-Schrauben mit den beiden Rohrstangen der Rahmenkonstruktion zu einer zeltförmigen, dreidimensionalen Montage ergänzt wird. Diese Montageform wurde bei einer 58jährigen Frau mit drittgradig offener distaler Unterschenkelfraktur angewandt. Wegen des schweren Weichteilschadens und Trümmerzone im Frakturbereich war auch hier keine ausreichende knöcherne Abstützung vorhanden. Zeltförmige, dreidimensionale Montage mit je einem Steinmann-Nagel in der Horizontalebene und je einer Schanz-Schraube in der Sagittalebene reichte aus, die zeitgerechte Frakturheilung ohne zusätzliche lokale Maßnahmen herbeizuführen.

Eine vorteilhafte Verbesserung der Stabilität konnte durch Verwendung von Steinmann-Nägeln mit mittelständigem Gewindeanteil erzielt werden: Da die Ausschaltung der Rotations- und Scherkräfte vor allem bei der Rahmenkonstruktion oft nicht seitengleich erzielt wurde, kam es häufiger zur seitlichen Dislokation der Rahmenkonstruktion durch Verschiebung des Steinmann-Nagels im Knochenkanal, was durch den Gewindeanteil zuverlässig vermieden wird. Eine weitere, wesentliche Verbesserung gelang durch die Entwicklung der endständig aufsetzbaren Verbindungsbacken: Diese bieten die Möglichkeit, 2 Steinmann-Nägel ventral und dorsal in der Metaphyse parallel zueinander in der Frontalebene gelenknah im festen, subchondralen Knochen zu verankern und als Rahmenkonstruktion über 2 Rohrstangen mit dem proximalen Fragment zu verbinden. Auch bei kurzem metaphysärem Fragment wird dadurch in vielen Fällen ausreichende Festigkeit erzielt, um auf eine zeltförmige Montage verzichten zu können.

3. *Bei Frakturen und Knochendefekten im suprakondylären Femurbereich* hat sich vor allem der Wagner-Distraktor bewährt: Meist genügen 2 subchondral, ventral oder dorsal angebrachte 6-mm-Schrauben um das Gelenkfragment bei ausreichendem Fragmentkontakt gegen das proximale Schaftfragment zu fixieren. Bei größeren Knochendefekten oder osteoporotisch geschwächtem Knochen muß gelegentlich auch die Sagittalebene durch 2 defektnah eingesetzte Schanz-Schrauben stabilisiert werden: Die zeltförmige Mon-

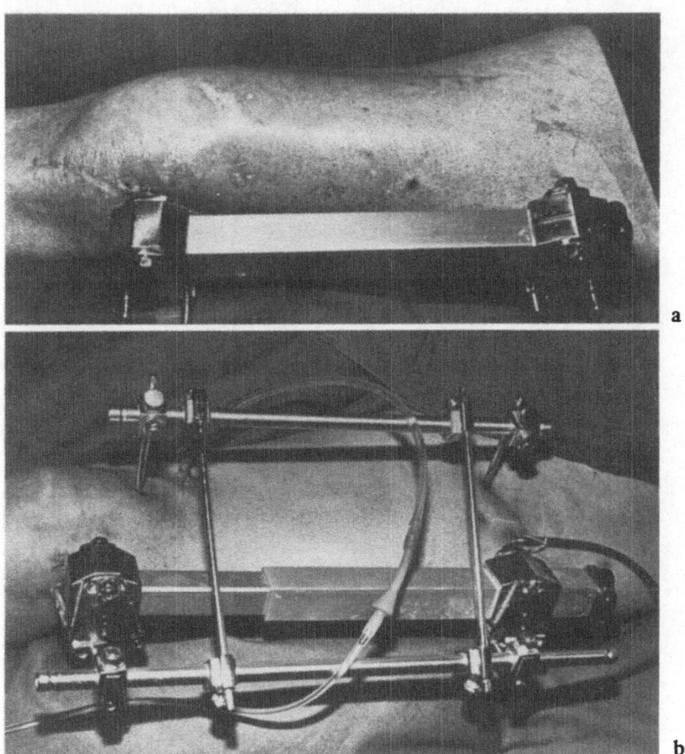

Abb. 1a, b. Stabilisierung metaphysärer Frakturen und Knochendefekte am Femur. **a** Meist genügt die Stabilisierung mit dem Wagner-Distraktor in der Horizontalebene, **b** bei sehr kleinem, osteoporotisch geschwächtem Fragment kann zusätzlich die Stabilisierung in der Sagittalebene durch Kombination mit dem Rohrspanner erfolgen

tage zwischen der Verbindungsstange der Schanz-Schrauben und dem Wagner-Distraktor wird dann dadurch hergestellt, daß anstelle der 2. 6-mm-Schraube des Wagner-Distraktors beidseits eine längere 5-mm-Schraube verwendet wird. Die längeren 5-mm-Schrauben lassen sich dann mit einer Rohrstange parallel zum Wagner-Distraktor verbinden. Diese wird dazu verwendet, die dreieckförmige Stabilisierung zwischen Horizontal- und Sagittalebene über 2 dicke Steinmann-Nägel herzustellen (Abb. 1a, b).

4. *Bei gelenknahen Knocheninfektionen,* insbesondere bei der frisch infizierten gelenknahen Fraktur, oder bei florider Infektion gelenknaher Knochendefekte, muß das angrenzende Gelenk unabhängig von der Art der Frakturstabilisierung so lange immobilisiert werden, bis die Infektion abgeschwächt und lokal eingedämmt ist. Bei Stabilisierung mit dem Fixateur externe empfiehlt es sich, das angrenzende Gelenk gelenküberbrückend in die Montage einzubeziehen, die einen zusätzlichen Gipsverband erübrigt: Spätinfektion, 8 Monate nach Osteosynthese einer supra- und diakondylären Femur-Trümmerfraktur bei einem 15jährigen Jungen. Bei der Herdausräumung mit Plattenentfernung erstreckt sich die Infektion von dem suprakondylären Knochendefekt bis zum distalen Plattenende. Zur Sicherung der medialen Knochenbrücke wird die infizierte Defektzone durch einen

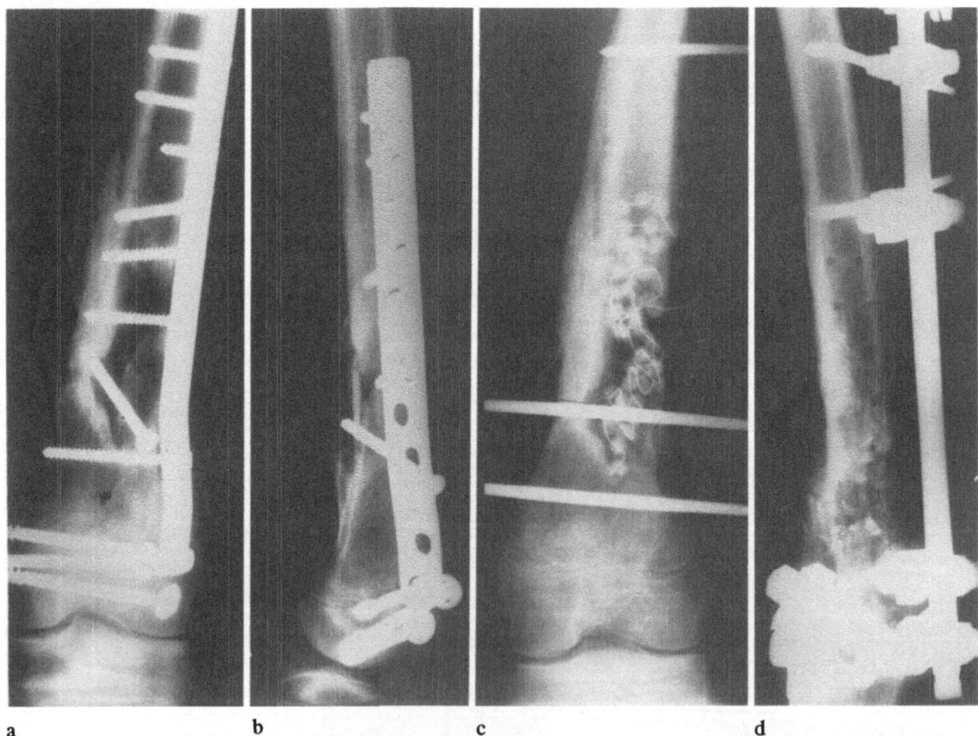

Abb. 2a–f. 15jähriger Junge. **a, b** Spätinfektion 8 Monate nach supra- und diakondylärer Trümmerfraktur linker Femur. Ausgedehnter suprakondylärer Infekt, der sich bis zum distalen Plattenende erstreckt; **c, d** Herdausräumung, Metallentfernung, Stabilisierung mit Klammer-Fixateur, der während der lokalen Infektberuhigung durch Gentamycin-PMMA-Ketten-Implantation für 4 Wochen das Kniegelenk gelenküberbrückend immobilisiert, **e, f** nach autologer Spongiosaplastik Freigabe des Kniegelenks ohne Demontage des Klammerfixateur am Femur

Klammerfixateur stabilisiert, der zur gleichzeitigen Immobilisation des Kniegelenks gelenküberbrückend bis zur proximalen Tibia geführt wird. Nach Infektberuhigung durch Polymethylmethacrylat (PMMA)-Kugeln kann 4 Wochen später der Knochendefekt durch autologe Spongiosa aufgefüllt und die Kniegelenksimmobilisation nach glatter Wundheilung wieder aufgegeben werden, ohne Demontage des Klammerfixateur am Oberschenkel. Die Kniegelenksbeweglichkeit beträgt schon kurz nach der Demontage wieder 0–20-70°, mit rascher Besserung während der folgenden 8 Wochen; glatte rezidivfreie Einheilung der autologen Spongiosaplastik (Abb. 2a–f).

Die gelenküberbrückende Stabilisierung mit dem Fixateur externe zwecks temporärer Arthrodese kann sowohl bei gelenknahen Trümmerfrakturen als auch bei Knochendefekten und gelenknahen Knocheninfektionen auf verschiedene Weise erzielt werden:

1. Durch horizontale Rahmenkonstruktion proximal und distal des Gelenks, gekoppelt über Gelenkstücke zwischen den Rohrstangen (Abb. 3a, b).
2. Durch Verlängerung der horizontalen Rahmenkonstruktion, die bei langem Hebelarm (Unterschenkel) distal des Gelenks durch 2 schräge Rohre zum Abfangen der Biegekräfte ergänzt wird.
3. Durch Dreieckkonstruktion in der Horizontalebene, z.B. am Ellenbogengelenk oder am oberen Sprunggelenk (Abb. 4).

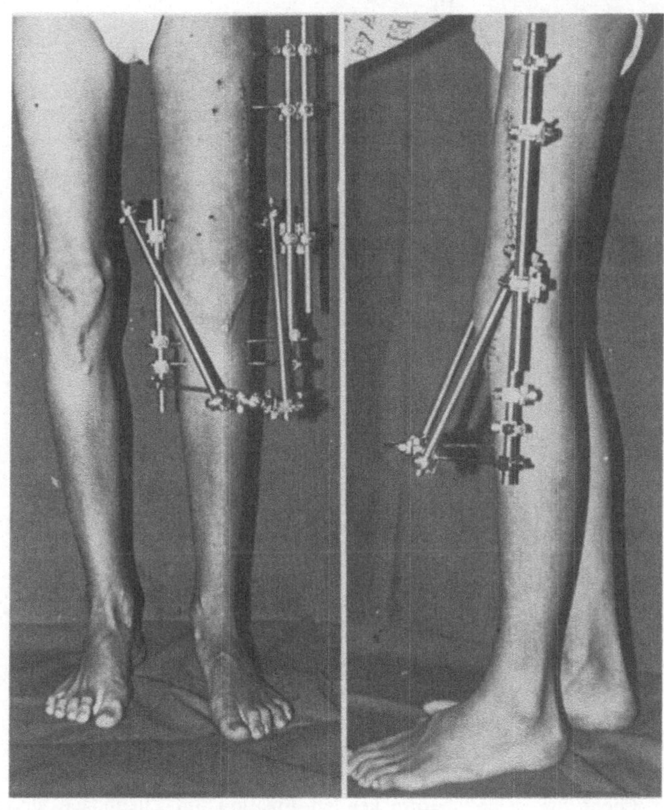

Abb. 2

e f

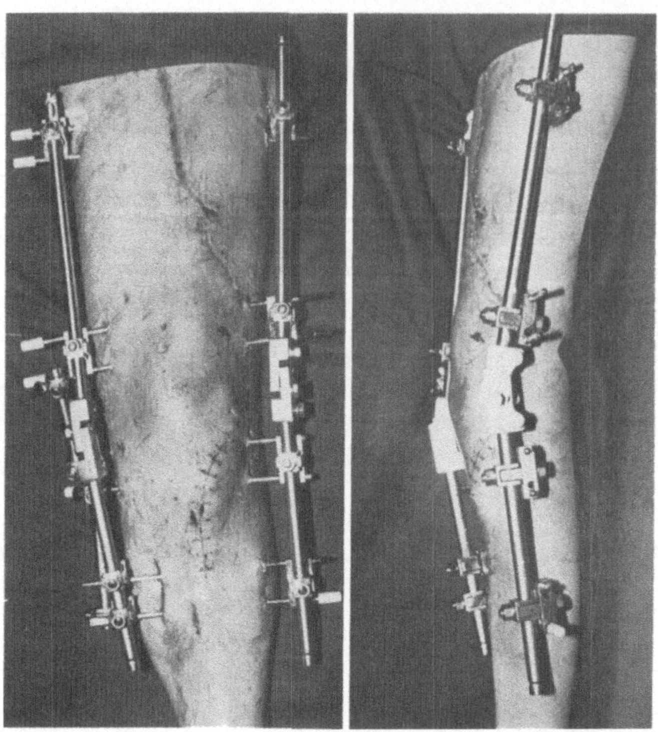

Abb. 3a. Gelenküberbrückende Stabilisierung einer distalen Femurfraktur mit kombinierter Tibiakopffraktur durch 2 horizontale Rahmenkonstruktionen, die durch ein Gelenkstück starr verbunden sind. **b** Nach 6 Wochen Freigabe des Gelenks ohne anhaltende Beeinträchtigung der Gelenkfunktion

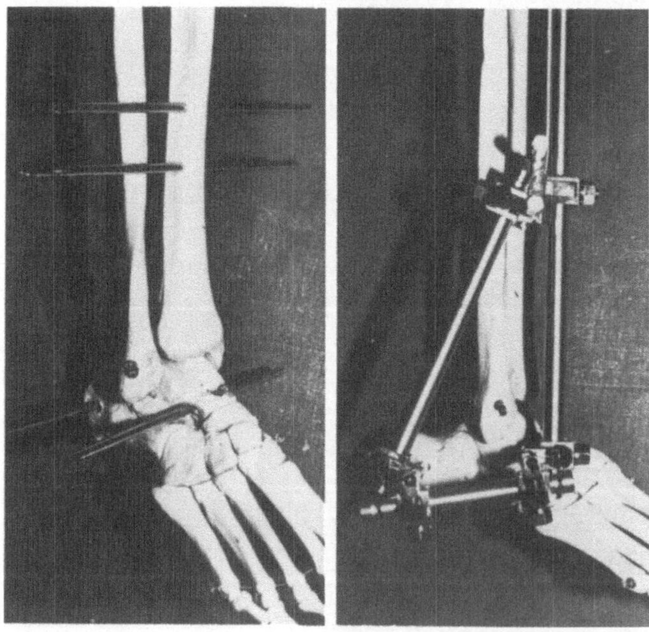

Abb. 4. Dreieckmontage in einer Ebene zur gelenküberbrückenden Fixation am Ellenbogen- und Sprunggelenk

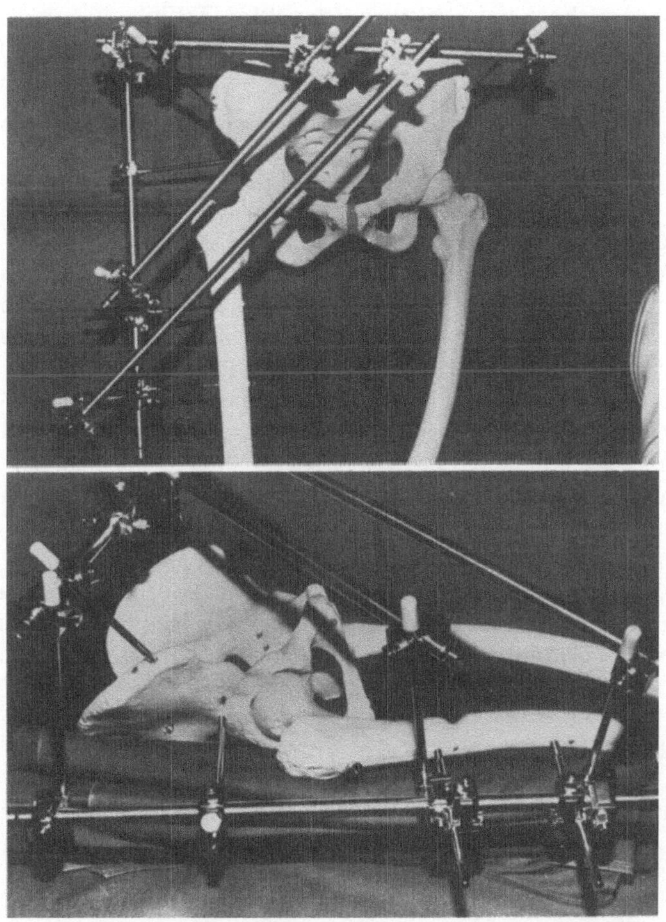

Abb. 5. Gelenküberbrückende Montage in 2 Ebenen am Schulter- oder Hüftgelenk

4. Durch Dreieckkonstruktion in 2 Ebenen (z.B. Schultergelenk, Hüftgelenk) (Abb. 5).

Jede Fixateur-externe-Montage erfordert präoperativ sorgfältige Planung, um eine optimale Stabilisierung zu erzielen. Wenn immer möglich, wird dabei die Beschränkung auf die Horizontalebene angestrebt, vor allem am Oberschenkel, wo die Perforation des M. quadriceps stets erhebliche Verklebungen im Gleitlager und damit auch eine Einschränkung der Kniegelenksbeweglichkeit zur Folge hat.

Die Fixateur-externe-Osteosynthese bei Frakturen des Pilon Tibial

K. H. Müller

Die Mehrzahl der Pilonfrakturen ist eine Indikation zur internen Osteosynthese der distalen Tibia und der Fibula unter Wiederherstellung der Gelenkfläche, erforderlichenfalls mit Hilfe osteoplastischer Unterfütterung. Die Kontrolle von 64 Pilonfrakturen ergab eine Häufung von posttraumatischen Osteomyelitiden, die die allgemein tolerierte Schwelle nach operativer Knochenbruchbehandlung übersteigt. Wesentliche Parameter der Infektentstehung waren trümmerhafte Zerstörung der distalen Tibiagelenkfläche, offene Frakturen, Pilonfrakturen nach Quetschungen sowie unsachgemäße Osteosynthesen (Abb. 1 a–c).

In der Versorgung offener und weichteilgeschädigter Schaftfrakturen ist der Fixateur externe das anerkannte Osteosyntheseverfahren. Analog bedeutet diese Methode eine operative Alternative zur Behandlung weichteil- und ernährungsgestörter, also infektanfälliger Pilonfrakturen (Abb. 2). Die Operation beginnt mit der anatomiegerechten internen Osteosynthese der Fibulafraktur durch Drittelrohrplatte. Mit der so wiederhergestellten ursprünglichen Länge ist eine Reposition des von den Syndesmosenbändern gehaltenen

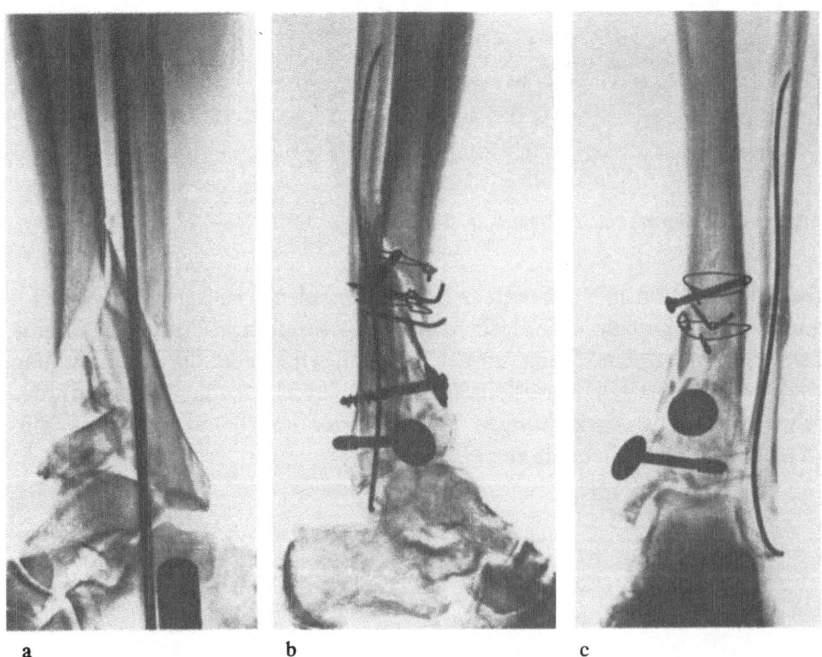

a b c

Abb. 1a–c. Beispiel einer unsachgemäßen Osteosynthese einer Pilonfraktur mit nachfolgender Osteomyelitis. 33jähriger Maler, Absturz von der Leiter. a Unfallbild; **b**, c Röntgenzustand 5 Monate nach auswärtiger instabiler Osteosynthese, Sequestrierung, Fisteleiterung. Unter Fehlstellung und Dystrophie wurde später das Bein nur noch teilbelastbar

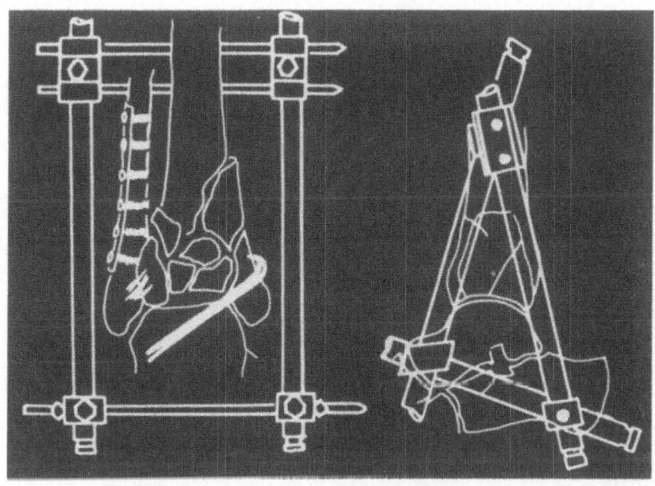

Abb. 2. Schematische Darstellung der internen und externen Osteosynthese bei nachhaltig weichteilgeschädigten Pilonfrakturen

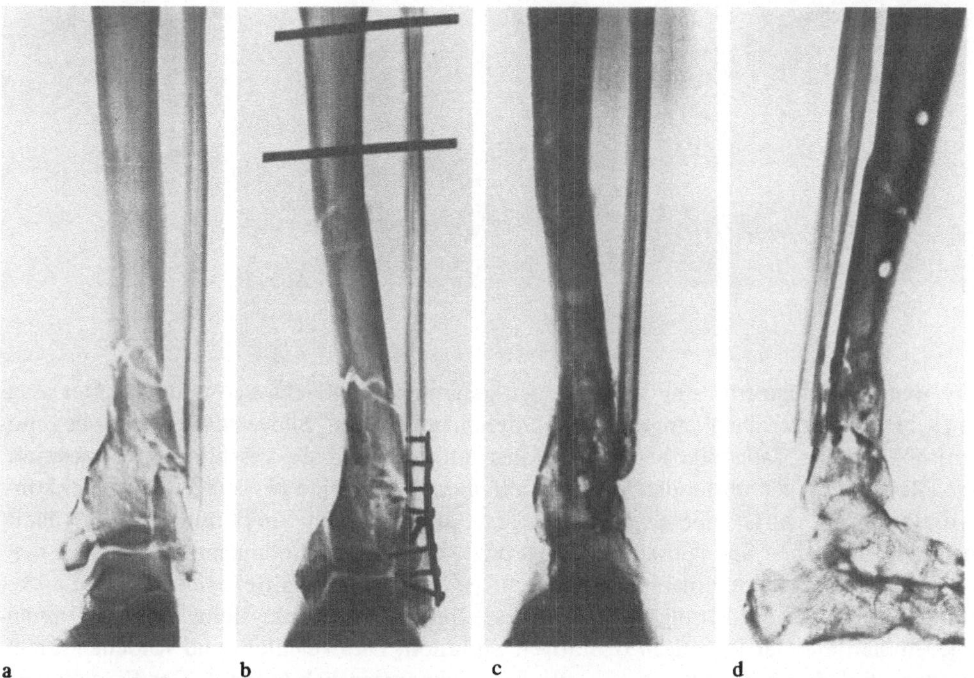

Abb. 3a–f. Beispiel einer offenen, weichteilgeschädigten Pilonfraktur mit kombinierter externer und interner Osteosynthese. 55jähriger Arbeiter, tonnenschwere Eisenplatte auf den Unterschenkel und Fuß geschlagen, offene Fraktur Stadium II. **a** Unfallröntgenbild; **b** interne Osteosynthese der Fibula und Stabilisierung des Zweietagenbruchs der Tibia mit Gelenkbeteiligung durch triangelförmigen Fixateuer externe unter Einschluß des Sprunggelenks; **c, d** Röntgenstatus 12 Monate nach Unfall, Arthrodese des Sprunggelenks, keine Osteomyelitis; **e** Weichteilbild 1 Monat nach Unfall mit tiefen Hautnekrosen, spätere Spalthautdeckung, nach Weichteilabheilung Anfrischen des Gelenkes und Einstellung zur Arthrodese; **f** Weichteilzustand 12 Monate nach Unfall, Versteifung des Sprunggelenks in guter Stellung, orthopädisches Schuhwerk

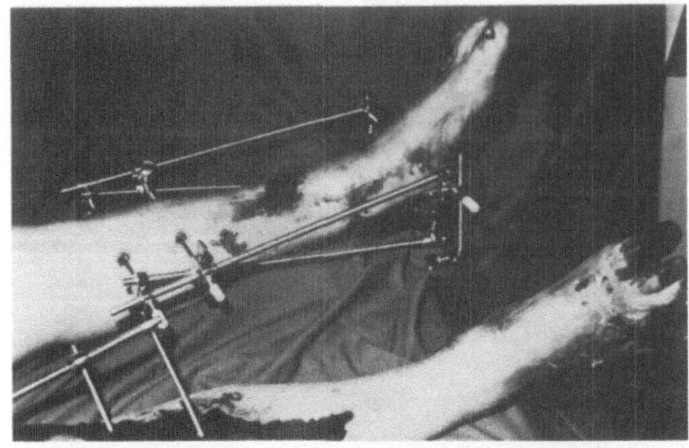

Abb. 3e

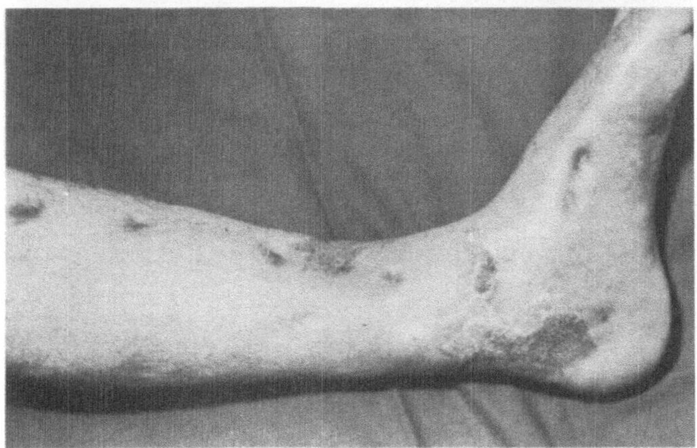

Abb. 3f

fibularen Tibiafragments und vielfach der gesamten Tragfläche verbunden. Unter Zug eines in das Fersenbein eingebrachten Steinmann-Nagels, Bildverstärkerkontrolle und Formgebung der Talusrolle bei Repositionsmanövern wird die geschlossene Reposition der Pilonfraktur vervollständigt. Gelingt auf diese Weise eine befriedigende Gelenkkonstruktion nicht, so ist eine schonende offene Reposition in Verbindung mit der dann meist erforderlichen Spongiosaplastik angezeigt. Ein weiterer Steinmann-Nagel durch den Talushals und zwei Steinmann-Nägel durch das distale Tibiadrittel ermöglichen die stabilitätsgünstige triangelförmige Montage des externen Fixationssystems. Modifikationen ergeben sich aus der jeweiligen operativen Situation. Die Weichteil- und Knochendurchblutung wird durch die operative Freilegung nicht wesentlich belastet. Der Fixateur externe wirkt im oberen Sprunggelenk im Sinne eines Platzhalters und komprimiert die Gelenkanteile nicht. Die postoperative Wundpflege ist erleichtert und übersichtlich, Lagerungsschäden entfallen. Das weitere Vorgehen ist durch 4 Möglichkeiten gekennzeichnet:

- Bei optimaler Gelenk- und Bruchstellung wird der Fixateur externe bis zur knöchernen Konsolidierung belassen. Zusatzeingriffe zur Hautdeckung oder Spongiosaplastik sind möglich.

- Bei unbefriedigender Gelenk- und Bruchstellung wird die vollkommene Weichteilheilung abgewartet. Sind die Hauptfragmente nicht abgebunden, erlauben intakte Weichteile eine interne Osteosynthese. Der Preis einer dann nicht mehr voll auszugleichenden Gelenkstufe erscheint vor dem Hintergrund einer möglichen Knocheninfektion vertretbar.
- Verbleibt eine regellose, nicht reparable Gelenkstellung, so ist nach Weichteilheilung und im Stadium der Revaskularisierung der Fragmente die frühe sekundäre Arthrodese zu empfehlen.
- Kommt es nach prekärer Ausgangssituation zur Infektion, so ist der Fixateur externe ohnehin das therapeutische Mittel der Wahl (Abb. 3a–f).

Literatur zum Abschnitt H

Bagby GW, Janes JM (1958) The effect of compression on the rate of fracture healing using a special plate. Am J Surg 95:761

Bailey RW (1974) Surgical techniques. In: Bailey RW (ed) The cervical spine. Lee & Febinger, Philadelphia, p 146

Baumgartl F, Kremer K, Schreiber HW (1976) Spezielle Chirurgie für die Praxis, B III 1: Haltungs- und Bewegungsapparat – Traumatologie. Thieme, Stuttgart

Baumgartl F, Kremer K, Schreiber HW (1980) Spezielle Chirurgie für die Praxis, Bd III/2: Halswirbelsäule, Thieme, Stuttgart

Beck E (1974) Osteosynthese von Speichenköpfenbrüchen. Aktuell Probl Chir 9:23

Bettag W, Grote W (1971) Versorgung von Halswirbelverletzungen. Med Heute 20:4

Böhler J (1977) Verletzungen der Halswirbelsäule und ihre Behandlung. Chirurg 48:493

Bötel U (1979) Stabilisierung und Frühmobilisation bei Verrenkungsbrüchen der Rumpfwirbelsäule mit der Weiß-Feder, Unfallheilkunde 82:108

Burri C, Kinzl L, Pusterla C, Schweiberer L, Hertel P, Kuner E, Friedrich B (1973) Behandlungsergebnisse nach operativer Versorgung distaler intraartikulärer Humerusfrakturen. Chirurg 2:78

Chapchal G (1979) Pseudarthroses and their treatment Thieme, Stuttgart

Cloward RB (1963) Verletzungen der Halswirbelsäule und ihre Behandlung durch die Versteifung der Wirbelsäule. Z Orthop 97:200

Decker S, Müller-Färber J, Pallesen J (1978) Pathogenese und Therapie der Vorderarmschaftspseudarthrosen. Monatsschr Unfallheilkd 81:110

Diehl K (1974) Festigkeitsberechnungen von Druckplattenosteosynthesen im Schaftbereich menschlicher Röhrenknochen. Arch Orthop Unfallchir 80:127

Diehl K, Mittelmeier H (1974) Biomechanische Untersuchungen zur „Hohlbiegung" von Osteosyntheseplatten. Z Orthop 112:314

Heim U (1969) Die Technik der operativen Behandlung der Metacarpalfrakturen. Helv Chir Acta 36:619

Heim U, Pfeiffer KM (1972) Periphere Osteosynthesen. Springer, Berlin Heidelberg New York

Heim U, Trüb HJ (1978) Erfahrungen mit der primären Osteosynthese von Radiusköpfchenfrakturen. Helv Chir Acta 45:63

Junghans H (1973) Metallfixation von Knochenblocks an der Halswirbelsäule. Chirurg 44:87

Labitzke R (1977) Laterale Zuggurtung – sofort belastungsstabile Osteosynthese der Patellafraktur. Arch Orthop Unfallchir 90:77

Liechti R (1974) Die Arthrodese des Hüftgelenkes und ihre Problematik. Springer, Berlin Heidelberg New York

Perren SM, Hayes WC (1972) Biomechanik der Plattenosteosynthese. Arbeitsgemeinschaft Osteosynthese, Kongreß DGOT, Berlin

Pfeiffer KM, Meuli HC (1972) Periphere Osteosynthesen, unter Verwendung des Kleinfragment-Instrumentariums der AO. Springer, Berlin Heidelberg New York

Meinecke FW (1980) Verletzungen der Wirbelsäule und des Rückenmarks. In: Baumgartl F, Kremer K, Schreiber HW (Hrsg) Spezielle Chirurgie für die Praxis, Bd III 2. Thieme, Stuttgart, S1

Mittelmeier H (im Druck) Osteosynthesen mit selbstspannenden Druckplatten. (Bücherei des Orthopäden)

Müller ME, Allgöwer M, Schneider R, Willenegger H (1977) Manual der Osteosynthese. Springer, Berlin Heidelberg New York

Müller-Färber J, Decker S (1978) Wandel in der Behandlung von Unterarmschaftfrakturen des Erwachsenen. Monatsschr Unfallheilkd 81:103

Rathke FW, Schlegel KF (1974) Wirbelsäule und Becken. In: Hackenbroch M Witt AN (Hrsg.) Orthopädisch-chirurgischer Operationsatlas, Bd III. Thieme, Stuttgart

Renné J, Weller S (1976) Unterarm. In: Baumgartl F, Kremer K, Schreiber HW (Hrsg) Spezielle Chirurgie für die Praxis Bd III/1. Thieme, Stuttgart S 351

Robinson RA (1975) Techniques of exposure and fusion of the cervical spine. Clin Orthop 109:78

Rüedi T, Matter B, Allgöwer MA (1968) Die intraartikulären Frakturen des distalen Unterschenkelendes. Helv Chir Acta 5:556

Scheuer I (1978) Konservative und operative Behandlung von Radiusköpfchenbrüchen und deren Ergebnisse. Aktuel Traumatol 8:119

Schweiberer L (1977) Verhütung und Behandlung von Infektionen nach Osteosynthesen. Chirurg 48:1

Tscherne H, Muhr G, Trentz O (1976) Oberarm. In: Baumgartl F, Kremer K, Schreiber HW (Hrsg) Spezielle Chirurgie für die Praxis, Bd III/1. Thieme, Stuttgart
Weiss M (1975) Dynamic spine alloplasty (Spring-loading corrective devices) after fracture und spinal cord injury. Clin Orthop 112:150
Weiss M, Bentkowski Z (1974) Biomechanical study in dynamic spondylodesis of the spine. Clin Orthop 103:199
Weller S (1974) Konservative oder operative Behandlung von supracondylären Oberarmfrakturen. Aktuel Traumatol 4:79

I. Knocheninfektionen

Knocheninfektionen

K.P. Schmit-Neuerburg

Ätiologie und Pathogenese der Knocheninfektionen haben in den letzten 20 Jahren einen Wandel erfahren. 90 % der Knocheninfektionen entstehen heute im Zusammenhang mit offenen Frakturen, Osteosynthesen und Implantaten. Der Anteil hämatogener Osteomyelitiden, der von 1954 bis 1963 noch 34,6 % betrug, ist dagegen auf unter 10 % gesunken. In der Pathogenese stehen daher nicht mehr die schweren Allgemeininfektionen der hämatogenen Osteomyelitis, sondern lokale Faktoren im Vordergrund: Mangeldurchblutung des Knochens und der Weichteile, Avaskularität von Fragmenten, knöcherne Instabilität und Gewebenekrose oder Hämatome im Bereich metallischer Implantate. Sie bilden den eigentlichen Nährboden für die exogene oder endogene Keimbesiedlung und -vermehrung. Die posttraumatische oder postoperative Knocheninfektion ist daher eine typische Komplikation der Knochen- und Gelenkchirurgie, die trotz strenger Asepsis, Reinraumtechnik im Knochen-OP und gewebeschonender Operationstechniken angesichts der steigenden Häufigkeit chirurgischer Eingriffe an Knochen und Gelenken nicht vollständig vermeidbar ist. Durch Früherkennung und adäquate Therapie läßt sich jedoch die Entwicklung schwerer Knochendestruktionen und chronischer Verlaufsformen mit Funktions- oder Gliedmaßenverlust vermeiden. Selbst bei ungünstiger Ausgangssituation im chronischen Infektstadium gelingt es, in 70 % der Fälle ein gutes Behandlungsergebnis mit Wiederherstellung der Funktion, knöcherner Stabilität und fistelfreiem Weichteilverschluß zu erzielen.

Die drohende oder akute Knocheninfektion wird in der Mehrzahl der Fälle innerhalb der ersten 4 Wochen manifest. Wiederanstieg der Körpertemperatur, Leukozytose, BSG-Anstieg und lokale Rötung und Schwellung erfordern die sofortige Einleitung der *allgemeinen Behandlungsmaßnahmen:*

1. Hochlagerung der Extremität
2. Immobilisation im gefensterten Gipsverband
3. Bakteriologische Untersuchung (Wundabstrich, Punktat)
4. Hochdosierte parenterale Antibiotikatherapie.

Bei noch unbekanntem Keimspektrum ist die Kombination von 2 bakterizid wirksamen Antibiotika indiziert, die den aktiven Stoffwechsel der wachsenden Keimpopulation treffen, z.B. ß-Lactam-Antibiotika (synthetische Penicilline, Zephalosporine) in Kombination mit Aminoglykosiden, z.B. Gentamycin. Klingen die akuten Symptome unter dieser Therapie innerhalb von 24 bis 48 h ab, sind zunächst keine weiteren Maßnahmen erforderlich.

Bei anhaltender Symptomatik, Fluktuation am Entzündungsherd und Verdacht auf tiefe Hämatombildung oder Instabilität der Osteosynthese kommt die *Spezielle chirurgische Therapie* zur Anwendung:

1. Herderöffnung, -ausräumung und Débridement
2. Stabilisierung des infizierten Knochenabschnitts
3. Lokale Maßnahmen zur Infekteindämmung
4. Wiederherstellung der knöchernen Stabilität durch Frakturüberbrückung oder Defektersatz mit autologer Spongiosa.

1. Herderöffnung, Ausräumung und Débridement

Bei der drohenden oder akuten Knocheninfektion betrifft die operative Entlastung vor allem Hämatome, die stets notfallmäßig ausgeräumt werden müssen. Subfasziale, tiefe Hämatome sind oft nur an der teigigen, ödematösen Schwellung der Haut zu erkennen (Abb. 1a, b).

Bei schon verheilter Wunde darf die Schnittführung zur Herdausräumung trotz umschriebener Abszeßbildung oder schon eingetretener Perforation mit Fistelbildung nicht

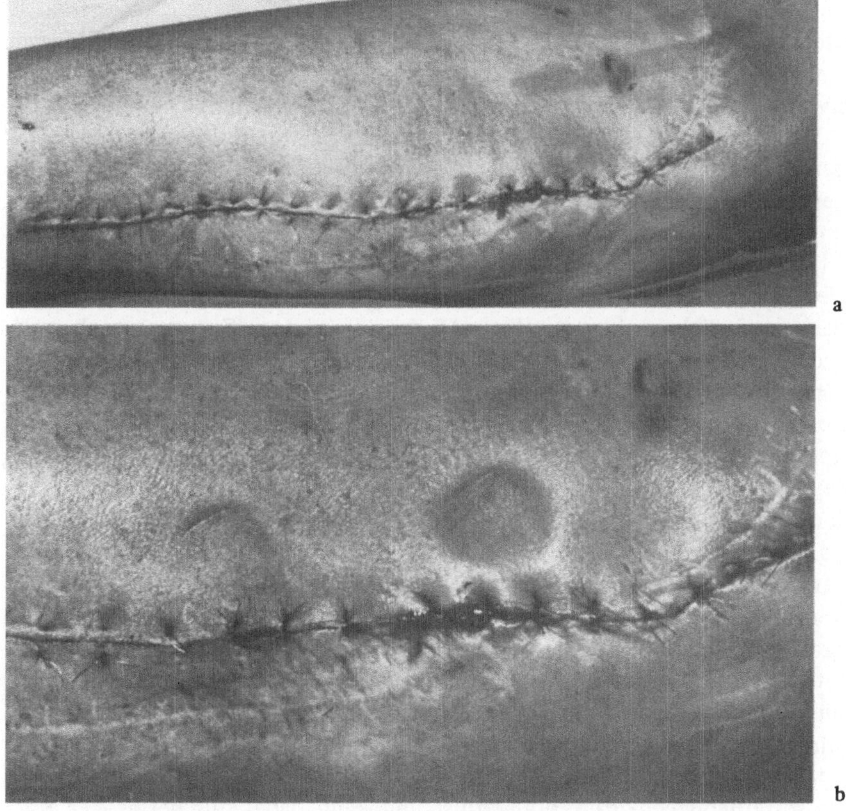

Abb. 1a, b. Ödematöse, teigige Schwellung der Haut bei subfaszialem Hämatom

direkt über den Metallimplantaten liegen, sondern muß möglichst abseits und ohne Lappenbildung erfolgen, so daß die Weichteildeckung des Implantats nicht gefährdet ist.

Das Wunddébridement soll möglichst in Blutsperre erfolgen und beinhaltet die Entfernung aller Hämatomreste, Gewebenekrosen und devaskularisierter Knochenfragmente, sofern diese nicht bei noch frischer Fraktur zur Aufrechterhaltung einer stabilen Osteosynthese unerläßlich sind. Die Schonung der Gefäßverbindung zwischen Weichteilmantel und Knochen muß im übrigen ebenso sorgfältig beachtet werden, wie bei einer frischen Osteosynthese.

2. Stabilisierung des infizierten Knochenabschnitts

Wesentlicher Teil der Herdrevision ist außerdem die Überprüfung der Osteosynthese: Stabilität ist Voraussetzung für Infekteindämmung und Revaskularisierung in jedem Stadium der Knocheninfektion. Stabile Implantate werden belassen, mit dem Ziel, durch die lokalen Maßnahmen der Infekteindämmung die Infektion an der Ausbreitung zu hindern und bis zum Abschluß der Frakturheilung in ein blandes Stadium zu überführen. Dabei ist auch eine Fistelbildung mit mäßiger Sekretion akzeptabel. Wenn die Fistel offengehalten wird, läßt sich die Infektion mit der Implantatentfernung nach Knochenheilung rezidivfrei ausräumen.

Gelockerte Implantate müssen dagegen stets entfernt werden: Die Restabilisierung erfolgt dann möglichst mit dem Fixateur externe, vor allem bei infizierten Osteosynthesen der Diaphysen und bei Knocheninfektionen mit Gelenkbeteiligung.

Dasselbe Vorgehen wählen wir auch bei infizierten Marknagelosteosynthesen, bei denen die Markraumphlegmone meist zur Lockerung des Implantats führt, bevor die Fraktur verheilt ist. Durch Herderöffnung, Ausräumung, Entfernung des Marknagels, Restabilisierung mit dreidimensionalem Fixateur externe und Installation einer Spülsaugdrainage läßt sich eine rasche, zuverlässige Eindämmung und Rückbildung der Infektion erzielen. Da bei Querfrakturen die Frakturheilung durch den Infekt verzögert wird, kann dann zusätzlich im blanden Intervall durch separaten Zugang lateral an der Tibia oder medial am Femur eine autologe Spongiosaplastik angelegt werden, so daß die Frakturheilung noch zeitgerecht eintritt (Abb. 2a–f).

Bei Instabilität in unmittelbarer Gelenknähe ist oft keine ausreichende Verankerung der Steinmann-Nägel im Gelenkfragment zu erreichen. In solchen Fällen ist es notwendig, die Fixateur-externe-Montage gelenküberbrückend zu verlängern und das Gelenk in die stabile Fixation einzubeziehen.

Allerdings ist nach mehrwöchtiger, gelenküberbrückender Stabilisierung die Wiederherstellung der Gelenkfunktion zumindest fraglich, so daß die Fixation des Gelenks primär in Arthrodesestellung erfolgen sollte. Ist das angrenzende Gelenk ebenfalls von der Infektion betroffen, wird vor allem die subtotale Resektion der Synovia durchgeführt, die den Infekt unterhält und das Gelenk für 5 Tage mit einer Spülsaugdrainage versehen. Bei fortgeschrittener Infektion mit Knorpeldestruktion oder subchondraler Infektausbreitung ist die primäre oder sekundäre Arthrodese unumgänglich.

Am Femurschaft führt die Fixateur-externe-Montage in 2 Ebenen mit Transfixation des Quadrizeps zu erheblichem Funktionsverlust und kann daher nur bei großen Knochendefekten und geschwächtem Knochen empfohlen werden. Sonst bevorzugen wir stets

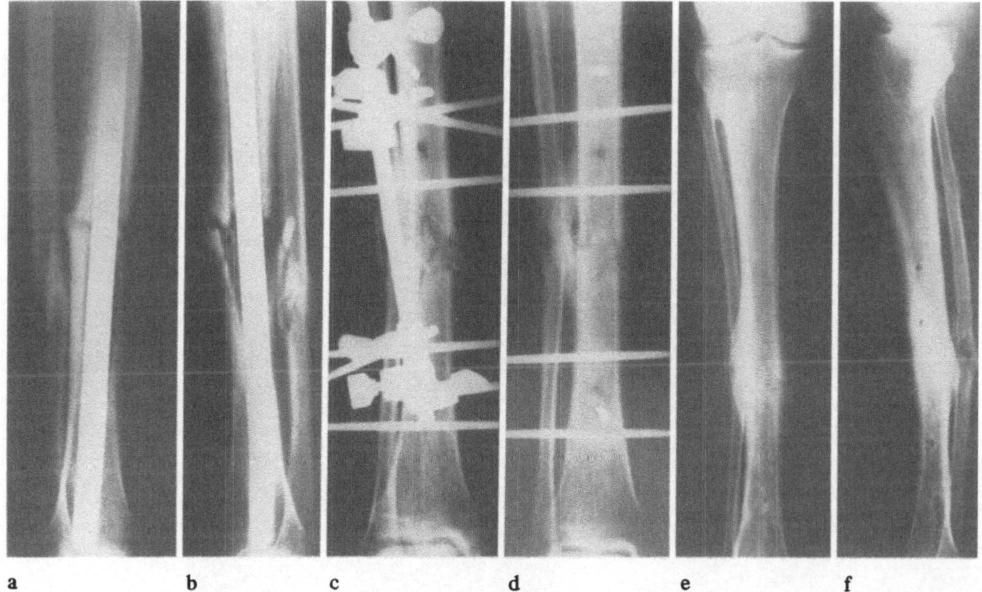

a b c d e f

Abb. 2a und b. Markraumphlegmone nach gedeckter Tibiamarknagelung **c, d** Herdausräumung, Nagelentfernung und Stabilisierung mit Fixateur externe. Lokale Infekteindämmung durch Spülsaugdrainage, **e, f** laterale Frakturüberbrückung und medialer Defektersatz durch autologe Spongiosa. Knöcherne Stabilität nach 12 Wochen, rezidivfreie Heilung

die Stabilisierung in einer Ebene mit dem Klammerfixateur oder mittels Wagner-Distraktor.

Die Indikation zur Reosteosynthese mit versenkten Implantaten stellen wir selten, vorwiegend bei frühzeitig instabiler Osteosynthese mit frisch infiziertem Hämatom, oder bei wenig aktivem, begrenztem Infektherd, wenn die Infektausrottung durch totale Resektion des infizierten Knochenabschnitts gelingt:

Frakturostitis mit schwach sezernierender Fistel, 4 Wochen nach Plattenosteosynthese am Radius. Herdausräumung mit Fistelexzision, En-bloc-Resektion des Infektherdes weit im Gesunden, Reosteosynthese des Radiusschaftes mit langer Brückenplatte und primärer Defektersatz durch autologe Spongiosaplastik. 10 Tage hochdosierte, parenterale Antibiotikatherapie (Abb. 3a–c). Glatter, rezidivfreier Heilverlauf mit vollständigem Einbau der transplantierten Spongiosa und Wiederherstellung einer normalen Knochenstruktur bei Plattenentfernung 2 Jahre später.

3. Lokale Maßnahmen zur Infekteindämmung

Die lokale Infektberuhigung nach Reosteosynthese oder Stabilisierung mit dem Fixateur externe ist sowohl bei der akuten Knocheninfektion als auch bei der Sanierung chronisch infizierter Knochendefekte von großer Bedeutung.

Die Indikation zur Implantation von Gentamycin-haltigen PMMA-Kugelketten stellen wir bei allen Infektionen mit Gentamycinempfindlichen Keimen (80–90 % der Erregerstämme), nach gründlichem Débridement der Wundhöhle und zuverlässiger Stabili-

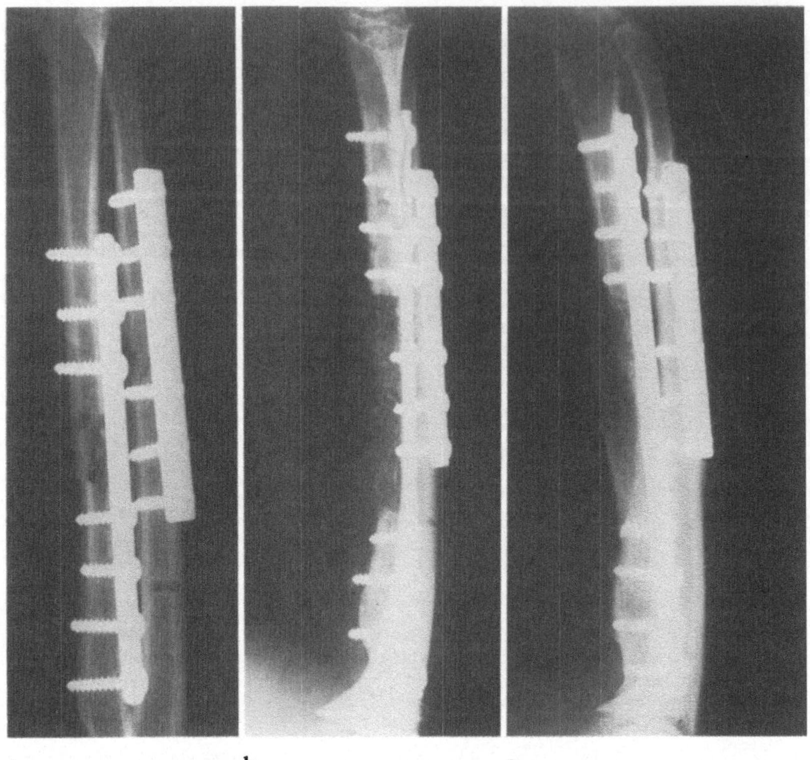

a b c

Abb. 3. a Infizierte Radiusschaftfraktur, b 4 Wochen nach Plattenosteosynthese, c Restabilisierung mit langer Platte und primärer Defektersatz mit autologer Spongiosa, die komplikationslos einheilt. Volle Wiederherstellung und rezidivfreier Verlauf

sierung des Knochens. Das gilt insbesondere für akut infizierte Osteosynthesen, die sonst mit hoher Rezidivquote belastet sind; ferner bei der Vorbereitung von Knochendefekten zur Spongiosaplastik und zur Sanierung der chronischen Ostitis nach Knochenheilung und Metallentfernung (Tabelle 1).

Bei der technischen Durchführung ist eine maximale Auffüllung der Wundhöhle anzustreben, ohne daß deswegen die Gefahr toxischer Serumspiegel besteht.

Bei einem Gehalt von 4,5 mg Gentamycinbase pro Kugel werden am 1. Tag 500 ug/ml, am 10. Tag. 120 ug/ml und am 80. Tag noch 10 ug/ml freigesetzt, so daß auch nach 4 Monaten noch hohe Wirkstoffmengen von 100–200 ug/ml im alten Hämatom und 10–20 ug/g im umgebenden Bindegewebe enthalten sind. Dennoch werden maximale Serumkonzentrationen von 1 ug/ml nicht überschritten und liegen weit unter der Toxizitätsgrenze von 10–12 ug/ml.

Wegen des sekretorischen Reizes der Kugelketten müssen Redon-Drainagen für 3–4 Tage eingelegt werden. Die Entfernung der Kugelketten muß immer operativ in Narkose erfolgen, 4–16 Wochen nach Implantation. Die Kettenentfernung nach 2 Wochen, die vielfach empfohlen wird, halten wir nur bei infizierten Hämatomen und blander Infekthöhle für angezeigt. Über Implantaten werden die Kugelketten dagegen möglichst lange belassen, weil bei vorzeitiger Entfernung Infektrezidive häufig sind.

Tabelle 1. Lokale Maßnahmen zur Infekteindämmung. Indikationen zur PMMA-Implantation

1. Gentamycin-empfindliche Keime (90 %)
2. Débridement, Stabilität
3. Akut infizierte Osteosynthesen
4. Vorbereitung von Knochendefekten
5. Chronische Ostitis nach Knochenheilung

Die Gentamycin-Ketten-Implantation hat die Indikation zur Spülsaugdrainage nach Willenegger u. Roth (1962) reduziert. Sie dient jedoch nach wie vor der mechanischen Reinigung bei akuten, tiefen posttraumatischen Infektionen, beim Gelenkempyem und bei starken Eiterungen aus Knochenhöhlen und nach Marknagelungen.

4. Frakturüberbrückung und Defektersatz mit autologer Spongiosa

Auch bei anhaltender Stabilität wird die Frakturheilung durch eine Knocheninfektion verzögert. Bei der Herdausräumung entstehen außerdem zusätzlich oft Knochendefekte, die spontan nicht überbrückt werden. Im blanden Infektstadium ist daher die autologe Spongiosaplastik häufig indiziert, vor allem zur Frakturüberbrückung im infektfreien Bereich durch separaten Zugang am medialen Femur oder an der lateralen Tibia.

Die chronische Knocheninfektion wird prinzipiell in derselben Weise nach den genannten Grundsätzen behandelt. Sie bietet jedoch größere Schwierigkeiten, weil je nach Aktivität und Lokalisation des Infektgeschehens oft große Knochen- und Weichteildefekte entstehen.

Im günstigsten Falle besteht eine schwach infizierte Pseudarthrose mit intaktem Weichteilmantel. Nach radikaler Herdausräumung durch Sequestrotomie, Stabilisierung mit dem Fixateur externe und Infektberuhigung durch Gentamycin-PMMA-Ketten oder Spülsaugdrainage wird meist schon nach 2 Wochen ein blandes Stadium erzielt. Nach erneuter Ausräumung und Anfrischung des Knochen- und Weichteillagers kann der definitive Defektersatz mit autologer Spongiosa erfolgen, die bei anhaltender Stabilität problemlos einheilt und die knöcherne Kontinuität innerhalb von 2 bis 4 Monaten wiederherstellt, je nach Lokalisation und Ausdehnung des Knochendefekts.

Der wichtigste Akt der Behandlung ausgedehnter und chronischer Knocheninfektionen ist die definitive Herdausräumung nach Infektberuhigung, unmittelbar vor Auffüllung des Defekts mit Spongiosa. Auch bei vorgeschädigtem Weichteilmantel muß die Herdausräumung stets in Blutsperre radikal erfolgen und sowohl Knochen als auch Weichteile einschließen, ohne Rücksicht auf Größe und Weichteildeckung des entstehenden Knochendefekts. Der Vitalitätsnachweis ist erst erbracht, wenn die Knochenflächen überall punktförmig frisch bluten und alte, derbe Weichteilnarben und -taschen exzidiert sind. Vor allem an der Tibia entstehen dadurch große Knochenmulden mit Weichteildefekt, die bis zum Hautniveau mit frischer, autologer Trochanter-major-Spongiosa aufgefüllt und postoperativ zunächst mit Polyurethanfolie abgedeckt werden. Bei 2tägigem Wechsel der Folie wird die Hämatomschicht über der Spongiosa oft direkt durch Granulationsgewebe ersetzt. Bei zu starker Austrocknung der Oberfläche oder Ablösung der Hämatomschicht mit der Folie wechseln wir auf Ringer-Laktat-getränkte Kompressen, die 2mal täglich ohne zusätzlichen Okklusivverband aufgelegt werden. Sobald die Spongiosa mit frischem Granulationsgewebe bedeckt ist, kann der endgültige Weichteilverschluß dann stets durch Spalthautplastik erfolgen. Bei schwacher Granulationstendenz oder erneuter Keimbesiedlung der Oberfläche hat sich auch hier die Anwendung einer Gentamycin-PMMA-Kugelkette bewährt, die mit Steristrip-Streifen auf der Wunde fixiert und mit Ringer-Laktat-Kompressen abgedeckt wird. Binnen weniger Tage ist die Oberfläche keimfrei. Der starke sekretorische Reiz der PMMA-Kugeln begünstigt und beschleunigt außerdem die Granulationstendenz (Abb. 4a, b).

Große, fistelnde Resorptionshöhle der distalen Tibia, 2 Jahre nach konservativ behandelter primär offener Pilonfraktur. Radikales Debridement und Defektauffüllung mit Gentamycinketten. 3 Wochen später Kettenentfernung. Erneute radikale Anfrischung und Auffüllung mit autologer Spongiosa, die bis auf einen 5 x 3 cm großen Hautdefekt mit gutdurchbluteten Weichteilen bedeckt ist. Der Hautdefekt kann 2 Wochen später mit Spalthaut definitiv verschlossen werden (Abb. 5a–h).

Die zweifellos ungünstigste Form der posttraumatischen Osteomyelitis ist die floride, ausgedehnte Knocheninfektion mit Instabilität, ausgedehntem Hautdefekt und freiliegendem, teilweise sequestriertem Knochen. In diesen Fällen muß schon beim ersten Débridement vor allem an der unteren Extremität die Amputation erwogen werden, wenn eine Wiederherstellung in vertretbarer Zeit unter Berücksichtigung der privaten und beruflichen

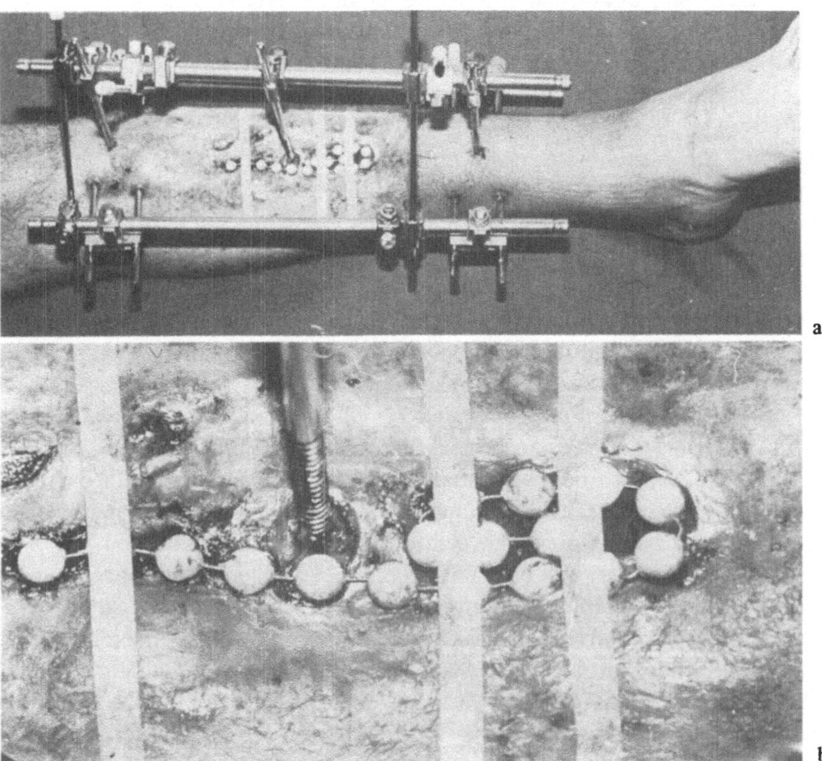

Abb. 4a und b. Vorbereitung zur Spalthautdeckung. Der starke sekretorische Reiz der PMMA-Kugeln fördert außerdem die Granulationstendenz

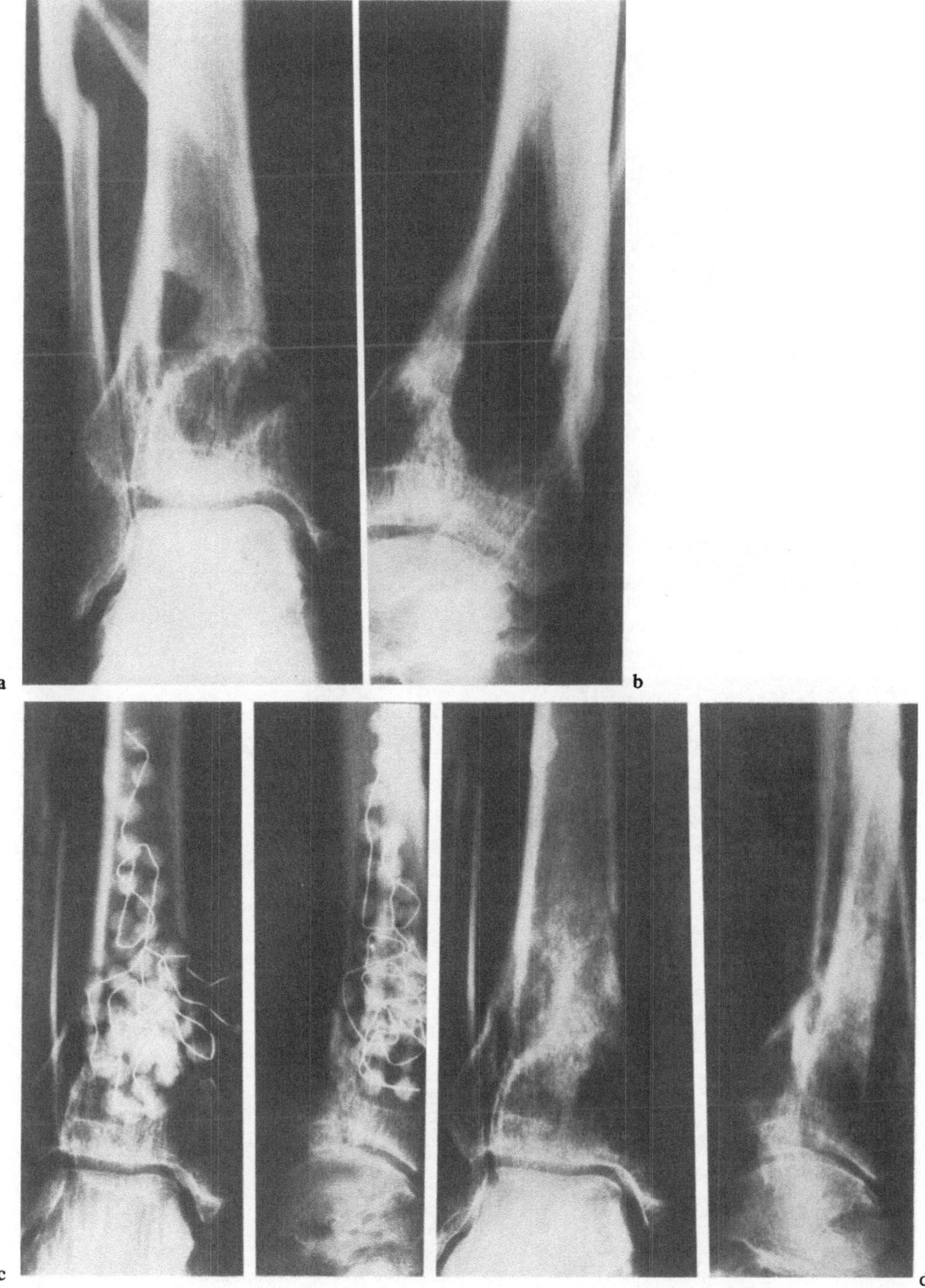

Abb. 5a, b. Große fistelnde Infekthöhle der distalen Tibia 2 Jahre nach konservativ behandelter Pilonfraktur bei erhaltener knöcherner Stabilität. **c, d** Herdausräumung und Gentamycin-PMMA-Ketten-Implantation, **e, f** 3 Wochen später offene Spongiosaplastik, **g–h** sekundärer Wundverschluß durch Spalthautplastik

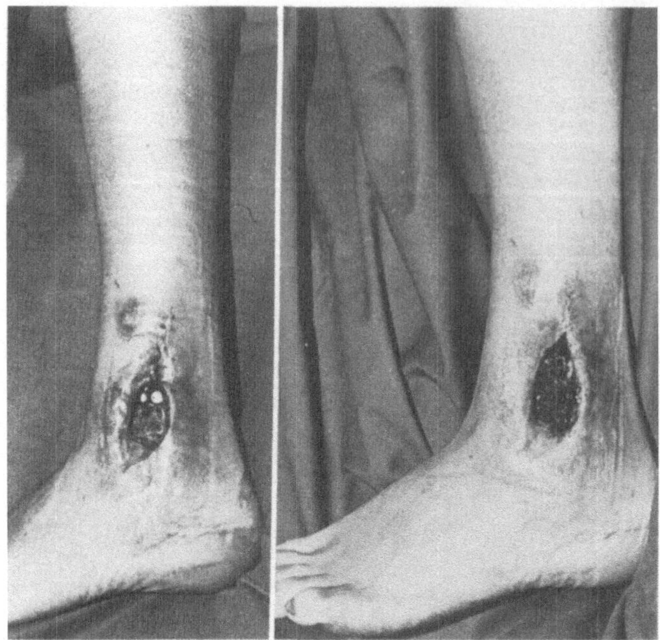

Abb. 5e, f

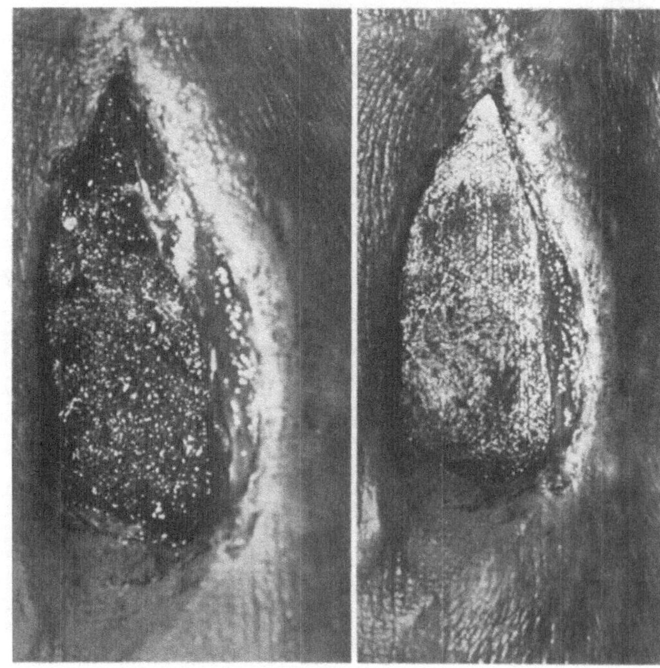

Abb. 5g, h

Situation des Patienten nicht zu erzielen ist. Bei jahrelanger Eiterung muß ferner ein Plattenepithelkarzinom durch mehrere Probeexzisionen ausgeschlossen werden.

Im Anschluß an die Herdausräumung und Stabilisierung kann bei starker Eiterung die grobmechanische Reinigung zunächst durch offene Spülsaugdrainage mit bakterizid wirkenden Antiseptika wie quaternären Ammoniumverbindungen oder PVP-Jod-Verbindungen erfolgen (Klemm et al. 1979; Müller u. Prescher 1978). Die endgültige Infektberuhigung wird dann nach erneutem Débridement durch offene Implantation von Gentamycin-PMMA-Ketten erzielt, die mit Ringer-Laktat-Kompressen abgedeckt werden. In der 3. Sitzung, 3–4 Wochen nach Therapiebeginn, wird die Defektzone endgültig präpariert und mit autologer Spongiosa aufgefüllt, ergänzt durch eine kurzfristige, 10tägige parenterale Antibiotikaapplikation in maximal wirksamer, bakterizider Kombination. Auch chronische, mehrfach voroperierte Knocheninfektion lassen sich auf diese Weise innerhalb einer vertretbaren stationären Behandlungsdauer von ca. 12 Wochen und einer Gesamtbehandlungszeit von 9 bis 12 Monaten stabil und fistelfrei zur Abheilung bringen.

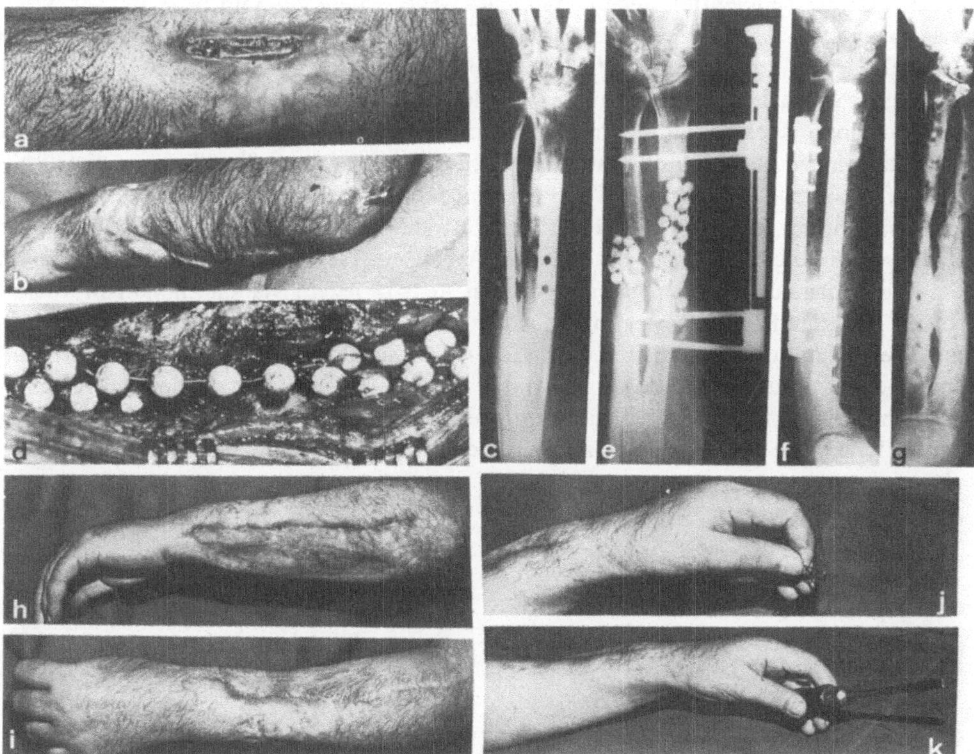

Abb. 6. a–c Chronische Osteomyelitis des Radius und der Ulna nach mehrfacher Voroperation. Radialisparese, Teilversteifung des Ellenbogengelenks, Vollständige Aufhebung der Drehbeweglichkeit des Unterarms, **d, e** Metallentfernung, radikales Débridement des Knochens und der Weichteile, Stabilisierung mit dem Wagner-Distraktor und Infektberuhigung mit Gentamycin-PMMA-Kugeln, **f** 8 Wochen später erneute Herdausräumung, Defektersatz mit Spongiosaplastik und Stabilisierung durch Brückenplattenosteosynthese des Radius und der Ulna, **g–i** fistelfreie knöcherne Heilung binnen eines Jahres, Metallentfernung nach 2 Jahren, **j–k** spontane Erholung des N. radialis, volle Greiffähigkeit und Sensibilität der Hand, die auch bei schwerer Arbeit eingesetzt werden kann

Kontraindikation für die Einleitung einer aufwendigen Osteomyelitisbehandlung bilden schwere Funktionsverluste, Kontrakturen und schmerzhafte Ankylosen angrenzender Gelenke, sowie arterielle oder venöse Durchblutungsstörungen, die vor allem bei chronischen Knocheninfektionen an der unteren Extremität durch Arteriographie und/oder Phlebographie vorher auszuschließen sind. Im Gegensatz zur unteren Extremität bilden Funktionsverluste oder Gelenkstreifen an der oberen Extremität sehr selten eine Indikation zur Amputation. Selbst ausgedehnte Knochendefekte am Unterarm mit Vernarbungen und Atrophien der Weichteile können nach den dargelegten Grundsätzen erfolgreich behandelt werden. Sobald die knöcherne Kontinuität wiederhergestellt ist, können Restfunktionen der Hand vom Patienten nützlich eingesetzt werden, sie sind dem prothetischen Ersatz stets überlegen.

Chronische, floride Osteomyelitis der Ulna und des Radius nach zweifacher, instabiler Plattenosteosynthese und Rush-pin-Stabilisierung der Ulna. Bei Übernahme der Behandlung ist das Ellenbogengelenk teilversteift, die Drehbeweglichkeit des Unterarms aufgehoben. Teilversteifung des Handgelenks und der Fingergelenke, Radialisparese. Infizierte, freiliegende Radiusplatte und Hautperforation des Rush-pins am Olecranon mit starker Sekretion. Metallentfernung und radikales Debridement des Knochens und der Weichteile. Neurolyse des N. radialis. Implantation von Gentamycin-PMMA-Kugeln in die Knochendefekte des Radius und der Ulna. Stabilisierung mit Wagner-Distraktor. Nach Infektberuhigung 8 Wochen später erneute, radikale Ausräumung und Defektersatz mit autologer Spongiosa. Reosteosynthese mit 2 langen Platten. Wiederherstellung der knöchernen Stabilität binnen eines Jahres, Plattenentfernung nach 2 Jahren. Rezidivfreier, fistelfreier Verlauf. Spontane, vollständige Regeneration des N. radialis. Obwohl erhebliche Funktionsbeschränkungen zurückgeblieben sind, ist die Greiffähigkeit und Sensibilität der Hand voll erhalten, die sogar bei schwerer Arbeit eingesetzt werden kann (Abb. 6a–k).

Die Behandlung der Knocheninfektionen stellt in jedem Stadium hohe Anforderungen an Arzt und Patienten. Bei konsequenter Anwendung und Beherrschung der dargelegten Therapiegrundsätze können jedoch Heilerfolge in 70–80 % der Fälle innerhalb eines Jahres erzielt und die Rezidive in der Folgezeit auf 10 % gesenkt werden. Hauptziel ist die frühzeitige soziale Wiedereingliederung des Patienten, die vor allem durch Verkürzung der stationären Behandlungsdauer auf durchschnittlich 4–8 Wochen erreicht wird.

Die Fixateur-externe-Osteosynthese in der Therapie problematischer Knocheninfektionen der Hüfte und der unteren Extremität

K. H. Müller, J. Rehn und J. Müller-Färber

Das Wort „problematisch" in unserem Thema steht für langzeitige Infektanamnesen mit einer Serie erfolgloser Vorbehandlungen, für ungünstige lokale Infekt- und Defektsituationen an Knochen und Weichteilen und für Besonderheiten der äußeren Stabilisierung, die Routinekonstruktionen, wie für die Behandlung der infizierten Tibiapseudarthrose, übertreffen. Im Rahmen des Beitrags soll nur jeweils ein Problem an der Hüfte, am Oberschenkel und am Unterschenkel herausgegriffen sein.

Hüfte

Für die Stabilisierung des eitrig infizierten Hüftgelenks mit dem Ziel der Arthrodese konkurrieren zwei Verfahren:

- Stabile Minimalfixierungen des koxalen Femurendes nach sub- und intertrochantärer Osteotomie
- Fixateur-externe-Osteosynthese.

Nachteile der erstgenannten Methode mit Osteotomie sind die lange Ruhigstellung im Beckengips, die Möglichkeit der Infektausbreitung in die subtrochantäre Region und das Risiko von Fehlstellungen. Die äußere Fixierung der infizierten Hüfte hingegen ist wegen der ungünstigen Hebelverhältnisse aufwendig. Eine Indikationsteilung ergibt sich insofern, als sich für die frühe irreversible Gelenkzerstörung mit vitalem Hüftkopf – etwa nach einem Hüftgelenkempyem – wegen der dann raschen knöchernen Konsolidierung die Osteotomie mit Verschraubung des koxalen Femurendes anbietet, während der chronische Zustand mit septischer Hüftkopfnekrose wegen der erforderlichen Sekundäreingriffe eher mit dem Fixateur externe zu behandeln ist. Der prothetische Hüftersatz bei eitriger Infektion ist nur dann zu diskutieren, wenn ein ansonsten mobilisierbarer älterer Patient mit keinem anderen Verfahren mehr gehfähig wird. Voraussetzung ist ein blandes Infektstadium. Im Beispiel unserer Bilddokumentation (Abb. 1a–i) erforderte die extreme Fehlstellung des Beins mit versteiftem Kniegelenk, die infizierte Femurpseudarthrose und die nach Marknagelung fortgeleitete Infektarthritis der Hüfte die Verwendung einer Schalenprothese. Bei vitalem Hüftkopf bleibt dabei der infizierte Markraum des Femur uneröffnet.

Femur

Zur Stabilisierung der infizierten Femurpseudarthrose ist, unabhängig von der ossären Abstützung bei gegebener Indikation, die ausreichend dimensionierte Plattenosteosynthese allen externen Verfahren vorzuziehen. Lokale Faktoren wie ausgedehnte Sequestrierung, purolent produzierende Infektion, narbige und chronisch fistelnde Weichteile, ungünstige

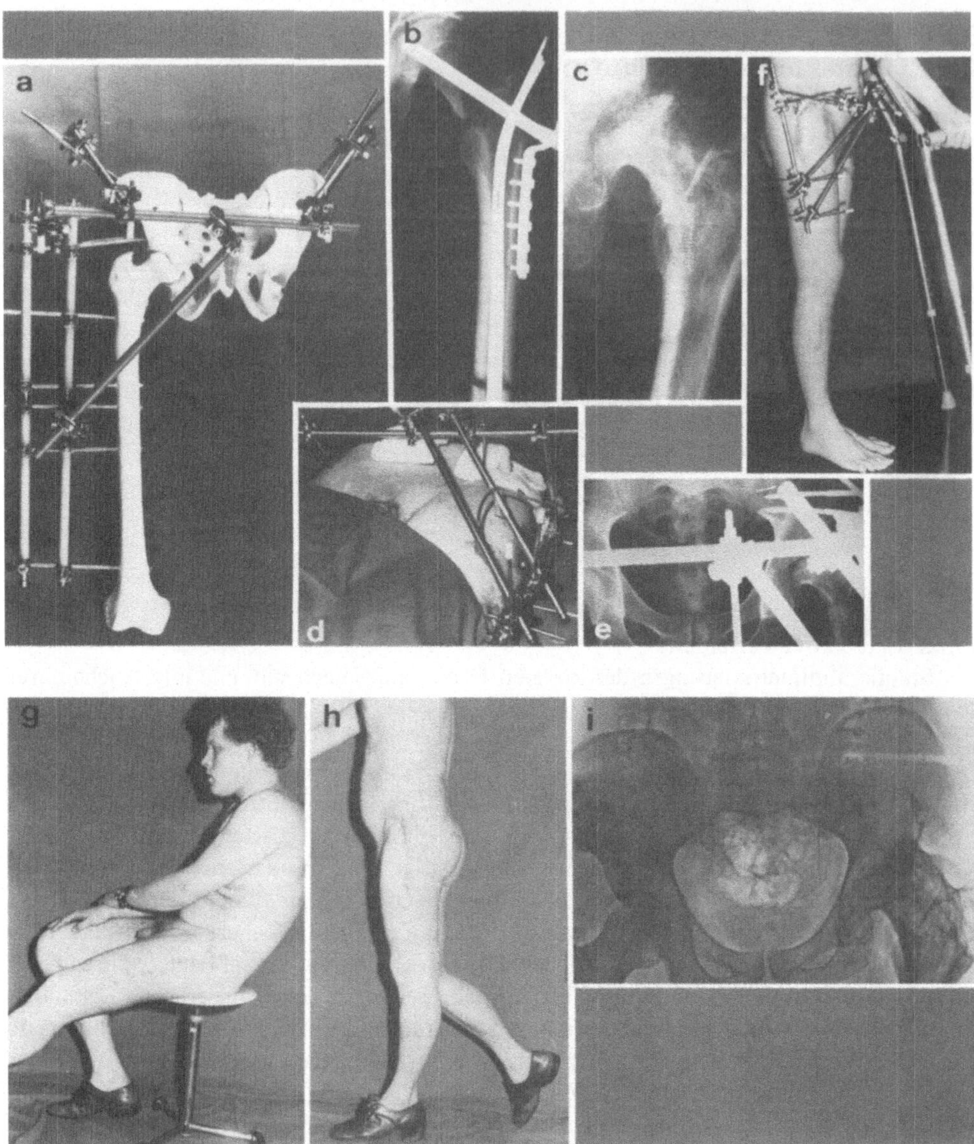

Abb. 1a–i. Septische Hüftkopfnekrose. Die zerstörten Gelenkanteile entsprechen einer infizierten Pseudarthrose, zu deren Stabilisierung sich der Fixateur externe mit dem Ziel der Arthrodese anbietet. Die biomechanischen Probleme gleichen denen der internen Fixation zur Hüftarthrodese. Neutralisation dislozierender Kräfte des langen Beinhebels, zuverlässige Verankerung des Osteosynthesemittels am Becken und Ausübung axialer Kompression auf die zu versteifenden Kontaktflächen. 23jähriger Installateur 3 Jahre nach lateralem Schenkelhals- und Oberschenkelbruch links. **a** Modell zur Arthrodese des Hüftgelenks mit dem Fixateur externe; **b** auswärtige primäre Osteosynthese; **c** zunehmende septische Kopfnekrose bei nicht-belastbarem, fehlgestelltem Bein; **d, e** postoperativer klinischer und röntgenologischer Befund der Fixateur-externe-Arthrodese der Hüfte; **f** Mobilisierung 1 Monat postoperativ; **g, h, i** funktionelle, klinische und röntgenologische Ausheilung, 1 Jahr postoperativ, achsengerechtes, schmerzfreies, standfestes Bein um 3 cm verkürzt

Verankerungsmöglichkeiten der Osteosyntheseplatte und unzureichender Weichteilschluß erfordern aber die Fixateur-externe-Osteosynthese auch am Oberschenkel. Wir unterscheiden am Oberschenkel die Fixateurtypen I–IV. Die Wahl eines externen Oberschenkelfixationstyps richtet sich nach dem Ausmaß des Knochendefekts, der ossären Abstützung und der Funktion des Kniegelenks. Der Oberschenkelfixationstyp II ist indiziert bei unzureichender Fragmentabstützung oder totalem knöchernem Defekt mit Kontinuitätsverlust ohne Möglichkeit der interfragmentären Kompression in Verbindung mit erhaltener Kniefunktion (Abb. 2a–g). Es handelt sich um eine räumliche Montage, die aus einem lateralen Klammerfixateur mit suprakondylär querenden Steinmann-Nägeln und einem Diagonalrohr ohne Tangierung des Streckapparates besteht. Die Kniefunktion darf durch den Fixateur externe nicht wesentlich beeinflußt werden.

Tibia

Bei der infizierten Tibia soll der Problemkreis der Defektüberbrückung herausgegriffen werden (Abb. 3a–i). Im Gegensatz zu allen anderen Gliedmaßenabschnitten ist im Schaftbereich der Tibia – selbst bei ausgedehnten Defekten – die räumliche Montage für klinische Belange stabil. Entscheidend für den Verlauf ist der zielstrebige osteoplastische Defektaufbau. Die Technik der Überbrückung mit autologer Spongiosatransplantation

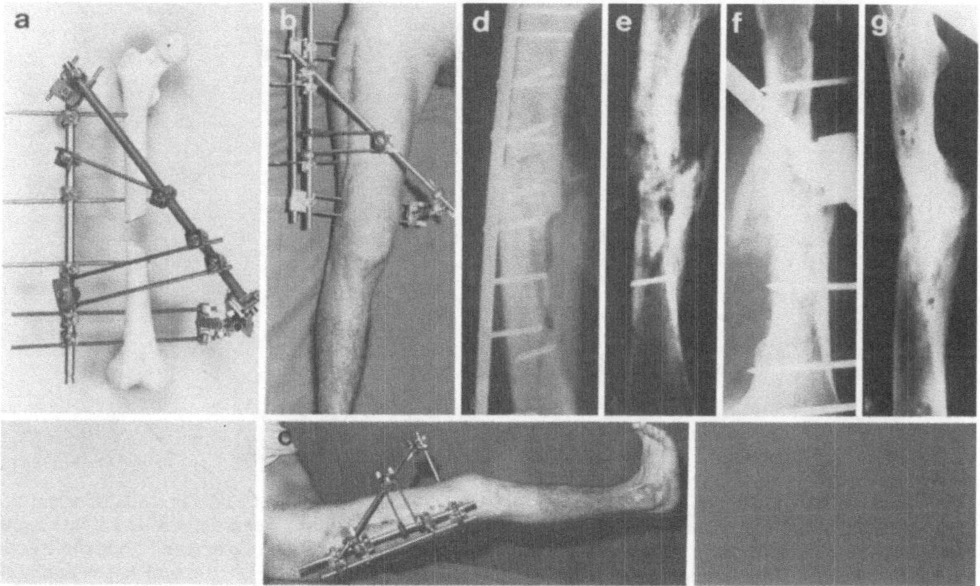

Abb. 2a–g. Sequestrierende Femur-Pseudarthrose. Bei mangelhafter Fragmentabstützung und erhaltener Kniefunktion stabilisiert der laterale Klammerfixateur am Oberschenkel nur unsicher. Es empfiehlt sich eine räumliche Montage des Oberschenkels vom Fixateurtyp II (suprakondylär querende Steinmann-Nägel, diagonales Rohr und Rohr-Rohr-Verbund) ohne Tangierung des Streckapparates. 29jähriger Maurer, 10 Monate nach Oberschenkelbruch und zweimaliger auswärtiger Plattenosteosynthese. **a** Modell Oberschenkelfixateurtyp II; **b, c** räumliche Montage ohne Tangierung des Streckapparats in der Aufsicht und der Seitansicht. Röntgenserie: **d, e** Sequestrierende Femurpseudarthrose **f** zunehmender knöcherner Umbau 3 Monate postoperativ, **g** belastungsstabile, achsengerechte Knochenheilung

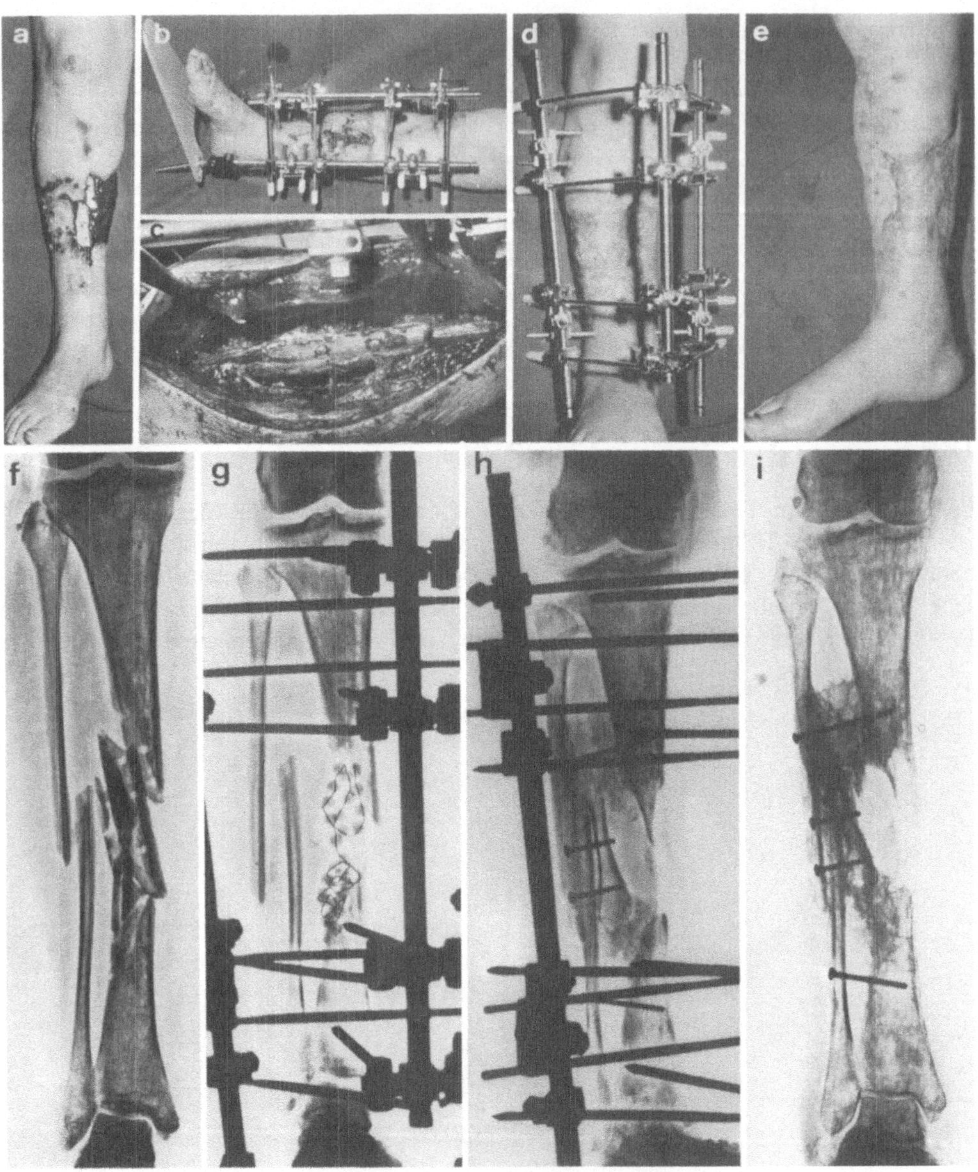

Abb. 3a–i. Infizierte Tibiapseudarthrose und Defekt. Im Schaftanteil des Unterschenkels ist selbst bei ausgedehnten Tibiadefekten die räumliche Montage ausreichend stabil, wenn die lokale Infektberuhigung und die osteoplastische Fragmentbindung der Systemlockerung zuvorkommen. Über die Fibula und unter leichter Verkürzung wird mit fixierten kortikospongiösen Interponaten und reiner Spongiosa eine ossäre Brücke aufgebaut. 56jährige Hausfrau, 4 Monate nach Unterschenkelbruch und auswärtiger Plattenosteosynthese. **a** Klinischer Aufnahmebefund; **b** Montage und Weichteile nach Sequestrektomie unter Verkürzung des ursprünglich 10 cm langen Defekts; **c** Schraubenfixierung des kortikospongiösen Spans an die Fibula und Spongiosaplastik zwischen den Tibiahauptfragmenten auf die Membrana interossea; **d** klinischer Befund 4 Monate postoperativ, sowie bei **e** Entfernung des Fixateur externe und knöcherner Überbrückung 9 Monate postoperativ, geschlossene Weichteile,, Knie: Strecken/Beugen 0/0/130, Sprunggelenk: Heben/Senken 5/0/30, Beinverkürzung 3 cm; Röntgenserie: **f** Total sequestriertes mittleres Tibiadrittel bei Behandlungsaufnahme; **g** Zustand nach Débridement, Stabilisierung und lokaler Chemotherapie mit Gentamycin-PMMA-Ketten; **h** Einheilung der Osteoplastik 4 Monate postoperativ; **i** stabile Knochenbrücke zwischen dem tibialen Defekt

richtet sich nach der Lokalisation und Ausdehnung des Defekts sowie den umgebenden Weichteilverhältnissen. Wir unterscheiden im infizierten Milieu die gedeckte und offene autologe Spongiosaplastik. Je nach individueller Ausgangslage bietet sich eine direkte Auffüllung zwischen den Hauptfragmenten oder eine Brückenplastik zwischen den tibialen Hauptfragmenten und der Fibula an. Unter Fibulaosteotomie ist in vertretbarem Umfang auch eine Verkürzung möglich. Zur fibulotibialen Fragmentbindung erweisen sich schraubenfixierte kortikospongiöse Späne bei entzündungsarmen lateralen Unterschenkelweichteilen als vorteilhaft, weil sich der Defektaufbau verkürzt und die kortikale Struktur die Stabilität der Plastik erhöht. Die Osteoplastik wird in der Regel sekundär in ein durch räumliche externe Stabilisierung, Débridement und lokale Chemotherapie sowie durch die einsetzende Granulation optimal vorbereitetes, vitales Transplantatlager vorgenommen. Die erforderliche große Menge und osteogenetisch wertvolle autologe Spongiosa wird aus den beiden vorderen und hinteren Beckenkämmen gewonnen. Ein mehrzeitiges Vorgehen empfiehlt sich schon deshalb, um ein Mißverhältnis zwischen dem Volumen und der Oberfläche der verpflanzten Spongiosa gegenüber der vaskularisierten Fläche des Transplantatlagers zu vermeiden. Jeder Fehlschlag hat dreifache Folgen:

- Das wertvolle Spongiosagewebe steht nur in begrenztem Umfang zur Verfügung
- Die örtlichen Verhältnisse sind verschlechtert
- Mit zunehmender Zeit ist eine Auslockerung der externen Fixation und damit Infektexazerbation zu befürchten.

Selbst wenn eine Defektauffüllung theoretisch durchführbar erscheint, so ist jeweils erneut zu prüfen, ob nicht auf Grund von Alter, Vorschädigung, zu erwartendem Funktionszustand und langer Hospitalisierung besser mit einer frühzeitigen Amputation geholfen ist.

Rekonstruktive Maßnahmen nach infizierten Defektbrüchen

E. Brug und F. Albrecht

Nicht Chemotherapie, sondern die richtige Osteosynthese ist die sicherste Infektionsprophylaxe der offenen Fraktur. Die unsachgemäße Osteosynthese dagegen stellt als Fremdkörperimplantation in die kontaminierte Fraktur ein weiteres, nicht unerhebliches infektionsförderndes Trauma dar.

Infektionsquoten von mehr als 10 % nach offenen Frakturen aller Schweregrade, besonders des Unterschenkels, gehen zu Lasten von falscher Indikation, Fehlern bei der Verfahrenswahl, unsachgemäßer Osteosynthesetechnik mit unnötiger Periostentfernung am Fragment und langdauernden Weichteilmißhandlungen mit nicht selten erzwungenem Hautverschluß.

Vor allen Dingen sind die unnötige Implantation allenfalls schienender, jedoch nicht frakturkomprimierender Stabilisationselemente und der unter Spannung erzielte Wundverschluß die Hauptursachen für den massiven Frühinfekt mit Fragmentsequestrierung und großflächigen Hautnekrosen.

So richten sich denn nach Infektsanierung alle Rekonstruktionsmaßnahmen auf die Wiederherstellung einer tragfähigen Knochenkontinuität mit einer widerstandsfähigen Hautdecke. Die Infektsanierung geschieht im wesentlichen in zwei Schritten:

1. Beherrschung des akuten exsudativen Stadiums.
2. Konditionierung des Knochens für die Spongiosaaufnahme.

Der erste Schritt besteht in der frühzeitigen großzügigen Wunderöffnung mit Exzision toter oder gequetschter Haut und der kompromißlosen Entfernung aller nicht sicher vitalen Fragmente.

Nach unserer Erfahrung werden dem Patienten etliche Operationen erspart, wenn das Osteosynthesematerial gleich mitentfernt wird und die Defektfraktur durch eine äußere – möglichst dreidimensionale – Fixation neutralisiert wird.

Denn in den wenigsten Fällen ist und bleibt eine Plattenosteosynthese so stabil, daß sie die Sanierung des Infekts so gut garantiert wie der Fixateur externe.

Die beiden Hauptfragmente werden bis in sicher vitale Regionen nachreseziert, die Markhöhle gespült.

Eine Spül-Saug-Drainage wird installiert, über der wiederum der Wundverschluß keinesfalls erzwungen werden sollte. Wir haben sehr gute Erfahrungen mit dem offenen Spül-Saug-System.

Fördert die Saugung über einige Tage klare Spülflüssigkeit, kann sie entfernt werden.

Weitere Indizien sind blande Hautverhältnisse und beginnende Granulationen in der Wundhöhle.

Mit dem zweiten Schritt der Infektsanierung beginnt auch schon die rekonstruktive Phase.

Während jetzt der Knochendefekt mit einer Statthalterplombe aus PMMA-Kugeln aufgefüllt wird, kann bei großen, also überhandtellergroßen Hautdefekten in gleicher Sitzung die spätere Hautdeckung durch einen gestielten Hautlappen vorbereitet werden, da die Vitalerhaltung der oberflächlichen Schichten der später implantierten Spongiosa ohne

Weichteilbedeckung sonst nicht gewährleistet ist und aufwendige lokale Maßnahmen erfordert.

Zwischenzeitlich können der mit Kugeln ausgefüllte Knochendefekt und die umgebenden Weichteile entweder unbedeckt bleiben oder unter täglichen Verbandskontrollen mit Epigard gedeckt werden.

Die PMMA-Kugeln werden dann durch möglichst große und prall eingepreßte Spongiosachips ersetzt, wenn keinerlei Sekretion aus der Tiefe erfolgt.

Sämtliches Granulations- und Bindegewebe muß vorher bis auf frisch blutenden Knochen reseziert werden. Bei einem Patienten mit langstreckigem Defekt wurde nach zweimaliger Spongiosaplastik, die jedesmal wieder einem Infektrezidiv zum Opfer fiel oder aber im noch infizierten Lager nicht anging, nach dann doch endgültiger Infektsanierung die gleichseitige periostgestielte Fibula interponiert (Abb. 1).

Steht kein Hautlappen zur Verfügung, kommt es unter mehrmaliger täglicher Eigenblutbenetzung oder Schaffung eines feuchten Milieus relativ schnell zur Spontanepithelisierung. Die Weichteilbildung kann aber auch beschleunigt werden durch Spalthautdekkung der umgebenden Muskulatur oder durch Reverdin-Transplantate auf die vom Fibrinnetz oder Granulationsgewebe bedeckte Spongiosa.

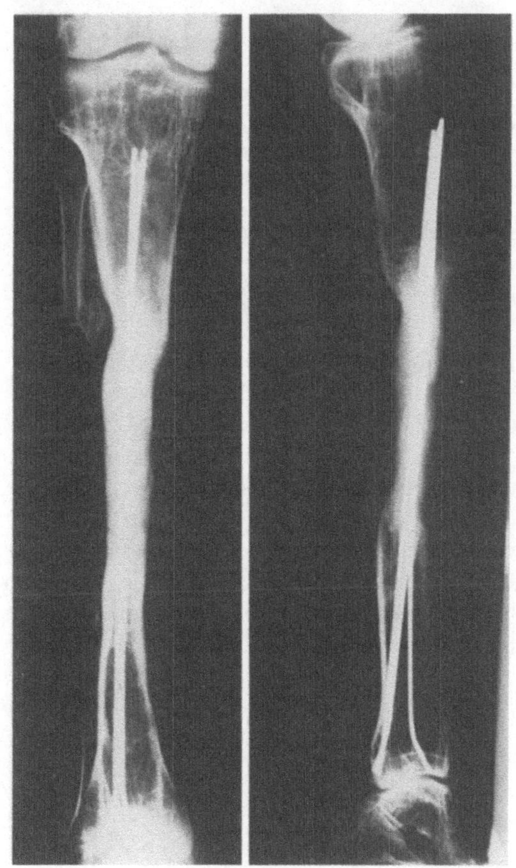

Abb. 1. Periostgestielter Fibulatransfer nach mehreren erfolglosen Spongiosaplastiken

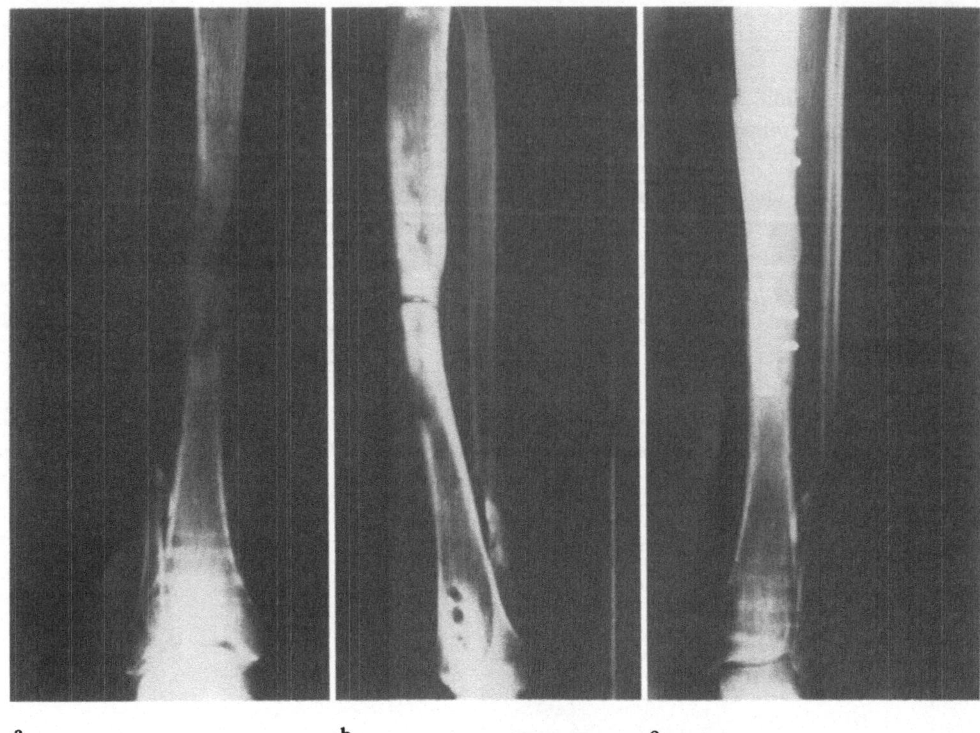

a b c

Abb. 2a–c. Ermüdungsfraktur einer noch in Transformierung befindlichen Spongiosabrücke **a, b** etwa 6 Wochen nach Entfernung des Fixateur externe; c Verplattung und Ausheilung 3 Monate danach

Die bessere Alternative bei großem Defekt jedoch ist der fettgepolsterte Stiellappen in Form des Cross-leg- oder Wanderlappens.

Ein großer Vorteil des gestielten Lappens ist schließlich die bessere Ausgangssituation für weitere operative Maßnahmen.

So kann beispielsweise die vorzeitige Entfernung des Fixateur externe eine Verplattung erforderlich machen, um die noch in Transformierung befindliche Spongiosa vor einer Ermüdungsfraktur zu schützen oder eine bereits eingetretene Fraktur wieder zu sanieren (Abb. 2).

Neue Perspektiven zur Rekonstruktion von Haut- und Knochendefekten eröffnet die mikrovaskuläre Chirurgie.

Es wird sich jedoch noch zeigen müssen, ob die Transplantation freier osteokutaner Leisten-Beckenkamm-Lappen als mehrstündige Operation, mit größter Akribie unter dem Mikroskop durchgeführt, die rationellere Behandlungsmaßnahme darstellt als die in vielen Einzeloperationen durchgeführte Step-by-step-Rekonstruktion.

Literatur zum Abschnitt I

Burri C (1974) Posttraumatische Osteitis, Huber, Bern Stuttgart Wien

Dingeldein E (1979) Sepktrum und Empfindlichkeit bakterieller Erreger unter der Behandlung von Knocheninfektionen mit Gentamycin-Polymethylmetacrylat. Aktuel Probl Chir Orthop 12:113

Hierholzer G, Rehn J (1970) Die posttraumatische Osteomyelitis. Schattauer, Stuttgart New York

Hierholzer G, Kleining R, Hörster G (1976) Pathogenese und Therapie der akuten posttraumatischen Osteomyelitis. Unfallheilkunde 79:133

Klemm K, Contzen H, Lennert KH (1979) Gentamycin-PMMA-Kugeln bei Knochen- und Weichteilinfektionen. In: Burri C, Rüter A (Hrsg) Lokalbehandlung chirurgischer Infektionen. Huber, Bern Stuttgart Wien, S 128

Mittelmeier H (1970) Zur Entstehung und Bedeutung der exogenen Osteomyelitis. In: Hierholzer G, Rehn J 9Hrsg) Die posttraumatische Osteomyelitis. Schattauer, Stuttgart New York

Müller KH (1978) Therapie der pyogenen Koxitis und ihre Stabilisierung mit dem Fixateur externe (Rohrsystem). Arch Orthop Trauma Surg 91:201

Müller KH, Bibrach M (1979) Die lokale Antibiotikatherapie von Knochen- und Weichteilinfektionen mit Gentamycin-Kunststoff-Ketten. In: Burri C, Rüter A (Hrsg) Lokalbehandlung chirurgischer Infektionen. Huber, Bern Stuttgart Wien, S 133

Müller KH, Prescher W (1978) Posttraumatische Osteomyelitis nach distalen intraartikulären Unterschenkelfrakturen (Frakturen des Pilon tibial). Hefte Unfallheilkd 131:163

Müller ME, Allgöwer M, Schneider R, Willenegger H (1977) Manual der Osteosynthese. Springer, Berlin Heidelberg New York

Müller J, Willenegger H, Lusser G, God H (1979) Klinische Erfahrungen mit Desinfektionslösungen bei posttraumatischer Osteitis. In: Burri C, Rüter A (Hrsg) Lokalbehandlung chirurgischer Infektionen. Huber, Bern Stuttgart Wien, S 97

Müller KH, Hieber W, Ecke H, Hierholzer G, Hörster G, Krischak G, Leszezynski O, Schulz KP, Soeder H, Vitt KD (1979) Indikationen, Komplikationen und Ergebnisse in der Behandlung infizierter Femur-Pseudarthrosen. Arch Orthop Trauma Surg 94:299

Schmelzeisen H, Weller S (1979) Infekt-pseudarthrose des Tibiaschaftes. Aktuel Traumatol 9:57

Schweiberer L (1976) Theoretisch-experimentelle Grundlagen der autologen Spongiosatransplantation im Infekt. Unfallheilkunde 79:151

Schweiberer L (1977) Verhütung und Behandlung von Infektionen nach Osteosynthesen. Chirurg 48:1

Spier W, Burri C (1977) Behandlungsmaßnahmen bei chronischen Knocheninfektionen. Chirurg 48:12

Vecsei V Klinische Ergebnisse der Lokalbehandlung chirurgischer Infektionen mit Gentamycin-PMMA-Kugelketten. In: Burri C, Rüter A (Hrsg) Lokalbehandlung chirurgischer Infektionen. Huber, Bern Stuttgart Wien

Willenegger H, Roth W (1962) Die antibakterielle Spüldrainage als Behandlungsprinzip bei chirurgischen Infektionen. Dtsch Med Wochenschr 87:1485

K. Hand- und Mikrochirurgie

Handchirurgie

W. Schink

Beherrschung der Anatomie und Kenntnisse über die Wundheilungsvorgänge sind Voraussetzungen für jegliches chirurgisches Handeln. Ziel aller Maßnahmen ist die *primäre Wundheilung* und damit die Vermeidung einer Wundinfektion, weil bei sekundärer Wundheilung mit einer die Funktion störenden Narbenbildung gerechnet werden muß.

Die *Taktik der Diagnostik* umfaßt:

1. Vorgeschichte (Verletzungsart),
2. Untersuchung (Prüfung der Wundverhältnisse, Sensibilität, Durchblutung, Funktion, Stabilität der Knochen und Gelenke, Röntgen),
3. Befunddokumentation (Foto).

Die *Taktik der Therapie* beinhaltet folgende Phasen:

1. den operativen Akt (gewebeschonende Operationstechnik),
2. Anlegen des ruhigstellenden Verbands (durch den Operateur),
3. Training der unverletzten Gelenke und später
4. aktive Mobilisierung der verletzten Gelenke.

Die *atraumatische* oder *gewebeschonende Operationstechnik* wurde bereits 1921 von Bunnell in den Grundzügen beschrieben:

1. ausreichende Schmerzausschaltung (supraklavikuläre Leitungsblockade oder axillärer Block),
2. pneumatische Blutsperre (300 mmHg bei Erwachsenen),
3. mechanische Reinigung des Wundgebiets (Waschung und Abspülen mit Ringer-Lösung),
4. gutes Licht und bequeme Haltung am Armbrett,
5. sorgfältige, schrittweise Wundausschneidung,
6. planmäßiges Operieren,
7. Schonung der zarten Strukturen,
8. Erweiterungsschnitte richtig anlegen (z.B. keine medianen Längsschnitte über den Fingerbeugeseiten und in der Hohlhand),
9. handliche, nicht-quetschende Instrumente (z. B. zahnärztliches Kugelfüllinstrument zum Schutz eines Gefäßnervenbündels),
10. Einzinkerhäkchen oder Wundrandhaltefäden (nicht mit chirurgischer Pinzette einen Wundrand quetschend erfassen, vielmehr soll man mit der geschlossenen Pinzette den Wundrand anheben),
11. Lidhaken oder Langenbeck-Haken zur Darstellung des Wundgrundes einsetzen,

12. gewebeschonende Präparation (z.B. durch Spreizen der Branchen mit einer Präparierschere oder einer Halsted-Klemme),
13. Einzelligatur der Gefäße (keine Massenligatur),
14. bipolare Koagulation (nicht monopolar),
15. Gewebe mit Ringer-Lösung zwischenzeitlich abspritzen und zur Schonung der Gleitgewebe keine trockenen Tupfer verwenden,
16. scharfe atraumatische Nadeln,
17. verträgliches Nahtmaterial,
18. Wundumgebung mit feuchter Gaze abdecken (zur Schonung der blutleeren Gewebe gegen Lichtwärme),
19. Hautnähte nicht direkt über einer Plastik anlegen (zur Vermeidung von Verwachsungen),
20. Erholungszeit der Gewebe beachten, (nach Lösung der Blutsperre wird das Wundgebiet mit POR 8 (Ornipressin) getränkten Gazestreifen bei Sickerblutung komprimiert),

Dauer der Blutsperre	*Erholungszeit der Gewebe*
30 min	5 min
60 min	10 min
90 min	15 min
120 min	20 min

21. spannungslose Hautnähte,
22. plastischer Hautersatz bei Wunddefekt durch freie Hauttransplantation (z.B. aus der retroaurikulären Region) oder gestielte Plastik (z.B. Nah- oder Fernplastik),
23. Redon-Saugdrainagen (zur Vermeidung eines Wundhämatoms),
24. das Anlegen des Verbands ist eine ärztliche Aufgabe,
25. schmerzfreie Übungsbehandlung [Böhler (1957): „Keine Übung darf Schmerzen verursachen"].

Der *ruhigstellende Verband* wird zumeist in Form eines elastischen Kompressionsverbands in Schreibhaltung der Hand mit dorsaler Gipsschiene und gebogener, palmarer Fingerschiene (mit Schaumstoffpolsterung) durch den Operateur angelegt. Es ist falsch, einen Holzspatel, eine gerade Kramer-Schiene oder eine Mitella zu verwenden; bei älteren Menschen stellen sich alsbald irreparable Gelenkkontrakturen ein. Klagt der Patient über Schmerzen unter dem Kompressionsverband, so muß der Verband in ganzer Länge sofort vollständig aufgeschnitten und nach der Wundinspektion nochmals ohne jegliche Kompression angewickelt werden. Es wäre falsch, in dieser Situation lediglich Analgetika zu geben und den strangulierenden Verband zu belassen, denn vegetative Störungen (Sudeck-Syndrom) und Druckschädigungen der Weichteile könnten die Folge sein.

Wie soll man sich bei einer *Kombinationsverletzung* verhalten? Innerhalb der 8 bis 12-Stunden-Grenze werden bei der *primären Versorgung* die Wunde, die verletzten Strecksehnen, Knochen oder Gelenke behandelt. Erst nach 3–4 Wochen werden durchtrennte Beugesehnen und Nerven wiederhergestellt. Diese *sekundäre Versorgung* sollte man möglichst einem Spezialisten überlassen. Der erfahrene Handchirurg wird bei einer Kombinationsverletzung möglichst die globale Versorgung anstreben. Mit einigen Beispielen will ich auf wichtige technische Details eingehen:

a) Der Patient wird (nach mehrmaliger Waschung der Extremität, Abtupfen der Haut mit Alkohol und Einschlagen des Arms in ein steriles Tuch) bereits vorbereitet in den Operationsraum gefahren.
b) Lagerung des Arms auf seitlichem Armbrett mit Kissen.

c) Die zickzackförmige Schnittführung nach Bruner wird zuvor aufgezeichnet; dieser Zugang bringt eine gute Übersicht.
d) Zur Freilegung eines Gefäßnervenbündels aus verschwieltem Gewebe verwenden wir eine spitze Halsted-Klemme. Oberhalb der Nerven wird die Klemme vorgeschoben. Nach Spreizung der Branchen läßt sich das Narbengewebe dehnen und durchtrennen.
e) Sehnengewebe wird nicht mit Pinzetten gehalten. Den proximalen Sehnenstumpf hindert man am Zurückschlüpfen durch queres Einschieben einer geraden Nähnadel (Beispiel: Sehnennahttechnik nach Kleinert).
f) Unter den zahlreichen Nahttechniken mit durchflechtender Fadenführung sind jene zu bevorzugen, bei denen eine permanente, exakte Adaptation der Sehnenstümpfe erreicht wird.
g) Die interfaszikuläre Nervennahttechnik – unter dem Operationsmikroskop oder mit der Lupenbrille ausgeführt – ergibt deutlich bessere Resultate als die früher geübten perineuralen Nähte.
h) Eine verschlossene Arterie wird man in gleicher Sitzung – notfalls mit Hilfe eines Veneninterponates – wiederherstellen.

Bei einer *offenen Beugesehnenverletzung* ist der mediane Längsschnitt auf der Beugeseite zur Darstellung der zurückgeschlüpften proximalen Sehnenstümpfe verboten. Der weniger Erfahrene soll sich auf die Wundbehandlung beschränken und die Versorgung verletzter Beugesehnen dem Spezialisten überlassen. Früher haben wir uns an die Zoneneinteilung von Verdan gehalten; jetzt geben wir (bis zum 7. Tag) der Kleinert-Sehnennahtmethode den Vorzug. Bei der sekundären Wiederherstellung hat die Naht der tiefen Beugesehne stets den Vorrang.

Bei einer *offenen Strecksehnenverletzung* führt die primäre End-zu-End-Naht gewöhnlich zu guten Ergebnissen. Dies gilt ebenfalls für die sekundäre Wiederherstellung.

Nach Versorgung einer Sehnenverletzung kann die *Übungsbehandlung* langwierig sein. Rechtzeitig sollte man dann den Zügelhandschuh nach Thompson oder Moberg, den Streckquengel mit Stahlfeder oder den Beugequengel nach Bunnell anwenden. Bei empfindlicher Haut und zum Schutz frischer Narben verordnen wir einen Zwirnhandschuh. Schneidet man die Fingerkuppen ab, so verbleibt dem Patienten beim Gebrauch der Hand die Sensibilität an den Endgliedern.

Bei der Versorgung *offener Knochenbrüche* werden am häufigsten folgende Fehler gemacht:
a) Unterlassene Reposition (es verbleiben Verkürzung, Drehfehler oder Achsenknick).
b) Fehlerhafte Osteosynthese (Dauerzug mit Distraktion, Mitfassen der Sehnen).
c) Schnürender Verband (Sudeck-Syndrom).
d) Fehlende Röntgenkontrollen (dadurch wird eine Redislokation der Fragmente nicht rechtzeitig erkannt).

Zur Osteosynthese eignet sich in erster Linie der Kirschner-Bohrdraht. Ferner kommen Minischrauben des AO-Kleinfragmentinstrumentariums in Betracht. Platten eignen sich nicht für Phalangen; wir verwenden sie nur noch an Mittelhandknochen. Eine Osteosynthese bei unzureichender Vaskularisation führt zum Mißerfolg.

Bei den *geschlossenen Gelenkverletzungen* möchte ich auf zwei Läsionen hinweisen, welche entweder übersehen werden oder unbehandelt bleiben. Der Seitenbandriß oder der Ausriß mit einem kleinen Gelenkfragment bedürfen der chirurgischen Behandlung. Diese Verletzung findet man bevorzugt am Daumengrundgelenk. Mit der ausziehbaren Drahtnahttechnik nach Bunnell gelingt die transossäre Reinsertion des Bandes mit Wiederherstellung der Gelenkstabilität. Die andere Verletzung betrifft die Fibrocartilago volaris mit Abriß der Pars flaccida – z.B. im Bereich eines Mittelgelenks. Verbleibt eine Überstreckbarkeit, so ist die Korrekturoperation nach Adam-Bunnell indiziert. Durch transossäre quere Bohrkanäle führt man in Form einer Acht ein schmales Sehnentransplantat, dessen Ende palmar gekreuzt und mit sich selbst vernäht werden. Mit diesem Vorgehen wird bei guter Gelenkfunktion die pathologische Überstreckung blockiert.

Die *Amputationsverletzungen* bedürfen noch einiger Hinweise, dabei werde ich das nachfolgende Thema – die Mikrochirurgie – ausklammern. Bei subtotaler Amputation im Bereich eines Fingerendglieds lohnt sich ein Erhaltungsversuch durch transossäres Einschießen eines Bohrdrahtes. Dieser Hinweis gilt besonders für die kindliche Hand. Nach einer traumatischen Fingeramputation soll man lediglich den Knochenstumpf glätten und keine weitere Knochenkürzung im Hinblick auf einen spannungslosen Wundverschluß vornehmen. Dies gilt besonders für das Endglied. So führt die Resektion des Processus unguicularis zur Ausbildung einer häßlichen Nagelkralle. Für die Deckung eines Knochenstumpfes eignen sich freie Hauttransplantate oder Nahplastiken. Nachteilig ist eine Fingerexartikulation im Grundgelenk, weil danach bei der Fingerstreckung die Nachbarfinger über dem Defekt konvergieren und beim Faustschluß divergieren. Beläßt man aber einen schmalen Grundgliedrest, so zeigen die Nachbarfinger keinen derartigen Drehfehler. Nach einer Amputationsverletzung kann für Frauen, Geistesarbeiter u.a. eine Handverschmälerung nach Adelmann aus kosmetischen Gründen in Betracht kommen, dabei wird das Köpfchen des entsprechenden Mittelhandknochens durch eine schräge Osteotomie mitreseziert. Es wäre falsch, die Beugesehnen an einem Stumpf zu vernähen, weil man dadurch die Funktion der Nachbarfinger blockieren würde (Quadriga-Effekt). Ein derartiger Schaden läßt sich durch Tendolyse und Narbenkorrektur – in diesem Beispiel mit gestielter Fernplastik – beheben. Bei jeder Fingeramputation denke man an die beiden volaren Fingernerven. Bei der Erstversorgung sind die Fingernerven zu kürzen, damit keine schmerzhaften Narbenneurome entstehen. Der letzte Hinweis betrifft den Daumenstrahl: Hier muß man bei der Versorgung einer traumatischen Amputation unbedingt an die Erhaltung des Sattelgelenks im Hinblick auf eine spätere Daumenersatzplastik denken.

Technik der Beugesehnenrekonstruktion

J. Geldmacher

Die Versorgung von Beugesehnenverletzungen ist Aufgabe eines in der Handchirurgie erfahrenen Operateurs, also in erster Linie eine Frage der Selbstkritik. Der weniger Erfahrene sollte es bei einer subtilen Versorgung der Hautwunde ohne verwachsungs- und narbenfördernde Manipulationen in der Tiefe belassen und den Patienten dann innerhalb von 48 h, und nicht erst nach Abschluß der Wundheilung, einem mit der Beugesehnenchirurgie vertrauten Chirurgen überweisen. In den ersten 10–14 Tagen besteht bei entsprechenden Wundverhältnissen fast immer noch die Möglichkeit der verspäteten Primärnaht, die meist bessere Ergebnisse zeitigt als alle sekundären Wiederherstellungsverfahren – auch im sog. „Niemandsland" des sehnenscheidenführenden Fingerbereichs.

Eingriffe an der Hand führen wir fast immer in axillärer Leitungsanästhesie durch. Allgemeinnarkosen werden nur bei sehr ängstlichen Patienten, bei Kindern oder wenn Transplantate an anderen Körperstellen entnommen werden müssen, gegeben und sie werden immer von einem Fachanästhesisten durchgeführt.

Die notwendige Blutleere kann bei Erwachsenen 2 h, bei Kindern bis 3 h belassen werden. Ist die Operation bis dahin noch nicht beendet, so sollte sie nach milder Kompression des Wundgebiets wenigstens 15 min geöffnet werden, ehe sie erneut angelegt werden kann.

Die Hautdesinfektion erfolgt durch zweimaliges, gründliches Abwaschen mit Äther und Alkohol im Wechsel. Blutkrusten in der Wundumgebung entfernen wir sorgfältig mit 3%iger H_2O_2-Lösung.

Die Indikation zur Operation richtet sich in erster Linie nach der Lokalisation der Sehnendurchtrennung. Hier ziehen wir heute die fortlaufende Einteilung in Zone 1–5 für die Langfinger, und 6 und 7 für den Daumen, wie sie Nigst (1976) auf der Ersten Baseler Handchirurgischen Arbeitstagung 1976 vorschlug, der Einteilung von Verdan und Michon wegen der besseren Übersichtlichkeit vor.

Die Operationstechnik wird bestimmt von dem Bemühen, die unter geringstmöglicher zusätzlicher Gewebeschädigung naturgegebenen anatomischen Verhältnisse bestmöglich wiederherzustellen, oder – wo dies nicht mehr möglich ist – durch Veränderung der normalen Anatomie die Greiffunktion zu verbessern. Bei der Primärversorgung von Beugesehnenverletzungen werden die Wundränder sorgfältig exzidiert und die Unfallwunde so weit wie nötig, aber so sparsam wie möglich erweitert. Bei Sekundäroperationen geben wir dem Brunerschen Zickzackschnitt den Vorzug, da er die beste Übersicht erlaubt.

Anzustreben ist immer die Wiedervereinigung der Sehnenstümpfe durch direkte Naht. Dies gelingt meist nur während der ersten 14 Tage nach der Verletzung und setzt zwei genügend lange, möglichst glatte Sehnenstümpfe voraus. Die Nahttechnik selbst hat im Laufe der Jahre viele Variationen erfahren. Das heute wohl am häufigsten geübte Verfahren ist die versenkte Schnürsenkelnaht nach Dychno-Bunnell. Untersuchungen der jüngsten Zeit, zuletzt von Lanz (1977), bestätigten aber unsere Erfahrungen, daß diese Naht – ein wenig zu locker gelegt – sich bei Belastung scherengitterartig um einige Millimeter verlängern kann, was später ein Beugedefizit zur Folge hat. Noch ungünstiger schneidet die Lengemann-Naht zur Vereinigung von Beugesehnenstümpfen ab. Hier wurden Dehiszenzen bis 9,8 mm registriert.

Wir wenden seit Jahren eine Nahttechnik (Abb. 1) an, die in ihrer Urform von Kirchmayer (1917) publiziert, von Witt (1953) und von Kessler (1973) modifiziert wurde.

In ähnlicher Weise verfahren jetzt auch Kleinert et al. (1973). Der Vorteil unserer Methode ist, daß die an den Ecken eingezogenen Knoten der Naht auch eine Querstabilität verleihen und einen die Durchblutung gefährdenden Schnüreffekt vermeiden.

Als Nahtmaterial verwenden wir in den letzten Jahren die resorbierbaren Kunststoffäden der neuen Generation (Vicryl oder Dexon), die eine hohe Reißfestigkeit und einen sicheren Knotensitz garantieren. Eine fortlaufende Adaptationsnaht feinster Fadenstärke glättet die Oberfläche der Sehnennaht und mindert die Gefahr postoperativer Verwachsungen der Nahtstelle mit ihrer Umgebung.

Die direkte Sehnennaht in scheidenlosen Beugesehnenabschnitten war immer problemlos und zeitigte meist gute Ergebnisse. Fehlschläge waren häufiger im Sehnenscheidenbereich, der Zone 2 der Langfinger. Man gab deshalb seit Bunnell der sekundären freien Sehnentransplantation den Vorzug, um die Nahtstellen aus diesem Gefahrenbereich herauszuverlagern. Obwohl jedoch Iselin (1967), Verdan (1966), Nigst (1961) u.a. schon vor Jahren auch in dieser Zone die Primärnaht empfahlen, ist es doch das Verdienst von Kleinert, alle diese Erfahrungen Einzelner zu einem Behandlungsprinzip zusammenzufassen, welches sich in zunehmendem Maße zur primären Versorgung von Beugesehnenverletzungen in Zone 2 durchsetzt.

Die Ruhigstellung der verletzten Hand erfolgt in einem Gipsschienenverband, in welchem das Handgelenk 20° weniger als maximal gebeugt ist. Die Metakarpophalangealgelenke stehen in 30° Beugung, während die Mittel- und Endgelenke der Langfinger nahezu gestreckt sind. Ein Gummizügel hält den Finger passiv in mittlerer Beugestellung und erlaubt eine aktive Streckung bis zum Anschlag an den Gipsverband. Durch diese Ver-

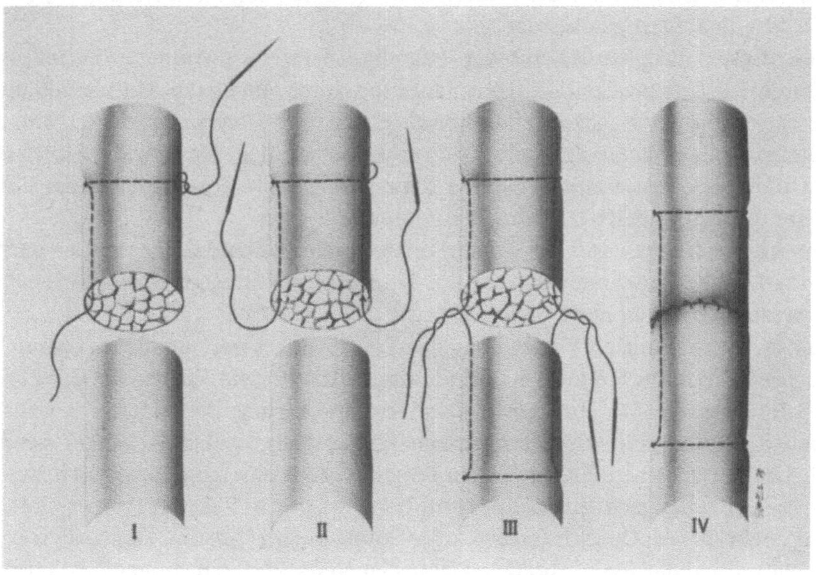

Abb. 1. Direkte Beugesehnennaht (eigene Technik), Schritte I–IV

bandsanordnung kann bereits am ersten Tage mit aktiven Streckübungen begonnen werden, ohne daß die Nahtstelle belastet wird, was elektromyographisch nachgewiesen wurde. Diese Streckübungen des Fingers sind eminent wichtig, da es bei Inaktivität zu Beugekontrakturen im Bereich des Mittelgelenks kommen kann.

Diese Art der primären Beugesehnenrekonstruktion in Zone 2 beinhaltet nicht nur die Naht beider Beugesehnen, sondern auch die bestmögliche Schonung bzw. Wiederherstellung der Ringbänder und Sehnenscheiden. Insbesondere das 2. und 4. Ringband müssen erhalten oder rekonstruiert werden, um der Sehne ihre wellenförmige Führung zu erhalten.

Bei der primären Sehnenwiederherstellung lassen sich die wichtigen Ringbänder häufig erhalten oder wenn sie zur Durchführung der Sehnennähte gespalten werden müssen, am Ende wieder mit feinen Nähten verschließen.

Bei einer verspäteten Primärnaht ist dies aber häufig wegen der ödematösen Schwellung und bei der Sekundärnaht wegen der Schrumpfung des Gleitkanals nicht mehr möglich. Wir spalten das Ringband deshalb S-förmig in einer Weise, daß je ein radial- und ulnargestielter Lappen entsteht. Sind diese dann nicht mehr nach Rekonstruktion der Sehnen zur ursprünglichen Lage zurückzunähen, so können ihre freien Enden in schrägem Verlauf so miteinander vereinigt werden, daß die Sehnen wieder eine stramme, aber nicht schnürende Ringbandführung erhalten.

Bei sekundären Wiederherstellungsoperationen in Zone 2 sollte ebenfalls der unversehrte Gleitkanal bestmöglich geschont werden. War eine glatte Schnittverletzung vorausgegangen und ist eine Direktnaht nicht mehr möglich, ist also eine ein- oder zweizeitige Transplantation erforderlich, so sollte versucht werden, die Profundussehne von kleinen Inzisionen aus zu entfernen. Weite Strecken des Gleitkanals und der Haut bleiben dadurch unversehrt. Das Transplantat, bzw. bei zweizeitigem Vorgehen der Silastikstab, kann mühelos mit einer von uns entwickelten Durchzugssonde in den uneröffneten Kanal eingezogen werden (Firma Link, Hamburg). Lange Transplantate oder Silastikstäbe können mit dieser Sonde ebenfalls leicht auf dem richtigen Wege durch den uneröffneten Karpalkanal zum Unterarm hinaufgezogen werden.

Sind die wichtigsten Ringbänder durch ortständiges Gewebe nicht mehr zu rekonstruieren, so führen wir eine zweizeitige Transplantation durch. Im ersten Akt werden die verletzten Sehnen entfernt, ein Silastikstab eingelegt und die Ringbänder ersetzt. Dazu können freie Faszien- oder Palmaristransplantate verwendet werden, die über die Prothese gespannt und seitlich periostal verankert werden. Zum Ersatz des 4. Ringbands eignet sich auch ein Zügel des distalen Superficialissehnenstumpfes.

Im zweiten Akt verwenden wir zur Transplantatentnahme den Sehnenstripper nach Vespasiani (Firma Ulrich, Ulm), mit dem sich das Transplantat von einer einzigen kleinen Inzision aus in ganzer Länge schonend gewinnen läßt.

Die Techniken der proximalen Vereinigung des Transplantats mit dem Sehnenstumpf nach Pulvertaft oder Brand dürfen als bekannt vorausgesetzt werden. Ebenso die der Längenbestimmung des Transplantats und seiner distalen Verankerung. Bei letzterer bewährt sich die transossäre Fixation mit einem Lengemann-Ausziehdraht, wobei der Anker durch eine feine, den Draht und einige Sehnenfasern umgreifende Naht vor dem Ausschlitzen bewahrt wird. Bewährt hat sich die Lengemann-Naht auch zur Reinsertion der tiefen Beugesehne bei ansatznaher Durchtrennung oder knöchernem Ausriß. Das „advancement“ wenden wir nur bei der Flexor-pollicis-longus-Sehne unter gleichzeitiger Z-förmiger Verlängerung am Unterarm an. Tenodesen sind Operationsverfahren, die nur bei sekundären Eingriffen und nur unter bestimmten Voraussetzungen durchgeführt werden sollen. Dasselbe gilt für Arthrodesen.

Die primäre oder verspätet primäre Rekonstruktion durchtrennter Fingerbeugesehnen in allen Zonen durch einen erfahrenen Operateur sollte heute immer angestrebt werden. Dies gilt ganz besonders für Kinder. Die Erstversorgung eines Kindes, das noch unter dem Eindruck des Unfallgeschehens steht, hemmt meist nicht den Spieltrieb und die Kooperationsbereitschaft in der Nachbehandlungsphase, wohl aber die wochenlange Angst, nochmals ins Krankenhaus und nochmals operiert werden zu müssen.

Beschäftigt man sich etwas mit der fast 100jährigen Geschichte der Beugesehnenchirurgie und den Techniken der Sehnennaht, der ein- und zweizeitigen Sehnentransplantation, sowie mit dem auto-, homo- oder alloplastischen Sehnenersatz, wie sie bereits um die Jahrhundertwende geübt wurden, so bestätigt sich voll die Feststellung von Boyes (1975): „Wenn die Chirurgen damals dieselben Materialien und Möglichkeiten gehabt hätten, wären ihre Resultate zweifellos dieselben wie die unseren gewesen." Wie aber sind unsere Resultate? Sammelstatistiken, wie auch wir sie zum Überblick aufstellen, sagen eigentlich nichts oder nur wenig aus, da zu viele individuell verschiedene Faktoren das funktionelle Ergebnis unserer Rekonstruktionsbemühungen beeinflussen. Dieses ist frühestens zwei Jahre nach Abschluß der Behandlung registrierbar, aber bei Behandlungsbeginn nicht prognostizierbar. Es hängt ab von Art, Umfang und Lokalisation der Verletzung, von der Versiertheit des Operateurs und seinen primären oder sekundären Behandlungsmaßnahmen. Es hängt ab vom Ablauf der Heilungsvorgänge, von Möglichkeit und Umfang einer individuell gestalteten Nachbehandlung und schließlich in dieser Phase auch in hohem Maße von der Persönlichkeitsstruktur des Patienten selbst: von Alter, Allgemeinzustand, Beruf, sozialer Stellung, Intelligenz und Kooperationswillen oder Kooperationsmöglichkeit.

Die Nachuntersuchung von Patienten, bei denen insgesamt 328 Beugesehnenrekonstruktionen durchgeführt wurden, ergab sehr gute und gute Ergebnisse,, entsprechend der Zoneneinteilung von Verdan (1966) in 68 % in Zone 1, in 40 % in Zone 2, in 60 % in Zone 3, in 72 % in Zone 4, in 27 % in Zone 5, in 76 % in Zone 6 und in 81 % in Zone 7.

Bezogen auf die Art der Wiederherstellungsoperation wurden sehr gute und gute Ergebnisse erreicht. Bei der Primärnaht in 63 %, bei der Sekundärnaht in 50 %, bei Brückentransplantaten in 44 %, bei der einzeitigen freien Beugesehnentransplantation in 35 %, mit der Methode nach Paneva-Holevich in 45 %, bei der zweizeitigen Beugesehnentransplantation in 50 %, bei der Reinsertion in 84 % und bei der Tenodese bei 53 %. Andere, nicht näher definierte Verfahren, wie Raffnähte u.ä. hatten durchweg schlechte Ergebnisse.

Technik der gestielten zweizeitigen Beugesehnentransplantation

E. Brug und H.-W. Stedtfeld

Der Grundgedanke der Beugesehnentransplantation ist die Verlagerung der Nahtstellen heraus aus dem sog. „Niemandsland" an Stellen, wo funktionsbeeinträchtigende, aber für das Überleben des Transplantats erforderliche Verwachsungen nicht so gravierend sind – also an Stellen, über die die Sehne ihre natürliche Vaskularisation bezieht.

Das sind proximal der Muskel-Sehnen-Übergang am Unterarm und die Lumbricalisursprünge in der Hohlhand, distal die Insertion an der Endphalange.

Aber weder die Verwendung langer Transplantate mit proximaler Nahtstelle am Unterarm, noch die kurzer mit Naht in der Hohlhand verhindern Verwachsungen der Sehne zwischen den Nahtstellen, die offensichtlich durch die 3- bis 4wöchige Immobilisierung noch weiter gefördert werden. Somit ist die Beugesehnentransplantation nach wie vor keine problemlose Maßnahme.

Dies gilt mit geringen Einschränkungen auch für das zweizeitige Verfahren. Ansatzpunkte zur Erzielung besserer Ergebnisse sahen wir somit einmal in der Verhinderung der Verwachsungen und zum anderen in einer vorzeitigen Mobilisierung.

Für die Verwirklichung dieser Überlegungen schien uns die von Paneva-Holevich (1969) angegebene, vorbereitende End-zu-End-Vereinigung von Profunda und Sublimis in der Hohlhand geeignet, die dann in einem zweiten Akt die Transplantation eines wenigstens teilvaskularisierten Sublimistransplantats zur Folge hat.

Des weiteren machten wir uns die von Hunter u. Salisbury (1971) angegebene und von Geldmacher (1969) in Deutschland bekannt gemachte Verwendung von Silastikstatthaltern zur Präformierung eines Sehnenscheidenersatzes zunutze.

Die Einsparung eines der beiden Schwachpunkte, nämlich der proximalen Sehnennaht nach dem 2. Akt, erlaubt schließlich eine großzügige Frühmobilisierung nach der Kleinertschen Methode, der dynamischen Gummizügelfixierung.

Beim ersten Eingriff, für den vollkommen freie Beweglichkeit aller Fingergelenke Voraussetzung ist, wird der Finger durch einen Brunerschen Zickzackschnitt bis zur Handwurzel eröffnet. Die Sehnenscheide wird da, wo sie narbig verdickt ist, entfernt, unversehrte Zonen werden lediglich türflügelförmig zwischen den Ringbändern eröffnet. Die Ringbänder werden belassen, bzw. nicht brauchbare, ebenfalls narbig verdickte, durch Sehnenreste rekonstruiert.

Beide Sehnen werden möglichst atraumatisch bis auf einen 0,5 cm langen, distalen Profundusstumpf bis in die Hohlhand reseziert.

Hier wird die Profunda in Höhe der distalen Lumbricalisfasern reseziert, die Sublimissehne bleibt etwa 3–4 cm länger und wird unter Bildung einer nicht zu engen Schlaufe End-zu-End oder sandwichartig mit monofilen U-nähten der Stärke 5x0 oder 6x0 mit dem Profundusstumpf vereinigt. Die Nahtstelle wird mit Lumbricalisfasern weitgehend überdeckt.

An Stelle der resezierten Sehnen wird ein drehrunder Silastikstatthalter von 4 mm Durchmesser, der distal etwas angeschrägt wird, durch die Ringbänder geführt und unter

Tabelle 1. Nachuntersuchungsergebnisse nach durchschnittlich einem Jahr. Zweizeitig gestielte Beugesehnen Transplantation (Langfinger) Ergebnisse (n = 40)

Sehr gut	12	30,0 %	62,5 %
Gut	13	32,5 %	
Befriedigend	10	25,0 %	
Schlecht	5	12,5 %	

den Profundusstumpf gelegt, an den er mit 2 Einzelknopfnähten genäht wird; proximal wird er an der Faszie der Interossealmuskulatur fixiert.

Wo die Sehnenscheide nur eröffnet wurde, wird sie über dem Statthalter wieder verschlossen. Es wird eine Redon-Drainage eingelegt und eine dorsale Unterarmfingergipslonguette in Funktionsstellung angelegt, die bis zur Fädenentfernung 14 Tage bleibt, um durch zu frühe Streckbewegungen ein Ausreißen der distalen Statthalterverankerung zu verhindern. Danach wird zu passiven Bewegungen angeleitet. Nach weiteren 2 Wochen ist aktive Streckung erlaubt.

Frühestens 10 Wochen nach der ersten Operation wird – freie passive Beweglichkeit der Gelenke vorausgesetzt – der zweite Akt durchgeführt.

Im Bereich der alten Narbe wird V-förmig über der Endgelenksbeugefalte und hockeystockförmig in der Hohlhand eröffnet, proximales und distales Statthalterende mit Sehnenschlaufe und distaler Profundusstumpf zur Darstellung gebracht.

Von einem zusätzlichen etwa 3 cm langen Querschnitt, 3 QF proximal der Handgelenksbeugefalte, wird die Sublimissehne des betreffenden Fingers identifiziert und am Muskel-Sehnen-Übergang durchtrennt und in die Hohlhand gezogen.

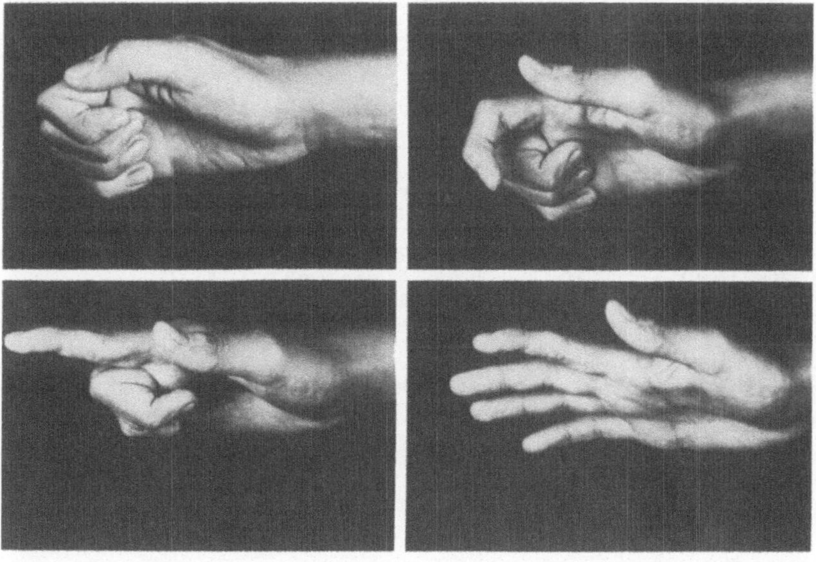

Abb. 1a–d. Beispiel eines „sehr guten“ Ergebnisses. 14jähriger Junge; 1. Akt: 3 Monate nach Glasverletzung. Präoperative Ausgangssituation gut; 2. Akt: 18 Wochen nach dem 1. Akt

Das freie Ende des jetzt gestielten Transplantats wird mittels Naht an den Statthalter fixiert, der distal herausgezogen wird. Unter leicht überbetonter Funktionsstellung wird das Transplantat Seit-zu-Seit unter den distalen Profundusstumpf versenkt und mit einem Lengemann-Ausziehdraht verankert und zusätzlich mit zwei Nähten adaptiert. Die Hohlhand wird drainiert.

Die Immobilisierung erfolgt nach Kleinert (1973) durch eine dorsale Unterarmgipsschiene, die verjüngt bis zum Fingerendglied reicht. Am freien Nagelwall wird eine Drahtschlaufe angebracht, durch die ein Bürogummiring geführt wird, der mit einer Sicherheitsnadel an einer volaren Gipsplatte, die die dorsale Longuette komplettiert, befestigt wird.

Postoperativ wird der Patient zu aktiven Beugebewegungen aufgefordert. Eine Überforderung der distalen Naht durch übermäßige Streckung wird durch den Gips verhindert. Der Gips wird zur Fädenentfernung nach 10 Tagen gewechselt und nach 3 Wochen endgültig entfernt. Die Entfernung des Lengemann-Drahtes erfolgt nach 4 Wochen.

Wir haben nach dieser Art in den letzten 5 1/2 Jahren 50 Transplantationen vorgenommen. Unsere Nachuntersuchungen haben wir nach dem von Buck-Gramcko (1979) vorgeschlagenen Schema durchgeführt. Unter 40 nachuntersuchten Patienten erzielten wir 12mal ein sehr gutes Ergebnis, 13mal ein gutes, 10mal ein befriedigendes Ergebnis, das sind 62,5 % gute und sehr gute Ergebnisse, was deutlich über dem Durchschnitt anderer Methoden liegt (Tabelle 1 und Abb. 1).

Die operative Behandlung der Kahnbeinpseudarthrosen

F. Albrecht und E. Brug

Die große Anzahl von Operationsverfahren zur Behandlung der Kahnbeinpseudarthrosen ist ein Zeichen der bestehenden Uneinigkeit über den einzuschlagenden Weg. Die Kahnbeinpseudarthrose ist aufgrund des weitgehenden Fehlens eines Periostüberzugs sowie wegen der besonderen Vaskularität des Knochens stets oligotroph. Konsequenterweise muß also die Therapie der oligotrophen Pseudarthrose neben der mechanischen Stabilisierung ein Anfrischen der Fragmentenden und ein Auffüllen des Defekts mit autologer Spongiosa beinhalten. Eine reine Kompressionsosteosynthese ist also nur sinnvoll bei veralteten Frakturen ohne röntgenologisch sichtbare Heilungstendenz, nicht aber bei manifesten Pseudarthrosen mit Pseudozysten und Sklerosezonen. Bei letzteren ist von einer Schraubenosteosynthese genausowenig zu erwarten, wie von der einfachen Plattenstabilisierung einer oligotrophen Schaftpseudarthrose. Von einer Spanplastik ist dann am meisten zu erwarten, wenn sie die Forderung nach mechanischer Stabilisierung ebenso erfüllt wie nach gründlicher Ausräumung der Zysten und Sklerosebezirke und praller Auffüllung des gesamten Defekts mit Spongiosa. Von allen in der Literatur beschriebenen, aber auch z.T. von uns mit wechselnden Erfolgen praktizierten Verfahren entspricht diesen Anforderungen am ehesten die kortikospongiöse Spanplastik nach Russe (1960). Wir führen die Operation folgendermaßen durch: Zunächst wird vom gegenseitigen Darmbeinkamm hinter der Spina iliaca anterior superior ein Kortikalisdeckel mit einigen Meißelschlägen hochgeklappt. Darunter wird nun ein 2x1 cm großer Span von voller Darmbeindicke mit dem Meißel gewonnen. Der Kortikalisdeckel wird wieder heruntergeklappt und mit Periostnähten fixiert. Nun erfolgt der beugeseitige Zugang zum Kahnbein in Oberarmblutleere, wobei das Handgelenk durch Lagerung auf einer Rolle maximal dorsalflexiert wird. Die Inzision beginnt distal am tastbaren Tuberculum ossis navicularis und wird über der Sehne des Musculusflexorcarpiradialis 4 cm weit nach proximal geführt. Die Sehne wird nun entweder nach ulnar weggehalten oder, was die Übersicht verbessert, ansatznah Z-förmig durchtrennt (Abb. 1). Nun wird die Dorsalseite des Sehnenfaches längsgespalten und genau senkrecht scharf bis auf den Knochen präpariert. Das senkrechte, scharfe Präparieren vermeidet eine Schädigung der im radialen Inzisionsbereich liegenden A. radialis und des ulnarseitig gelegenen Nervus medianus, die bei korrektem Zugang nicht sichtbar und vor Hakendruck geschützt unter anderen Weichteilen liegen.

Das Kahnbein wird nun vorsichtig mit zwei kleinen stumpfen Hohmann-Haken umfahren. Man sieht nun den klaffenden Pseudarthrosespalt. Mit Flachmeißel wird über dem Pseudarthrosenspalt hinweg in Längsrichtung des Knochens ein Kortikalisdeckel von 12 x 6 mm entfernt. Die gesamte Sklerose-, Zysten- und Bindegewebszone wird nun bis in gesunde Spongiosa ausgeräumt, was einer weitgehenden Aushöhlung des Knochens entspricht. Meist gelingt dieses mit kleinen Hohlmeißeln, gelegentlich benötigt man eine Motorfräse. Der Block aus dem Beckenkamm wird mit einer Liston-Schere längsgeviertelt. Zwei der entstandenen Späne werden so zurecht geschnitten, daß sie straff in die entstandene Höhle passen, also auf ca. 14 x 4 mm Kortikalisoberfläche (Abb. 2). Die anhaftende Spongiosa wird mit einer Flachzange komprimiert. Nun distrahiert man durch Längs-

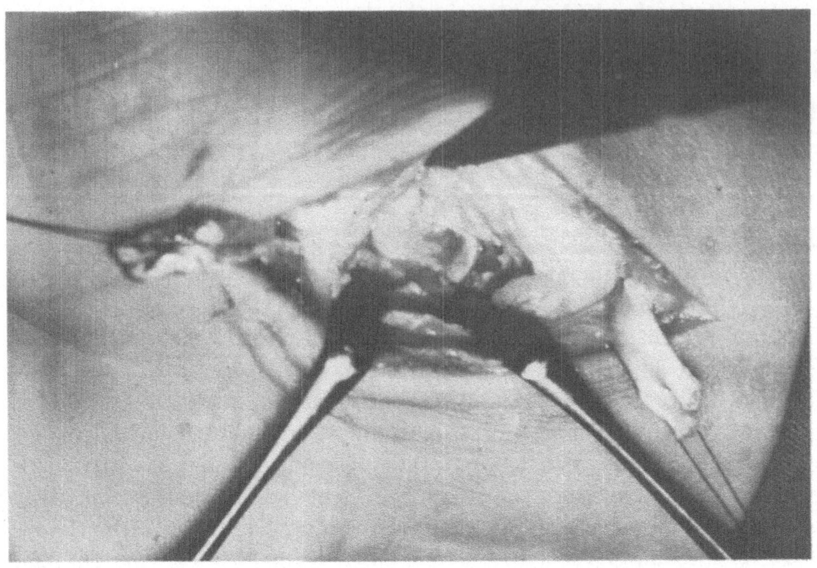

Abb. 1. Operationssitus bei der Kahnbeinplastik nach Russe. Die Enden der Z-förmig durchtrennten Sehne des M. flexor carpi radialis sind mit Fäden angeschlungen. In der Tiefe das weitgehend ausgehöhlte Kahnbein

zug am Daumen und schiebt die beiden Späne zunächst distal, dann proximal in die ausgehöhlten Fragmente ein, dergestalt, daß eine Kortikalis je radial und ulnar liegt. Die Resthöhle wird nun vollständig mit fest eingepreßter Spongiosa aufgefüllt. Nun folgt die Naht der Gelenkkapsel und nach Öffnen der Blutleere die elektrische Blutstillung.

Wurde die Flexor-carpi-radialis-Sehne Z-förmig durchtrennt, wird sie mit feinen U-Nähten unter Verlängerung vernäht. Dadurch wird die Zugwirkung des Muskels auf das distale Fragment temporär ausgeschaltet. Nach Redon-Drainage und einschichtigem

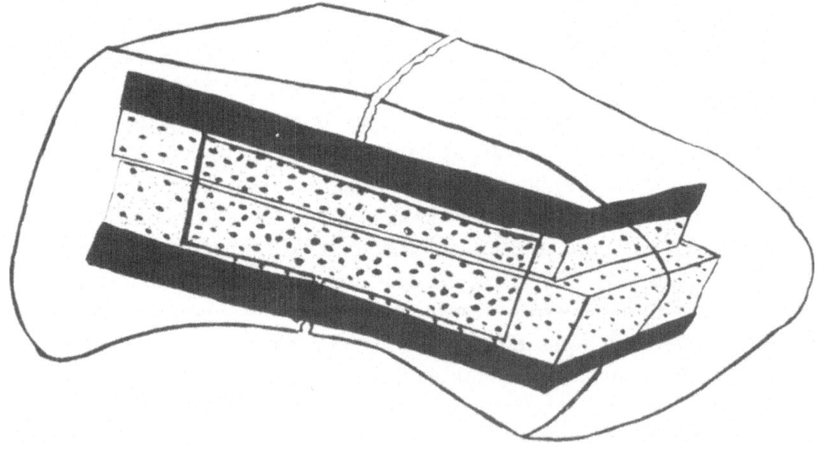

Abb. 2. Schemazeichnung. Die beiden kortikospongiösen Späne liegen mit der Kortikalis nach außen und füllen das Kahnbein weitgehend aus. Der Pseudarthrosespalt darf jedoch nicht klaffen

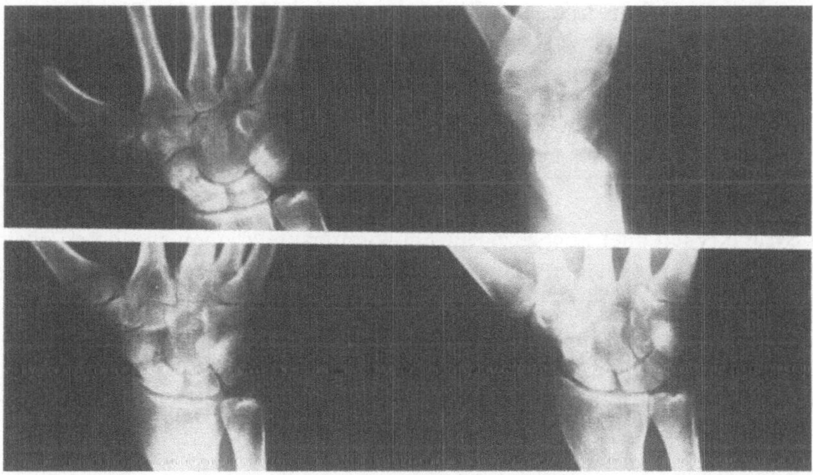

Abb. 3. Ausheilungsbild 4 Monate postoperativ. Vollständige Überbrückung der Pseudarthrose. Keine wesentliche Osteoporose

Wundverschluß erfolgt die Ruhigstellung in einem gespaltenen Navikulareunterarmgips in typischer Radialabduktion des Handgelenks und Opposition des Daumens. Nach Entfernung der Fäden wird ein geschlossener, ungepolsterter Unterarmkahnbeingips angelegt, der alle 4 Wochen gewechselt wird und 3 Monate verbleibt. Eine längere Gipsruhigstellung ist gelegentlich notwendig, wenn röntgenologisch die Einheilung im kritischen proximalen Fragment verzögert abläuft. Den eigentlichen einleuchtenden Vorteil der Russe-Plastik sehen wir darin, daß die kortikospongiösen Späne nicht wie bei anderen Methoden die sklerotische Pseudarthrose lediglich überbrücken, sondern zusammen mit der Spongiosa die beiden großzügig ausgeräumten Fragmente in voller Breite ausfüllen (Abb. 3).

Die Behandlung der partiellen kutanen Syndaktylie mit Butterfly-Plastiken

P. Brüser

Partielle kutane Syndaktylien oder hochgezogene Schwimmhäute können angeboren oder traumatisch bedingt sein. Sie reichen als Kurzform etwa bis zu den Mittelgelenken zweier benachbarter Finger und sind nicht nur kosmetisch, sondern auch funktionell störend.

Während die angeborene Form häufig als Kombinationsmißbildung mit skelettogenen Veränderungen einhergeht, ist die traumatische Form durch Narbenzüge und entsprechende Adduktionskontrakturen charakterisiert. Die Indikation zur operativen Trennung ist somit in jedem Falle gegeben.

Die angeborene Verschmelzung *unterschiedlich langer Finger* – vor allem des 4. und 5. Fingers – führt häufig zu ulnaren Deviationen, da die benachbarten Gelenke nicht auf gleicher Höhe liegen. Wegen dieser Funktionsstörung mit Tendenzen zu Fehlwuchs und Kontrakturen werden sie schon im ersten bis zweiten Lebensjahr korrigiert.

Auch Syndaktylien zwischen zwei *gleich großen Fingern* sollten schon frühzeitig, etwa im Vorschulalter zwischen dem dritten und vierten Lebensjahr korrigiert werden. In dieser Wachstumsphase sind die anatomischen Strukturen groß genug, um ohne Zusatzverletzungen sicher getrennt zu werden.

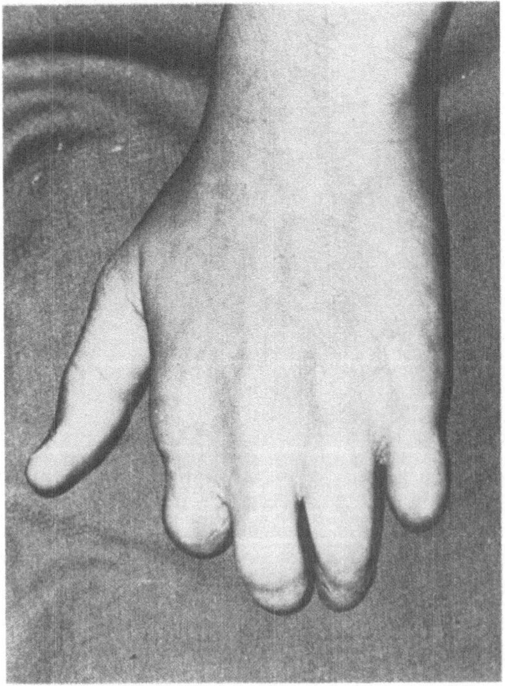

Abb. 1. Partielle kutane Syndaktylie bei Mesobrachyphalangie

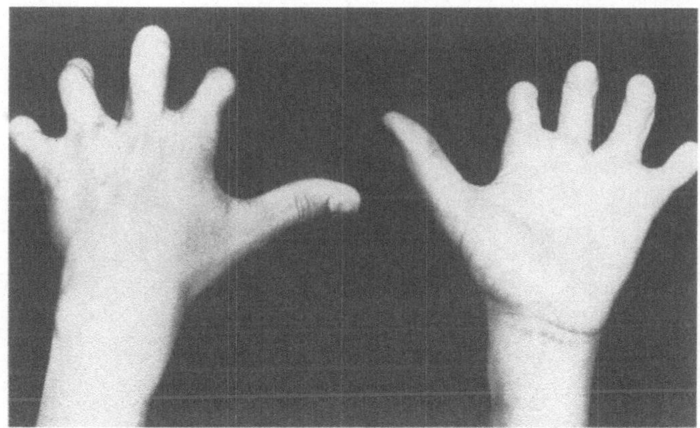

Abb. 2. Kommissurotomie durch Butterfly-Plastiken

Jede operative Technik muß folgende Prinzipien beachten:

1. Die Bildung einer einwandfreien Kommissur darf nur durch gestielte Hautlappen erfolgen, um sekundäre Schrumpfungen durch Narbenbildungen zu verhindern.
2. Inzisionen in der Kommissur selbst sollten möglichst vermieden werden. Auch sie führen zu Narbenkontrakturen.
3. Die Höhe der Kommissur soll genügend breit und von distal palmar nach proximal dorsal abfallend sein. Ihre Lage richtet sich nach den benachbarten Interdigitalfalten, wobei eine nach ulnar abfallende Neigungstendenz vorliegt.

Alle operativen Methoden versuchen somit, durch gestielte Lappenplastiken die nach der Trennung auftretenden Weichteildefekte zu verschließen und längs verlaufende Inzisionen zu vermeiden.

Die Butterfly-Plastik hat sich hierbei zur Beseitigung kleinerer Hautbrücken als besonders günstig erwiesen. Ihr Indikationsgebiet umfaßt angeborene Formen, traumatische Veränderungen und die Beseitigung von Narbensträngen nach „Syndaktylie-Rezidiven" (Abb. 1, 2).

Das Prinzip der notwendigen Schnittführung entspricht zwei gegenläufigen Z-Plastiken. Sie verlangen überschüssige Haut auf einer Seite, auf deren Kosten Defekte an anderer Stelle gedeckt werden können. Somit wird Länge – oder bei der Kommissurotomie Tiefe – auf Kosten der Breite gewonnen.

Bei der Schnittführung werden zwei gegenläufige Dreieckslappen freipräpariert, deren Spitzen am Kommissuransatz der jeweils gegenüberstehenden Finger liegen. Die gemeinsame Basis befindet sich in der Regel auf der abfallenden Dorsalseite der veränderten Interdigitalfalte. Volarseitig wird ein breitwinkliger Dreieckslappen gebildet, dessen Spitze den höchsten Punkt der partiellen Syndaktylie in der Mitte berührt.

Werden nach der Inzision beide Finger gespreizt, entstehen durch proximales Zurückgleiten des volaren, dreiecksförmigen und dorsalen, doppeldreiecksförmigen Lappens vier dreieckige Weichteildefekte. Die hierdurch entstehende Übersicht erlaubt eine sichere Präparation der Gefäßnervenbündel mit eventueller Aufspaltung gemeinsamer Nervenstränge nach proximal. Die interdigitale Bindegewebsschicht muß hierbei durchtrennt werden.

Beide seitlich an den Fingern gestielten Lappen werden nun nach dorsal, der breitbasig dorsal gestielte Lappen nach palmar eingeschlagen und eingenäht (Abb. 3).

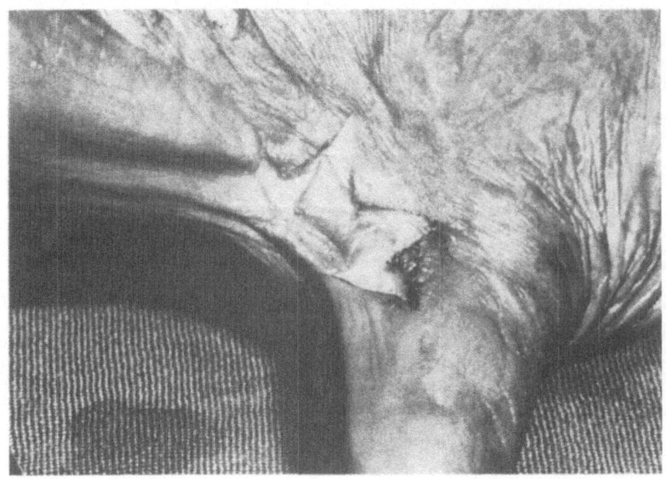

Abb. 3. Lage der Hautläppchen nach Abspreizen der Finger vor dem Einnähen

Durch Anwendung dieser Plastik können sekundäre Schrumpfungen in der Kommissur vermieden werden, da keine queren Narbenzüge entstehen. Hauttransplantationen sind bis zu einer Höhe von 1,5 cm nie erforderlich.

Technik in der Mikrochirurgie

R. Rahmel

Bei der Erörterung der Technik in der Mikrochirurgie lassen sich folgende Kapitel abgrenzen:

1. Apparative und instrumentelle Ausrüstung
2. Technik in der Gefäß- und Nervenchirurgie
3. Ausblick über weitere Anwendungsmöglichkeiten

Ausrüstung

Apparate

Das Operationsmikroskop stellt im Prinzip eine Lupe dar, die in der Lage ist, etwa bis zu einer 25fachen Vergrößerung Betrachtungen von menschlichem Gewebe vorzunehmen. Neben dem Schräg-Okular gibt es zusätzlich eine Zoomausrüstung. Die Ausleuchtung des Operationsfeldes wird mit einem Koaxiallicht verbessert. Das optische System kann mit einem Koordinatormotor bewegt werden, der ein Wandern im Operationsfeld von 5 cm in den Korrdinaten ermöglicht.

Dies ist besonders bei Nerventransplantationen von großer Nützlichkeit. Der Motor wird mit einem Fußschalter bedient. Wir sehen hierin einen großen Vorteil, da man die Hand nicht mehr aus dem Operationsfeld nehmen muß.

Instrumentarium

Für eine Mikronaht braucht man recht wenig Instrumente: Nadelhalter, Schere, Pinzette und Faden sind die Grundausrüstung.

Es gibt Operateure, die ausschließlich mit 2 feinen anatomischen Pinzetten nähen und knüpfen. Ein weiteres Instrument für die Gefäße ist der sog. Dilatator, wobei man die Bezeichnung nicht zu wörtlich nehmen sollte. Ein Ausweiten des Gefäßlumens im eigentlichen Sinne sollte nur bei gewissen Kaliberschwankungen versucht werden. Eigentlich eignet sich dieses Instrument insbesondere dazu, das Kaliber des Gefäßes auszutasten und dadurch abzuschätzen. Man ist bei der Darstellung eines Gefäßlumens immer wieder überrascht, daß es eigentlich doch größer ist, als man dies beim ersten Präparieren und Vorbereiten für die Naht vermutet hat.

Die genaue Kenntnis des Gefäßquerschnitts ist u.a. wichtig für die Bestimmung der Anzahl der durchzuführenden Nähte.

Ergänzen sollte man dieses Instrumentarium mit einer Berieselungsmöglichkeit, wobei sich insbesondere die Silastictuben bewährt haben. Diese sind von einer Feinheit und Weichheit, die Intimaschäden vermeiden helfen. Da wir unter Tourniquetbedingungen operieren, wenden wir zur Berieselung eine Basiselektrolytlösung an.

Für die Gefäße stehen inzwischen verschiedene Klemmen zur Verfügung. Dabei kann wohl die Gefäßklemme von Acland als die schonendste gelten.

Nahtmaterial

Selbstverständlich hat auch dieser Zweig der Chirurgie Forderungen an das Nahtmaterial zu stellen. Vielleicht sind hier die Anforderungen aber auch augenfälliger und durch die Lupenvergrößerung sichtbarer. Den bisherigen Stand kann man wie folgt umreißen:

Catgut sollte grundsätzlich in der Mikrochirurgie wegen der erheblichen Gewebereaktion nicht mehr eingesetzt werden. Zur Zeit findet am meisten ein Nylon 6/6 Faden Verwendung. Dieser läßt sich monofil herstellen und mit einer genügend feinen Nadel armieren. Er besitzt gute Knüpfeigenschaften. Ähnliches gilt für den Polypropylenfaden. Als Neuerscheinung auf dem Markt und positiv einzuschätzen, gibt es einen Polyglactinfaden. Nachdem dieser Faden auch monofil bis zur Größe von 10–0 hergestellt wird, kann man ohne Übertreibung sagen, daß ein Wunsch der Chirurgen Wirklichkeit geworden ist. Wir besitzen jetzt einen Faden, der aus Kunststoff hergestellt wird und trotzdem vom Organismus resorbiert wird. Als bisheriger Nachteil in der Mikrochirurgie gilt der geringe Farbstoffgehalt, weshalb er im Operationsfeld unter dem Mikroskop schlecht zu erkennen ist. Den Vorteil bei Anwendung des Polyglactinfadens zeigt die histologische Untersuchung tierexperimenteller Gefäßnähte: Verbleiben des Nylonfadens mit kleinsten Granulomen und Veränderung der Gefäßwand einerseits, glatte Gefäßwand ohne nennenswerte Gewebereaktionen nach Resorption des Kunststoffadens.

Technik

Gefäße

Alle folgenden Äußerungen betreffen Gefäße von weniger als 3 mm Durchmesser, und es sei vorausgeschickt, daß Gefäße bis zu einem Außendurchmesser von 0,4 mm genäht worden sind. Verschiedene Methoden, kleine Arterien zu nähen, sind bislang versucht worden. Als ein Beispiel sei das „stapling“ von Vogelfanger erwähnt. Man hat Elektrokoaptation und ähnliche Dinge versucht. Nicht zuletzt haben die Nähmaschinen in dieser Größenordnung ihre Begrenzung, da sie nicht unter 2,5 mm reichen.

Der Operationssitus mit oft recht kleinem Zugang bei tiefliegenden Strukturen bedingt die Verwendung von Einzelknopfnähten zur Gefäßvereinigung.

Ob dann die gesetzten Gefäßklemmen mit einem sog. Aproximator gehalten oder freigelassen werden, bleibt der Operationssituation und dem Temperament des Operateurs überlassen. Bei der Naht kann man sich nach wie vor an die Methode von Cobbett (1967) halten, der eine Technik mit dreimal unterbrochener, fortlaufender Naht beschreibt. Man kann sie dahingehend variieren, indem man bei 2 Uhr mit den Nähten beginnt und bis 6 Uhr näht (im Uhrzeigersinn). Der Faden wird dann unter dem Gefäß durchgeführt, um es von 6 bis 10 Uhr weiterzunähen. Danach kann man die Innenseite des Gefäßes im Auflicht sehr gut beobachten und kontrollieren, um dann das Gefäß zu verschließen. Das Anschrägen eines Gefäßes zur Erleichterung der Naht ergibt keine Vorteile. Durch die größere Anzahl der Nähte wird eher ein gegenteiliger Effekt erzielt. Lediglich bei Kaliberschwankungen sind Anschrägungen erlaubt. Die Naht soll adaptieren und nicht schnüren. Die Zahl der Nähte ist ohne Norm. Sehr dichte Nähte ergeben zuviel Material und die Gefahr der Gefäßrandnekrose. Eine Gefäßnaht unterliegt grundsätzlich den Gesetzen des freien Transplantates, d.h. daß die Nahtstelle selbst revaskularisiert werden muß. Man sollte weite Nähte oder relativ weite Nähte vorziehen. Nach Beendigung der Naht und Freigabe des Blutstroms wird zur Blutstillung eigenes benachbartes Gewebe als Abdeckung des Gefäßes aufgelegt, um die körpereigene Gewebsthrombokinase auszunützen. Danach sollte man geduldig einige Minuten warten und erst dann die Dichtigkeit der Naht kontrollieren. Die Durchgängigkeit der Anastomose kann im Mikrobereich nicht mit der Pulswelle beurteilt werden, sondern lediglich mit der sog. Ausstrichtechnik.

Die Durchgängigkeit einer Mikrogefäßanastomose unterliegt nicht nur den rein technischen Problemen des Fadens, der Nadel, der Gefäßklemme und der technischen Fähigkeit des Operateurs, sondern nicht zuletzt auch den zirkulatorischen Gesetzen, die sich durch die Unterbrechung sämtlicher anatomischer Gebilde bei einer Amputation ergeben. Damit meine ich die neurozirkulatorische Drosselung der Gefäße. Bei gleichzeitiger Durchtrennung von Arterie und N. ulnaris findet sich auch nach der Naht der A. ulnaris eine deutlich verminderte Durchblutung desjenigen Körperabschnitts, der diesem Nerv zugeordnet ist. Das gleiche kann man bei einer Quetschverletzung des N. medianus finden. Daneben haben wir zusätzlich mit dem Gefäßspasmus zu rechnen, der eine sehr vielseitige Erscheinungsform haben kann.

Die folgerichtige weitere Entwicklung der mikrovaskulären Chirurgie stellt die Transplantation von Gewebeabschnitten dar. 1973 haben Buncke et al. (1973) und Tamai (1974) ziemlich zur gleichen Zeit Daumenersatz durch eine Zehe erfolgreich durchgeführt. Der nächste Schritt besteht in Knochentransplantationen mit Gefäßstiel und in Muskel-Knochen-Transplantationen. Dabei ist es naturgemäß erforderlich, einen Gewebeabschnitt nicht nur mit seinem Gefäßsystem an einen Spender anzuschließen, sondern auch eine nervale Versorgung sicherzustellen.

Nerven

Nach wie vor wird die perineurale Naht geübt. Dabei muß man pedantisch rekapitulieren, daß im Falle der sekundären Rekonstruktion eines Nervs lediglich in einem nützlichen Abstand die äußeren Narben und das damit verwachsene, ebenfalls vernarbte Epineurium reseziert werden, um dann Faszikel oder Faszikelgruppen durch die Naht des Perineuriums zu vereinigen.

Es sind in letzter Zeit Stimmen laut geworden, daß die epineurale Naht ähnlich gute Ergebnisse wie die perineurale ergäbe. Schon die Untersuchungen von Edshage (1964) am Katzenischiaticus und auch am menschlichen N. medianus beweisen, daß bei einer rein epineuralen Naht die einzelnen Faszikel ihrem Schicksal überlassen werden. O'Brien (1977) hat tierexperimentelle Untersuchungen über den Unterschied zwischen perineuralen, epineuralen und kombinierten Nähten vorgenommen. Er ist dabei zu dem Schluß gekommen, daß er einen wesentlichen Unterschied nicht feststellen konnte. Offensichtlich haben diese Untersuchungen zu der Meinung geführt, daß die perineurale Präparation und Mikronaht übertrieben wäre. Vergessen wird aber bei diesen Untersuchungen, daß O'Brien den Rattenperonäus genommen hat, der meistens aus einem großen und einem kleinen Faszikel besteht, und daß bei diesem Nerv eben eine exakte Orientierung im Querschnitt möglich ist. Insofern können aus meiner Sicht diese Untersuchungen nicht zur Klärung herangezogen werden.

Bei der Durchführung eines Nerventransplantats gilt dasselbe wie bei den interfaszikulären Nähten, d.h. sie werden perineural gelegt. Dabei muß bedacht werden, daß man bei dem Spendernerv, meistens der N. suralis, aufgrund seines monfaszikulären Aufbaus, epineural einsticht, während man beim Empfänger perineural vollendet. Transplantate setzen wir dann ein, wenn ein Defekt von 1 cm und mehr besteht. Dieses ist ein grober Maßstab. Heute sagen wir, daß ein 10-0 Faden unter dem Mikroskop bei einer End-zu-End-Naht nicht reißen darf. Dann wird ein Transplantat notwendig. Zwangsstellungen der Extremität durch starke Beugung oder Überstreckung zur End-zu-End-Naht sind unbedingt zu vermeiden. Damit kann man zwar die Naht vollenden, erlebt aber später bei der Mobilisation einen Traktionsschaden des Nervs. Hier provoziert der Operateur dann eine Nervenschädigung 2. Grades oder die sog. Axonotmesis auf Dauer.

Während die peripheren Nervennähte diesen eben aufgezeigten Vorstellungen unterliegen, bieten die Plexusverletzungen nicht zuletzt aufgrund von Zuordnungsschwierigkeiten nach wie vor größte Probleme. Selbst bei einer mikrochirurgisch noch so sorgfältig und korrekt durchgeführten Nervennaht muß es zu Defekten in der Ausheilung kommen. Gründe hierfür sind:

1. Ein Axon findet keinen peripheren Anschluß und löst somit eine Empfindlichkeit an der Nahtstelle aus,
2. ein sensibles Axon gerät an eine motorische Endplatte oder umgekehrt,
3. der Defekt durch sog. Transfers, d.h. einzelne Faszikel, die in Höhe der Verletzung von einer Gruppe in die andere wechseln und somit durch die Naht nicht miterfaßt werden.

Neurolyse

Als weitere mikrochirurgische Technik ist die Neurolyse zu erwähnen. Es wird die externe Neurolyse von der internen unterschieden: während die externe Neurolyse meist einen makrochirurgischen Eingriff darstellt, ist bei der internen Neurolyse durch Exzision von epineuralen und perineuralen Schrumpfungen und Narben die Operation unter mikrochirurgischen Bedingungen vorteilhaft, bei interfaszikulärem Vorgehen notwendig.

Ausblicke

Man kann beobachten, daß die Mikrochirurgie Anlaß gegeben hat, die Naht von kleinsten Hohlorganen des menschlichen Organismus, welcher Art auch immer sie sein mögen, sorgfältiger vorzunehmen. Ein Beispiel ist die Naht des Tränenkanals bei einer Gesichtsverletzung, der über einen Silastickatheter versorgt wurde. Früher wurde der Tränenkanal geschient und die Überbrückung erfolgte durch Narbenbildung. Nunmehr können die Wandstrukturen unter Ausschluß der Schleimhaut adaptiert werden. Man sollte eine reine Schleimhautnaht unter dem Mikroskop nie versuchen, da diese aufgrund der Gewebestruktur nicht erforderlich ist. Dies gilt selbstverständlich auch für andere Gebilde, wie Gallengänge, Pankreasgänge oder bei Atresieoperationen. Augenfällig geworden ist diese Methode bereits bei den Refertilisationsoperationen, wobei die Muscularis des Samenleiters in verschiedenen Schichten genäht werden muß, da sie besonders dick ist. Die Erfolgsquote der Refertilisation ist nach Einführung der mikrochirurgischen Technik erheblich angestiegen. Seltener sind Verletzungen des Genitale, die ebenfalls operativ mit mikrochirurgischer Technik versorgt werden können, z.B. eine Penisdurchtrennung. Bereits 1977 wurde aus Amerika über 2 Fälle einer Penisreplantation bei subtotaler Durchtrennung berichtet. Diese Verletzungen erfolgen meistens durch Selbstdurchtrennung. Der eigene Fall war dadurch erschwert, daß die Durchtrennung etwa 1/2 cm unterhalb der Corona glandis –also sehr distal – erfolgt war. Auch hier war die Durchtrennung subtotal mit einer stehenden Hautbrücke, aber mit Durchtrennung sämtlicher kavernöser Gebilde. Es konnte auf dem Dorsum penis ein Ast der A. dorsalis zur Vereinigung gefunden werden. Der Abfluß erfolgte über die seitlichen Venen. Leider hat der Patient am nächsten Tag unter gleichen Motiven nicht nur den Katheter herausgerissen, sondern wiederum eine Gelegenheit gefunden, die Naht aufzureißen. Damit war dann die spätere Amputation notwendig.

Als letztes sei die Revaskularisation bei Carotis-interna-Verschlüssen erwähnt. Bei diesen Operationen wird ein Ast der A. carotis externa nach Eröffnen des Schädeldachs mit einem Ast der A. meningia media verbunden.

Technik des freien Lappens

I. Fogdestam

In der Wiederherstellungschirurgie haben wir es mitunter mit Defekten nach Trauma oder Tumorresektion zu tun, für die konventionelle Hauttransplantationstechniken, wie z.B. gestielte Lappen oder freie Spalthauttransplantate, nicht geeignet sind.

Für solche Situationen eröffnet der freie Lappen neue Perspektiven.

Unter freiem Lappen versteht man die freie Transplantation eines komplexen Segments der Haut und Unterhaut, evtl. einschließlich anderer Gewebe, wie Knochen, Nerven oder Muskeln lediglich mit Hilfe der mikrovaskulären Anastomose.

Für solche Operationen sind profunde Kenntnisse der Anatomie des peripheren Gefäßsystems unabdingbare Voraussetzung.

Gute theoretische Kenntnisse der verschiedenen anatomischen Spenderstellen sind genauso nötig wie die praktische Fertigkeit in der Präparation, die an der Leiche geübt werden muß.

Ich halte solche Präparationsübungen für außerordentlich wichtig. Sehr wichtig ist schließlich auch eine ruhige Hand und manuelle Geschicklichkeit, die im ständigen tierexperimentellen Training an mikrovaskulären Anastomosen geübt werden muß. Außer einem hochwertigen Operationsmikroskop braucht man auch einige spezielle mikrochirurgische Instrumente von hoher Qualität.

Dazu gehören als Grundausrüstung: Uhrmacherpinzetten, Scheren, Nadelhalter, bipolarer Koagulator und Mikrogefäßklemmen, ebenso Spritzen mit Kochsalzlösung und heparinisierter Kochsalzlösung.

Darüber hinaus sind die vier wichtigsten Voraussetzungen für eine erfolgreiche, freie Lappentransplantation:

1. eine gesunde Arterie mit gutem Perfusionsdruck und mindestens 1 Vene mit genügend Drainagekapazität an der Empfängerstelle,
2. im Lappen eine Arterie für die Perfusion und eine Vene für die venöse Drainierung,
3. daß die korrespondierenden Gefäße in einem vertretbaren Kaliberverhältnis zueinander stehen, d.h., das Kaliberquerschnittsverhältnis sollte nicht mehr als 3:1 betragen und
4. daß sich die Gefäße vor dem Gefäßanschluß ohne Spannung approximieren lassen und dann in Ruhe immobilisiert werden können.

Wenn diese Voraussetzungen gegeben sind, ist die mikrovaskuläre Anastomosierung meistens eine leichte und erfreuliche Aufgabe.

Wir verfahren so, daß die zwei Eckfäden in 180°-Abstand gesetzt werden, anstatt 120°, wie von Corbett angegeben. Dann folgt die 3. Naht in 90°-Abstand usw. In der Regel braucht man 8–12 Nähte. Wenn nur eine Venenanastomose geplant ist, legen wir diese zuerst an. In vielen Fällen mit 2 oder mehreren venösen Anastomosen ziehen wir es vor, die arterielle Anastomose zuerst anzulegen und lassen den venösen Rückfluß frei ablaufen, während die erste Venenanastomose angelegt wird.

Funktionsergebnisse nach Fingerreplantationen mit Zerstörung von Gelenkflächen

R. G. H. Baumeister und K. Wilhelm

Eine besondere Problematik hinsichtlich des therapeutischen Vorgehens und der postoperativen Funktionsergebnisse stellen diejenigen Fingeramputationen dar, die gleichzeitig eine Zerstörung von Gelenkflächen aufweisen. Die Behandlung derartiger Gelenkzerstörungen wird in der Literatur als ein weiterhin ungelöstes Problem dargestellt.

Die möglichen Therapieformen reichen von einer primären Arthrodese bis zu der sofortigen Implantation einer Gelenkprothese.

O'Brien (1977) empfiehlt eine Arthrodese mit einem Winkel von 15° am Zeigefinger und von 50° an den ulnaren Langfingern. Eine primäre Arthrodese wird auch bei gelenknahen Amputationen zusammen mit einer Resektion des Gelenks für angebracht gehalten.

Sowohl die Technik der Arthrodese, wie auch die Indikation zur Implantation eines Gelenks sind abhängig von der späteren Tätigkeit des Patienten, die jedoch zum Zeitpunkt der Erstversorgung nicht immer abzusehen ist. So sollte bei einer späteren Tätigkeit mit größeren Gegenständen eine geringere Beugestellung bei der Arthrodese gewählt werden.

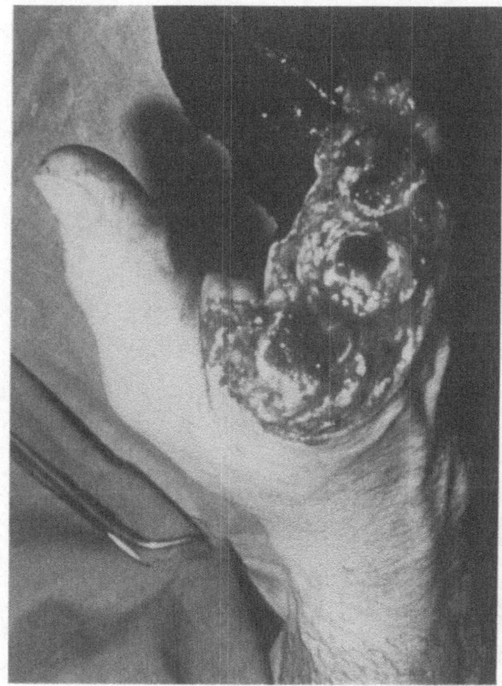

Abb. 1. 41jähriger Patient, Amputation sämtlicher Langfinger

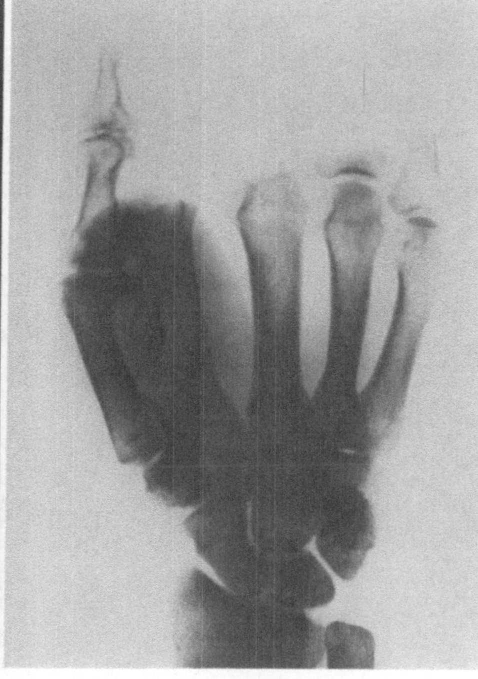

Abb. 2. Zerstörung der Gelenkfläche des MP-Gelenks von D_2 und D_3 im Röntgenbild

Gelenkprothesen halten einer hohen Beanspruchung bei manueller Tätigkeit nicht stand. Bei schwerer Arbeit wurde das Hineinwandern der Prothesen in den Knochen beobachtet. Es kam zu einem völligen knöchernen Einschluß des Kunstgelenks mit einem Verlust der Funktion. Auch eigene Untersuchungen zu den funktionellen Spätergebnissen nach der Implantation von Fingergelenksprothesen bei Wahleingriffen lassen, abgesehen von einer möglichen höheren Infektionsgefahr bei der primären Implantation, ihre Verwendung als weniger geeignet erscheinen.

Eine Arthrodese mit exakter Fixation bis zum knöchernen Durchbau verhindert eine frühzeitige, für eine möglichst ungehinderte Funktion erforderliche Mobilisation. Eine funktionelle Behandlung mit einer achsengerechten Fixation der gelenknahen Knochenstümpfe durch Kirschner-Drähte und Beginn der Mobilisation ohne Zuwarten auf die knöcherne Fixierung erscheint uns ein überlegenswertes Verfahren zu sein. Es resultiert dann entweder ein gerichteter Bewegungsausschlag oder es kommt zu einer zunehmenden knöchernen Fixation in einer der Tätigkeit des Patienten angepaßten Funktionsstellung.

Es soll dies an einer erfolgreichen 3-Fingerreplantation demonstriert werden.

Bei einem 41jährigen Patienten kam es durch eine Kreissägenverletzung zu einer vollständigen Abtrennung sämtlicher Langfinger der rechten Hand. Die Grundgelenke des Zeige- und Mittelfingers wurden dabei zerstört, der Ringfinger war in Höhe der Grundgiebelbasis durchtrennt (Abb. 1, 2). Eine weitgehend achsengerechte Fixation erfolgte mittels

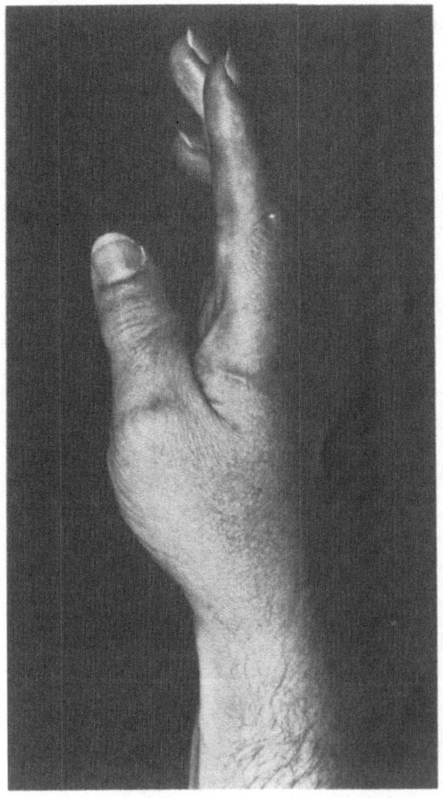

a

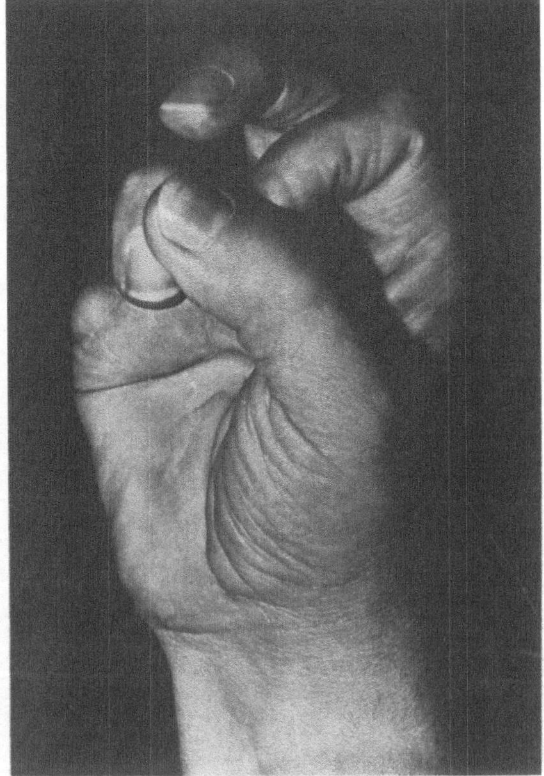

b

Abb. 3a, b. Streckung und Beugung 1 Jahr nach Replantation

gekreuzter Kirschner-Drähte. Die Finger wurden postoperativ lediglich in einem gepolsterten Verband in Funktionsstellung gebracht. Wackelbewegungen waren dem Patienten erlaubt. Bereits nach Konsolidierung der Wunden begann eine vorsichtige krankengymnastische aktive Übungsbehandlung.

1 Jahr nach dem Unfall war die Streckung, insbesondere im Zeige- und Mittelfinger zufriedenstellend auszuführen, ebenso die Beugung im Zeige- und Ringfinger (Abb. 3a, b). Die Greiffunktionen waren gut zu bewerkstelligen. Das Röntgenbild zeigte einen Pseudogelenkspalt, insbesondere am Zeigefinger (Abb. 4). Auch 3 Jahre nach der Replantation fand sich der Pseudogelenkspalt am Zeigefinger. Die gerichteten Bewegungsausschläge ließen sich röntgenologisch demonstrieren, sie betrugen 25°.

Die Streck- und Beugefähigkeit war auch nach 3 Jahren befriedigend erhalten. Beachtung verdient der im Vergleich zu dem Befund nach einem Jahr sogar etwas bessere Bewegungsausschlag im Pseudogrundgelenk des Zeigefingers.

Am Mittelfinger kam es zu einer zunehmenden Ankylosierung, und zwar von der ursprünglichen Streckstellung nach einem Jahr, zu einer Beugefixation von 10° nach 3 Jahren, die den manuellen Bedürfnissen des Patienten entspricht. Feine Greifformen, wie der Spitzgriff, waren mechanisch und nerval gut auszuführen. Die Opposition von D_2 bis D_4 war einwandfrei. Der grobe Griff war fest und sicher. Dementsprechend konnte der Patient als Tischlermeister seinen früheren Arbeitsplatz wieder voll ausfüllen.

An diesem Beispiel sollte demonstriert werden, daß eine funktionelle Behandlung bei Amputationen mit Gelenkzerstörungen zu befriedigenden Ergebnissen führen kann.

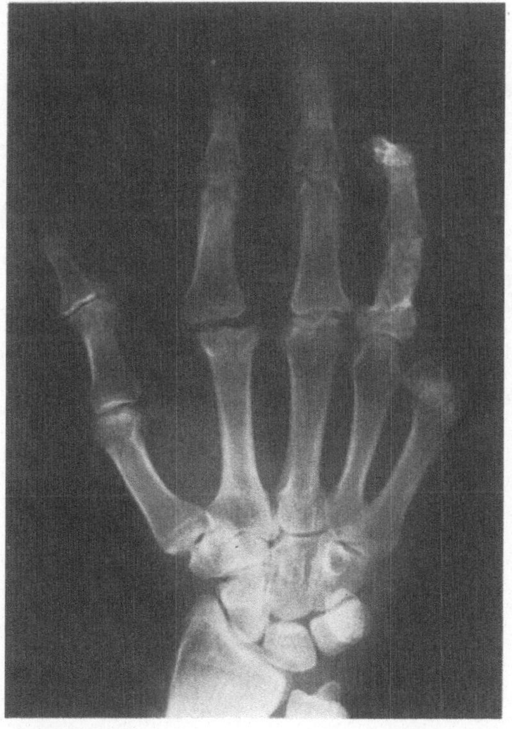

Abb. 4. Pseudogelenkspalt in D_2, Ankylosierung in D_3 im „MP-Gelenk", 3 Jahre nach Replantation

Literatur zum Abschnitt K

Biemer E (1979) Indikation zur Replantation peripherer Körperteile. Mikroreplantation. Unfallheilkunde 82:224

Blauth W, Schneider-Sickert F (1976) Handfehlbildungen. Springer, Berlin Heidelberg New York

Böhler L (1957) Technik der Knochenbruchbehandlung. Maudrich, Wien

Brüser P, Engelhardt GH, Steltmann W (1979) Sekundäreingriffe nach peripheren Replantationen. Aktuel Traumatol 9:35

Buck-Gramcko D (1979) Technik der Replantation im Finger- und Handbereich. Unfallheilkunde 82:232

Buck-Gramcko D, Dietrich FE, Gögge S (1976) Bewertungskriterien bei Nachuntersuchungen von Beugesehnenwiederherstellungen. Handchirurgie 8:65

Buncke HJ, McLean DH, George PT, Creech BJ, Chater NL, Commons GW (1973) Thumb replacement. Br J Plast Surg 26:194

Bunnell S (1958) Die Chirurgie der Hand. Maudrich, Wien

Cobbett JR (1967) Microvascular surgery. Surg Clin North Am 47:521

Edshage S (1964) Peripheral nerve sutures. Acta Chir Scand 331:1

Geldmacher J (1969) Technik der zweizeitigen freien Beugesehnentransplantation. Handchirurgie 2:109

Hunter JM, Salisbury RE (1971) Flexor-tendon reconstruction in severely damaged hand. J Bone Joint Surg 53:829

Iselin M (1967) Traité de chirurgie de la main. Flammarion, Paris

Kleinert HE, Katz JE, Atasoy E, Stormo A (1973) Primary repair of flexor tendons. Orthop Clin North Am 4:865

Lanz U, Greulich M, Kron W, Weiland W (1977) Zur Versorgung der Beugesehnenverletzungen im Sehnenscheidenbereich der Finger. In: Geldmacher J (Hrsg) Mikrovaskuläre Chirurgie. Plastische Chirurgie. Handchirurgie. VLE, Erlangen

Meissl G, Millesi H, Piza-Katzer H (1975) Kritische Betrachtungen verschiedener Operationsmethoden zur operativen Korrektur der Syndaktylie. Handchirurgie 7:69

Mittelbach HR (1977) Die verletzte Hand. Springer, Berlin Heidelberg New York

Nigst H (1961) Zur Frage der primären Versorgung der Beugesehnenverletzungen im Niemandsland der Hand. Monatsschr Unfallheilkd 64:63

Nigst H (1976) Chirurgie der Beugesehnen. Handchirurgie 8:225

O'Brien B (1977) Microvascular reconstructive surgery. Churchill Livingstone, Edinburg London New York

Paneva-Holevich E (1969) Two-stage tenoplasty in injuries of the flexor tendons of the hand. J Bone Joint Surg 51:21

Russe O (1960) Fracture of the carpal navicular. J Bone Joint Surg 42:759

Shaw DT, Li CS, Richy G, Nahigian SH (1972) Interdigital butterfly flap. Handchirurgie 4:41

Tamai S (1974) Present status und prospect of limb and finger replantation. Surg Diagn Treat 6:547

Verdan CE (1966) Primary and secondary repair of flexor and extensor tendon injuries. In: Flynn JE (ed) Hand surgery. William & Wilkins, Baltimore

Witt AN (1953) Sehnenverletzungen und Sehnen-Muskel-Transplantationen. Bergmann, München

Zwank L, Schweiberer L (1979) Ergebnisse von Replantationen im Bereich der Hand. Unfallheilkunde 82:246

H. D. Becker, W. F. Caspary

Postgastrectomy and Postvagatomy Syndromes

1980. 84 figures mainly in 2 colors, 55 tables. XII, 188 pages
Cloth DM 136,–
ISBN 3-540-09445-8

E. Biemer, W. Duspiva

Rekonstruktive Mikrogefäßchirurgie

Mit Geleitworten von U. Schmidt-Tintemann, D. Buck-Gramcko
1980. 127 zum Teil farbige Abbildungen in 315 Einzeldarstellungen, 10 Tabellen. XII, 151 Seiten
Gebunden DM 198,–
ISBN 3-540-09312-7

J. L. Chassin

Operative Strategy in General Surgery

An Expositive Atlas

Volume 1
1980. 528 figures, 10 tables. XXIII, 558 pages
Cloth DM 142,–
ISBN 3-540-90452-2

Chirurgische Gastroenterologie

Herausgeber: M. Allgöwer, F. Harder, L. F. Hollender, H.-J. Peiper, J. R. Siewert
Internistische Mitherausgeber: A. L. Blum, W. Creutzfeldt
Redaktion: J. R. Siewert, F. Harder
1981. Etwa 550 Abbildungen, etwa 200 Tabellen.
Etwa 1200 Seiten. (In zwei Bänden, die nur zusammen abgegeben werden)
Gebunden DM 590,–
ISBN 3-540-09644-2

Chirurgisches Forum '80

für experimentelle und klinische Forschung

97. Kongreß der Deutschen Gesellschaft für Chirurgie, München, 14. bis 17. Mai 1980
Schriftleitung: F. Linder, H.-D. Röher, U. Mittmann
Herausgeber: H. Junghanns
1980. 88 Abbildungen, 64 Tabellen. XX, 336 Seiten (15 Seiten in Englisch)
(Langenbecks Archiv für Chirurgie, Supplement 1980)
DM 38,–
ISBN 3-540-10035-0

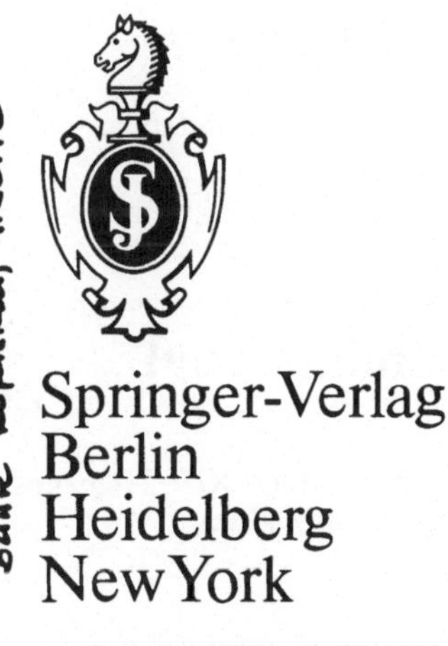